中医药与中华传统文化

（第二版）

彭崇胜 编著

上海交通大学出版社
SHANGHAI JIAO TONG UNIVERSITY PRESS

内容提要

本书以历史文化为主线,探求中医药学发展的文化脉络。首先从易文化、道文化、儒学思想和佛文化的纬度探讨中医药学所蕴含的传统文化基因,其次从文化、思想的层面阐述中医药学的特色理论和对生命健康的理解,如阴阳的辩证思维、五行的系统论思想、中医天人观及生命观等。最后从名家思想、养生文化、中医药文学作品、世界传统医药角度,理解中医药这一古老学科的特色,使中医药学思想渗透到日常健康养护中,有助于读者受益终身。此外,书中还基于对中医药文化经典著作的赏析,通俗易懂地进行中医药学知识传播。

本书可作为高校通识课教材和对中医药、中华传统文化感兴趣的一般读者的学习材料,亦可作为中医药学入门读本。

图书在版编目(CIP)数据

中医药与中华传统文化/彭崇胜编著.—2版.

上海:上海交通大学出版社,2024.8—ISBN 978-7-313-30384-4

Ⅰ.R2-05

中国国家版本馆 CIP 数据核字第 2024Q33668 号

中医药与中华传统文化(第二版)

ZHONGYIYAO YU ZHONGHUA CHUANTONG WENHUA(DI‐ERBAN)

编　　著:彭崇胜

出版发行　上海交通大学出版社　　　　　地　　址:上海市番禺路 951 号

邮政编码:200030　　　　　　　　　　　电　　话:021-64071208

印　　制　上海万卷印刷股份有限公司　　经　　销:全国新华书店

开　　本　710mm×1000mm　1/16　　　印　　张:26.75

字　　数　421 千字

版　　次:2016 年 11 月第 1 版　2024 年 8 月第 2 版　印　　次:2024 年 8 月第 7 次印刷

书　　号:ISBN 978-7-313-30384-4

定　　价:78.00 元

再版自序

2017年,《中医药与中华传统文化》首次出版,并被列入通识教育系列丛书和中医药文化通识核心课程教材。"中医药与中华传统文化"课程分别于2017、2019、2020年获得上海高校优质在线课程、国家精品在线课程和国家级一流本科课程(线上)荣誉。截至2023年底,通过智慧树网和好大学在线平台累积修读人数分别为19.2万和3.64万人次。修读者主要以高校学生为主,成绩合格者获得相应的通识课学分,部分修读者来自社会或中学。有高校老师以本课程线上资源为基础,组织当地学生进行混合式教学,申请省级一流课程获得成功,课程具有辐射效应。因此,能以课程教学和教材的形式为中医药文化传承贡献绵薄之力,我很欣慰!

疫情推动了教育数字化提速,纸质版教材的供给已经不能满足广大学习者的需求。因此,本次修订最大的改变是同时提供了纸质版教材和电子版教材,并配套相应的课件、视频,学习者可以根据自己的需求和喜好进行选择,为中医药、中华传统文化爱好者提供立体化学习资源。

编者在近几年的教学过程中做了一些新探索,如小组探究式学习,关注疫病的中医药防治等,产生的一些新的思考,需要及时总结。下面就本次教材修改内容进行简要说明。

其一,新时代中医药事业面临新的发展机遇。为此,第一章第七节内容做了比较大的更新。2017年7月1日起《中华人民共和国中医药法》正式实施,以法律的形式保障和促进中医药学发展。中国特色社会主义现代化建设进入新阶段,特别是2020年实现了第一个百年奋斗目标,现阶段正朝第二个百年目标前进,中医药学迎来新的发展机遇,能否做好中医药的"守正创新"将对中医药学未来发展产生重要影响。这些年中医药走向世界又有新的进展,第四次全国中药资源普查取得新成果。这些都在修订版中得到了补充和完善。

其二,我们在教学实践过程中发现,学习者对中药的兴趣更浓些,对中药文化更关注。尽管第一版教材出版前,我们已经录制过中药文化的相关视频,但当时来不及写入教材中。经过近6年的教学实践,已经基本成熟,故本次单设一章"中药文化漫谈",前三节为本次新编写的内容,第四节是从原书第六章调整过来,这样,两章内容逻辑更清晰。

其三,中医天人观、生命观的落脚点都是生命。因而在第五章的第一、第二节分别介绍如何从生命观、天人观看待生命后,需要引导读者做更深入的思考,我们从中需要领会哪些要旨,维护自身和他人的健康? 因此,此次修订对该章的结构进行了调整,将原来的两节改写成三节,逻辑更合理。

其四,美国科学家杰弗里·霍尔(Jeffrey C. Hall)、迈克尔·罗斯巴什(Michael Rosbash)和迈克尔·杨(Michael W. Young)因"发现了调控昼夜节律的分子机制"而共同获得2017年诺贝尔生理学或医学奖。其实,《黄帝内经》早就告诫人们昼夜节律对人体健康具有重要影响,必须顺应节律而生活、工作,这也是本课程的重点内容之一。本次诺贝尔奖的颁发以确凿的科学证据证明了我国古老的医学著作内容的可靠性。因此,在第六章中笔者加入了该内容及人体生物节律PSI内容。

其五,2017年后国家又组织了两次国医大师评审,呈现出新老交替的特征,相关信息均写入修改后的第八章中。

彭崇胜

二〇二四年六月于上海交通大学

自　序

因为小时候生活在大别山腹地，房前屋后随处可见中草药，夏天不小心出现腹泻了，大人从菜地采回马齿苋做成菜肴或铲些灶心土拌上面粉烙个饼吃下去，通常也就不用去就医。我的父亲是个"赤脚医生"，中、西医都会一些，他常说"灵不灵，按书行"。因此，他经常抱着中医药书籍苦读，我偶尔也翻翻那些医书，主要对其中药物的彩色图片感兴趣，繁体文字不大读得懂。记得有次牙疼得很厉害，父亲就在我手上合谷穴扎了一针，没过多久，真的就不疼了，这是我第一次接受中医治疗，后来有病喝中药也就很自然了。到上大学前，我已经能够认识不少药用植物，如紫苏、石菖蒲、辣蓼、桔梗、黄精、醉鱼草、马齿苋等，不过这些都是当时对中药肤浅的感性认识。大学期间在中医基础理论、中药药性、药用植物、中药化学等方面得到老师的专业指导，对中医药有了理性认识，感受到中医药是一门很深的学问，尤其是了解到中医药能治愈很多疑难杂症。后来的研究生涯始终围绕中药的专题开展研究，希望以化学成分研究为基础，能够揭示中药治疗疾病的原理。但随着对中药化学现象了解的深入，疑惑随之而来。比如说，中药大多以植物为原料，而植物的化学成分不外乎常见的一级代谢产物如多糖、蛋白等，二级代谢产物，如生物碱、黄酮、皂苷、萜类等，似乎笼罩在中药身上的神秘面纱一下子褪去，不再有什么值得探究、思考的问题了。但是，为什么成分相近的中药会有不同的临床用途呢？为什么有些中药临床效果好，分离出单一成分却没有多大疗效？无法开发成新药？为什么单体化学成分发生副作用或产生毒性的风险比使用中药更大？业内科学家提出了诸如中药"多成分、多靶点""配伍减毒增效化学机制"等诸多理论,并在不断探索中。但至少可以肯定地说,按照西药研究思路理解中药是不完全合适的。同理,按照西医理论模式研究中医临床也不完全合理。而当今人们都是从小接受西方科学训练的,看待中医中药也就习惯于西医西药的思维,以至于容易得出结论:"中医中药不科学、不可信。"如果只是这样,可以通过科学研究去认识、了解,最终可以客观认识中医中药。但可怕的是中国传统文化的淡忘将使中医中药逐渐失去赖以生存的土壤,也使年轻人更加不理解中医药,因为,在现有科学方法还不能完全解释中医药的情况下,中医药的文化基因消失必然容易使中医药生存基础彻底丧失,而且,这是不可逆的。

所以,上海交通大学 2009 年推行通识教育时,有专家建议我开设一门"中医药文化"类通识课程时,我毫不犹豫地答应了。但随之而来的困难很多,全国除了少数中医院校有面向研究生开设的中医药文化类课程外,并没有任何一门通识课或选修课可以参照,而中医院校的课程不是零起点,是面向中医药学基础已经很扎实的学生。因此,本课程的设计必须从头开始。像我这样出生在 20 世纪 60 年代的人,很少接受过系统的中华传统文化教育,我的童年时期几乎接触不到传统文化书籍,对中华传统文化的了解更是肤浅。怎么办? 通过书籍阅读、文献查阅、收看有关公开课等,结合自己对中医药的认识,在和学生探讨中,不断提高自己的授课水平,可谓教学相长。因为自己不断学习、提高,教材几易其稿,总觉得还不成熟;前些年大量精力用于共享课、慕课及翻转课堂的教学探索,所以,一直未能出版正式的教材。学生们也经常询问能否购买教材,特别是在慕课平台、共享课程平台开课后,有了数以万计的选修者,因此,总觉得有愧于学生。今年 3 月终于修改定稿,交付编辑,希望教材出版发行后,能够对广大学习者有所帮助,为中医药文化的传播尽点绵薄之力。

由于本人能力有限,教材内容难免有错误、疏漏之处,望读者批评指正。

彭崇胜

二〇一六年六月于上海交通大学

前　言

　　本教材最初是为上海交通大学通识核心课程"中医药与中华传统文化"编著的,考虑到该课程已经成为慕课并在好大学在线平台、美国 Coursera 慕课平台及智慧树网等共享课程平台面向海内外学习者免费开放,而学习者文化背景、知识结构和思维方式差异较大,因此在编著过程中,及时对内容作了调整,既强调通识也注重零基础读者的需求及内容的条理化设计。

　　第一章以中医药学的"萌芽""成型""分化发展""创新发展""汇总集成""低迷"和"孕育突破"七个特征阶段为纵轴,嵌入不同时期历史、文化特征,总体上展现中医药学的主要发展脉络。中华人民共和国成立以来,中医药学得到恢复和发展,20 个世纪 70 年代初,西方认识了针灸的神奇疗效,促使了全球范围内的传统医药学回归。特别是我国科学家屠呦呦根据葛洪撰写的医学著作《肘后备急方》中所记载的"青蒿一握,以水二升渍,绞取汁,尽服之",巧妙设计青蒿素提取方法,对青蒿素的发明起到关键作用,进而获得2015 年诺贝尔生理学或医学奖,再次吸引了世界对中医药的关注,也为坎坷中的中医药学发展注入新的动力。

　　第二章是专门为中医药学零基础选修者设计的关于中医药学基本理论和学说,主要包括阴阳学说、五行学说、脏象学说、经络学说、药性理论,从基本概念入手,由浅入深进行简要介绍。这些是认识中医中药的基础,离开这些基本理论、学说,初学者们无法读懂中医药著作,无法掌握中医药学的本质。

　　易文化是中华文明的重要源头之一,第三章专门探讨了中医药学的易文化渊源,分别从易文化的起源、核心思想及其对中医药学的影响进行递进讨论,明确指出中医吸收了其思考问题的辩证、运动观点,而非通过算卦看病的本质。

第四章重点论述道文化、儒学思想对中医药学发展的影响,其中道文化对中医影响广泛,分别从中医理论、养生思想、治疗思想及药物发展角度进行探讨;儒学思想则重点探讨其"仁爱"思想对医德的影响、"致中和"思想对中医养生原则、治疗法则、方剂理论等的影响。此外,还探讨了道文化对历史上用药风潮的影响及儒学思想、佛文化的生命关怀。

第五章则从当前人们对生命现象的各种看法和观点入手,引入中医的一些特色看法,包括生命的诞生、存活、自然变化等过程的规律,特别是中医强调形神关系重要性,关注的是物质和精神意识相互作用,而这是有别于"灵魂""神灵"的。进一步探讨以天人观来认识生命的时空属性,使人们认识到人类生存的危机感及环境保护的重要意义。

第六章从中医养生思想源流、养生原则、养生方法展开讨论,首先明确中医养生的传统文化特色,重点在于理解养生之道,即养生原则,本章主要从顺应自然节律、动而中节、精神调摄和三因制宜四个方面进行探讨,而"顺应自然节律、动而中节"是重点展开讨论的。养生方法主要从运动、饮食、药膳、针刺、茶酒等不同方法入手展开介绍。

第七章"中药文化漫谈"包括中药药名文化、中药扶正补益文化、中药祛邪治病文化、药食同源文化。其中,药食同源是中医特色文化之一,也是普通百姓常常有疑惑的内容,比如说,有人看见山药在菜市场能买,回家可当食物使用,于是就怀疑中医用山药治病是否有效。这部分内容将通过一些实例分析,探究中医药食同源的养生文化。

中医药发展的历史长河中涌现出众多名医名家,正是因为他们的不懈努力,才使中医药发展成为一门学问。实际上这些名家不仅专业知识过硬,还有很多闪光的智慧和思想值得我们学习,如李时珍修订本草著作坚忍不拔的毅力、宋慈对法医事业的执着追求、扁鹊反对巫术的科学精神等。因此,第八章从这些名家的故事中抽提出闪光的思想进行剖析、借鉴。

第九章选择三部中医药经典著作简要介绍,包括其内容、特色等。

第十章则从文学作品角度介绍中医药知识的传播,肯定其中正确的一面,也说明其中存在错误的地方。中医药是文学作品的重要内容之一,在当代医药学知识传播中,文学作品的作用仍然值得挖掘。

第十一章则跳出中医药和中华传统文化的圈子,从全球传统医药发展史来对比、分析中医药学发展的文化特征,比如说,两河流域文明及医药学发展也很早,但现在只能从埋在地下的泥板书中读取当时的辉煌,没能传承;玛雅医药中也有针刺治疗,但是,他们没能发明经络理论,其治疗范围、疗效就不及中医药。中医药虽传承得比较好,然而,其自身偏于保守的一面也限制其发展。如果只停留在中医药自身的圈子而没有全球视野,将是不利于中医药未来发展的。

所以,本书提供的是一些背景知识和问题,读者需要开动脑筋,勤于思考。通识教育不仅仅是知识的传授,更应是提升学习者运用知识思考问题的能力,而且是批判性思考,也希望大家能够带着问题阅读本书,共同思考中医药、中华传统文化的未来。

目 录

第一章

中医药学历史纵览

中医药起源、发展的历史与中华民族形成和发展密不可分,中医药本身是中华民族在漫长的繁衍历史中创造出来的文明成果,因此,中医药不仅深深打上中华民族历史的烙印,更是中华传统文化的重要载体之一。正确认识中医药,必然要从中华文明史的发展过程中去研究,从各个阶段的文化特征去认识。

第一节 萌芽时期(史前至西周)

一、史前至西周时期历史概况

中国最早的文字是从殷墟中发掘出的甲骨文(见图 1-1),再往前,虽有历史却无文字记载。那么,史前文化的源头又在哪里呢?据考古发现,中华大地上人类的历史可追溯到 170 万年前,"元谋猿人"被认为是最古老的原始人类,其科学依据在于中国云南省元谋盆地发现的古人类牙齿化石。在 170 万年前至公元前 1300 年这漫长的历史过程中,相继出现的"北京猿人"(简称"北京人")生活于约 70 万年前到 20 万年前这段时间,其形态特征已经比较接近现代人,而且会使用火,并能用石头等制造简单器具;而在北京市周口店龙骨山北京人遗址的顶部发掘的山顶洞人(距今大约 3 万年)已经是晚期

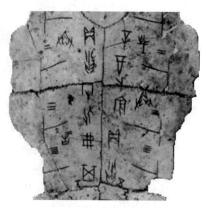

图 1-1　甲骨文残片

智人,他们创造了旧石器晚期的文化,器具制作重心转移到以骨角为材料,并制作出装饰品;既能狩猎,又能捕鱼,食物来源更多样;创造出的骨针既可用来缝制衣服,也可用来治疗疾病。之后出现了仰韶文化、龙山文化、河姆渡文化等(见表 1-1)。

表 1-1　史前中华文化及特征举例

史前文化	出现年代	特　征
裴李岗文化	前 6000—前 5000	农业,家畜饲养,并伴有采集及狩猎,半地穴式房屋,农产品加工,酿酒业等;骨笛。河南境内目前所知年代最早的新石器时代文化
河姆渡文化	前 5000—前 3300	农耕(蚕丝、水稻、搓捻制绳);舟船;印纹陶器;干栏式建筑遗存。位于长江流域下游以南地区
龙山文化(黑陶文化)	前 3000—前 2000(大致对应古文献中的尧、舜、禹时期)	精美的黑陶;开始使用铜器。主要分布于黄河中下游的河南、山东、山西、陕西等地
二里头文化	前 1800—前 1500	宫殿建筑,青铜,龙图腾(龙形器)。主要分布于豫西、豫中,北至晋中,西至陕州区、丹江上游的商州地区,南至湖北北部,东至开封、兰考一带

大约在 5 000 多年前,中华大地上发生了一些部落战争,黄帝的部落取得了最后胜利,在黄河流域繁衍,炎帝部落则向南至长江流域发展,共同开创了炎黄子孙的基业。之后出现了尧、舜、禹,禹的儿子启继承了王位后正

式建立奴隶制的夏王朝(约前 2070—约前 1600 年);后来,汤领导东方的商部落打败夏朝建立商朝(约前 1600—前 1046 年);之后,周武王又联合其他部落讨伐商朝,经过牧野之战,推翻了商朝,建立了周朝(前 1046—前 256 年),分封了大小 71 个国,这些小国的国君叫诸侯。

二、史前至西周时期文化特征

1. 神话传说

神话传说是各种古老文明的共同特征,田继周曾说"在用文字记录以前,人类历史是靠口耳相传授的,这就是古代传说的由来"。因为没有文字,主要靠口传形式传承,所以,这一时期的文化具有鲜明的神话传说特征。如"盘古开天地"是最早的神话传说,盘古是中华大地上最古老的创造神。他不仅将混沌一体的天地劈开,死后还将躯体化作山岳江海,"昔盘古氏之死也,头为四岳,目为日月,脂膏为江海,毛发为草木"(任昉《述异记》)。之后的"女娲补天""女娲造人"使天地人三才和谐共生,开始有了远古人类的历史。再往后的传说围绕氏族部落起源、文化器物创造发明展开,如有巢氏教人筑巢而居,燧人氏教人钻木取火,伏羲氏(见图 1-2)创造八卦、神农氏(见图 1-3)教人以医药知识等。

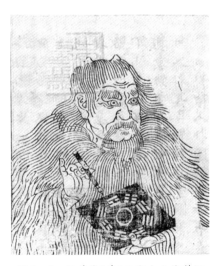
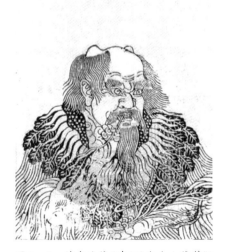

图 1-2 伏羲像(清《历代古人像赞》)   图 1-3 神农氏像(清《历代古人像赞》)

2. 巫文化的统治地位

巫文化是这一时期另一个重要特征,渗透到社会的各个领域。原始社会生产力水平低下,人们常常对风、雨、雷、电等自然现象的变幻莫测感到敬畏、恐惧,因而形成各种各样图腾崇拜,如将蛇、鸟等动物,甚至植物作为氏族的标志或先神加以崇拜。巫就是一群可以与这些神进行交流的人,他们通过祭祀、占卜、祈祷等巫术活动,向神表达人的愿望和诉求,并将神的旨意传达给人,实现人与神之间的沟通、交流,解除人类的痛苦、疑惑。到殷商时期,巫已经从民间跃升到为统治阶级服务的特殊阶层,与政治建立起紧密的联系,得到空前发展,商周时期的巫师地位显赫。

3. 礼乐制度文化

西周是我国古代礼仪制度的形成时期,有"周公制礼作乐"之说。礼仪的起源应该是早期人类各种祭祀活动,至殷商时期已经形成一整套系统的祭祀礼仪制度。周代进行改革,提出"敬德保民"的思想,创制"周礼",实现由殷商时期的尊神重巫的"神本"文化向尊礼敬德的"人本"文化转变,是周朝典章制度的汇总,指导社会有序运行和管理。因此,周礼标志着社会管理、思想文化上的进步和跨越。

4. 文字和符号文化

商代出现的"甲骨文",因刻在龟甲兽骨上而得名。殷墟出土的约 15 万片刻有文字的甲骨中,总字数达到 160 多万,其中有单字 4 600 多个,已识别的有 1 500 多个。虽然有文字出现,但是这一时期符号文化仍然非常活跃,典型案例就是周文王在前人创立的八卦基础上,经两两相重创立六十四卦,共计三百八十四爻,用以解释各种自然和社会现象,从而写下《周易》(具体内容见本书第三章)。商朝至西周是符号文化向文字文化过渡的重要阶段。

三、医药学的萌芽

1. 医药萌芽的生命代价

医药学的萌芽自古以来有不同看法,传说"神农尝百草始有医药",这点在诸多古代文献中都有记载。如《淮南子·修务训》有"神农乃始教民……尝百草之滋味……当此之时,一日而遇七十毒……由此医方兴焉"之说;《史记补·三皇本纪》也有"神农氏以赭鞭鞭草木,始尝百草,始有医药";宋代刘恕在《通鉴外纪》中记载："民有疾病,未知药石,炎帝始味草木之滋,尝一日而遇七十毒,神而化之,遂作方书,以疗民疾,而医道立矣。"另一个传说"伏羲制九针",认为中华民族的人文始祖伏羲氏发明了针刺治疗方法,说明针刺疗法在新石器时代就开始出现了。神农尝百草的传说反映了我国先民由渔猎时代过渡到原始农业、畜牧业时代发现药物、积累经验的艰苦过程。"尝百草"反映出医药起源于劳动实践的认识过程;"一日而遇七十毒",则说明先民们在发现药物过程中付出过巨大的代价,而这种付出一直延续至20世纪。

2. 医巫不分现象

由于巫的显赫地位,他们又是替人们解除痛苦的一个特殊群体,医和巫常常相互利用,医借助巫而传播,巫则借助部分医药知识帮助人们解除痛苦,因此,医常和巫联系在一起。例如,《吕氏春秋·勿躬》说:"巫彭作医,巫咸作筮。"说明巫通医术;先秦古籍《山海经》是一部记述古代地理、物产、神话、巫术、宗教等内容的书籍,其中就记载许多巫医的名字:"巫彭、巫始、巫礼、巫盼……"另外,冰河时期的壁画有"戴动物面具的巫医"也从另外一个角度证实"医巫不分"的现象。

3. 医药来源于劳动实践

这一时期医药知识处在漫长的不断累积过程中,是散在的、不系统的,缺乏文字记载。殷商时期的甲骨文中仅有少量疾病的记载,而没有药物记载。不管是神农、伏羲等圣人,还是巫这一特殊群体,医药知识的创造归根结底还是来源于人的劳动实践。早期的人类多以植物充饥,因此最先发现的也是植物药;在渔猎、采矿和冶炼兴起后,人类逐渐掌握了某些动物类药物和矿物药。《吕氏春秋》记载伊尹和商汤议论烹调方法,谈到"阳朴之姜,招摇之桂",就是讲伊尹在厨师经历中观察到,某些食物或佐料具有药性,煎汤食用能够起到很好的祛病防病效果。"伊尹发明汤药"的传说就是以中药汤液治病来源于劳动的写照。因此,《针灸甲乙经》序提到"伊尹以亚圣之才,撰用神农本草以为汤液"。而夏代制陶、商代制铜器皿则为"伊尹发明汤药"提供基础;商代酿酒业的兴盛更使某些药物的使用效果大大提高,用药途径也更加丰富;因酒有舒经活血、壮阳等作用,所以后世就有"酒为百药之长"的说法。这些都说明医药学起源于劳动人民长期的生产、生活实践,而不是源自神灵或某个圣人的灵感。神农、伏羲、伊尹无非是这一时期劳动人民的杰出代表。

4. 医药管理的萌芽

由于周礼的形成,社会管理规范有序,使医药学的发展有了专门的人才体系,为下一阶段医药学体系的建立奠定了基础。《周礼·天官》明确记载了医师、食医、疾医和疡医的分工。

5. 阴阳理论的萌芽

虽然没有证据表明该时期是否有阴阳概念和理论,但是《周易》的诞生说明阴阳的概念已经存在,为以后的中医阴阳理论诞生提供了思想基础。

第二节　成型时期(春秋战国至秦汉)

春秋战国至秦汉时期,是我国从奴隶社会迈向封建社会的历史时期,也是中国传统文化成形的重要时期。这一时期的政治、经济、文化得到快速发展,从而为中医药学的发展创造了条件。特别是文字的统一,为医药学知识交流、汇通提供了有利的环境,使这一时期中医理论、临床、药物学形成了基本框架和比较系统的知识体系。

一、春秋战国至秦汉时期历史概况

1. 春秋时期

公元前770年,周平王将都城东迁,名为"东周"。历史上分为"春秋""战国"两个时期。春秋时期,诸侯国林立,互相争夺,胜者成为霸主,出现了齐桓公、晋文公、秦穆公、宋襄公、楚庄王"春秋五霸"。

2. 战国时期

公元前475年开始,周王朝无法控制局面,进入战国时期,诸侯国都自称为王,其中的七个强国号称"战国七雄",他们之间展开了"兼天下"的战争。秦国虽然疆域较小,国力不盛,但自从商鞅变法之后,迅速成长为战国七雄中的强国。

3. 秦王朝

秦王嬴政于公元前238年开始亲理朝政,经过短短的17年,消灭其他六国,终于在公元前 221 年统一了中国,建立了大一统的秦王朝,自称"皇帝",意即"德兼三皇,功高五帝"。

4. 汉朝

公元前 209 年,陈胜、吴广领导的农民起义声势浩大,大大削弱了秦王朝的实力。三年后,刘邦领导的武装力量推翻了秦朝,建立汉朝政权(西汉)。刘邦制定了各种减轻人民负担的政策,以顺应民心,让老百姓休养生息,使社会经济迅速发展。之后的汉文帝、汉景帝都奉行该政策,创造了政治升平、经济繁荣的盛世(史称"文景之治")。公元 8 年,王莽篡汉,标志西汉的灭亡。刘秀于公元 25 年在洛阳光复汉朝,称东汉(25—220 年)。

二、春秋战国至秦汉时期文化特征

这一时期经历了"礼崩乐坏"的社会大裂变,中国由分裂走向统一,思想文化领域出现了以老子、孔子等为代表的诸子百家,通过交锋、交流,奠定了中国文化的核心思想,如注重伦理道德与个人修养的价值取向;中和中庸、和而不同的中和观;天人合一、直觉体悟的整体思维;阴阳、五行的哲学思想等。

1. 私学兴盛

商周时期文化教育受王室控制,商代的文化教育、文献典籍都掌握在王室的巫师手中;西周时期除了在都城设立"国学",在各级贵族封地还设立"乡学",但都是针对王公贵族开设的,平民百姓无缘文化教育。东周时期,由于诸侯争霸,周天子被架空,大权旁落,随之"国学""乡学"体制难以为继,文教官员和乐师等被迫自谋生路,结果导致"学术下移"私学兴起。章太炎在《国故论衡》中说:"老聃、仲尼而上,学皆在官;老聃、仲尼而下,学皆在家人",指的是当时官私交替的状况。私学的兴起,使得大批王公贵族以外的地主、商人、平民子弟,获得了教育机会。孔子门下就有不少穷困子弟,如"卞之野人"的子路,穷居陋巷的颜渊等。私学兴盛为"诸子蜂起、百家争鸣"奠定了基础。

2. 诸子蜂起、百家争鸣

所谓"诸子百家",是指当时文化学术界众多流派,比较重要的有阴阳、儒、墨、名、法、道、农、杂、纵横、小说等。其中,对中华文化形成影响最大的是儒、道、墨、法、阴阳五家。"百家争鸣"是春秋战国时期的一场激烈的思想交锋,这些不同的思想流派,在争鸣中相互渗透、融合,最终形成中华文化的内核。如儒家的"仁、义及中和观",道家的"道法自然"以及阴阳五行等构成了中国文化的支柱。该时期诸侯各国为网罗人才,成就霸业,纷纷设立学宫,鼓励私学团体自由交流、辩论、著书立说。其中,稷下学宫是战国中期齐国设立的,由于待遇优厚,吸引了当时众多学者,将"百家争鸣"的文化交流推向高潮。百家争鸣的直接成果是诞生了一批重要的思想著作,如《论语》《老子》《庄子》《易传》《吕氏春秋》《韩非子》等,作为中国传统文化的典籍,至今仍有巨大的研究和应用价值。

3. 人本思想

自西周"人本"精神的萌芽,到春秋时期社会激烈变动,人们对"天道""鬼神"的崇拜意识逐渐动摇。公元前706年随国大夫季梁谈祀神时说:"夫民,神之主也。是以圣王先成民而后致力于神。"(《左传·季梁谏追楚师》)《左传·桓公六年》中子产曰:"天道远,人道迩。"也表达"民主而神为从"的思想。儒家思想也不断肯定人的作用和价值,道家更注重生命的价值,并寻求长生保命之术。

4. 民族文化的统一

秦始皇统一中国后,制定了"书同文、车同轨、度同制、行同伦、地同域"等一系列措施,推动了中华民族文化的统一。"书同文"规范简化了原有各种文字,消除了文化交流中的障碍;"度同制"实现了统一的货币和度量衡;"行同伦"则统一了人们的文化心理;"地同域"不仅实现了政令军令统一,还通过移民传播中原文化,从而实现了文化整合与统一。

5. 独尊儒术

秦亡而汉朝兴起,汉朝统治者认识到仅靠"严刑峻法"的法家思想,是难以实现长治久安的。汉朝崇尚黄老之术,文化控制相对宽松,实现了经济繁荣、社会安定。为实现更好的发展,汉武帝采纳了董仲舒"罢黜百家、独尊儒术"的建议,从此,儒学成为中国思想的主流,引领中国文化两千多年。

6. 纸张的发明

丝绸业的发展,产生了中国最早的"纸"——帛,汉代以前就有许多帛书帛画。尽管西汉早期出现了用植物纤维制成的纸,如絮纸、麻纸,帛在汉代仍然得到广泛使用。公元105年,东汉的蔡伦改进了造纸术,发明了"蔡侯纸",这种纸平整光滑,又薄又软,成本低廉,便于书写。

三、医药学体系形成

春秋战国时期各种思想交锋、交流,为医学等学科发展创造了宽松的氛围,老庄哲学对中医养生理论的指导;孔孟儒家中和中庸思想指导中医对生命的深入认识,尤其是阴阳、五行理论向中医药的渗透促成了中医药理论基石的形成。《黄帝内经》《神农本草经》《难经》和《伤寒杂病论》著作的出现标志着中医药学理论体系形成,而这些是在中华文化氛围下,通过扁鹊、华佗、张仲景等为代表的一大批医家的不断努力而实现的。

书写载体尤其是纸的发明为中医药的传播交流起到推动作用。20 世纪70 年代自长沙马王堆汉墓中发掘出的《五十二病方》就是抄写在帛上,相比之前的竹简,帛更加容易携带和保存。蔡伦发明的纸更使得东汉以后的医药交流、传播变得便捷。

1. 医学界传奇人物——扁鹊

扁鹊原名秦越人(前 407—前 310 年),战国时渤海郡郑(今河北任邱)人,他是中国古代第一个享有盛誉的名医,先秦时期不少著作都载有他的事迹,如《战国策》《史记》《列子》《说苑》等。扁鹊年轻时虚心好学,刻苦钻研医术,得到长桑君真传。他把积累的医疗经验,用于平民百姓,周游列国,到各地行医,为民解除病苦。由于扁鹊医术高明,为百姓治好了许多疾病,因此人们把他和黄帝时的扁鹊相比,也称其为"扁鹊"。扁鹊精通各种医术,又善总结前人方法,创造了望、闻、问、切的四诊法,几千年来一直为中国传统医学所传承。(扁鹊思想和事迹详见本书第八章)

2.《黄帝内经》奠定中医理论基础

该书成书于公元前 70 年至前 20 年之间,并非出自一人之手,而是由许多医家共同完成创作,假托黄帝之名以示正统。书中黄帝与大臣岐伯两人以问答的方式,讨论医学保健问题,内容广泛,涉及天文、地理、气象、健康等。《黄帝内经》比较系统地总结了秦汉以前的医学成就,确立了中医学理论原则,标志着中医药学理论体系的初步形成。该书比较系统地阐述了人体生理、病理、经络、解剖,以及疾病诊断、治疗和预防等方面的内容。例如,书中提出"心主血脉"观点,并认识到血液在脉管内"流行不止,环周不休",这是对人体循环系统最早的描述。之后出现的《难经》,进一步解释了《黄帝内经》中较为疑难的问题,并在理论上有新的发展,如在治疗方面提出了"虚则补其母,实则泻其子",为临床治提供了理论基础。

3.《神农本草经》为第一部药物学著作

《神农本草经》(简称《本经》)是我国现存最早的药学专著,但原书早佚,现存版本均系明清整理而成。全书收录 365 味中药,按照药物毒性大小有无,创立"三品分类法"。书中记载的很多药物,如人参补虚、半夏止呕、黄连治痢、乌头止痛等,至今仍广泛应用于临床。该书系统总结了汉以前的药物学成就,被誉为药学经典著作,对后世本草发展有重要影响。

4. 张仲景与第一部临床医学著作《伤寒杂病论》

张仲景名机(约150—约219年),东汉南阳郡涅阳(今河南南阳)人,相传曾举孝廉,做过长沙太守,所以有"张长沙"之称。他年少时目睹战乱、瘟疫给老百姓带来的巨大痛苦,立志学医,解除百姓疾苦。年轻时曾跟同郡张伯祖学医,因聪明好学,尽得其传。张仲景刻苦钻研《素问》《灵枢》《难经》《阴阳大论》《胎胪药录》等古代医书,本着"勤求古训,博采众方"的学习精神,广泛开展临床实践,终于完成传世巨著《伤寒杂病论》的编撰。

《伤寒杂病论》随着张仲景的去世而展开其民间传播的历程,后经晋朝太医令王叔和搜集整理,分成《伤寒论》和《金匮要略》两部著作。该书确立了辨证论治的基本原则,为后世临床医药学发展确定了方向,其所创立的六经辨证原则为历代医家所应用。该书还确立了整体观念为指导,调整阴阳,扶正祛邪,以及汗、吐、下、和、温、清、消、补的治疗法则。《伤寒杂病论》还是一部方剂学著作,《伤寒论》载方 113 个,《金匮要略》载方 262 个,除去重复,实收方剂 269 个。这些方剂经过千余年的临床实践,疗效可靠,至今仍被国内外医家广泛使用、研究,如治疗风寒感冒的麻黄汤、桂枝汤;治疗风热咳嗽的麻杏石甘汤;扶正解表的麻黄附子细辛汤;和解少阳,治疗半表半里证的小柴胡汤;治疗肝血不足、虚烦扰神而失眠的酸枣仁汤等。因此,《伤寒杂病论》是集理、法、方、药于一体的临床医学巨著,广泛流传于东亚各国。

5. 帛书《五十二病方》

帛书《五十二病方》是我国迄今最早的方药手抄本(见图 1-4),载方约 300 个,涉及药物 240 余种,对炮制、制剂、用法、禁忌等皆有记述,说明这一时期中药的复方应用已具有一定的规模和水平。

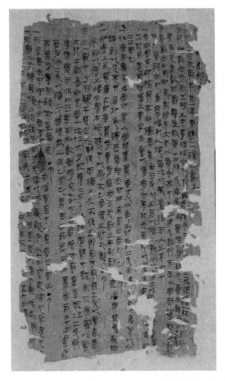

图 1-4　马王堆汉墓发掘出的医书手抄本(帛书)

第三节　分化发展时期(晋隋唐)

晋隋唐时期包括三国两晋南北朝、隋朝和唐朝,三国两晋南北朝是秦朝统一中国后的第一次大分裂时期,秦汉形成的一元政治体制被摧毁;西汉中期形成的"独尊儒术"的一元文化模式被打破,形成玄学、佛学与儒、道多元发展的格局,继续推动中华文化向前迈进。到唐朝,中国古代社会进入鼎盛时期,中国文化也进入繁荣时期,为中医药学的快速发展创造了广阔的空间和文化氛围。

一、晋隋唐时期历史概况

1. 三国两晋南北朝的纷争

公元 220 年东汉灭亡后,形成了魏、蜀、吴三足鼎立的局面,虽然战争不断,但相对稳定了近50年。公元265年西晋建立后,曾实现了短暂的统一,随之又陷入分裂状态。随后经历了东晋(317—420年)、十六国(304—439年)、南北朝(420—589年)的政权更迭。自公元229年东吴开始到公元589年隋统一中国的360年间,先后有吴、东晋、南北朝的宋、齐、梁、陈六个朝代定都南京,因此南京被称为"六朝古都",表明这段时期政治中心主要在现在的南京及周边。

2. 走向统一的隋朝

公元581年隋朝正式建立,589年,隋文帝杨坚重新统一中国。他励精图治,治国有方,经过十几年的治理,各地府库充盈,粮食布帛无库可纳。为应对南方大量的粮食、布帛向北方运输,隋炀帝于公元605年下令开凿贯通南北的大运河,以洛阳为中心,南至余杭(今浙江杭州),北达涿郡(今北京通州),全长2000多公里,留下了宝贵的历史文化遗产。

3. 盛世唐朝

公元618年,唐朝建立。公元626年,唐太宗李世民继位后,善于兼听纳谏,实行一系列开明政策和措施,不仅政治清明,经济、文化得到恢复和发展,史称为"贞观之治"。中国随即进入了盛世太平时期,到唐玄宗李隆基开元年间(713—741年)达到鼎盛,史称"开元盛世"。当时的都城长安(今陕西西安)有百万人口,各国的使节、商人、留学生数以万计。东南沿海商人纷纷扬帆出海,每年九十月间,乘着东北季风南下东南亚各国经商,待来年三四月间再随着东南季风"回唐山",这些"唐人",成为最早的华侨。后来,许多国家都把盛唐的中国人及华侨称为"唐人",他们聚居的地方就成了唐人街。

二、晋隋唐时期文化特征

1. 魏晋南北朝时期玄学盛行

汉末以后,社会进入剧烈的动荡期,世事变化无常,人生前途难测,悲观厌世之情像瘟疫一样蔓延,人们逐渐厌恶政治,而转向思考个体生命的存在与人生价值。在这种环境下,玄学逐渐受到青睐和发展。玄学是曹魏时期何晏、王弼所创造,后虽经西晋中期裴頠、郭象等的改良,其主体思想仍是"贵无"。在这一思想影响下,士大夫们如陶渊明、"竹林七贤"等追求一种"不与时务经怀"或"动违礼法""以任放为达"的"萧条高寄"生活。玄学源头在于老庄哲学,该时期造就了一大批"儒玄双修"的学者,其思辨成就为宋明理学儒、道、佛合流创造了思想前提。

2. 宗教的发展

传说张道陵于公元 136 年创立道教,到东晋南北朝时,道教发展成为完整意义上的宗教团体,由民间转变为官方认可的正统宗教。道教主要吸收先秦黄老道学思想,以及战国以来的神仙方术,发明炼丹术,以寻求长生不老之药,涌现了以葛洪为代表的一批通晓医药的道士。佛教自汉朝传入中国,就不断与本土的儒、道思想交汇融合,从而实现本土化发展,至隋唐,佛教进入全盛发展时期,产生了中国特色的宗派,如净土宗、禅宗、天台宗等,宣扬功德度人,成为中国宗教中的重要力量。唐太宗尊道、礼佛、崇儒,奉行"三教"并立的政策,造就自由、宽松的思想氛围,推动了文化的繁荣昌盛。

3. 盛唐气象

贞观之治所造就的盛唐气象,表现在政治、经济、科技、人文的各个层面。唐贞观十五年,文成公主远嫁西藏,带去许多工匠、技艺、典籍、物种,对西藏的开发起到积极作用;唐朝工匠用各种矿物烧制出青、绿、黄三种艳丽的彩色陶器,称为"唐三彩";唐朝留下的诗歌是中国文化史上的瑰宝,至今仍为中华民族所喜爱。唐朝对外交流十分活跃,首都长安是当时的中外文化交流中心。唐朝天宝初年,鉴真和尚几度死里逃生,历经 12 年磨难,经历五次失败后,虽双目失明,仍顽强坚持,第六次终于乘船东渡日本成功,在日本传播佛法,成为一代宗师。玄奘只身徒步往天竺(印度)取经,过沙漠、翻雪山,越崇山峻岭,闯林莽沼泽,九死一生,历时 19 年,行程 25 000 公里,获得成功。日本先后派了十多批遣唐使到中国学习,人数多时达五六百人。这些日本遣唐使回国以后,积极传播中国的社会制度和文化,促进了中日的友好关系和文化交流。无数的"唐人"更是向世界传播中华文化和文明成果的无名使者。

三、医药学分化发展

三国两晋南北朝时期在追求个体生命价值的玄学和道教的双重影响下,人们重视对医药学的研究;唐朝盛世更为医药学的分化发展提供了物质、人才保障和思想沃土。晋、隋、唐时期在《黄帝内经》《伤寒杂病论》和《神农本草经》等医药学著作指导下,广大医药学者结合临床实践,使中医药理论得到了充实和发展,主要表现在以下 8 个方面。

1. 中医"理、法、方、药"体系正式确立

《伤寒杂病论》得到充实。经晋代医家王叔和整理,将其分成《伤寒论》和《金匮要略》两部书。其中《伤寒论》确立了六经辨证的纲领,为后世八纲辨证奠定了基础。该书将中医基础理论与临床紧密结合,形成了理、法、方、药的体系。

2. 脉诊方法的充实和发展

虽然《黄帝内经》中有关于脉诊方法的记载,但尚未达到系统完善的程度。王叔和总结前人脉学知识,并充实了新内容,完成《脉经》10 卷。发展了寸口诊法,分寸、关、尺三部脉法,提出了脏腑分配于手三部的原则,并详述了 24 种脉象的辨别方法。

3. 临床医学开始朝专科方向发展

两晋时期,著名针灸学家皇甫谧深入钻研前人著作,择其精要,去其重复,撰写成《针灸甲乙经》,全面论述了脏腑经络学说,发展和确定了 349 个穴位的位置、主治、操作,介绍了针灸操作方法、宜忌和常见病治疗,是现存最早的一部针灸学专著。至唐代,针灸已经成为一门专科,唐太医署内设针灸医学专业,培养人才。

南北朝时期,北齐徐之才提出的妇女妊娠期的"十月养胎法",推动了妇科学科发展,唐代孙思邈在《千金要方》中则更详细论述了妇女的经、带、胎、产诸病。昝殷广泛收集民间单、验方,著有《经效产宝》,为现存最早的妇科专书。

4. 重视并发展药物炮制方法

南朝刘宋时期雷敩著《炮炙论》,叙述药物通过适宜的炮制,可以提高药效,减轻毒性或烈性,收录了 300 种药物的炮制方法。该书是我国第一部炮制学专著,也标志着本草学新分支学科的产生。

5. 政府组织编写药典

隋唐时期,医药学取得较大发展。一方面,由于政权统一,版图辽阔,经济发达,同海外经济、文化交流的发展,相继从海外输入的药材品种亦有所增加,丰富了我国药学宝库,各地使用的药物总数已达千种。另一方面,由于长期分裂、战乱等多种原因造成的药物品种及名称混乱,加之《本草经集注》在一百多年来的传抄中出现了不少错误,因此对本草学进行一次大规模的整理,既是当时的迫切需要,也是本草学发展的必然结果。唐显庆四年

(659 年)颁行了由苏敬等主持编纂的《新修本草》(又称《唐本草》)。该书的完成依靠了朝廷的行政力量和充足的人力物力,是我国历史上第一部官修本草。全书共收载药物 844 种,还增加了药物图谱,并附以文字说明,这种图文对照的方法,开创了世界药学著作的先例,无论形式和内容,都有崭新的特色,不仅反映了唐代药学的极高成就,对后世药学的发展也有深远影响。该书很快传到国外,如公元 731 年即传入日本,并广为流传。日本古书《延喜式》就有"凡医生皆读苏敬新修本草"的记载。

6. 成立太医署

南北朝刘宋元嘉二十年(443 年),太医令秦承祖"奏置医学,以广教授",开启政府创办医学教育的先河。唐太医署于唐武德七年(624 年)在京都长安正式设立,具有行政、医疗和教育的职能,是世界上较早由政府开办的医药院校。唐太医署学习科目有医科、针科、按摩科、咒禁科,学制从 3 年到 7 年不等,学生有月考、季考和年考。

7. 药物资源丰富、发展

唐开元年间(713—741 年),陈藏器编成《本草拾遗》。作者深入实践,不仅增补了大量民间药物,而且辨识品类也极审慎。陈氏又将各种药物功用概括为 10 类,即宣、通、补、泻、轻、重、滑、涩、燥、湿,为中药按临床功效分类的发端。

唐代已开始使用动物组织、器官及激素制剂。《唐本草》记载了用羊肝治夜盲症和改善视力的经验;《本草拾遗》记录了人胞作为强壮剂的效力;而用羊靥(羊的甲状腺)和鹿靥治甲状腺病,则见于《千金方》。酵母制剂在早先即有记载,到了唐代已普遍用于医药,如孙思邈的《千金方》和甄权的《药性论》都对神曲的性质功用有明确的叙述。李珣的《海药本草》则主要介绍海外输入药物及南药,扩充了本草学的内容,也反映出唐代对外来药物引进的情况和认识水平。

8. 重视养生

南北朝时期道教继承和发展了先秦道家的养生理论,在修炼的基础上,尝试各种炼丹术,试图研制长生不老丹,养生之风盛行。葛洪等既是道士,又是著名医家,对养生方法多有贡献。但炼丹服石之风盛行迎合了当时玄学之潮流,并延续至唐代,对养生并无好处;相反,使很多人因中毒而短命,如韩愈、杜牧等均因服石而不过中年。唐至五代时期对某些食物药研究激发了食疗养生的学科发展，至今仍有其价值。由孟诜原著，经张鼎改编增补而成的《食疗本草》，全面总结了唐以前的营养学和食治经验，是这一时期最有代表性的食疗专著。

第四节 创新发展时期（宋金元）

公元907年，唐朝节度使朱温废掉皇帝，建立梁朝（史称"后梁"）。此后的50多年里，后梁、后唐、后晋、后汉、后周五个朝代，相继统治黄河流域，合称五代（907—979年）。同一时期，在南方各地和北方的山西，先后出现了十个割据政权，史称"十国"。

一、宋金元时期历史概况

1. 北宋时期

公元960年，后周大将赵匡胤在陈桥驿（今河南开封东北）发动兵变，手下将士们把黄袍加到他身上，拥立他为皇帝（宋太祖），取国号为"宋"（史称北宋，960—1127年），定都开封。北宋的建立，结束了五代十国的分裂局面，重归统一。宋太祖以"杯酒释兵权"巩固了中央集权统治；宋神宗支持王安石变法，以整顿财政和军政，由于司马光等人的强烈反对，维持不到十年就结束。包拯是北宋时清官的典型代表，受到后人的尊敬。

2. 金、南宋时期

宋朝时期，中国境内还有一些其他民族建立的政权，如契丹族建立的辽，女真族建立的金，党项族建立的西夏等。公元1127年，金朝的军队攻破开封，俘虏了北宋皇帝宋徽宗、宋钦宗父子。徽宗的另一个儿子赵构称帝，在杭州建立政权，历史上称为南宋（1127—1279年），与北方的金国抗衡。"抗金"贯穿了南宋的历史，岳飞是南宋的抗金名将，他率军北上以收复被金军占领的宋朝领土，却被秦桧等人以"莫须有"的罪名害死。后人在岳飞的墓前放了用生铁浇铸的秦桧等人的跪像，以表达对奸臣的憎恨。

3. 元朝疆土大统一

公元1271年，成吉思汗的孙子忽必烈建立元朝，称为元世祖。他发动了大规模的扩地战争,向西一直打到欧洲的多瑙河流域,又大举进攻南宋,南宋著名将领文天祥组织军民抵抗,失败后被俘。元朝统治者采用各种方式劝他投降,他宁死不屈,写下了《正气歌》和《过零丁洋》等诗篇,表现了不屈不挠的民族气节。《过零丁洋》中的"人生自古谁无死,留取丹心照汗青"两句成为千古名句。

元朝实行行省制度,对全国实行有效的统治。元朝的首都大都(今北京)是闻名世界的商业中心。元中后期,棉花已在全国范围内广泛种植,棉纺织业发达,棉布成为江南人的主要衣料。著名的意大利旅行家马可·波罗写下《马可·波罗游记》一书,生动描述了大都、杭州等城市的繁荣景象,激发了欧洲人对中国的向往。

二、宋金元时期文化特征

随着唐亡宋立,中国文化由唐朝开放、热烈转向内省、精致,其标志是宋明理学的诞生,引发极为复杂的文化和社会效应。

1. 理学的诞生

理学又称"道学",其思想体系以"理"为宇宙最高本体,以"理"为哲学思辨的最高范畴。"理学"的实质是以儒家礼法和伦理思想为核心,吸收并改造道、佛的思想,建立融合三教思想精髓的本体哲学思辨体系,以伦理为核心。早期的理学创造《太极图说》,建立"无极生太极,太极生阴阳,而五行,而男女,最后生万物"的宇宙生成图式。程颐、程颢两兄弟则提出"天理论",认为"理"是超越万物、永恒、普遍存在的精神本体。南宋时期朱熹构建更为庞大的理学体系,提出"格物致知"论,正如《礼记·大学》所言:"古人欲明明德于天下者,先治其国……欲诚其意者,先致其知;致知在格物。"

2. 士大夫文化

宋朝实行的"与士大夫共治天下"的治国方略,主要表现在"尊师重道,优礼儒士;网罗文才,选拔俊彦;倡导读书,编纂图籍"等方面,培育出规模庞大的士大夫阶层,营造出高雅脱俗的士大夫文化,创造出精致高雅的宋词宋画。起源于唐代的书院在宋代得到蓬勃发展,以岳麓书院、白鹿洞书院、茅山书院等最为著名,朱熹就曾在白鹿洞书院讲学。

3. 市井文化

与士大夫的上层文化相对应,发源于唐代的市井文化也得到充分发展,包括杂剧、杂技、讲史、说书、皮影、花鼓、舞剑、耍刀等表演。至元代，市井文化得到空前发展，出现了《窦娥冤》《西厢记》等传世之作。

4. 科技发展

宋代科技发展迅速，涵盖天文学、数学、地理学、地质学、医药学、冶金、纺织、制瓷等领域。最具代表性成果是指南针、活字印刷术和火药的发明。北宋时期，人们发明了指南针，把航海事业推向了新的时代；北宋时期，毕昇在雕版印刷的基础上发明了活字印刷，大大提高了印刷效率；宋元时期，火药技术有了更大的改进，推动了武器的革新。

5. 多民族文化的繁荣

元朝时期有大批信仰伊斯兰教的波斯人、阿拉伯人迁入中国，他们同汉、蒙、维吾尔等族长期杂居相处，互相融合。蒙古族的统治加速了蒙古与中原大地及各民族之间的文化交流、融合，进一步丰富了中国文化。

三、医药学创新发展

理学的发展成就了思辨的社会环境，使得经济、文化、科学技术飞速发展；士大夫文化和市井文化齐头并进，为社会提供了良好的学习氛围，启迪了各阶层人们的创造欲望；这些都为医药学创新发展创造了有利条件。特别是活字印刷的应用，为宋代及以后中医药成果传播、学习交流提供了极大便利，进一步推动了中医药学的发展。多民族文化的繁荣也使得中医药能够吸收各民族医药的知识，成为新的发展动力。

1. 病因学说更加系统、理论化

南宋陈言所著《三因极一病证方论》，较详细地阐述了"三因致病说"，将复杂的病因概括为内因、外因和不内外因。

金元时期，出现各具特色的医学流派，其中以号称"金元四大家"的刘完素、张从正、李杲、朱震亨最具代表性，对后世影响最大。刘完素以火热立论，提出"六气皆从火化""五志过极皆能生火"论点，用药主张以寒凉为主，故被称为"寒凉派"，其学术观点对瘟病学说启示很大。张从正认为病由邪生，"邪去正自安"，以攻邪著称，并提出"汗、吐、下"三种主要治法，被称为"攻下派"。李杲提出"内伤脾胃，百病由生"的论点，指出治疗以补脾胃为主，被称为"补土派"。朱震亨倡导"相火论"，谓"阳常有余、阴常不足"，治病以滋阴降火为主，被后世称为"养阴派"。他们从不同角度深入开展临床研究,丰富了中医药理论与实践。

2. 针灸学科飞速发展

王惟一于公元 1026 年(北宋)撰成《铜人腧穴针灸图经》,刻于石碑供人抄印。他还设计了与真人大小一致的铜人(见图 1-5),外刻经络腧穴,内置脏腑,供教学和考试用,使针灸的理论、教学和临床知识系统化,促进了针灸学的发展。

3. 儿科学与法医学得到重视

北宋钱乙的《小儿药证直诀》,记载了治疗痘疹初起的升麻葛根汤,治疗小儿心热的导赤散,治疗脾虚气滞的异功散,及治疗肾阴不足的六味地黄丸等,一直被广泛应用于临床。该书也是我国第一部儿科学专著。

南宋宋慈编著的《洗冤集录》是世界上最早的法医学专著,先后被翻译为英、德、俄、日、朝等多种语言,成为许多国家审理死伤案件的重要参考书。

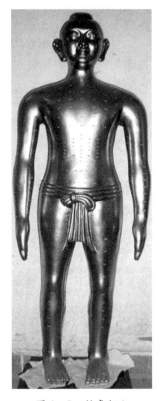

图 1-5 针灸铜人

4. 重视本草学著作整理

本草书籍的修订,乃沿唐代先例以国家行为进行。公元 973—974 年刊行了《开宝本草》,1060 年刊行了《嘉祐补注本草》,1061 年刊行了《本草图经》。《本草图经》亦称《图经本草》,所附 900 多幅药图是我国现存最早的版刻本草图谱。而私人撰述的书籍,如唐慎微的《经史证类备急本草》(后世简称《证类本草》),则在此基础上研究整理了大量经史文献中有关药学的资料,内容丰富,载药总数已达到 1500 余种,并于各药之后附列方剂以相印证,医药紧密结合。宋以前许多本草资料后来已经亡佚,亦赖此书的引用得以保存下来。它不但具有很高的学术价值和实用价值,而且还具有很大的文献价值。

5. "国家药局"的设立,推动方剂学和成方制剂发展

公元 1076 年,北宋在京城开封开设由国家经营的熟药所,其后又发展为修合药所(后改名为"医药和剂局")及出卖药所(后改名为"惠民局")。药局的设立促进了药材检验、成药生产的发展,带动了炮制、制剂技术的提高,并

制定了制剂规范,《太平惠民和剂局方》即是这方面的重要文献。

"秋石"是从人尿中提取的性激素制剂,它的制备方法最早见于《苏沈良方》。《宝庆本草折衷》则有"猪胆合为牛黄"的记载。此外,宋代用升华法制取龙脑、樟脑,蒸馏法制酒等,皆反映出这一时期中药制剂所取得的成就。

6. 饮食疗法兴起

元代忽思慧所著《饮膳正要》是饮食疗法的专门著作,记录了不少回族、蒙古族的食疗方药和元朝宫廷食物的性质及有关膳食的烹饪方法,至今仍有较高的参考价值。

7. 中外交流成果丰硕

元代中外医药交流更加广泛,在药物相互贸易中,政府还派遣人员去各国采购。阿拉伯人、法兰西人开始来华行医。回回药物院的建立,更促进了中国医药和阿拉伯医院的交流。

第五节　汇总集成时期(明清)

一、明清时期历史概况

1. 明朝

公元 1368 年,朱元璋率领农民起义,推翻元朝政权,建立了明朝(1368—1644 年)。明初定都南京,后来,明成祖朱棣把都城迁到北京。明朝后期,顾宪成和高攀龙等人在江苏无锡的东林书院讲学,他们经常在书院里议论朝政,抨击当权者,这些人被称为"东林党"。当时大宦官魏忠贤专政,凶狠残暴,东林党人不怕迫害,指斥魏忠贤等人为"阉党",与他们进行了不屈不挠的斗争。1644 年,李自成领导的农民军攻破北京城,结束了明朝的统治。

2. 清朝

公元 1644 年,清军自山海关南下,占领北京,击败农民军,建立清朝(1644—1911 年),并于 1683 年收复台湾,设置台湾府,隶属于福建省。1724 年,清政府确立了西藏宗教和政治领袖达赖和班禅必须经过中央政府册封的制度。雍正六年(1728)，清政府开始在西藏设驻藏大臣。驻藏大臣代表中央政府，同达赖和班禅共同管理西藏。

二、明清时期文化特征

1. 从"理学推进"到"汉学复兴"

明朝王阳明集心学之大成，提出"心外无理""知行合一"和"致良知"等心学命题。要求人们除去心中自私念头和不正当欲望，保持善良心境；同时，要在现实生活中准确表达出心中善良的念头，身体力行。与程朱理学"强调道德观念、规范、知识"的理念不同，阳明心学注重"道德情感、直觉与体念"。

清初思想界出现以黄宗羲、王夫之、顾炎武等为代表的批评理学的思潮，随着清初出现的康乾盛世，民族矛盾日渐缓和，思想界承认清王朝统治的合法性，清政府顺势采取汉学理学兼容并举的政策。乾隆皇帝组织大批学者校勘史书，并编写了当时世界上最大的一部丛书——《四库全书》。随后，清代学者从解读、诠释经典到考究历史、地理、音律、天文、典章等角度对中国古典文献进行了大整理、大集成。

2. 集成修典

除了清朝编撰《四库全书》，修订经典著作外，明朝永乐年间，明成祖选派解缙等3 000多人编辑成《永乐大典》，共11 095册，辑入各类图书七八千种，被《不列颠百科全书》称为"世界有史以来最大的百科全书"。该书在1860年英法联军和1900年的八国联军入侵北京时两次被焚毁劫掠，目前存世的仅有800余册。

此外，徐光启编写的《农政全书》是中国古代的一部农业百科全书；宋应星编著了《天工开物》一书，对明代农业、手工业生产技术进行了总结，这部书被译成多国文字，被誉为"中国17世纪的工艺百科全书"。李时珍编写的《本草纲目》是药物学和植物学百科全书，被翻译成十几国文字，在海内外广泛传播。

3. 西学

明朝时期，意大利传教士利玛窦来到中国，他在传教的同时，也积极传播西方的科学文化知识，明神宗给他以很大的支持。徐光启向利玛窦学习天文、数学、测量、武器制造等各种知识，不仅编写了《农政全书》，还与之合作翻译了古希腊数学家欧几里得的《几何原本》。这些为后来的西学盛行、西医的传入、洋务运动,乃至新文化运动等起到萌芽的作用。

三、医药学汇总集成

到明清时,随着科学技术进步和医药学理论、实践的丰富和发展,中医药学已经达到新的高度,进入一个比较繁荣的阶段。明清时期中医药的主要特点在于综合与集成,对前人的成果进行批判地继承和发展。

1. 医药巨著《本草纲目》是中医药学发展的里程碑

李时珍(1518—1593年),以毕生精力,亲历实践,广收博采,实地考察,对本草学进行了全面的整理总结,历时27年编成了《本草纲目》。全书52卷,约200万言,收药1892种(新增374种),附图1100多幅,附方11 000余剂。序列部分对本草史和中药基本理论进行了全面、系统的总结和发展。各论分水、火、土、金石、草、谷、菜、果、木、服器、虫、鳞、介、禽、兽、人16部,以下再分为60类。各药之下,分正名、释名、集解、正误、修治、气味、主治、发明、附方诸项,逐一介绍。《本草纲目》集我国16世纪以前药学成就之大成,在训诂、语言文学、历史、地理、植物、动物、矿物、冶金等方面也有突出成就。该书17世纪末即传播海外,先后有多种文字的译本,对世界自然科学也有举世公认的卓越贡献。

清代进一步补充修订《本草纲目》的不足。汪昂配合临床需要,以符合实用为原则,撷取《本草纲目》精粹,编撰成节要性本草著作《本草备要》。《本草纲目拾遗》(1765年)共10卷,载药921种,其中新增药物716种。补充了马尾连、金钱草、鸦胆子等大量疗效确切的民间药,鸡血藤、胖大海、冬虫夏草、银柴胡等临床常用药,同时收载了金鸡纳(奎宁)、香草、臭草等外来药,丰富了本草学的内容。同时,它对《本草纲目》已载药物备而不详的,加以补充,错误之处加以订正。该书不但总结了我国16至18世纪本草学发展的新成就,还保存了大量今已散失的方药书籍的部分内容,具有重要文献价值。书中还记录了一些其他方面的自然科学成就,如用强水制铜版的方法,即首见于此书中。该书还集成、引用了《百草镜》《草药书》《采药志》《草宝》《山海草函》《李氏草秘》等十余种医药著作。

2. 重视临床中药学

《本草求真》载药520种,上编分述药物的气味、功能、禁忌、配伍和制法等,下编阐述脏腑病症主药、六淫病证主药、药物总义等内容。由于该书以临床实用为宗旨,正文药物分为补、涩、散、泻、血、杂、食物 7 类,每类又分若干子目。为了便于检索,书末附"卷后目录",按药物自然属性分类。该书采用的按药物主要功效进行分类的方法,不仅较《本经》三品分类,陈藏器"十剂"分类更为先进,而且对当代临床中药学的功效分类亦有重要影响。

3. 药材栽培与制药工艺

这一时期人工栽培的药物已达 200 余种,种植技术也有很高的水平,如川芎茎节的无性繁殖,牡丹、芍药的分根繁衍。《本草蒙筌》所载五倍子制百药煎(没食子酸),早于欧洲 200 余年。约为 17 世纪的著作《白猿经》所记的用新鲜乌头制取冰晶的"射罔",实为乌头碱的结晶。比起欧洲人在十九世纪初叶从鸦片中提炼出号称世界第一种生物碱——吗啡,还要早一百多年。

4. 专题本草取得瞩目成就

公元 1406 年朱橚撰《救荒本草》,选择可供灾荒时食用之物 414 种,记述其名称、产地、形态、性味、食用部位和加工烹饪方法等,并精心绘制成图,在医药、农学、植物学方面均有较高价值。15 世纪中期,兰茂实地调查和搜求云南地区药物 400 余种,辑为《滇南本草》,它是我国现存内容最丰富的古代地方本草。李中立《本草原始》偏重于生药学研究,缪希雍《炮炙大法》则是明代影响最大的炮炙专著。

清代专题类本草门类齐全,其中也不乏佳作。如张叡《修事指南》,为炮炙类专著;郑肖岩《伪药条辨》,为优秀的辨药专书;唐宗海《本草问答》、徐大椿《医学源流论》中的 10 余篇药理论文,都属药理专著;章穆的《调疾饮食辨》、丁其誉的《类物》、王士雄的《随息居饮食谱》等,则属较好的食疗专著。

第六节　低迷时期(晚清至民国)

一、晚清至民国时期历史概况

1. 鸦片战争

1840 年英国对中国发动了侵略战争,称为鸦片战争。从此,清政府开始了与列强签订一系列不平等条约,割让大片领土的屈辱历史。1842 年 8 月,清政府被迫与英国签订不平等的《南京条约》,主要内容有割让香港岛给英国等,中国自此开始沦为半殖民地半封建社会。随后的第二次鸦片战争中国战败后,清政府被迫于 1858 年先后与英、法、美、俄签订《天津条约》,与沙俄签订《瑷珲条约》,1860 年又与英、法、俄签订《北京条约》等不平等条约。在此期间,英法侵略军于 1860 年 10 月攻占北京,闯入圆明园(见图 1-6),大肆抢劫破坏,最后为消灭罪证竟放火将其烧毁。

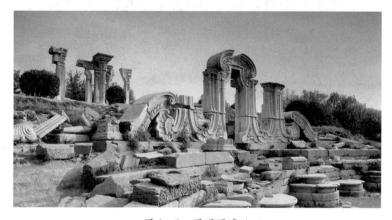

图 1-6　圆明园遗址

2. 反清农民运动

1851 年 1 月 11 日,洪秀全在广西桂平金田村发动反清武装起义——金田起义,后建立太平天国。起义军称“太平军”。1853 年,太平天国定都天京(南京),洪秀全自称天王。太平天国颁布的《天朝田亩制度》,内容主要是将土地平均分配给农民耕种,提出要建立“有田同耕、有饭同食、有衣同穿、有钱同使、无处不均匀、无人不饱暖”的理想社会,这些思想对孙中山产生了积极影响。

3. 甲午战争

1894 年,日本向朝鲜发动侵略,并袭击清政府海军,中日战争爆发,因 1894 年是甲午年,所以又叫甲午中日战争。战争结束后,清政府被迫于 1895 年 4 月 17 在日本马关签订《马关条约》,主要内容是:中国割让台湾及其附属岛屿、澎湖列岛、辽东半岛给日本;赔偿日本白银 2 亿两;增放沙市、重庆、苏州、杭州为商埠;允许日本在通商口岸开设工厂等。该条约大大加深了中国的民族危机。

4. 辛亥革命

1911 年 10 月 10 日夜爆发武昌起义,起义士兵首先攻占楚望台军械库,继而深受文学社、共进会等革命团体影响的大部分新军共同响应。吴兆麟、熊秉坤率起义部队攻打湖广总督府,在南湖炮队的炮击下,起义军在次日黎明前,占领总督衙门,湖广总督瑞澂仓皇逃走。此后,南方各地进步军人纷纷起义。1912 年 1 月 1 日,孙中山在南京正式宣布"中华民国"成立,并宣誓就任临时大总统,在"临时大总统就职宣言书"中强调"国家之本,在于人民。合汉、满、蒙、回、藏诸地为一国,即合汉、满、蒙、回、藏诸族为一人。是曰民族之统一。"1 月 2 日,孙中山通告各省废除阴历,改用阳历,以"中华民国"纪年,1912 年为"中华民国"元年。

辛亥革命成功推翻了清朝的统治,结束了中国的封建帝制,开启了民主共和新纪元,使共和观念深入人心。同时,辛亥革命的成功也对中国国内的民族关系及同时期亚洲其他国家的民族解放运动产生了重要影响。辛亥革命前后的一系列事件不仅结束了此前立宪派实行君主立宪的努力,而且对此后中国宪政与法治发展,中央及地方政治,中央与地方关系等都起到了重要的影响。

5. 军阀割据

辛亥革命虽然推翻了清王朝的统治,但由于革命力量的薄弱、革命队伍中旧军阀众多,中国很快又陷入军阀割据的局面。1925 年国民政府成立并未能完全消除军阀割据状态,加上后来的日本侵略,国民政府实际上未能实现中国的完全统一。

6. 抗日战争

1921 年,中国共产党成立,深刻改变了中国人民和中华民族的前途和命运。1931 年 9 月 18 日,日军制造"九一八事变",企图进一步吞并中国,抗日战争开始,战争持续 14 年之久,其间,国共实现了第二次合作,并获得国际正义力量的支持,终于在 1945 年 8 月 15 日赢得战争,这是清末以来中外战争史上中国首次获得最终胜利。

7. 解放战争

抗日战争胜利后,由于国民党破坏和谈,实行独裁统治,导致国共两党之间的战争,人民解放军获得最终胜利,基本统一中国,建立中华人民共和国。

二、晚清至民国时期文化特征

1. 洋务运动

第二次鸦片战争后，清政府内部政见不一，出现了顽固派和洋务派。顽固派盲目排外，仇视外洋事物；而以曾国藩、李鸿章、左宗棠、张之洞等为代表的洋务派则主张"师夷长技以自强"，通过学习利用西方先进生产技术，来维护清朝统治。最终，洋务派获得朝廷认可，19世纪60年代至90年代，洋务派为"自强"和"求富"，学习、引进西方生产技术，史称洋务运动，主要内容有：创办军事工业，创办民用工业，建立新式军备和近代海军，创办新式学堂，选派留学生，培养翻译、军事和科技人才等。

清末大臣李鸿章是洋务派首领，掌握军政、外交大权，创办了江南机器制造总局；曾国藩则创建了湘军，创办了安庆军械所等新型军火工业，是地方势力中最大的实力派；清末大臣张之洞，开办了著名的汉阳铁厂、湖北枪炮厂、湖北织布局等，并筹办卢汉（北京卢沟桥—武汉汉口）铁路。1898年张之洞发表《劝学篇》，提出"中学为体，西学为用"的重要思想，影响很大。

2. 新文化运动

新文化运动为20世纪早期我国文化界一群受过西方教育的人发起的一次革新运动。1915年9月，陈独秀在上海创办《青年杂志》（翌年改名《新青年》），新文化运动由此开端，他在《新青年》上刊载文章，提倡民主与科学，批判传统中国文化，并传播马克思主义思想。而以胡适为代表的温和派，则反对马克思主义，支持白话文运动，主张以实用主义代替儒家学说。这一时期，陈独秀、胡适、鲁迅等人成为新文化运动的核心人物，这一运动成为五四运动的先导。

民主和科学思想的弘扬，动摇了封建思想的统治地位，推动了中国自然科学的发展，使人们的思想尤其是青年的思想得到空前的解放。后期传播的马克思主义，为中国先进的知识分子所接受，成为拯救国家、改造社会的思想武器。对五四运动的爆发起到了宣传动员作用，也有利于文化的普及和繁荣，在当时的确推动中国社会面貌发生翻天覆地的变化。

应该指出，新文化运动有其局限性，主要表现在：忽视人民群众，没有把新文化运动同广大群众相结合，使文化运动局限在知识分子的圈子里；回避当时对军阀政府的实际斗争，也没有正面提出反帝的任务；对中国古典文学的一味批判及对西学的全盘肯定,导致了全面否定中国传统文化的思潮盛行相当长时间,其中,中医药学受到正面冲击。地质学家丁文江的书中就记述有这样的对子:"爬山、吃肉、骂中医,年来心不老;写字、喝酒、说官话,知难行亦难"。可见"骂中医"成了当时西化知识分子的"饭后运动"。

三、医药学的低迷

1. 反中医思潮

1911 年,辛亥革命推翻了清王朝统治,标志着封建帝制在中国的终结,西方文化及西方医药学在我国得到快速传播,这对我国的社会及医药事业的发展产生了重大影响,随之出现了一股全盘否定传统文化的思潮,中医药学的发展受到阻碍。中医理论研究工作基本停滞不前,中医临床工作逐渐被排挤。该时期出现过两次比较大的反中医风波。

1)"教育系统漏列中医案"

1912 年,北洋政府以中西医"致难兼采"为由,在新颁布的学制及学校条例中,把中医挡在门外,只提倡专门的西医学校,也就是近代史上著名的"教育系统漏列中医案",也是中国历史上第一次反中医风波。

得到消息后,扬州中西医学研究会创始人袁桂生率先发表言论:"教育部定章,于中医学校之课程,删中医科目,是可忍,孰不可忍。"1913 年,北洋政府的教育总长汪大燮再次公开提出废除中医中药。随后,教育部公布的教育规程均弃中医于教育体系之外。于是,上海"神州医药总会"会长余伯陶等联合全国 19 个省市中医界和同仁堂、西鹤年堂等药业人士,组织了"医药救亡请愿团",要求将中医纳入医学系。迫于压力,政府只得一面搪塞说废除中医的政策不会实施,一面仍拒绝将中医列入教育计划。

2)"废止旧医案"

1929 年 2 月,国民政府卫生部召开了第一届中央卫生委员会。围绕"废止中医"问题,余云岫、褚民谊等人先后提出了四项议案,列出了限制中医开业、不准办学等办法。考虑到提案过于激进,中央卫生会议权衡再三,最后通过的《规定旧医登记案原则》,实施办法缓和了许多。规定了废止中医的三条原则:"甲:旧医登记限至民国十九年为止;乙:禁止旧医学校;丙:其余如取缔新闻杂志等非科学医之宣传品及登报介绍旧医等事由,卫生部尽力相机进行。"这就是所谓的民国政府的"废止旧医案",是中国历史上第二次反中医风波。

规定刚公布,首先便遭到了上海中医界的反抗。1929年3月17日,全国281名代表在上海召开全国医药团体代表大会,成立了"全国医药团体联合会",组成请愿团,要求政府立即废除该议案。社会舆论也支持中医界,提出"取缔中医就是致病民于死命"等口号。主张废止中医的余云岫、胡定安等人,纷纷在各大报刊上发表言论,回应中医界的批评。考虑当时社会动荡,时任卫生部部长的薛笃弼急于平息风波,他一再公开表示并无废止中医之意。不久,请愿团收到国民政府文官处批示:撤销一切禁锢中医的法令。第二次论争以中医界胜利告终,中医界也将3月17日定为"中国国医节"。

2. 在逆境中传承

在志士仁人的努力下,本草学以其顽强的生命力,在继承和发扬方面均有新的发展。随着中医学校的建立,涌现了一批适应教学和临床运用需要的中药学讲义,如浙江兰溪中医学校张寿颐的《本草正义》、浙江中医专门学校何廉臣的《实验药物学》、上海中医专门学校秦伯未的《药物学》、天津国医函授学校张锡纯的《药物讲义》等。这些中药讲义,对各药功用主治的论述大为充实,其中,以《本草正义》的论述和发挥最为精辟中肯。

药学辞典类大型工具书的出现,是民国时期本草学中的一件大事。其中成就和影响最大者,当推陈存仁的《中国药学大辞典》(1935年)。该书收录词目4300条,汇集古今有关论述,资料繁博,方便查阅,虽有不少错讹,仍不失为近代第一部具有重要影响的大型药学辞书。

本草学的现代研究亦开始起步。植物学、生药学工作者在确定中药品种及资源调查方面做了大量工作。许多药学工作者则致力于中药化学及药理学研究。在当时条件下,多是进行单味药的化学成分和药理作用研究,但取得的成就和对本草学发展所做的贡献是应当充分肯定的。

第七节　孕育突破(当代)

中华人民共和国成立后,面临缺医少药和西方封锁的艰难局面,中医药获得政府的大力扶持,在中华人民共和国成立初的几十年中发挥了独特的作用。20世纪70年代初,针灸的神奇疗效终于被国际主流媒体所关注,迅速传遍世界,并通过世界卫生组织(World Health Organization,WHO)向全世界推广。在充分协作的基础上,对中医药进行发掘研究,成功研制出疟疾治疗药物青蒿素,白血病治疗药物靛玉红等,这些研究都充分运用了当时的化学、生物学、药理学研究方法和技术,特别是青蒿素的发现使中国土生土长的科学家屠呦呦在2015年荣获诺贝尔生理或医学奖(见图1-7)。同时也应看到“大跃进”的方式研制出的一些药物,如中药注射剂,未经过系统的评价,安全性问题还很严重;中医药理论还需要与分子生物学等现代科学结合才有可能获得突破性发展。

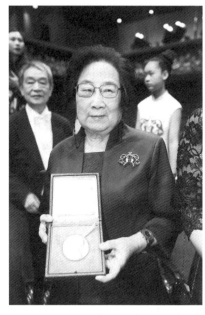

图1-7　屠呦呦获2015年诺贝尔生理或医学奖

一、当代社会概况

中华人民共和国成立后,人民的力量得到空前释放,以南京长江大桥、万吨水压机为标志的成果显示出20世纪50年代政通人和、欣欣向荣的局面。虽然经历了不少曲折艰辛的探索,但政治基础牢固,国家领导有力,以邓小平为核心的第二代领导集体将中国带上了改革开放之路,如今在以习近平同志为核心的党中央领导下,实现了全面小康,正朝着第二个百年奋斗目标前进。

二、当代文化特征

1. 马克思主义在中国

中国共产党一直高举马克思主义旗帜,但不是僵化、教条地照搬照用,而是不断结合中国国情灵活运用,并不断发展、丰富其内容,创立了毛泽东思想,建立了社会主义新中国。改革开放以来,面对新问题,中国共产党人创造性地提出了邓小平理论、“三个代表”重要思想、科学发展观,推动了改革开放和现代化进程。中国共产党第十八次全国代表大会以来,在习近平新时代中国特色社会主义思想指引下,强调马克思主义中国化时代化,正以中国式现代化全面推进中华民族伟大复兴。

2."大跃进"与"文化大革命"

中华人民共和国成立后一段时期内,为尽快改变落后面貌,曾错误地推行"大跃进"政策,各行各业大搞"运动战",喊出"人有多大胆,地有多大产"的口号,违背发展规律。"大跃进"和后来的"文化大革命"严重阻碍了生产力的发展,教育、科技等领域受到严重干扰。

3. 改革开放

20世纪70年代末开始实行的经济政策和对外开放政策的改革,包括对内改革和对外开放。对内改革首先从农村开始,安徽省凤阳县小岗村开始实行"家庭联产承包责任制",拉开了我国对内改革的大幕;对外经济活动中实行"特殊政策、灵活措施",首先在东南沿海建设"经济特区",积累经验后,逐步向全国推广。四十多年的改革开放政策大大提升了中国的国际地位,增强了国力,但文化的建设与复兴任重道远。

4. 新时代创新发展

改革开放让中国逐渐富起来,但无论从人均国内生产总值,还是科技创新发展角度看,中国是世界大国,但还不是强国,中国面临西方高科技技术限制和打压,国际环境复杂多变的局面。独立自主发展高科技是实现高质量发展的必由之路,创新是各行各业应对挑战的发展之道。

综上,中国在经济崛起的同时,文化复兴将显得格外重要,中国文化经历了晚清到民国的彻底否定之后,如何恢复、发展、守正创新,以实现强国之梦是21世纪的重大课题。

三、医药学孕育突破

中华人民共和国成立以来,政府高度重视中医药事业的继承和发扬,并制定了一系列相应的政策和措施,随着现代自然科学技术和国家经济的发展,本草学也取得了前所未有的成就。

1. 中医药文献发掘整理

从1954年起,各地出版部门根据卫生部的安排和建议,积极进行中医药文献的整理刊行。在本草方面,陆续影印、重刊或点校评注了《神农本草经》

《新修本草》（残卷）、《证类本草》《滇南本草》《本草品汇精要》《本草纲目》等数十种重要的古代本草专著。20世纪60年代以来，对亡佚本草专著的辑复也取得突出成绩，其中有些已正式出版发行，对本草学的研究具有重大意义。

当前涌现的中药新著，不仅数量多，而且门类齐全，从各个角度将本草学提高到崭新的水平。其中最能反映当代本草学术成就的，有各版《中华人民共和国药典》《中药志》《全国中草药汇编》《中药大辞典》《原色中国本草图鉴》等。《中华人民共和国药典》（见图1-8）以法典的形式确定了中药在当代医药卫生事业中的地位，也为中药材及中药制剂质量的提高，标准的确定起了巨大的促进作用。《中药大辞典》由江苏新医学院编纂，分上、下册和附编三部分。该书收罗广泛、资料丰富、查阅方便、非常实用。

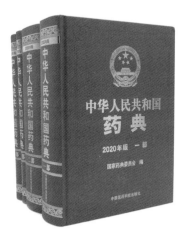

图1-8 《中华人民共和国药典》（2020年版）

2010年起，在原文化部和国家中医药管理局指导下，国家图书馆、中国中医科学院中医药信息研究所组织全国专家学者开展了大量调研工作，从1.3万种中医药古籍中遴选古籍元典2 289种拟作影印出版。2018年，财政部正式将《中华医藏》列入"中华古籍保护计划"立项资助，全国28家单位、34个课题组近千人参与这一项目。2023年7月13日，《中华医藏·养生卷》（见图1-9）在国家图书馆发布，收录了从南朝至清代74部代表性典籍，包括养生名著《遵生八笺》、食疗著作《养生食忌》、四时养生代表著作《养生月览》等。这是我国大型中医药古籍整理保护项目《中华医藏》的首批成果。

2. 开展中药资源普查

20世纪50年代以来，政府先后数次组织各方面人员对中药资源进行了大规模调查。特别是1983年开始的资源普查，摸清"家底"：我国中药资源种类有12 807种，其中药用植物11 146种，涉及383科，2 309属；药用动物1 581种，涉及415科，861属；药用矿物80种。在此基础上，编写了全国性的中药志及一大批药用植物志、药用动物志及地区性的中药志，使目前中药

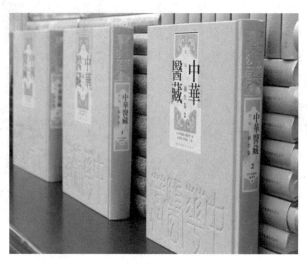

图 1-9 《中华医藏·养生卷》

的总数达到 8 000 种左右。普查中发现的国产沉香、马钱子、安息香、阿魏、萝芙木等,已经开发利用,并能满足国内基本需求,不再完全依赖进口。2011 年,国家中医药管理局联合财政部、科技部先后在全国 31 个省、自治区、直辖市组织开展了第四次全国中药资源普查试点,2018 年正式启动我国第四次全国中药资源普查工作,初步统计结果显示,新发现的物种 163 个,多数具有潜在药用价值。《中国药用植物红皮书》是本轮普查成果之一,共收录我国 464 种濒危药用植物,对其中 151 个代表种进行了科学和系统描述,并提出了保护建议。

3. 重视中医药人才培养

当代中药教育事业的振兴,为本草学和中药事业的发展,造就了一大批高质量的专业人才。1956 年起,在北京、上海、广州、成都和南京等地相继建立了中医学院,使中医教育纳入了现代正规高等教育行列。1978 年以来相继招收了中药学硕士研究生和博士研究生。至此,我国的中药教育形成了从中专、大专、本科到硕士、博士研究生不同层次人才培养的完整体系。为了适应中医药学教育的需要,各种中医药学教材,也多次编写修订,质量不断提高。

4. 开展中医药研究与开发

随着现代自然科学的迅速发展及中药事业自身发展的需要,中药的现代研究无论在深度和广度上都取得了令人瞩目的成就,并促进了中药鉴定学、中药化学、中药药理学、中药炮制、中药药剂学等分支学科的发展。

特别是中药药效物质的研究取得了举世瞩目的成就。常用中药基本都进行了化学成分分离、结构鉴定,对主要成分的药效或生物活性进行了研究分析。中华人民共和国成立以来,我国在创新药物研究方面取得的有影响的重要成果主要来自中药和天然药物的研究,如从中药青蒿中分离得到的治疗疟疾的青蒿素(artemisinin),从千层塔中分离得到的新型抗早老性痴呆药物石杉碱甲(huperzine A),从中药五味子得到对治疗肝炎有效的五味子丙素(schizandrin C)衍生的抗肝炎新药联苯双酯(bifendate)和双环醇(bicyclol),芹菜籽中分离得到的治疗急性缺血性脑卒中的丁苯酞,以及抗胆碱药山莨菪碱,治疗青光眼药丁公藤碱Ⅱ,驱绦虫药鹤草酚,抗心律失常药盐酸关附甲素等均来自中草药。

20世纪60年代,在我国南方及东南亚地区引发疟疾的寄生虫——疟原虫对奎宁类药物产生了抗药性,疫情十分危急。1967年5月23日,中国政府启动"523项目",发动7个省市、60多家科研机构、超过500名科研人员协力攻关,旨在找到具有新结构、克服抗药性的新型抗疟药物。他们查阅古代文献,从几百种中药中,终于筛选到几十种中药具有抗疟效果。屠呦呦当时所在的中药研究所团队,经过大量的筛选工作后,1971年起工作重点集中于中药青蒿。经历多次失败后,1971年9月,她再次翻阅古代文献,她反复推敲《肘后备急方·治寒热诸疟方》中所言"青蒿一握,以水二升渍,绞取汁,尽服之。"原来古人的使用方法和当时常用的煎熬中药法不同。于是,屠呦呦重新设计了提取方法,改用低温提取,用乙醚回流或冷浸,而后用碱溶液除掉酸性部位的方法制备样品。1971年10月4日,她在实验室中观察到这种提取物对疟原虫的抑制率达到了100%。这一小小的改变最终导致新型抗疟药物的发现,屠呦呦本人因为这一发明获得了2015年度诺贝尔生理或医学奖。

此外,在中医基础理论、中药复方、药物新制剂研究领域均取得可喜成果,如清开灵注射液、板蓝根颗粒剂、复方丹参滴丸等产品研制。

5. 国家支持发展中医药

1950年召开的第一届全国卫生工作会议制定的卫生工作方针是"面向工农兵,预防为主,团结中西医",1996年修订为"以农村为重点,预防为主,中西医并重,依靠科技与教育,动员全社会参与,为人民健康服务,为社会主义现代化建设服务。"但总体上看,"预防为主,中西医并重"是核心。1982 年"发展现代医药和我国传统医药"首次写入宪法,2016 年 12 月 25 日中华人民共和国第十二届全国人民代表大会常务委员会审议通过了《中华人民共和国中医药法》,已于 2017 年 7 月 1 日起施行,中医中药在中国具有完全合法地位,得到法律保障。

6. 中医药走出国门

毛泽东在 20 世纪 50 年代初曾谈道:"中医药是一个伟大的宝库⋯⋯中医针灸不是土东西,将来世界各国人民都要用。"如今,中医已经传播至 190 余个国家和地区,其中超过 180 个国家、地区在使用针灸进行医疗保健。

1) 针灸获得国际主流社会认可

针灸何时传入西方国家已经很难考证,但针灸真正被西方主流社会所重视始于 20 世纪 70 年代初。1971 年,《纽约时报》专栏作家詹姆斯(James Reston)几乎与基辛格(Henry Alfred Kissinger)同时到访中国。詹姆斯在北京做完阑尾切除手术后,出现腹胀,中国医生给他进行 20 分钟的针灸治疗,效果明显。詹姆斯对神奇的针刺疗法感到吃惊,于是,他很快就写了篇新闻稿,7 月 26 日在美国《纽约时报》上发表,讲述了他本人的亲身经历。文章中不仅介绍他本人手术及针刺治疗,还提到中国当时正在进行的针刺麻醉研究,引起美国乃至西方人士的关注。

1972 年 2 月 24 日,时任美国总统国家安全事务副助理黑格(Alexander Haig)将军率领的尼克松访华代表团的部分随行官员和记者共 30 余人在北医三院观看了一场针刺麻醉下右肺上叶切除术,尼克松的私人医生和《纽约时报》的记者到场。尼克松访华前后,美国形成了一股"中国热",包括中国的食物、电影、服饰、医学(针灸)等,都引起了美国人的强烈兴趣。针刺疗法开始走出国门,并逐渐引起西方主流社会的兴趣,在 20 世纪 80 年代引发了针灸师出国热和来华学习、研究中医的热潮。

美国在 1973 年仅马萨诸塞州承认中医针灸的合法地位,1977 获得美国国家卫生研究所(NIH)肯定,到 1986 全美 51 个州陆续确立中医针灸的合法地位,1996 年美国食品药品监督管理局(FDA)解除对针灸的限制。特别是 WHO 看出了针灸疗法的前景,在全球范围内宣传、推广针灸疗法:于 1975 建立国际针灸培训中心,1979《世界卫生》刊发针灸专刊,宣传介绍针灸,建议用于 43 种疾病治疗；1986 年《世界卫生组织纪事》发表"针灸在现代保健中的应用"社论，西太平洋区特别制定国际标准针灸穴名方案，推动针灸穴名国际标准的制订……使得针灸疗法获得国际主流社会认可。

2）中医学带动传统医学回归

由于中国传统医学在社会发展中的突出作用，加之针灸疗法的推广，不仅针灸自身获得国际认可，还带动了世界传统医药学的回归和研究热潮。仅 WHO 方面，1976 年，将传统医学事业列为主要工作内容之一；1977 年，第 30 届大会通过"促进和发展各国传统医学的训练和研究工作"的决议并设立传统医学专家委员会；1977 年 11 月在日内瓦召开"促进和发展传统医学"会议，肯定传统医学；1979 年，成立传统医学规划署；1981 年，成立国际传统医学合作中心；2001 年，西太平洋地区办事处制定地区性传统医药发展战略；2003 年，日内瓦年会制定传统医学战略……

7. 反中医情结犹在

1）第三次反中医风波

1950 年，民国时期废止中医派的代表人物余云岫在全国卫生工作会议中，提出了名为"改造旧医实施步骤"的草案。更有甚者，认为中医脱胎于封建社会，是"封建医学"，应该废除。尽管这一草案最终被否决，个别卫生界高官被撤职，但反中医的思潮并未完全熄灭。典型例子是，本次会议上确立的"团结中西医"方针，在实际执行时，却出现严重偏离。被理解为把中医改造成西医。政府举办的中医进修学校，进修学习的却是现代医学；青年中医也都被选送到西医学院再学习，这一系列原因，使中医再次陷入困境。

2）第四次反中医风波

2005 年 3 月 30 日，《中国青年报》发表了题为《就这样被慢慢毒死》的文章，文中表示中药是以食品方式进入美国，进而对美国人民的健康构成慢性毒害，并进一步指出中医是"伪科学"，再次引发人们关于中医的争论。2006 年 4 月的《医学与哲学》杂志发表了中南大学科学技术与社会发展研究所张功耀教授《告别中医中药》一文；随后，又发起中医退出国家医疗体制的网络签名活动，要求中医回归民间，从而对现行的医疗体制提出挑战。本次风波呈现新的特色，人们通过网络等新媒体进行辩论，参与者和参与面都比较广，总体上看，与前三次比较，反对者的声音并不大。随着政府的正面表态，此次风波很快就平息，但反中医的力量并未完全销声匿迹。

尽管中医药的研究和应用取得不少成果,但中医理论研究仍然难有突破,特别是西方医药学发展进入到分子水平,日新月异。中药研究也常常偏离原有轨道,更接近天然药物或植物药物,中医药的传统优势难以发挥巨大威力。不可否认,中医药确实面临前所未有的挑战,出现否定中医药的论点也就不足为奇。这恰恰需要更多的有志之士投身于中医药的研究,只有不断革新和发展,才能保证顽强的生命力,继续为人类健康作贡献。

8. 中医药文化传承和守正创新

以习近平同志为核心的党中央把传承创新发展中医药作为新时代中国特色社会主义事业的重要内容,习近平总书记多次就中医药工作作出重要指示批示。已故国医大师邓铁涛曾说:要学好中医,就要从经典入手,因为经典是中医学之根,是后世各家学说之源头。因此,中医药传承是本,创新则是学科发展的内在需求。

随着《中医药发展战略规划纲要(2016—2030年)》发布,中医药发展上升为国家战略。2019年10月,中共中央、国务院印发《关于促进中医药传承创新发展的意见》,组织召开全国中医药大会,推进中医药发展,促进了基层中医医疗机构建设、中医药人才培育、中医药创新研究,中药企业创新发展取得积极进展。特别是,建设了青蒿素研究中心,遴选出46个国家中医药传承创新中心,建成40个国家中医临床研究基地,对一批重点病种开展系统的临床疗效评价研究,产出一大批诊疗规范、临床新药和高级别临床证据。还推进《中华医藏》编纂,实施中医药古籍文献和特色技术传承专项,中医古籍焕发新光彩。

在全国各地推动建设中医药文化宣传教育基地、中医药文化体验场馆,促进中医药文化传承。国家中医药局已遴选建设了81家全国中医药文化宣传教育基地,覆盖全国31个省、自治区、直辖市。各地探索将现代科技融入中医药文化传承中,如北京市利用现代技术与手段试点建设了首批32家中医药健康文化体验馆;上海市制作了"闻香识本草系列"3D视频并在上海中医药博物馆裸眼3D移动电视墙中播放。动漫形象"灸童"、动画短片《手指的魔法》等中医药主题动漫作品,将专业深奥的中医药知识通俗可视化呈现,拉近了中医药与青少年之间的距离。《本草中国》《国医有方》《新时代的中医药》等中医药主题纪录片亦获得观众喜爱。随着《"十四五"中医药发展规划》《"十四五"中医药文化弘扬工程实施方案》分别于2022年、2023年出台,中医药文化传承和守正创新将出现焕然一新的面貌。

思考题

1. 神农尝百草的故事带给我们什么启示?

2. 简述春秋战国时期文化特征及其对中医药的意义。

3. 中医药理论体系形成的标志性著作有哪些?

4. 举例说明宋代的文化、科技成就。

5. 世界上最早的法医学专著是谁编写的? 书名是什么?

6. 青蒿素的发明者屠呦呦被授予 2015 年诺贝尔生理或医学奖有何意义?

7. 如何看待中国出现的反中医思潮?

第二章

中医药学基本理论、学说

中国医药学发源于古老的华夏文化,其基本理论、学说深深植入中华传统文化基因,不仅与现代医学思维模式存在巨大差异,也有别于世界其他传统医药学的思想和方法。最核心的中医药理论、学说主要有阴阳学说、五行学说、脏腑理论、经络学说、药性理论和辨证施治理论等。其中,阴阳学说和五行学说是中医药学的思想内核,指导中医药学理论、方法的形成和发展。

第一节 阴阳学说

阴阳学说认为:世界是物质的,物质世界是在阴阳二气的相互作用下资生、发展和变化着的。因此,认识世界,关键在于分析既互相对立,又互相统一的两类物质(阴阳)之间的相互关系及其变化。这一基本认识深深地渗入中医药学各领域,故《景岳全书》强调:"医学之要,阴阳而已";《灵枢·病传》指出:"明于阴阳,如惑之解,如醉之醒。"这些论述突出了阴阳学说在中医学中的意义。

一、阴阳的基本概念

1. 阴阳思想溯源

阴阳,是中国古代哲学的一对范畴。阴阳的最初含义很朴素,它源于象形文字,指的是日光的向背,向日者为阳,背日者为阴。《谷梁传·僖公廿八年》有"水北为阳,山南为阳"之说;《说文解字》对阴阳二字的解释"阴,暗也;水之南,山之北也"与之吻合。这是因为中国中原地区地理特点,山的南面和河流的北边容易接受阳光照射,局部温暖;山的北面和河流的南边则相对寒凉。至今,还有很多地名的命名仍不排除与该思想相关,例如,华阴地处华山的北面;衡阳位于衡山的南面;江阴地处长江的南面;洛阳位于洛水的北面等。后来逐渐引申为一切事物或现象本身所存在的相互对立的两个方面。

一般认为,阴阳思想起源于商周,形成于春秋战国时期。中国现存的早期文字"甲骨文"中已出现写法不同的"阳"字和"阴"字,而后的金文中更有阴阳连用的情况,如"其阴其阳,以征以行"等。

西周晚期至春秋时期,阴阳概念延伸到"天地之气",例如,周幽王二年,伯阳父就曾用阴阳来解释地震:"阳伏而不能出,阴迫而不能蒸,于是有地震"(《国语·周语》),把地震的原因归结为大地内部阴阳两种对立的物质剧烈运动变化。这一时期已开始探讨天地阴阳之气变化对人体阴阳变化的影响,例如,鲁昭公元年,当时的名医医和认为"阴、阳"为六种天气的两种(注:六气曰:阴、阳、风、雨、晦、明),并以"阳淫"来解释"热疾""阴淫"来解释"寒疾"。《国语·越语》还提出:"阳至而阴,阴至而阳,日困而还,日盈而匡",实际上指出了阴阳之间的消长转化,极而必反。道家创始人老子提出"万物负阴而抱阳,冲气以为和"(《老子·四十二章》)的观点,认为万物皆由阴阳构成,从而将阴阳思想上升到哲学高度。《周易》进一步对阴阳学说从哲学高度进行概括,指出:"立天之道,曰阴曰阳。"(《周易·说卦》)

战国时代是阴阳思想大流行时期,包括阴阳家在内的很多学派都积极发展和充实阴阳思想。庄子除了将"气"和"阴阳"结合,提出"阴、阳之气"和"阴阳对立统一"的辩证思想外,还明确提出了"阴阳和合化生"论,强调"阴阳交感和谐"对宇宙万物产生、发展的重要性。齐国稷下学宫的学者们将阴阳和五行相结合,提出了"阴阳五行"理论,为后来中医药学吸收,并发展。儒学则将阴阳与易相结合,提出"一阴一阳之谓道"(《周易·系辞》),把阴阳的存在及其相互间的运动变化视作为自然界的基本规律(道),并强调阴阳变易,即消长转化的思想,亦为中医药学者所重视。

秦汉之际,正值中医理论体系奠基时期,广为流行的阴阳学说渗透进入中医理论体系,并与中医理论中许多具体的学术内容相互结合,从而形成了既源于哲学认识,又具有中医学特色的阴阳学说。中医学的阴阳学说中融贯有大量的医学知识,这使得它具有客观实在性,而不再是纯粹的主观猜测,人们可以在日常保健、治疗中认知并接受这些思想。正是由于这一特点,阴阳学说中的唯物论和辩证法等合理成分在中医学领域得到继承和发展,而一些消极因素逐渐被抛弃。

由于先秦时期的阴阳学说源于直观取象,主观猜测成分不少,故肇始之时不够严谨完备,使得卜筮、星相等封建迷信活动常常借用阴阳思想说理,这些阴阳学说内容一般称作"玄学的阴阳学说",其与中医学中的阴阳学说是有本质的区别的。

两汉以后,阴阳学说得到较大的发展。如医学领域内,隋朝名医杨上善明确地表达了阴阳系"一分为二"的观点,明代医学大家张介宾则系统整理、阐发了中医学的阴阳学说。在哲学领域,宋代的周敦颐、朱熹、邵雍等都对阴阳思想的发展有所贡献。周敦颐在《太极图说》中解释了太极(气)、阴阳和五行的关系,认为宇宙最初从无极到太极,由太极之动静而产生阴阳,阴阳的变化生成五行,阴阳五行化生出万物。张载表述了"一物两体"观念,体现着对对立统一规律的进一步认识。明代的王廷相更提出"一分为二"与"合二以一"的命题,认为统一的元气之内含有阴阳"二端",即一物可分为两个对立面,而这矛盾的双方又是"合以相成""无有阴而无阳,无有阳而无阴,两相倚而不离也"(《周易》)。

阴阳学说的现代研究,主要从两方面着手:一是从哲学角度探讨阴阳学说的合理内核,如国外有学者归纳出阴阳学说的四个法则,国内也有人提出阴阳学说的两个公设、五条基本原理和具体运用时的11条定律。二是结合实验手段,对中医理论中一些已具体化了的阴阳概念加以分析,如结合分子生物学对阳虚证和阴虚证的分子水平的客观变化进行观察比较。这些研究结果对于人们更好地掌握中医的阴阳学说起到了一定的帮助作用。

2. 阴阳的概念

从最初的阴阳是日光之向背这一朴素认识出发,古代的思想家们作了进一步的推衍和引申,把凡是向日所具有的特征、现象,以及有关事物、情况等归之为"阳",而相对地把背日或向月所具有的特征、现象,以及有关情况等归之于"阴"。就气温而言,温热、暖和为阳,寒冷、凉爽属阴;就昼夜变化而言,白昼为阳,夜间属阴;就光线明暗而言,光亮属阳,黑暗属阴;就天气而言,晴朗属阳,晦雨属阴;就方位而言,上部属阳,下部属阴;就内外而言,外部属阳,内部属阴。就水火而言,水为阴,火为阳;以动静相对应,静者为阴,动者为阳;以事物运动变化进行区分,相对静止的事物属阴,运动剧烈的事物属阳;以物质运动变化的形式来判别,气态时物质运动更为剧烈,而液态和固态时相对安静,故"阳化气,阴成形"。当某一物质呈现出蒸腾汽化的运动状态,属于阳的特性表现,而呈现为凝聚成形的运动状态,则属于阴的特性表现。对生命过程而言,具有推动、温煦、兴奋等作用或表现的物质及功能,统属于阳;具有凝聚、滋润、抑制等作用或表现的物质及功能,统属于阴。基于以上分析,阴、阳概念基本可以总结如下:

凡是温热的、明亮的、运动的、外向的、上升的、兴奋的、主动的、外延的、刚性的、方的、无形的都属于"阳";凡是寒冷的、晦暗的、静止的、内向的、下降的、抑制的、内收的、被动的、柔性的、圆的、有形的都属于"阴"。

3. 阴阳的特性

阴阳特性主要表现在相关性、可分性、相对性和普遍性。

阴阳的相关性指用阴阳所分析的事物或现象,它应该属于同一范畴、同一层次。例如,就同一天而言,昼为阳,夜为阴。不相关的事物或现象不宜分阴阳。

阴阳的可分性指阴阳各自还可再分阴阳。例如,就同一天而言,昼为阳,夜为阴;白昼又可进一步再分阴阳,上午为阳中之阳,下午则为阳中之阴;黑夜亦可再分阴阳,前半夜为阴中之阴,后半夜为阴中之阳。

阴阳的相对性指各种事物或现象的阴阳属性不是一成不变的,在一定条件下可相互转化。例如,同一天里,相对于上午而言,下午属阴;相对于晚上而言,则下午属阳。

阴阳的普遍性指凡属于相关的事物或现象,都可以用阴阳对其各自的属性加以概括分析。例如,水与火、动与静。

二、阴阳学说的基本内容

阴阳学说的基本内容可以概括为"阴阳对立、阴阳互根、阴阳消长、阴阳转化和阴阳交感"五个方面,古人发明的阴阳运动变化的图案,以不断旋转的阴阳鱼最为生动、贴切(见图2-1),其中,黑色代表阴,白色代表阳。

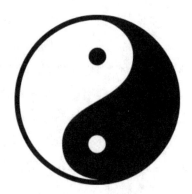

图 2-1　阴阳鱼

1. 阴阳对立

阴阳学说认为自然界一切事物或现象都存在着互相对立、互相制约的两个方面,即阴和阳。正如图 2-1 所示,黑白分明,之间有着明显的分界线,是完全对立的。阴阳的对立制约具有两层含义,一是指任何事物或现象都存在着阴阳两个方面,这两个方面的属性是相反的、对立的。如昼与夜,上与下,左与右,动与静,明与暗,升与降,出与入,寒与热等,这种阴阳对立是自然界普遍存在的规律;另一层含义是指相互对立的阴阳双方,存在着相互制约的特性,对立的双方相互抑制,相互约束。如以自然界四季的气候变化为例,春天渐趋暖和,夏季气候炎热,主要是因为日地相对位置的改变使得北半球的暖气流日趋加强,抑制了来自北方的冷气流,暖、冷气流之间阴阳争斗的"峰线"移向更高纬度;秋天渐趋凉爽,冬季气候寒冷,则是由于寒流日趋加强,抑制了来自南方的暖空气,阴阳争斗的"峰线"退向低纬度。这是自然界阴阳相互制约的事例。气温之高低就取决于冷、暖气流之间的阴阳对立制约。所以,《素问·脉要精微论》说:"是故冬至四十五日,阳气微上,阴气微下;夏至四十五日,阴气微上,阳气微下。"大意是,从冬至到立春,阳气逐渐趋强而北上,阴气被抑而趋弱北撤,至夏季则阳气盛极,阴气伏藏,气温炎热。从夏至到立秋,阴气逐渐加强而占上风,阳气被抑而趋弱南撤,至冬季则阴气盛极,阳气潜伏。气温变化就在阴阳的这种对立制约中体现出来,并如此胜负循环,年复一年。

此外,阴阳的任何一方过于强盛,可抑制对方,使之趋弱;或者任何一方的不足,可导致对立面的相对亢盛。人的生理、病理过程中存在类似规律,以中医学对疾病过程认识为例简要分析:疾病过程是致病因素(邪)和抗病因素(正)相互制约、相互对抗的过程。邪和正是对立的,互相抑制的,阳邪胜则阴血受损,表现为"阳胜则阴病",阴邪胜则阳气被抑,表现为"阴胜则阳病";阳气盛则阴邪不易侵犯,阴血不虚则阳邪无法入侵。邪正之间始终体现出阴阳的对立制约关系。

2. 阴阳互根

阴阳既相互对立,又相互依存,任何一方都不能脱离对方而单独存在,这就是阴阳的互根互用关系。图2-1黑白两部分永远在一个圆圈里,不会分开。阴阳的互根互用表现出两层含义。第一层含义是指阴阳的相互依存,说的是"阴"或"阳"的任何一方都不能脱离对方而单独存在。如上为阳,下为阴,没有上,也就无所谓下,没有下,也就无所谓上。左为阳,右为阴,没有左,也就无所谓右,没有右,也就无所谓左。诸如此类,都说明"阳依阴而存,阴依阳而在",每一方均以对立面的存在为自身存在的前提条件。第二层含义指的是在阴阳相互依存的基础上,某些范畴的阴阳关系还体现出相互资生、相互为用的特点。如《素问·阴阳应象大论》提道:"地气上为云,天气下为雨;雨出地气,云为天气",阐明天气与地气的相互资生关系。地气上升,挟带水汽蒸腾为云,雨之生成有赖于地气上升所形成的云,而天气之下降又常导致降雨过程,使大地复得水汽。云和雨,地气和天气的循环过程就是阴阳的互相资生,互相促进过程(见图2-2)。故《医贯砭·阴阳论》指出:"阴阳又各互为其根,阳根于阴,阴根于阳,无阳则阴无以生,无阴则阳无以化。"

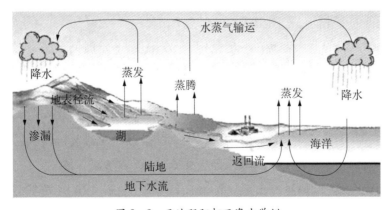

图2-2　天地阴阳相互资生举例

人体气、血就体现了阴阳的相互资生,相互为用关系。气和血分属于阳和阴,气能生血、行血和统血,故气的正常,有助于血的生成和运行正常,血能养气,血的充沛又可资助气充分发挥其功能。情志活动,如兴奋和抑制亦体现这种关系,两者是对立、相互制约的,但二者又是互相依存,相互作用的。如兴奋太过,抑制不足容易造成失眠,但失眠日久势必导致兴奋亦趋于不足,患者可终日表现出精神萎靡,昏昏欲睡,却又无法很好入睡的病理状态。还有人体的分解代谢与合成代谢过程也是既对立又互相依存。

3. 阴阳消长

阴阳的消长是指阴阳双方的量和比例不是一成不变的,而是处于不断增减的运动变化之中。所谓"消",意为减少、消耗;所谓"长",意为增多、增长;它们指的都是数量的变化,并不影响阴阳属性,阴和阳仍然处在动态平衡之中。阴阳消长有两类基本形式:一类是阴消阳长,阳消阴长,表现为阴阳双方的你强我弱,我强你弱,这种形式主要与阴阳的对立制约关系相联系;另一类则是阴阳皆消,或者阴阳皆长,表现为我弱你也弱,你强我也强,它主要是和阴阳的互根互用关系相维系的。

自然界的运动变化是绝对的,它存在于一切事物的发生、发展过程中,基本形式就是阴阳消长。从四时气候变化来看,从冬至春及夏,气候从寒冷逐渐转暖变热,即是"阴消阳长"的过程。由夏至秋及冬,气候由炎热逐渐转凉变寒,即是"阳消阴长"的过程。四时气候的变迁,其根源在于阴阳制约基础上所产生的阴阳消长。从人体的生理功能来分析,白天阳盛,机体生理功能也以兴奋为主;黑夜阴盛,机体生理功能也以抑制为主。因此,人体昼夜生理功能的变化同样与阴阳消长过程密切相关。

阴阳之间的消长运动在一定范围、一定限度、一定时间内进行,这种消长运动就不易被察觉,或者表现为变化不显著,事物在总体上呈现出相对的稳定,此时,一系列重要的变化过程就得以顺利地进行。因此,所谓健康的人(平人),其主要标志就是阴阳的消长处于动态的平衡。反之,阴阳之间的消长变化若超出了一定的限度、一定的范围,持续了较长的时间,动态平衡和相对静止就遭破坏,往往表现为病理状态。《素问·生气通天论》指出:"阴不胜其阳,则脉流薄疾,并乃狂;阳不胜其阴,则五藏气争,九窍不通。""阴阳乖戾,疾病乃起。"阴阳皆消或阴阳皆长超过一定的阈值范围,也都表现为病理性异常。如气血两虚、阴阳俱损等病证。所以,就治疗而言,尽管方法众多,但总的原则只有一个,即"谨察阴阳所在而调之,以平为期"(《素问·至真要大论》)。目的在于恢复阴阳消长运动过程中的动态平衡。

4. 阴阳相互转化

阴阳转化是指在一定条件下阴阳可各自向其对立面转化,表现为事物的阴阳属性改变。任何事物都存在着阴阳两个对立面,阴和阳的主、次决定了这一事物的主要特性。但事物内部阴阳的主次不是一成不变的,而是处于消长变化之中,一旦这种消长变化达到一定阈值,就可能导致阴阳属性的相互转化。如果说"阴阳消长"是量变过程的话,则阴阳转化往往表现为量变基础上的质变。阴阳的转化既可以表现为渐变形式,如四季中的寒暑交替,昼夜中的阴阳转化;也可以表现为突变形式,如急性热病过程中,高热至极可以突然出现休克虚脱,四肢冰凉,由阳证急剧转化为阴证。但不管哪种转化形式,其实都需要经历量变到质变的发展过程。

老子在《道德经》中指出:"祸兮福之所倚,福兮祸之所伏。"福祸之相互转化,是因为对立的双方已相互倚伏着向其对立面转化的根源。"否极泰来""乐极生悲",阴阳的转化,必须具备一定的条件,《黄帝内经》中多处提及这种观点。例如《灵枢·论疾诊尺》:"四时之变,寒暑之胜,重阴必阳,重阳必阴。故阴主寒,阳主热。故寒甚则热,热甚则寒。故曰:寒生热,热生寒,此阴阳之变也";《素问·阴阳应象大论》:"重阴必阳,重阳必阴","寒极生热,热极生寒"。这里的"重""极""甚"指的是发展到了极限、顶点,这是促进转化的条件。事物发展到了顶点,原先表现为以阴为主的事物就有可能转化为阳,阳同样也可转化为阴。寒在"极"的条件下,便有可能向热转化,热在"极"的条件下,也有可能向寒转化。

5. 阴阳交感

《素问·阴阳应象大论》:"阴阳者,万物之能始也。"指出万物源于阴阳的相互作用,阴阳的相互作用是万物生成变化的原动力。《荀子·礼论》所言"天地合而万物生,阴阳接而变化起"也表达了这种观点。在中医学中,阴阳之间的这种相互作用被表述成阴阳的交感或相错。《素问·天元纪大论》:"阴阳相错,而变由生",也是这个意思。以自然界为例,"在天为气,在地成形,形气相感而化生万物"。自然界万物的产生和变化,是以天之阳气和地之阴气的交感相错,天之阳气下降,地之阴气上升,相互发生作用为前提条件的。以人的诞生为例,《素问·宝命全形论》这样解释:"天地合气,命之曰人";《周易·系辞》也有类似说法:"男女构精,万物化生。"新的生命起源于男女之交合;在生命的整个过程中,也有赖于自身阴阳两个方面的相互作用而维系,一旦"阴阳离决,精气乃绝",生命过程便告终止。

中国古代思想家十分重视阴阳交感相错的作用。《易经》在论述卦象时指出:"天地交,泰";"天地不交,否"。所谓"泰",是指通畅、安康、正常、生机勃勃的状态;而"否",则是指痞塞、不通、失常、生机被遏制的状态。中医学接受这一观点,强调机体的各个组成部分和各种功能活动之间,应始终发生相互作用,只有这样,生命过程才能正常。如就脏腑而言,肾属水脏为阴,心属火脏为阳,心肾两脏的阴阳应始终处于上承下济,相互交感状态,否则将导致一系列心肾不交的病变。

阴阳交感相错,泛指阴阳两者应不停地进行相互作用。而这种相互作用的具体形式,又可体现为对立制约、互根互用、消长、转化等方面。因此,阴阳的对立制约、互根互用、消长和转化都是在阴阳交感相错过程中得以进行的。

三、阴阳学说在中医药学中的应用

中医阴阳思想集中反映在其经典著作《黄帝内经》这部书中,阴阳思想贯穿全书,其中有些文章将阴阳思想作为核心内容阐述,甚至标题中就使用"阴阳"二字,如《素问·阴阳应象大论》《素问·阴阳离合论》《素问·阴阳别论》《灵枢·阴阳清浊》《灵枢·阴阳系日月》《灵枢·阴阳二十五人》等。

《素问·阴阳应象大论》记载,黄帝曰:"阴阳者,天地之道也,万物之纲纪,变化之父母,生杀之本始,神明之府也。治病必求于本。"大意是"阴阳是宇宙间的一般规律,是一切事物的纲纪,万物变化的起源,生长毁灭的根本,有很大道理在乎其中。凡医治疾病,必须求得病情变化的根本,而道理也不外乎阴阳二字。"说明中医学离不开"阴阳"二字,阴阳学说贯穿中医学各个环节。

1. 阐释人体的组织结构

根据阴阳对立统一的观点,中医学认为人体是一个有机整体,人体内部充满着阴阳对立统一的关系。所以,《素问·宝命全形论》曰:"人生有形,不离阴阳。"人体一切组织结构,既是有机联系的,又可以划分为相互对立的阴阳两部分。《素问·金匮真言论》曰："夫言人之阴阳，则外为阳，内为阴；言人身之阴阳，则背为阳，腹为阴；言人身之脏腑之阴阳，则脏者为阴，腑者为阳；肝、心、脾、肺、肾五脏皆为阴，胆、胃、大肠、小肠、膀胱、三焦六腑皆为阳。"大意是：就大体部位而言，上部为阳，下部为阴；体表属阳，体内属阴。就其背腹四肢内外侧而言，则背部属阳，腹部属阴；四肢外侧为阳，四肢内侧为阴。以脏腑来分，五脏藏精气而不泻，故为阴；六腑传化物而不藏，故为阳。五脏之中，又可分出阴阳，如心肺居于上部（胸腔）属阳，肝肾位于下部（腹腔）属阴。而具体到每一脏腑，则又可进一步分出阴阳，如心有心阴、心阳；肾有肾阴、肾阳；肝有肝阴、肝阳等等。值得注意的是，由于层次不同，人体脏腑组织的阴阳所指有所不同。

总之，人体组织结构的上下、内外、表里、前后各部分之间，以及内脏之间，都可区分出阴阳，都包含阴阳的对立统一。

2. 概括人的生理功能

中医认为人的正常生命活动，是阴阳双方保持对立统一、协调平衡的结果。就功能与物质而言，功能属阳，物质属阴，物质与功能之间的关系，就体现着阴阳的对立统一。生理功能是以体内物质为基础的，没有物质的运动，就无以产生生理功能，而生理活动一方面消耗着能量与物质，另一方面其结果又促进着物质的新陈代谢，有助于新的物质摄入和能量生成，生理活动一旦受阻甚或停息，物质代谢便趋于异常，物质和能力的阴阳关系破裂，生命就将终止。可见，功能与物质的关系，就是阴阳相互制约、相互资生，不断消长的过程。故《素问·生气通天论》有"阴平阳秘，精神乃治，阴阳离决，精气乃绝"的精辟论断。

3. 说明人体的病理变化

中医认为，疾病的发生、发展与某种病因所导致的阴阳平衡被打破密切相关。疾病的发生根本原因在于正气和邪气力量的争斗，最终结果是导致机体阴阳偏盛偏衰，从而出现各种症状。正气包括阳气和阴液，邪气可根据各自属性和致病特点，分为阴邪和阳邪两大类，例如六淫致病因素中的寒、湿即为阴邪，风、暑和热（火）等则为阳邪。

（1）阴阳偏胜。指的是阴或阳中的一方过于亢盛的病理变化。《素问·阴阳应象大论》所言"阴胜则阳病，阳胜则阴病。阳胜则热，阴胜则寒"，就属这类情况。一般说来，阴阳偏胜中"胜"的一方大多为致病之邪气，或者超过了正常限度的、过于亢奋的功能活动,亦属于病邪之范畴,被胜而偏衰的一方,往往是阴液或阳气等,属于正气范畴。

何谓"阳胜则热,阳胜则阴病"? 阳胜一般是指外界阳邪过盛致病,或者人体机能活动亢盛,超过正常的生理限度,所以都属于阳邪。由于阳邪的性质和致病特点为热,故"阳胜则热"。临床上表现为实热性疾病,大多提示着阳邪胜。由于邪正之间有着明显的对立制约关系,阳邪亢盛每每要耗伤人体的阴液,引起人体阴液的不足为病,故曰阳胜则阴病。

何谓"阴胜则寒,阴胜则阳病"? 阴胜一般是指阴邪过盛致病,或者人体机能活动中偏阴方面绝对的亢盛,超过正常的生理限度,所以也都属于阴邪。由于阴邪的性质和致病特点为寒,故"阴胜则寒"。临床中,凡表现为寒实证,大多提示着阴邪胜。阴邪亢盛容易耗伤人体的阳气,因为阴邪和阳气之间有着对立制约关系,故曰阴胜则阳病。

(2)阴阳偏衰。指的是阴和阳之间任何一方或双方低于正常水平的病理变化。一般说来,阴阳偏衰中"衰"的一方总是指阴液或阳气之类人体自身的、具有抗病能力的正气。由于体内阴阳双方之间存在着相互制约关系,因此,有时一方的不足,可导致另一方相对的亢奋。

为何"阳虚则寒"? 阳虚,是指机体的阳气虚损,温煦、气化和推动能力等下降。因此,一方面无法温煦肌表,制约阴寒而表现出寒象;另一方面也无力抗击寒邪,而特别容易遭致寒邪侵袭为病,故曰"阳虚则寒"。临床上见有寒象而又偏于不足的,大多属于阳气虚寒之证。

为何"阴虚则热"? 阴虚,指的是体内的阴液亏少,滋润和涵养作用明显不足。因此,一方面因无法正常地滋养全身而表现为虚象;另一方面也无力制约阳气,无法抗击阳邪而表现出热象,故曰"阴虚则热"。临床上见有热象而又偏虚的,大多属于阴虚内热之证。

综上所述,尽管疾病的病理变化复杂多端,但均可用阴阳失调、阴阳不和(偏胜偏衰)加以辨别。要特别注意的是:阳胜则热的"热"和阴虚则热的"热"有本质区别,前者为实热,后者则是虚热,一是有余,一是不足,治疗用药策略不同。同理,阴胜则寒的"寒"和阳虚则寒的"寒"也有本质区别,前者属于实寒,后者属于虚寒,因此,治疗用药也有差异。

阴阳偏衰常常出现"阳损及阴,阴损及阳,阴阳俱损"现象,因为阳气和阴液存在相互对立又相互为用、相互资生的关系,机体的阴液或阳气中任何一方虚损到一定程度,必然会导致另一方的不足。阳虚至一定程度时,因阳虚不能化生阴,故会进一步出现阴亦虚的现象,通常被称为"阳损及阴"。同理,阴虚至一定程度时,因阴虚不能滋养阳气,故会进一步发展到阳气亦虚,通常这又称作"阴损及阳"。无论"阳损及阴",还是"阴损及阳",最终都表现出"阴阳两虚",只不过阴虚、阳虚的程度会略有不同而已。

(3)阴阳的转化。指临床上人的阴阳失调所表现出的病理现象,还可以在一定的条件下相互转化。即原先病症的性质属于阳证,在一定条件下可以转化为阴证,阴证也可在一定条件下转化为阳证。《素问·阴阳应象大论》:"重寒则热,重热则寒""重阴必阳,重阳必阴"。

4. 用于疾病的诊断

中医认为,尽管临床上各种疾病的表现错综复杂,千变万化,但都可以用阴或阳进行判断,诊察疾病时如善于运用阴阳的思维方法,就能抓住疾病的关键。正如《素问·阴阳应象大论》言:"善诊者,察色按脉,先别阴阳。"

中医八纲辨证是最基本的辨证方法,"阴、阳、表、里、寒、热、虚、实"八纲中,"阴、阳"为总纲,其他六者可按照阴、阳进行分别,如表、实、热属于阳证;里、虚、寒属于阴证。《医学心悟》指出:"至于病之阴阳,统上六字而言,所包者广。热者为阳,实者为阳,在表者为阳;寒者为阴,虚者为阴,在里者为阴。"

通过望诊,可辨别色泽的阴阳,例如色泽鲜明者为病在阳分,色泽晦暗者为病在阴分。

通过闻诊,听患者发出的声音,可以区别病情的阴阳属性。例如语声高亢洪亮、言多而躁动者,大多属于实证、热证,表现为阳的特性;语声低微无力,少语而沉静者,大多属于虚证、寒证,表现为阴的特性。呼吸微弱,动辄气喘,大多属于阴证,呼吸有力,声高气粗,大多属于阳证。

通过询问病人对冷热喜好亦辨阴阳,喜寒恶热属阳;喜热恶寒属阴。

通过切脉辨别阴阳,浮、数、洪、滑属阳;沉、迟、细、涩属阴。

总之,无论望、闻、问、切的四诊,还是对四诊所收集的资料进行分析审辨,都应首先分辨阴阳,只有掌握了阴阳的属性,才能进行正确的辨证。正如《景岳全书·传忠录》所言:"凡诊病施治,必须先审阴阳,乃为医道之纲领。阴阳无谬,治焉有差?医道虽繁,而可以一言蔽之者,曰阴阳而已。故证有阴阳,脉有阴阳,药有阴阳……设能明彻阴阳,则医理虽玄,思过半矣。"

5. 用于疾病的治疗

由于疾病发生发展的根本原因是阴阳失调,因此,调整阴阳,补其不足,泻其有余,恢复阴阳的协调平衡,就是中医治疗的基本原则。故曰:"谨察阴阳所在而调之,以平为期。"(《素问·至真要大论》)

(1) 确定治疗原则。阴阳偏胜的治疗原则:阴阳偏胜,即阴或阳的亢盛太过,为有余之证。由于阳胜则阴病,阳胜则热,阳的有余易于耗伤阴液;而阴胜则阳病,阴胜则寒,阴的太过易于损伤阳气。因此,在调整阴阳的偏胜时,首先应注意同时有无对方偏衰的情况存在。若阴或阳偏胜,但尚未导致相对一方的虚损时,即属于单纯的实证,可采用"损其有余"的方法,或者说"实则泻之"加以治疗。如阳胜则热,属于单纯的实热证,宜用寒凉药物抑制其阳、清泻其热,此即"热者寒之"之意;如阴胜则寒,属于单纯的寒实证,宜用温热药物抑制其阴,驱逐其寒,此即"寒者热之"之意。这些都属于"实则泻之""损其有余"的治疗原则。

若阴或阳偏胜且明显地导致相对一方的虚损偏衰时,此时不宜单纯运用"实则泻之""损其有余"等治则,而须兼顾对方之不足,配合以扶阳或益阴之法。这样就"泻、补"兼施了。泻和补的主次轻重又当依据病症的具体特点、具体情况决定。

阴阳偏衰的治疗原则:阴阳偏衰,即阴或阳的虚损不足,或表现为阴虚,或表现为阳虚。阴虚而不能制约阳热,以致阳亢者,常可出现虚热之症,一般不宜用寒凉药物直折其热,而应该用滋阴壮水之法,补其阴,以使之能抑制阳亢火热。这就是"壮水之主,以制阳光"(《素问·至真要大论》)的方法。《内经》称这种治疗方法为"阳病治阴"(《素问·阴阳应象大论》)。若阳虚而不能制约阴寒,以致阴盛者,常可出现虚寒之证,一般不宜用温热辛散之药直散其寒,而应该用扶阳益火之法壮其阳,以使之能抑制阴寒之盛。这就是"益火之源,以消阴翳"(《素问·至真要大论》)的方法。《内经》又称这种治疗方法为"阴病治阳"(《素问·阴阳应象大论》)。这些都体现了"补其不足"治疗原则。

阴液和阳气之间存在着互相依存、互相为用关系,阴损发展到一定阶段每可及阳,阳损亦可及阴。因此,对于阴阳偏衰的治疗,还须兼顾别对方。明代医家张景岳指出:"善补阳者,必于阴中求阳,则阳得阴助而生化无穷;善补阴者,必于阳中求阴,则阴得阳升而泉源不竭。"(《景岳全书·新方八阵》)这就是著名的阴中求阳,阳中求阴治法。所谓阴中求阳,就是对于阳虚患者的治疗,适当地兼顾补阴;所谓阳中求阴,就是对于阴虚患者的治疗,适当地兼顾补阳。目的是使阴阳两者能够相互资生、相互促进,以便更有利于虚弱一方的恢复。这一治疗方法是阴阳互根原理的具体应用。

总之,治疗的基本原则是泻其有余,补其不足。结合阴阳学说来看,也就是阳盛者泻热,阴盛者祛寒;阳虚者扶阳,阴虚者补阴;阴阳两虚者阴阳双补;以使阴阳偏胜偏衰的异常现象得以纠正,复归于协调平衡的健康状态。

(2) 药物分阴阳。药性的阴阳辨别对临床用药具有指导意义,药物阴阳见本章第五节"药性理论"。

第二节　五行学说

五行学说认为:物质世界是由木、火、土、金、水五种属性的物质构成的,这五类物质之间的相互资生、相互制约关系,不仅使物质之间建立普遍联系,保持物质世界的均衡,还推动物质世界的运动变化。作为一种朴素的唯物论和辩证法思想,五行学说对中医学的形成和发展起过较大影响。从医学角度看,五行系统只是探究复杂生命现象的一种模型,而不是放之四海而皆准的真理,因此,应正确看到其不足之处,利用其对医学有益的方面,取其精华,弃其糟粕,使之更好地为医学科学服务。

一、五行的概念和演化

1. 五行的历史沿革

五行最早源于殷商时代的五方观念。甲骨文卜辞记载,殷人把商朝的领域称为"中商",而与"东土""南土""西土""北土"并列,用五方总括整个空间方位。继"五方说"后,出现了"五材说"。春秋时子罕说:"天生五材,民并用之,废一不可。"(《左传·襄公二十七年》)顾名思义,五材是指"木、火、土、金、水"五种材料。五材说试图把一切有形物体最终归纳为五大类,并肯定世界的物质性。《尚书》这样描述:"水火者,百姓之所饮食也;金木者,百姓之所兴作也;土者,万物之所资生,是为人用",进一步强调了五种物质材料系"民并用之,废一不可"。的确,在生产力水平低下的古代社会,这五种基本物质对人们的日常生活极其重要。水是生命之源,成年人体组织中约70%是水,人们每天需要补充干净的水,排出尿液、汗液等以清除体内垃圾;中国传说"燧人氏钻木取火"(见图2-3),彻底改变了人们的饮食方式,从此过上了与之前完全不同的生活。

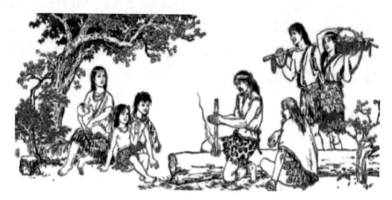

图2-3 燧人氏钻木取火

有巢氏运用金石、木材建造房屋,改变了人类穴居历史,从此,居住环境逐渐改善,降低了恶劣环境对健康的损害。土地是人类赖以生存的基础,通过合理耕种,为人类提供必需的食物营养。金属不仅可以制作工具、饰品,同时,金属元素也是人体生命必须的元素,如铁离子、钠离子等。

中国古人并没有就此止步,而是进一步提炼、升华这五种物质的属性,试图将自然界其他事物、现象按此属性分类、关联。《尚书·洪范》是先秦论述五行的重要著作,它的出现标志着五行学说的形成。该书说:"五行:一曰水,二曰火,三曰木,四曰金,五曰土;水曰润下,火曰炎上,木曰曲直,金曰从革,土爰稼穑;润下作咸,炎上作苦,曲直作酸,从革作辛,稼穑作甘。"作者通过简单的现象,从哲学高度对五类物质的特性作了抽象概括,并以此推演,认为其他一些复杂事物均可按上述特点进行归类。《吕氏春秋》等著作继续发展了五行学说思想。

基于当时的知识积累,古代贤哲们探讨了五类物质之间的内在联系。如《左传》提到"火胜金,故弗克""水胜火,伐姜则可"。战国后期,逐渐出现了五行的相生相克学说,人们试图借助这一学说来解释自然界复杂事物之间内在联系,并探讨物质运动变化的规律。

中医学形成过程中受到五行学说的影响。代表性著作《黄帝内经》明确地把五行视作宇宙的普遍规律,《灵枢·阴阳二十五人》言:"天地之间,六合之内,不离于五,人亦应之……"《素问·天元纪大论》中更把阴阳和五行(五运)并列,认为:"夫五运阴阳者,天地之道也,万物之纲纪,变化之父母,生杀之本始。"世界上的事物,都是按照阴阳五行的法则运动变化的。古代医学家基于实践观察,进一步提出五行的生克制化理论,从而发展了五行学说,使之能更好地说明错综复杂的自然现象。

在五行学说形成和发展过程中,曾出现过两大派别,一派是以战国时期邹衍为代表的五行常胜派,认为五行之间存在着机械的、刻板的生克制化关系,这种关系是绝对的、不变的;另一派是以古代著名军事学家孙武和逻辑思辨学家墨翟为代表的五行无常胜派。这一派认为五行之间的生克关系,都是相对的,而不是绝对的。两派对中医学都有影响。

2. 五行的基本概念

"五"是指木、火、土、金、水五种物质;"行"则有两层含义,其一是指行列、次序,《尚书·洪范》中论及五行时即有此意("汨陈其五行"),《春秋繁露·五行相生》也明确地以"列"释"行",指出:"天地之气,合而为一,分为阴阳,判为四时,列为五行。行者,行也;其行不同,故谓之五行";其二是指运动变化,《黄帝内经》中"五行"和"五运"并称混用,就是取其运动之意。因此,"五行"指木、火、土、金、水五类事物的相互联系及其运动变化。它的含义与仅仅指木、火、土、金、水五种物质材料的"五材"说有很大的不同,是对"五材"说的一种发展。

古人认为:木、火、土、金、水五者都是无形之气聚合而成的有形的物质材料,它们的本原是气。人们按一定的目的将这些物质材料和谐地相杂组合,就可以制造出多种事物。"故先王以土与金、木、水、火杂,以成百物"(《国语·郑语》)。同样,自然界的许多事物也可根据各自属性特点或组成成分,最终归为五大类。这五大类事物之间有着内在的次序和联系,并且运动不息。

3. 五行的基本特性

五行的基本特性,是古人在长期的生活和生产实践中,对木、火、土、金、水五种物质悉心观察,积累大量朴素的认识,进行抽象而逐渐形成的理性概念。五行学家用它来分析、归纳各种事物的属性,研究各类事物之间的相互联系。因此,五行的特性,虽然来自木、火、土、金、水五者,但实际上超越了这五种具体物质的本身,而具有更为广泛、更为抽象的含义。

木的特性:"木曰曲直"。所谓"曲直",是以树干曲曲直直地向上、向外伸长舒展的生发姿态,来形容具有生长、升发、条达、舒畅等作用或特性的事物及现象。凡具有此类特性者,均归属于五行中的"木"。

火的特性:"火曰炎上"。所谓"炎上",是指火具有温热、腾上的特性。因而引申为凡具有温热、升腾、昌茂、繁盛作用或特性的事物及现象,均归属于五行中的"火"。

土的特性:"土爰稼穑"。"稼"指种田,"穑"指收获,故指土有播种和收获的作用。因而引申为凡具有生化、承载、受纳作用或特性的事物及现象,均归属于五行中的"土"。古人对"土"特别重视,有"土载四行""万物土中生,万物土中灭"和"土为万物之母"等说。

金的特性:"金曰从革"。"从革"有"变革""肃杀"之意。引申为凡具有肃杀、潜降、收敛、清洁等作用或特性的事物及现象,均归属于五行中的"金"。

水的特性:"水曰润下"。是指水具有滋润和向下的特性。引申为凡具有寒凉、滋润、向下、静藏等特性和作用的事物及现象,均归属于五行中的"水"。

二、五行学说的基本内容

1. 事物、现象间的五行属性关联

古人将自然现象、人体构成及功能按照五行属性归类总结成表2-1。

表2-1　事物、现象间五行属性

自然界							五行	人体						
五音	五味	五色	五化	五气	五方	五季		五脏	五腑	五官	五体	五志	五液	五脉
角	酸	青	生	风	东	春	木	肝	胆	目	筋	怒	泪	弦
徵	苦	赤	长	暑	南	夏	火	心	小肠	舌	脉	喜	汗	洪
宫	甘	黄	化	湿	中	长夏	土	脾	胃	口	肉	思	涎	缓
商	辛	白	收	燥	西	秋	金	肺	大肠	鼻	皮毛	悲	涕	浮
羽	咸	黑	藏	寒	北	冬	水	肾	膀胱	耳/二阴	骨	恐	唾	沉

可以从三个层面来理解这张表格呈现出的事物、现象间五行属性关联。

第一个层面是自然界的季节、方位、气候、生命规律、颜色、味道、音调与五行属性的关联。比如说，春季是万物萌发、生长的季节，具有生发、条达的特征，对应五行中的"木"。太阳、月亮都是从东方升起的，风形状不固定，能升能曲，都具有"木"的特性，因而，这些都归属于五行中"木"。类似地，中国的南方气候相对炎热，夏天是酷暑季节，也是稻谷生长的旺盛季节，对应五行中的"火"，且与赤色一致。

第二个层面是人体功能性组成单位、情志活动、主要脉象、体液等与五行属性的关联。就人体脏腑器官而言，肝属于"木"，肝和胆相表里，两者有着密切联系。肝主筋，开窍于目，故胆、筋、目等亦被归属于"木"。中医认为"肝"的主要功能是疏通全身气机，因而能调节人的情志，促进消化、促进血液运行和水液代谢，肝气主升，与胆相表里，因而肝、胆属"木"。类似地，心属"火"，心和小肠相表里，两者有着密切的联系。心主脉，开窍于舌，故小肠、脉和舌等亦被归属于"火"。脾属"土"，胃与脾相表里，脾主肉，开窍于口，故胃、肉和口等也都被归属于"土"。肺属于"金"，大肠和肺相表里，肺主皮毛，开窍于鼻，故大肠、皮毛和鼻等也都被归属于"金"。肾属于"水"，膀胱与肾相表里。肾主骨，开窍于耳和前后二阴，故膀胱、骨、耳和前后二阴等都被归属于"水"。

第三个层面是自然界的季节、方位、气候、生命规律、颜色、味道、音调与人体功能性组成单位、情志活动、主要脉象、体液等通过五行属性相关联。中国的北方气候寒凉，特别是冬天寒冷，大地被冰雪覆盖，万物闭藏，属"水"的特性。相应地，人体的肾、膀胱和脉象中的"沉"脉以及情志中的恐等亦具有水的特性。因此，人体这些器官、情志等生理现象与自然界的冬季、寒冷、黑色相联系。例如，食用黑芝麻、黑豆有利于肾脏功能的维护。而恐惧容易伤肾，则应避免受到过度恐惧。

这些关联是通过直接归类或间接推衍络绎而建立起来的。直接归类是将事物或现象的部分特性直接与五行的特性相类比，从而得出事物的五行属性。以方位配属五行为例，日出东方，与木的生发、生长特性相类似，故归属于木；南方炎热，植物繁茂，与火的炎上特性相类似，故归属于火；日落西方，西风一起，预示着肃杀之秋季将至，与金的肃杀、潜降特性相类似，故归属于金；北方寒冷，大多数时间里虫类蛰伏，与水的寒凉、向下和静藏特性相类似,故归属于水;古人认为中央之地最为重要,统辖四方,故归属于土。再以五脏配五行为例,肝之性喜舒展而主升,故归属于木;心推动血液的运行,温煦着全身,故归属于火;脾主运化,为机体提供着营养物质,故归属于土;肺主肃降而喜清洁,故归属于金;肾主水而司封藏,故归属于水。

间接推衍络绎是指当某一事物具有五行的某些特性而被归为某行后,与这一事物有着密切联系的一系列事物也都被认为具有此行特性,从而亦被归于此行。如四季气候特征的五行归属,长夏雨季多湿,长夏属土,因此湿就属于土;秋季多燥,秋属于金,因此燥就属于金。人体脏腑器官五行归属也采用此法(见上文"第二层面"相关论述),故《素问·阴阳应象大论》言:"东方生风,风生木,木生酸,酸生肝,肝生筋,……(其)在天为风,在地为木,在体为筋,在藏为肝,在色为苍,在音为角,在声为呼,在变动为握,在窍为目,在味为酸,在志为怒。"

从上述分析可以看出,无论是直接归类,还是间接推衍络绎,都是基于部分事实得出的结论,因而在实际应用中不可能百分之百可靠,这是五行属性归类的缺陷,需要不断完善。但总体上看事物可以根据五行的特性来分析、归类和推衍络绎,从而将自然界千变万化、千姿百态的事物,最终归结为木、火、土、金、水五大行类。对于人来说,同样也可以根据五行的特性,将人的各种组织结构和心身功能活动,归结为以五脏为中心的五个功能系统,有其临床应用价值,例如眼睛与肝功能的密切联系等。

2. 五行生克制化规律

(1) 相生。相生,是指一类事物对于另一类事物具有促进和资生等正相调节作用。简言之,即一事物对它事物有着积极作用。

古人在实践中发现自然界存在着这样一种普遍现象,一事物往往紧接着另一事物出现,一事物受着其他事物的促进等积极影响,遂结合五行的认识,归纳提炼出五行相生的理论。《春秋繁露·五行对》这样写道:"天有五行,木火土金水是也。木生火、火生土、土生金、金生水。水为冬,金为秋,土为季夏,火为夏,木为春。春主生,夏主长,季夏主养,秋主收,冬主藏。"春、夏、长夏(季夏)、秋和冬的五季及生物一年中生、长、化(养)、收、藏等自然现象中都体现着五行的相生关系,故《灵枢·五乱》强调:"五行有序,四时有分。"生命活动中同样存在着这类现象,它属于自然界或生命过程中的正常现象。正是有赖于这类积极的促进作用,自然界才有繁茂的景象,生命过程也才生机旺盛。

五行相生的规律和次序为:木生火,火生土,土生金,金生水,水生木。如此相生,循环往复,无穷无尽(见图2-4)。

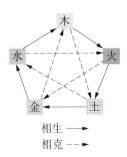

相生 ——→
相克 ----→

图2-4 五行相生、
相克顺序

(2)相克。相克,又称相胜,是指一事物对于另一事物具有抑制、约束等负向调节作用。简言之,一事物对它事物有着消极作用。

古人发现自然界存在着相生规律的同时,还存在着另一种性质相反的普遍现象,即一事物往往受着它事物的抑制和约束,遂将这种普遍现象归纳提炼为五行相克理论。《素问·宝命全形论》指出:"木得金而伐,火得水而灭,土得木而达,金得火而缺,水得土而绝,万物尽然,不可胜竭。"这也属于自然界和生命过程中普遍存在的正常现象,故曰"万物尽然"。正是由于这类抑制和约束作用的存在,自然界和生命过程才得以在正常情况下既表现出蓬勃生机,又不至于过分亢奋转而为害。

五行相克(胜)的规律和次序为:木克土,土克水,水克火,火克金,金克木(见图2-4)。亦是循环往复的过程,从而维持动态平衡。

古人曾将五行生克的次序概括为:"比相生而间相克也。"(《春秋繁露·五行相生》)所谓"比",就是紧挨着,亦即顺着木火土金水的次序而相生;所谓"间",即间隔一位,也就是说相生次序中,"隔一为克"。

(3)五行生克的相互联系。五行学说认为:事物之间的相生和相克不是绝然无关的,而是密切联系的,体现为生中有克和克中有生。只有这样,自然界才能维持其生态平衡,人体也才能维持正常的生理状态。《类经图翼》所言"造化之机,不可无生,亦不可无制。无生则发育无由,无制则亢而为害"就表达这种思想。

由于五行之间存在着相生和相克,所以,对五行中的任何"一行"来说,都有"生我""我生"和"克我""我克"的四个方面的联系。以木为例,木之"生我"者为水,木之"我生"者为火;木之"克我"者为金,木之"我克"者为土。

"生我"和"我生",又常表述为"母"与"子"的关系。"生我"者为"母","我生"者为"子",因此,五行相生关系又可称作"母子"关系。以火为例,"生我"者为木,"我生"者为土。所以,木为火之"母",土为火之"子"。由此可知,木和火是"母子"关系,而火和土亦是"母子"关系。

"克我"和"我克",又常称作"所不胜"和"所胜"。"所不胜"者就是"克我"者,"所胜"者就是"我克"者。以火为例,由于火克金,故火之"我克"("所胜")者为金;由于水克火,故火之"克我"("所不胜")者为水。

实际上五行相克不是单纯的克制,而是克中有生。木克土,金克木,而土又生金,金生水以促进水生木。就这样,以次相生,间有相克;以次相克,间有相生,如环无端,生化不息,维持着事物之间的协调和平衡。

五行学说就是以五行生克这种错综复杂的联系,来说明任何一个事物都是受着整体调节控制的,而本身又影响着整体。各系统都通过这类复杂的调控机制,防止自身某些方面的太过或不及,维持整体的动态平衡。一旦这一机制失常,在自然界就表现为异常变化,在人体则表现出病理现象。

(4)相乘。相乘,指五行顺着相克的顺序,但相克太过。正常情况下,五行中的某"一行"对另"一行"有着克制作用,但这种克制作用应有一定的限度。超过了一定限度,"一行"对另"一行"克制太过,就可引起一系列异常反应,这就叫作相乘。乘,有"以强凌弱"之意。

(5)相侮。相侮,指五行逆着相克的顺序,反克为害。正常情况下,五行中"一行"受着另"一行"的约束和克制,如木为金所克,土为木所克。由于五行间相互对比的力量之异常,有时又会出现相反的情况,如木非但不受金的制约,反过来克制金;土非但不为木所制约,反过来克制木。这种反常的相克,就叫作"侮",或者叫作"反克"。

(6)相乘和相侮的关系。相乘和相侮都属于五行相克的异常,只不过两者的作用方向相反,在生命过程中,相乘和相侮都属于病理性现象。二者的区别在于:相乘是按五行相克次序的克制太过,相侮则是与相克次序相反方向的克制异常。二者的联系在于:发生相乘时,有时也可出现相侮,发生相侮时,有时又可伴有相乘。如木过强时,既可乘土,又可以侮金;金虚时,既可受到木的反侮,又可受到火乘,相乘和相侮时常可同时出现。故《素问·五运行大论》有"气有余,则制己所胜而侮所不胜;其不及,则己所不胜,侮而乘之,己所胜,轻而侮之"之说。

三、五行学说在中医药学中的应用

五行学说在中医学中的应用,大体包括如下三个方面:一是以五行的特性来分析研究脏腑、经络等组织器官的五行属性;二是以五行的生克制化来分析研究各脏腑、经络之间和各生理功能之间的相互关系;三是以五行相生和相克(乘侮)关系的异常来阐释病理情况下的相互影响。因此,五行学说在中医学中不仅被用作理论上的阐释,并且还具有一定的临床诊疗意义。

1. 说明五脏的生理功能及其相互关系

(1)说明五脏的生理功能特点。五行学说将人体内脏分别归属于五行,以五行的特性来说明五脏的生理功能。

木有向上、向外生长和舒展的特性;肝的禀性喜条达,恶抑制,表现出疏通开泄的功能特点,故肝属木。火性温热,有蒸腾热烈之特点;心的阳气推动着血液循行,温暖全身,故心属火。土性敦厚,万物赖土以承载,赖土以生化;脾胃运化水谷,提供精微物质,以营养五脏六腑、四肢百骸,为气血生化之源,故脾属土。金性肃杀、收敛;肺具有清肃之性,以降为顺,故肺属金。水性滋润,有寒凉、闭藏、下行等特性;肾主藏精,主水,肾精对机体各个脏腑组织有着滋养、濡润作用,故肾属水。

五行学说将人体的脏腑组织结构,分别配属五行,在此基础上又将自然界的五方、五时、五气、五味、五色等与人体的五脏、六腑、五体和五官等联系起来。认为同一行的事物之间联系紧密。如以心为例:"南方生热,热生火,火生苦,苦生心,心生血,血生脾,心主舌。"(《素问·阴阳应象大论》)这样就把五行中属于同一行的自然界现象与人体中的组织器官联系起来,体现了人与自然的统一性,表达了人与天地相应的整体观念。

(2)阐释五脏之间的相互关系。五脏的功能活动不是孤立的,而是互相联系着的。五脏的五行归属,既可在一定程度上阐明五脏的功能特性,还可根据五行生克制化理论,阐释脏腑生理功能的内在联系,即五脏之间的相互资生和相互制约关系。

五脏的相互资生关系是:肝生心,就是木生火,如肝藏血可以济心;心生脾,就是火生土,如心之阳气可以温脾;脾生肺,就是土生金,如脾之健运可以增强肺功能;肺生肾,就是金生水,如肺气清肃下行有助于肾之纳气;肾生肝;就是水生木,如肾所藏的精滋养着肝血等。这些,是用五行相生理论来阐释五脏之间的某些相互促进关系(见图2-5)。

五脏的相互制约关系是:肾制约心,即水克火,如肾阴制衡着心阳,以防心阳过盛;心制约肺,即火烁金,如心火可以制衡肺,以防肃降太过,影响

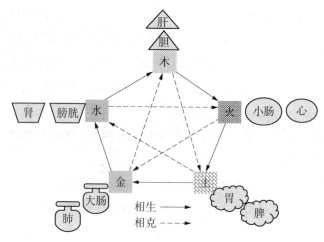

图 2-5 脏腑的五行生克顺序

浊气外排;肺制约肝,即金克木,如肺之肃降制衡着肝之升发,使其不至于太过;肝制约脾,即木克土,如肝气升发制衡脾胃湿滞,以防升清降浊功能受阻;脾制约肾,即土克水,脾之健运可以控制肾水泛滥;等等。这些,是用五行相克理论来阐释五脏之间所存在的某些相互拮抗、相互制约关系(见图 2-5)。

2. 说明五脏病变的相互影响

五行学说不仅可用以阐释在生理情况下脏腑间的互相联系,而且也可用以阐明病理情况下脏腑之间的某些相互影响。

五脏在生理上的相互联系,决定了它们在病理上也必然相互影响,本脏的病变可以传至他脏,他脏的病变也可传至本脏,病理上的这种相互影响,中医学称之为"疾病的传变"。以五行学说来说明五脏病变的传变,又可以分成相生关系传变和相克关系传变两类。

(1) 相生关系的传变。相生关系的传变就是病变顺着或逆着"肝、心、脾、肺、肾"(对应于木、火、土、金、水)次序的传变。按相生关系的传变可归纳成两种类型:母病及子和子病犯母。

母病及子,是指疾病顺着相生次序的传变,由母脏发展到子脏。肾属水,肝属木,水能生木,故肾为母脏,肝为子脏;肾病及肝,就是母病及子。临床上常见的"肝肾精血不足"和"水不涵木"等病证,其中部分就是由于母病及子。如先有肾精不足,然后再累及肝脏,而见肝血亦不足,终致肝肾精血不足。

子病犯母,有时又称"子盗母气",指的是疾病逆着相生关系的传变,由子脏波及母脏。前述列举的肝肾精血不足中,也可能是由于肝血虚而下汲肾精,最终导致肝肾精血不足的。如肝属木,心属火,木为母脏,木能生火,火为子脏;心病及肝,就是子病犯母,或称"子盗母气",临床上常见的心肝血虚和心肝火旺,其中有些就是因为子病犯母。如先有心血不足,再累及肝脏,而使肝血亦不足,以致形成心肝血虚;先有心火旺盛,然后累及肝脏,导致肝火亦旺,从而表现为心肝火旺,都属于子病犯母。

(2) 相克关系的传变。相克关系的传变就是前面所介绍的"相乘"和"相侮",指病变沿着或逆着脏腑相克次序的传变。

相乘即相克太过为病,一般有两种情况:克制的一方过盛,以强凌弱,而使被克的一方受到过分的抑制;或者是被克的一方本身虚弱,不能抵御对方的克伐。以肝和脾的关系而言,肝强乘脾,就是克制的一方(肝)过盛常表现为肝气横逆犯脾、犯胃等实证性病变;脾虚肝乘,就是被克的一方(脾)不能抵御肝气的克伐,常常表现为肝脾不和等虚证性病变。

相侮即反克为病,故又称"反侮",一般也有两种情况:例如,肺虚或者肝的气逆火旺,均可导致肝气、肝火犯肺等病证。

总之,五行学说认为五脏病变可以相互传变,这一传变可用母子相及(相生关系传变)或相乘相侮(相克关系传变)来说明。但也必须认识到复杂的临床病症有时并不完全按照五行的相生相克规律依次传变。《素问·玉机真藏论》所言"然其卒发者,不必治于传,或其传化有不以次",就是在提醒人们决不可机械套用,还应从临床实际出发,根据病症的具体特点和患者自身禀赋、体质等一系列因素作出全面分析考虑,只有这样,才能把握不同疾病的具体传变规律,更有效地进行防治疾病的社会实践活动。

3. 指导诊断

人是一个有机整体,当内脏有病时,内在功能的紊乱及其相互关系的失调,可以通过众多途径反映到体表的相应组织器官,表现出色泽、声音、形态、脉象等诸方面的异常变化。由于五脏与五色、五音、五味、五志等都可归属到五行系统中,因此五行学说对疾病的诊断有一定指导意义。临床上,往往可通过综合望、闻、问、切四诊所得的材料,根据五行的归属及其生克乘侮理论,来推断病情。例如,病人面见青色,喜食酸味,脉见弦象,提示可能患肝病。若病人面见赤色,口有苦味,脉见洪象,易被诊断为心火亢盛。

4. 指导治疗

主要通过指导治疗原则的确立、治疗方法的选择和控制疾病传变的策略来实现。

1) 确定治疗原则

(1) 根据"五行相生"确定治疗原则,基本原则是"虚则补其母,实则泻其子",又称为补母和泻子。

所谓补母,主要用于母子两脏虚弱之证。例如,肝肾阴虚,肾阴不能滋养肝木,称为水不涵木,治疗可以补肾阴之虚为主,因为肾为肝母,肾能养肝。又如肺气虚弱发展到一定程度,常可以影响脾之健运而致肺脾两虚。脾为肺之母,肺为脾之子,脾土可生肺金,故肺脾两虚之证常可用补脾为主的方法治疗。这种侧重补母能令子虚状态得到改善,就是"虚则补其母"的原则。

所谓泻子,主要用于母子两脏亢实之证。通过泻子,抑制子脏过分亢进的功能活动,可以治疗母子两脏皆实之证或母脏的实证。例如,肝火炽盛,肝是母,心是子,故常可采用清泻心火的方法治疗,以抑制肝的功能偏亢。

"虚则补其母,实则泻其子"是一般情况下考虑采用的治疗原则,但这一原则不是绝对的,不可刻板套用,还应根据临床实践灵活掌握。

(2) 根据"五行相克"确定治疗原则,常常采用"抑强扶弱"的治疗原则,或侧重于制其强盛,使弱者易于恢复;或侧重于扶其不足,避免弱者被克或相克病情的进一步发展。

"抑强"用于相克太过,例如肝疏泄太过,横逆犯胃克脾,可导致肝脾不和,肝气犯胃等证,或称为木旺克土,治疗以"抑强"为主,常取抑肝、平肝策略。土湿太过,非但不受木气之克,反而克木,称为反克(相侮),例如脾胃为湿热或寒湿所困,壅滞气机,影响肝的条达舒畅,治疗也当以抑强为主,重在治脾,或化湿清热、或逐寒化湿。

"扶弱"既可用于相克不及,又可用于扶助被克或被侮的一方。例如肾水本应承制心火,使水火相济而表现出心肾功能活动正常,若肾阴(水)虚不制心火,即为相克不及,可出现心肾不交的失眠、梦遗等症,治此症当以滋助肾阴为主,兼以清泻心火。又如脾虚肝旺,土虚木乘,亦当以健脾为主,和肝为辅。

总之,根据五行生克理论进行治疗,必须分清主次、虚实,从相关脏腑的力量对比考虑,以避免顾此失彼。

2) 确定治疗方法

(1) 根据"五行相生"确定具体的治疗方法,举例如下。

滋水涵木法:通过补肾阴以养肝阴的治疗方法,又称滋肾养肝法,滋补肝肾法。适用于肝肾阴虚之证,或肝阴不足,肝阳偏亢。

培土生金法:通过补脾气以益肺气的治疗方法,又称补益脾肺法。适用于脾胃虚弱,不能充养肺脏而见肺脾虚弱之候,或主要因肺气虚而引起的肺脾两虚证。

益火补土法:通过温肾壮阳而补助脾阳的治疗方法,又称温肾健脾法,温补脾肾法。主要适用于肾阳、脾阳两虚之证。

金水相生法:滋养肺肾阴虚的治疗方法,又称补肺滋肾法,滋养肺肾法。它是通过肺肾同治,以改善肺肾阴虚症候。主要适用于肺虚不能输补津液以滋肾,或肾阴不足,失其上承滋肺之功所表现出的肺肾阴虚之证。

(2) 根据"五行相克"确定治疗方法,举例如下。

抑木扶土法:通过抑肝、平肝,佐以健脾等方法治疗肝旺脾虚等证。又称为平肝和胃,抑肝健脾法,适用于木旺乘土之证。

培土制水法:运用温运脾阳或温肾健脾药以治疗水湿停聚病变的一种方法,适用于脾虚不运,水湿泛滥而致水肿胀满之证。特别注意,这里的土,指的是脾脏;而水,主要是指水邪,而非肾水。

佐金平木法:是通过清肃肺气以抑制肝木的一种治疗方法,有时又指通过抑制肝木以帮助肺气清肃,统称为泻肝清肺法。多用于肝火偏盛,影响肺气清肃之证。

泻南补北法:五行中南对应着火,北对应着水,故该法实为"泻火补水",主要指泻心火滋肾水,又称滋阴降火法。适用于肾阴不足,心火偏旺,水火不济,心肾不交之证。

(3) 根据"五行生克"指导精神情志疗法。精神情志疗法是中医治疗的特色之一,它主要用于治疗精神和情志疾病。

情志生于五脏,五脏之间有着生克关系,因此,中医学认为不同的精神情志活动之间也有着生克关系。《素问·阴阳应象大论》所言"怒伤肝,悲胜怒;喜伤心,恐胜喜;思伤脾,怒胜思;忧伤肺,喜胜忧;恐伤肾,思胜恐"实际上是在探讨情志与脏腑病变关系,以及对应的情志治疗方法选择。按照五

行归类及相克关系,可以归纳如下:

悲为肺志,属金;怒为肝志,属木。悲能胜怒,犹金能克木也。
恐为肾志,属水;喜为心志,属火。恐能胜喜,犹水能克火也。
怒为肝志,属木;思为脾志,属土。怒能胜思,犹木能克土也。
喜为心志,属火;忧为肺志,属金。喜能胜忧,犹火能克金也。
思为脾志,属土;恐为肾志,属水。思能胜恐,犹土能克水也。

总之,临床上依据五行生克理论以确定治疗原则和治疗方法,有一定的指导意义。但是,应该指出的是,并非所有的疾病都可刻板地根据五行的生克理论来治疗。

3) 控制疾病的传变

疾病过程中,某脏受病常可波及他脏而使疾病发生传变。因此,在治疗时,除对已病之脏进行治疗外,还应在生克乘侮理论指导下,调整各脏之间的相互关系,防止疾病传变。例如,肝脏有病,常可通过生克乘侮影响到心、脾、肺、肾等,而心、脾、肺、肾的疾病也常可影响肝而致肝病。若肝气太过,木旺每易克土,此时常应先健脾护胃,防其传变,脾胃不弱,则传变不易,肝病亦容易痊愈。故《难经·七十七难》言:"见肝之病,则知肝当传之与脾,故先实其脾气。"此处所谓"实其脾气",就是健脾护胃。

然而,疾病的传变错综复杂,治疗时须根据病症的具体情况作出考虑,亦不可机械地套用五行的生克乘侮。

关于五行学说,源于直观取象,援物比类,其肇始之初不够严谨完备,加上这一学说先秦两汉时期流传甚广,甚至用五行学说来解释和预测社会现象。特别是部分方士、星相、卜筮人员借用五行的模型,使得五行学说更加玄妙,带有迷信色彩。这与中医学中的五行学说有本质区别。

第三节　脏象学说

中医学将人体结构以功能为单位,参考解剖学结构,认为五脏、六腑、奇恒之腑构成人体核心结构，与形体、官窍一起，通过经络系统纵横交错地联结成一个整体结构。不仅脏与脏、脏与腑、腑与腑之间，在生理、病理方面有着密切联系，而且在脏腑和皮、肉、脉、筋、骨，以及鼻、口、舌、目、耳、二阴等各个组织器官之间，也存在着不可分割的联系。

一、脏腑的基本概念

中医认为人体结构最核心的部分是脏腑，人不能没有脏腑，因为这些是生命需要的最基本的器官，缺一不可。中医脏腑究竟指的是什么？中医的脏腑和现代医学所称的内脏器官是否完全一样呢？

中医所指脏腑与现代医学所称的脏器有着本质的区别，现代医学是从解剖学入手定义脏器的，是观察到的组织、形态各异的人体内部组织器官；而中医则是从功能角度来定义脏腑，有时与解剖学上的概念相差很大。

中医"脏腑"是内脏的总称，按功能特点分为五脏和六腑，其中五脏能够化生、贮藏精气；而六腑的功能则是受盛、传化水谷。《素问·五脏别论》对脏腑进行了区分："所谓五脏者，藏精气而不泻也，故满而不能实；六腑者，传化物而不藏，故实而不能满也。"

1. 五脏

五脏包括心、肝、脾、肺、肾，多为实性器官，故由精气所充满。其功能以藏为主，即五脏能储藏人体生命活动所必需的各种精微物质，如气、血、精等。

1）肝

肝位于腹部横膈之下，右胁下而稍偏右。主要功能：主藏血，主疏泄，主筋。肝开窍于目，其华在爪。

（1）主藏血。肝藏血，指肝脏具有贮藏血液和调节循环血量的功能。人体内各部分的血液流量，常随着不同的生理情况而改变。当人活动时，大量的血液就运行到全身各处，以供正常活动的需要；在休息和睡眠时，部分血液就回藏于肝脏。

如果肝藏血功能发生障碍，可出现肝血不足：目失血养，则两目干涩昏花；筋失所养，则筋脉拘急，肢体麻木，屈伸不利；若妇女肝血不足，血海空虚，则月经量少，甚至闭经等，此为肝无所藏。

（2）主疏泄。疏泄，即疏通、畅达、排泄之意。肝主疏泄，指肝具有条达、宣散、流通、排泄等生理功能，能够疏通全身气机。这种功能和肝气"喜条达"的性质密切相关。气机,是人体脏腑功能活动基本形式的概括。若气机调畅,升降正常,则表现为内脏生理活动正常;若气机不调,升降失序,则表现为某些内脏的病理现象。肝疏泄功能主要表现在几个方面:

调节情志活动 情志活动除了与心的功能(心主神明)密切相关外,还依赖于气机调畅,与肝的疏泄功能亦联系紧密。正常的情志活动,有赖于气机的调畅。肝的疏泄功能正常,气机调畅,气血和调,心情易于开朗,乐观愉快,既不易怒,又不易郁;肝疏泄不及,易致肝气郁结,常见心情易于抑郁,沉闷不乐;肝升发太过,易致肝阳上亢,常见精神亢奋,烦躁易怒。

促进消化吸收 胃气主降脾气主升,构成了脾胃的消化运动。肝分泌、排泄胆汁,促进脾胃之气调畅。肝疏泄正常,则胆汁的分泌与排泄正常,既可助脾之运化,帮助脾胃对饮食物的消化吸收,使清阳之气升发,水谷精微上归于肺;又能助胃之受纳腐熟,促进浊阴之气下降,使食糜下达于小肠。肝失疏泄,脾胃升降失常,影响到脾胃消化吸收功能,则为"木乘土"。因此,肝疏泄失常除见肝气郁结的症状外,既可出现胃气不降的呃逆、嗳气、脘腹胀痛等肝胃不和的症状,又可出现脾气不升的腹胀、泄泻等肝脾不调的症状。同时,肝的疏泄还调节着肝气郁结,胆汁的分泌、排泄障碍。可见胁肋胀痛,口苦纳呆,甚则出现黄疸。

协调气血运行 肝主疏泄直接影响气机调畅,只有气机调畅,才能维持气的正常运行。血之源头在于气,气行则血行。肝气舒畅条达,气机和调,血液才得以随之运行,藏泄适度。肝失疏泄,气机不畅,必然影响气血的运行。气机阻滞,则胸胁、两乳或少腹胀痛不适;气滞而血瘀,则胸胁刺痛,经行不畅,痛经、经闭甚至症积;肝气升发太过,气机上逆,则面红目赤,头目胀痛,烦躁易怒;血随气逆,则吐血、咯血、甚而昏厥。

促进水液代谢 尽管水液代谢主要由脾、肺、肾、三焦等脏腑共同完成,肝的疏泄功能对人体水液代谢有促进作用。肝气疏通,使脾、肺、肾的气机调畅,有利于脾"运化水液"、肺"通调水道"和肾"水液的分清泌浊"功能的发挥,保障水液代谢正常进行;同时能调畅三焦气机,发挥水液运行通道作用。若肝失疏泄,则气机郁滞,可致津液代谢失常,产生痰饮、水肿、水臌等。

通调月经 肝气能调畅冲、任二脉,使月经通调,表现为周期、经量正常。若肝失疏泄,则可导致月经不调,经期改变或经量增减。

(3)主筋、其华在爪。筋,即肌腱膜,是一种联络关节、肌肉、专司运动的组织。《素问·痿论》说:"宗筋:主束骨而利机关也。"所谓"肝主筋",主要是指全身的筋依赖肝血的滋养,因此人体肢节的运动,虽然是筋的作用,但与肝血的盛衰有密切的关系。只有肝血充盈,肢体"筋"才能得到充分的濡养,从而维持正常的运动。若肝血不足,血不养筋时,即可出现手足拘挛、肢体麻木、屈伸不利等症;若热邪伤津,津伤血耗,血不营筋,可见四肢抽搐、角弓反张、牙关紧闭等症状。这些症状统称为"肝风"。《素问·至真要大论》说:"诸风掉眩,皆属于肝""诸暴强直,皆属于风",就是指的这种病机。

肝主筋,爪为筋之余,故爪甲与肝有密切关系,肝血的盛衰,常反映于爪中。肝血足,筋强力壮,爪甲坚韧;肝血不足,爪甲失其滋润,则爪甲容易变形、脆裂、变薄。故《素问·五脏生成》说:"肝之合筋也,其荣爪也。"

(4) 开窍于目。《灵枢·大惑论》说:"五脏六腑之精气,皆上注于目而为之精。"由于五脏六腑的精气,通过血脉的传运,都上注于目,因此目与五脏六腑都有内在联系,但其中主要的是肝脏。这是因为肝主藏血,肝的经络又上联于目系的缘故。故《灵枢·脉度》说:"肝气通于目,肝和则能辨五色矣"。因为肝与目内在的联系,所以肝的功能正常与否,常常在目上有所反映。如肝血不足,则视物模糊或夜盲;肝阴亏损,则两目干涩,视力减退;肝火上炎,则目赤肿痛,目睛生翳;肝胆湿热,可见两目发黄;肝风内动可见目斜上吊等。

(5) 在志为怒,在液为泪。肝主疏泄,肝气有升发的特性,故肝在志为怒。大怒则伤肝,可致肝的阳气升发太过,气血上逆。反之,若肝的阴血不足,阳气升泄太过,又易发怒。泪从目出,濡润、保护眼睛。若肝阴不足,泪液分泌减少,则两目干涩;若风火赤眼,肝经湿热,则迎风流泪,目眵增多。

2) 心

心位于胸中,居于胸腔偏左,有心包围护于外。《医学入门》这样描述:"有血肉之心,形如未开莲花,居肺下肝上是也;有神明之心……主宰万物,虚灵不昧者是也。"心的生理功能是主血脉,为人体血液运行的动力。又主神明,开窍于舌,其华在面。

(1) 主血脉,其华在面。心主血脉,是指心有推动血液在脉管内运行以营养全身的功能。心是血液运行的动力,脉是血液运行的通路。血液运行于脉道之中,有赖于心和脉的配合,而心为主导。所以《素问·痿论》说:"心主身之血脉。"心主血脉的功能,是由心气的作用来实现的:心气旺盛,才能使血液在脉道中沿着一定的方向运行不息,从而将血中的营养物质和氧分子供应周身组织器官。正因为心、血、脉三者相互关联,而面部血脉又较为充盈,所以心气的盛衰,血脉的盈亏变化,可以从脉搏和面部的色泽反映出来。如心气旺盛,血脉充盈,则脉搏和缓有力,面色红润;心气不足,血脉空虚,则现脉搏细弱或节律不整,面色苍白。

(2) 主神明。这里的"神"是精神活动总称,包括思维、意识和情志活动等。人的精神、思维活动,是大脑的功能,即大脑对客观外界事物的反映。中医则认为与五脏有关,其中特别是心,谓之"心主明(心藏神)"。正如《灵枢·大惑论》称:"心者,神之舍也。"心主神明本质上是因为:"神志活动依赖心血与心阴的作用,同时,血与阴都有滋养心神的功能;神志活动需要心气、心阳的推动。"因此,心的气血充盈,则出现神志清晰,思维敏捷,精神充沛;若心气不足,则出现心烦、失眠、多梦、健忘、心神不宁;若血热扰心,还可见到谵妄,昏迷不省人事等症状。

(3) 开窍于舌。心位于胸中,心经的别络上行于舌,因而心的气血上通于舌,以保持舌体的生理功能。心的病变,很容易从舌体上反映出来。如心的阳气不足,可见舌质淡白胖嫩;心阴不足.可见舌质红绛瘦瘪;心血不足,可见舌体瘦薄,舌色少华;心火上炎,可见舌质红赤,甚则生疮;心血瘀阻,可见舌质紫暗或有瘀斑;心主神志的功能失常,又可出现舌卷、舌强、失语等现象。由于心的生理、病理变化都能直接影响到舌,故称"心开窍于舌""舌为心之苗"。

(4) 在志为喜,在液为汗。喜为心之志,心的生理功能与精神情志的"喜"有关。一般来说,喜属良性刺激,有益于心的功能,但喜乐过度,反过来使心神受伤。汗为津液化生,津液是血的重要组成部分,血为心所主,所以说"血汗同源""汗为心之液"。若汗出过多,耗伤心的气血,则心悸怔忡;若心气不足,表卫不固,则可自汗;若心阴虚弱,阳不敛阴,则可盗汗。

3) 脾

脾位于中焦,在左膈之下。脾的生理功能有主运化、统血、主肌肉及四肢的作用。开窍于口,其华在唇。

(1) 主运化。脾主运化的作用,包括运化水谷精微和运化水湿,主要是消化吸收的功能。

运化水谷精微,主要指脾有消化水谷和吸收运输营养物质的功能。食物经过消化后,其中的水谷精微,须由脾来吸收,上输于心脉至肺,转输到全身,以营养五脏六腑,四肢百骸,以及皮毛、筋肉各个组织器官。五脏六腑需要的水谷精微,都有赖于脾脏的运化作用,脾主运化水谷精微,实际上即营养物质的消化、吸收和运输等功能。因此,脾气健运,则消化吸收运输功能旺盛;反之,脾失健运,则消化吸收运输功能失职,就会出现腹胀、腹泻、倦怠、消瘦、营养不良等症。

运化水湿,主要指脾有促进水液代谢的作用。脾在运化水谷精微的同时,还把人体所需要的水液运到周身各组织中去,以发挥其滋养濡润的作用。代谢后的水液,则下达于肾,由膀胱排出体外。这种水液输布及其代谢的过程是肺气的宣发肃降和脾气的运化水湿的功能共同来完成的。

升清,是指水谷精微借脾气之上升而输于心、肺、头目,通过心肺的作用化生气血,以营养全身;头目得水谷精微的营养,才能耳聪目明,所以脾以升为健。脾气的升举,还具有一定的防止人体内脏下垂的作用。若湿邪内侵,脾阳受损,不仅导致脾的运化功能低下,亦可影响脾的升清功能。因此有脾喜燥恶湿之说。

(2) 主统血。统,是统摄、控制、管辖的意思。脾主统血是指脾能统摄、控制血液,使之正常地在脉内循行而不溢于脉外。脾气充盛、脾阳健旺,则统摄血液而不至于外溢。若脾气虚衰,脾阳虚弱,则不能正常控制血液在脉管中流行,称"脾不统血",见便血、崩漏、皮下紫斑等慢性出血病症。

(3) 主肌肉、四肢。脾主肌肉是指脾通过运化水谷精微,有营养肌肉的作用。《素问·痿论》说:"脾主身之肌肉"。脾气健运,精微四布,输送到四肢肌肉的营养物质充足,则四肢肌肉丰满,活动有力。《素问·太阴阳明论》说:"脾病不能为胃行其津液,四肢不得禀水谷气,气日以衰,脉道不利,筋骨肌肉,皆无气以生,故不用焉。"若脾气、脾阳虚,运化功能失职,气血、津液化生之源不足,四肢肌肉失养,则肌肉萎软,四肢无力,甚则产生痿证(肢体肌肉松弛)。

(4) 开窍于口,其华在唇。脾开窍于口,是说明人体的饮食、口味等与脾的运化功能密切相关。如脾气健旺,则口味正常,食欲健旺。反之,脾有病变就会出现食欲的改变和口味的异常,若食欲减退,口淡乏味,多为脾虚失于健运的表现;口甜、口腻,多为脾生湿化热的征象;故《灵枢·脉度》说:"脾和则口能知五谷矣。"

口唇也常反映出脾主运化水谷功能的盛衰。脾气健运,则口唇红润光泽,脾失健运,气血虚少,营养不良,则口唇淡白不华,甚至萎黄不泽。

(5)在志为思,在液为涎。思为脾之志,思虑过度,所思不遂,可导致气滞、气结,影响脾的运化和升清,表现不思饮食,脘腹胀闷,头目眩晕。涎为口津,润泽口腔,帮助吞咽和消化。若脾胃不和,则可见涎液剧增,口涎自出。

4)肺

肺居胸中,上接气管,与鼻相通。肺叶娇嫩,不耐寒热,易被邪侵,故被称为"娇脏"。由于肺是五脏六腑中位置最高的一个器官,又称"华盖"。主要功能为主呼吸,辅心行血,促进水液输布和排泄的作用。外合皮毛。

(1)主呼吸。肺是体内外气体交换的场所。人体通过呼吸,吸进自然界的清气,呼出体内的浊气,吸清呼浊,吐故纳新,使体内之气与自然界之气进行交换。正如《素问·阴阳应象大论》所言"天气通于肺"。肺司呼吸功能正常,赖于肺气推动作用。肺气宣发作用重在呼出体内的浊气;肺气肃降作用则重在吸入自然界的清气。

生理情况下,肺气的宣发和肃降保持协调,才能使气道通畅,呼吸均匀,体内、外气体得以正常交换。病理情况下,肺气的宣发肃降功能失去协调,则"肺气不宣"或"肺失肃降"而出现咳嗽、气喘等。

(2)辅心行血。宣发,是宣布、发散的意思。肺主宣发,是指由于肺气的推动,使气、血、津液得以散布全身,内而脏腑经络,外而肌肉皮毛,无处不到。正如《灵枢·决气》说:"上焦开,发宣五谷味,熏肤、充身、泽毛,若雾露之溉,是谓气。"这里所说的"上焦开",主要是指肺的宣发作用。若肺气不能宣发而停滞,则可见到胸满、鼻塞、咳吐痰涎等症状。

肃降,就是清肃下降。人体脏腑活动的规律,一般是在上者以降为顺,在下者以升为和。肺居胸中,它的气机以清肃下降为顺,以促进气和津液的运行,并使之下降,以保持肺气清宁。若肺气不能肃降而上逆,而壅塞于肺,则可出现胸闷、咳嗽、喘息等症。

肺的宣发与肃降,是相辅相成的关系。从宣发与肃降的功能来看,前者即向外、发散的功能;后者为向内、收敛的作用。内与外,散与敛是相互对立的,但又是统一的,互相联系,互相依存。没有正常的宣发,就不能很好地肃降;不能很好地肃降,也必然要影响正常的宣发。肺有宣有降,气就能出能入,气道通畅,呼吸均匀,保持人体内外气体的交换;肺有宣有降,气血津液才能散布于周身,无用的水液下输到膀胱,排出体外。如外邪袭表,肺气不能宣发,则可引起咳嗽喘息等肺气不降的病变;如果痰湿内阻,肺失肃降,同样可以引起咳逆、胸满、喉中痰鸣等肺气不宣的病症。

(3) 促进水液输布和排泄。肺主通调水道,此处的"通",即疏通;"调",即调节;"水道",即水液输布和排泄的通道,指肺气有调节和维持水液代谢平衡的作用。这一功能主要通过肺气的宣发和肃降作用来实现。人体水液的排出主要有四条途径:尿、汗(皮肤蒸发在内)、呼吸、大便。其中尿与汗为主,尤其排尿是水液外泻的最主要途径。人体吸取水谷精微物质,一方面经肺气的宣发,滋养润泽全身;另一方面经过肺气的肃降,使水液下归于肾,再经肾的气化作用,下输膀胱,多余的部分成为尿液而排出体外。《素问·经脉别论》对水液输布和排泄概括为:"饮入于胃,游溢精气,上输于脾,脾气散精,上归于肺,通调水道,下输膀胱。"

(4) 主皮毛。皮毛,包括皮肤、汗腺、毫毛等组织,为一身之藩篱,有分泌汗液、润泽皮肤、调节呼吸和抵御外邪的功能,是保卫机体抵御外邪的重要屏障。肺主皮毛,指肺脏通过它的宣发作用,把水谷精微输布于皮毛,以滋养周身皮肤、毛发、肌肉。病理上,肺与皮毛系统常相互影响,如外邪侵袭,常由皮毛而犯肺,从而出现恶寒、发热、鼻塞、咳嗽甚则气喘等肺气不宣的症候。如肺气虚弱,不能宣发卫气津液于皮毛,不仅可使皮毛枯槁,而且可以引起护卫功能不足而易患感冒。又由于卫气与肺气的宣发有关,卫气司汗孔的开合,所以肺卫气虚,肌表不固,则常自汗出;而肺卫闭实,毛窍郁闭,又可常见无汗的症状。

(5) 开窍于鼻。肺司呼吸,鼻和喉是呼吸的通道和门户,所以有"鼻为肺之窍,喉为肺之门户"的说法。鼻的生理功能有二:一是通气功能,鼻腔是呼吸之气的出入通路,故"鼻为肺窍"。二是嗅觉功能,能分辨各种气味。中医学认为,鼻的通气和嗅觉功能均须依赖肺气的作用,如《灵枢·脉度》说:"肺气通于鼻,肺和则鼻能知臭香矣。"因为鼻为肺窍,所以鼻又常成为邪气侵犯肺脏的通道。温热之邪侵犯肺卫,多由口鼻而入,如外邪袭肺,肺气不宣,常见鼻翼煽动等。在临床上,治疗鼻的疾病可以从肺脏治疗。如鼻塞流涕,嗅觉失灵等疾病,多用辛散宣肺之法。

(6) 在志为忧,在液为涕。忧、悲为肺之志,肺的功能与忧、悲有关。忧、悲则气消,易于伤肺;而肺虚时,也易于产生忧、悲的情绪。涕源于鼻,润泽鼻窍。肺有病变,可反映于涕,如肺寒,鼻流清涕;肺热,鼻涕黄浊;肺燥,鼻干少涕。

5) 肾

肾位于腰部,脊柱之两侧,左右各一。《医贯·内经十二官论》说:"生于脊膂十四椎下,两旁各一寸五分,形如豇豆,相并而曲附于脊外,有黄脂包裹。"《素问·脉要精微论》:"腰者,肾之府也。"

肾藏精,主要功能包括主管生长发育、生殖、水液代谢、纳气等,还主骨、生髓,开窍于耳,司二便,其华在发。

(1) 主管生长发育。生长发育过程,肾中精气起着推动激发作用,主要表现于头发、牙齿、骨骼、生殖功能等。生理情况下,肾藏精,使肾中精气不断充盈,维持在一定的水平,不致亏虚,以维持机体的健康。幼年时期,肾中精气逐渐充盛,头发成长较快且渐稠密,更换乳齿,骨骼成长身体增高;青年时期,肾中精气比较充盛,逐渐发育成熟具生殖功能,并生出智齿,骨骼长成而达到一定高度;壮年至中年时期,肾中精气充盛,身体壮实,精力充沛;老年时期,肾中精气渐少,就会发脱、齿落,形体衰老。如果肾藏精作用减退,则致精气无故流失,或肾中精气得不到相应的补充,形成肾中精气亏虚的病理变化,影响到上述不同年龄段人群,特别是儿童、青少年的生长发育。如小儿发育迟缓、筋骨痿软等症,常由于肾的精气虚衰所致。

(2) 主管生殖。人的生殖能力亦由肾的精气所决定。《素问·上古天真论》中岐伯谈道:"女子七岁肾气盛,齿更发长。二七而天癸至,任脉通,太冲脉盛,月事以时下,故有子。三七肾气平均,故真牙生而长极。四七筋骨坚,发长极,身体盛壮。五七阳明脉衰,面始焦,发始堕;六七三阳脉衰于上,面皆焦,发始白;七七任脉虚,太冲脉衰少,天癸竭,地道不通,故形坏而无子也。丈夫八岁肾气实,发长齿更。二八肾气盛,天癸至,精气溢泻,阴阳和,故能有子。三八肾气平均,筋骨劲强,故真牙生而长极。四八筋骨隆盛,肌肉满壮。五八肾气衰,发堕齿槁。六八阳气衰竭于上,面焦,发鬓斑白。七八肝气衰,筋不能动。八八天癸竭,精少,肾脏衰,形体皆极。则齿发去……而无子耳。"说明人的生殖器官发育、性功能成熟与维持、生殖功能等与肾中精气和阴阳密切相关。在病理情况下,生殖能力的异常表现,如男女生殖器官发育不良、性功能低下、不育不孕等皆源于肾的先天不足,如肾中精气不足或肾阴肾阳虚弱等。

（3）主管水液代谢。肾主管水液代谢,指肾脏具有调节人体水液代谢的功能,而这一功能主要是靠肾中阳气推动。肾气化作用正常,则开合有度,能分清泌浊,调节水液的排出量。一方面能使清者上升,复归于心肺,以保持一定量的水液;另一方面使浊者下降,流入膀胱,排出体内多余的水液及废物。这样,人体水液代谢与废物排泄维持动态平衡,身体处于健康状态。病理情况下,多由于肾的阳气虚弱,气化作用失常,固摄不力,可见小便量多,遗尿、小便失禁等;推动无力,可发生尿少、水肿等。

（4）主管纳气。纳,即固摄、受纳。肾主纳气,是指肾有摄纳肺所吸入之气而调节呼吸的作用。呼吸虽由肺所主,但吸入之气,必须下及于肾,赖肾气的固摄,才能为一身之用,故有"肺主呼气,肾主纳气"之说。肺呼吸功能正常,肾才能有足量的清气受藏;肾气充足,又能保证肺的正常呼吸,肺肾密切配合,是正常呼吸纳气的保障。若肾气虚弱,纳气功能减退,就会出现呼吸表浅、气短,及动辄气喘,称为"肾不纳气"。

（5）濡养温煦脏腑。从阴阳属性的角度,又可把肾中精气的生理功能概括为肾阴和肾阳两个方面:对人体各脏腑组织器官起滋养、濡润作用的称为肾阴;对人体各脏腑组织器官起推动、温煦作用的称为肾阳。《医原·五行生克论》言:"肾中真阳之气,温煦,上通各脏腑之阳;而肾中真阴之气,即因肾阳蒸运,上通各脏腑之阴。"肾阴和肾阳是人体各脏阴阳的根本,又称元阴和元阳、真阴和真阳。肾阴和肾阳之间相互制约、相互依存、相互为用,维持着肾脏本身及各脏的阴阳相对平衡。如这种相对平衡遭到破坏,则可形成肾阴虚或肾阳虚,可进一步导致其他有关脏腑阴虚或阳虚。肾阴虚表现为肾阴不足和阴虚内热的证候,可见眩晕耳鸣,腰膝酸软,五心烦热,潮热盗汗,男子遗精,女子梦交,舌红少苔,脉细数;肾阳虚表现为肾气不足和阳虚外寒的证候,可见疲惫乏力,腰膝冷痛,形寒肢冷,小便不利或遗尿失禁,男子阳痿,女子宫寒不孕,水肿,舌淡,尺脉弱。

（6）主骨、生髓、通于脑、其华在发。骨骼乃人体的支架,对人体有支持、保护作用。而骨骼的营养主要来源于骨髓,骨髓对全身各骨骼都有滋养作用。骨髓藏于骨腔之中,其生成与肾有关。中医学认为,肾藏精,精生髓,髓养骨。肾精充足,则骨髓化生有源,骨质得养,则发育旺盛,骨质致密,肾固有力,能耐久立而强劳作。反之,如肾精亏虚,骨髓化生无源,骨骼失其滋养,小儿,就会引起骨骼的发育不良或生长迟缓,或骨质疏松,骨软无力;成人,则可见腰膝酸软,甚则脚痿不能行动。

肾既主骨生髓,而"齿为骨之余",所以牙齿有赖于肾精的充足,肾精充足则牙齿坚固,肾精不足,则牙齿动摇,甚则脱落。

髓有骨髓、脊髓和脑髓之分,三者皆由肾精化生。脊髓上通于脑,脑为髓聚而成。所以《灵枢·海论》说:"脑为髓之海。"脑的功能是主持精神思维活动,故又称为"元神之府"。因为脑髓有赖于肾精的不断生化,所以脑主人体的精神活动。因此肾精亏少者,除了出现腰酸腿软等症外,还会出现头晕、健忘、失眠、思维迟钝等症状。

肾其华在发,指肾的精气充盛,可以显露在头发上,故发为肾之外候。精与血相互资生,精足则血旺。毛发的润养来源于血,故发有"血余"之称。发的营养来源于血,但其生机根源于肾气。故《素问·上古天真论》有"女子七岁,肾气盛,齿更发长""丈夫八岁,肾气实,发长齿更"之说。发为肾之外候,发的生长与脱落,润泽与枯槁,与肾的精气盛衰有关。青壮年肾精充沛,毛发光泽;老年人肾气虚衰,毛发变白而脱落。

(7) 开窍于耳、司二便。耳为听觉器官,其听觉功能,主要依赖于肾精的充养,所以耳从属于肾,耳为肾之窍。肾精上通于耳,可使听觉灵敏。若肾精不足,髓海失养,耳的听力会减退,或出现耳鸣、耳聋等。老年人肾精衰弱,故多耳聋失聪。一般虚证的耳鸣耳聋与肾有密切关系。

尿液的贮留和排泄虽在膀胱,但要依赖肾的气化,当肾气不能蒸化时,小便即不通利,而肾气不能固摄,又可使小便失禁,尿频、遗尿或尿少、尿闭等症,多由于肾阳不足所致。大便的排泄也受到肾气温煦作用的影响与控制,所以有"肾司二便"之说。

(8) 在志为恐,在液为唾。恐为肾之志,亦说惊恐属肾。恐伤肾,使肾气不固,可致二便失禁、唾与涎同为口津(即唾液),其中较稠厚者为唾,较稀薄者为涎。唾为肾精所化,咽唾可滋养肾精;多唾或久唾,则耗伤肾精。

2. 六腑

六腑包括胆、胃、小肠、大肠、膀胱、三焦,多为管腔性器官,故中空而能容纳水谷和糟粕。六腑以通为用,其生理功能主要是主管饮食物的受纳、传导,并排泄糟粕。《素问·五脏别论》曰:"所谓五脏者,藏精气而不泻也,故满而不能实;六腑者,传化物而不藏,故实而不能满也。"这里所说的

"满",指精气盈满;所说的"实",是水谷充实。意即五脏储藏精气而不传化水谷,其中应经常精气盈满;六腑传化水谷,而不储藏精气,其中应经常水谷充实。

1)胆

胆呈囊形,附于肝之短叶间,与肝相连。又称为"中精之府"(《灵枢·本输》)、"中清之府"(《千金要方》)。

胆贮藏胆汁,胆汁又叫"精汁"。胆汁来源于肝,注入肠中,有促进对饮食物消化的作用。《脉经》说:"肝之余气,溢于胆,聚而成精汁。"胆汁味苦色黄。故胆病多见胆火上逆的口苦、呕吐苦水,以及胆汁外溢导致面目发黄等症状。

中医认为胆气与人的精神情志活动有关,有主决断的功能,因而某些惊恐、失眠、多梦等精神情志症状,认为是胆气虚所致。

胆虽属六腑之一,但主藏精汁,为清净之府,又不直接接受水谷糟粕,故与其他的腑有异。所以胆既属六腑,又属奇恒之腑之一。

2)胃

胃位于膈下,上接食管,下通小肠。胃的上口,又称贲门,即上脘;胃的下口,又称幽门,即下脘;上下脘之间,名曰中脘,三个部分统称"胃脘"。饮食入口,经过食管,容纳于胃,所以又称胃为"水谷之海"。由于人体后天营养的充足与否,主要取决于脾胃的共同作用,所以合称脾胃为"后天之本"。

脾胃气又常概括称之为"胃气"。因此,不论何种疾病,如果胃气不衰,预后较好;如胃气已绝,其预后多为不良。所以有"人以胃气为本""有胃气则生,无胃气则死"的说法,并把"保胃气"作为重要的治疗原则。

3)小肠

小肠上接幽门与胃相通,下接阑门与大肠相通,迂回叠积于腹腔内。

小肠的功能,是分泌清浊。小肠接受胃中传化来的水谷,作进一步消化,并把它分成清、浊两个部分。清者为水谷精微,浊者为糟粕。清者经吸收后,通过脾转输到身体各个部分而被利用,其代谢剩余的水液即下输膀胱;浊者,通过阑门则下注于大肠。因此,小肠具有"受盛化物"的功能。

由于小肠能分别清浊,所以小肠有病,受盛化物功能失常,使消化异常,出现腹痛腹胀等症状,如小肠气痛、小肠虚寒等;泌别清浊功能失常,使清浊不分或无用水液不走膀胱而下行大肠,则小便量少,大便泄泻。

4) 大肠

大肠上接阑门,与小肠相通,下端为肛门。

大肠主传导,传送糟粕,吸收水分,变化生成大便并排出体外。大肠接受小肠下传的食物残渣糟粕,再吸收部分水液,便成大便,并由肛门排出体外。

故大肠有病,主要表现为传导、大便生成功能失常,如肠鸣、泄泻、大便秘结等常见病症。

5) 膀胱

膀胱位于下腹部,位于小腹,上通于肾,下接尿道,是人体主持水液代谢的器官之一。

膀胱的主要功能是贮尿和排尿。尿是人体水液的代谢产物,尿来源于津液,贮藏于膀胱,由膀胱而排出体外。尿的产生与排泄需要经过肾"气化"作用。若膀胱发生病变,气化不利,则小便不利或尿闭不下;膀胱失其约束,则出现尿频,小便失禁等症。湿热毒邪侵入膀胱,则尿急、尿痛、尿淋涩。

6) 三焦

三焦是上、中、下焦的总称。从部位来说,胃脘部相当于中焦,中焦以上为上焦,中焦以下为下焦。从内脏来说,上焦包括心肺等脏器,中焦包括脾、胃、肝、胆等脏器,下焦包括肾、大肠、小肠、膀胱等脏器。《医学正传》称:"胸中肓膜之上曰上焦,肓膜之下、脐之上曰中焦,脐之下曰下焦,总名三焦。"

三焦的生理功能,包括通"行元气、运行水液"两方面,因此,三焦是水谷精微生化和水液代谢的通路。食物自受纳、腐熟,到精气的敷布,代谢产物的排泄,都与三焦有关。

上焦功能:司呼吸,主血脉,将饮食物的精气输布于全身,以温养肌肤、筋骨。《灵枢·营卫生会》将这一功能形容为"上焦如雾"。雾,形容水谷精气弥漫周身的情况。

中焦功能:腐熟水谷,并将营养物质化为营血。《灵枢·营卫生会》所说的"中焦如沤",就是形容腐熟水谷的状态。

下焦功能:分别清浊,并将糟粕及代谢后的水液排泄于外,也就是《灵枢·营卫生会》所说的"下焦如渎"。渎,形容水浊不断下流的情况。

所以说,三焦是综合性功能单位,是对人体某些部位和内脏等生理功能的概括,而非某单一形态器官。

3. 奇恒之腑

奇恒之腑包括脑、脉、骨、髓、胆、女子胞。"奇",异也;"恒",常也。因此它们既区别于五脏,又不同于一般的六腑,所以称为"奇恒之腑"。奇恒之腑多数形态中空,与腑相近,故名之曰"腑",但其功能又不传化水谷,不与水谷和糟粕直接接触,这与六腑又有所不同。奇恒之腑,功能藏蓄阴精,主藏而不泻,与五脏雷同,但又不具备五脏那么复杂的生理功能,故与五脏又有所区别。因此,这些器官似脏非脏,似腑非腑,称为奇恒之腑。本节仅介绍脑与女子胞。

1) 脑

脑居颅内,由髓汇集而成,下通脊髓,有"髓海"之称。脑为精气神明汇聚之处,五脏六腑的精气通过经络皆可上注于头面孔窍,故《素问·脉要精微论》称之为"头者,精明之府"。

脑的主要功能是主精神,意识及思维活动。中医学常将脑的功能分属于五脏:"心藏神,肺藏魄,肝藏魂,脾藏意,肾藏志"(《素问·宣明五气》)。脑与肾的关系尤为密切,因为肾主藏精,生髓而通于脑。脑髓的盈虚与肢体运动、耳目聪明,以及一切精神活动有关:脑髓充盈,则身体轻健,动作有力,能胜任复杂工作;脑髓不足,则头眩耳鸣,腰酸无力,视力障碍,身体懈怠懒动,常喜静卧,故《灵枢·海论》总结说:"髓海有余,则轻劲多力,自过其度;髓海不足,则脑转耳鸣,腰酸眩晕,目无所见,懈怠安卧。"临床对髓海不足者,多从肾治,补益脑髓多从益肾填精着手。此外,清代王清任将记忆、视听、嗅、言等感官功能皆归于脑,这与现代医学对脑的认识基本一致。

2) 女子胞

女子胞又名胞宫,即子宫。有主月经和孕育胎儿的作用,它和肾脏及冲、任二脉关系最密切。

(1) 主月经。女子 14 岁左右,肾中精气旺盛,产生了一种促进性腺发育成熟的物质"天癸",在"天癸"的促发下,子宫发育完全,任脉通畅,冲脉旺盛,月经来潮。到了 50 岁左右,肾中精气渐衰,"天癸"渐竭,冲任二脉的气血也逐渐衰少,月经紊乱,乃至绝经。故女子胞是女子发育成熟后主持月经的器官。

(2) 孕育胎儿。女子发育成熟,月经按时来潮,女子胞就具备了生殖能力和养育胞胎的作用。受孕之后,女子胞就成为保护和孕育胎儿的主要器官。

二、脏象学说的主要内容

脏象学说,是在脏腑概念和功能认识基础上,进一步认识脏与脏、腑与腑、脏与腑、脏腑与其他组织器官间的联系以及这些脏腑生理功能、病理变化关系,并将阴阳、五行思想运用到这些关系的分析之中。

1. 五脏之间的关系

《侣山堂类辩》所言"五脏之气,皆相贯通",说明五脏之间存在紧密联系。五脏之间的联系存在哪些规律呢? 按照五行学说,五脏间的生理关系可用"五行相生、相克"进行分析;五脏间的病理联系则可用"五行相乘相侮、子母相及"进行说明。

1)心与肺

生理上主要体现在气血之间相互依存。肺形成宗气以养心,促进心脏推动血行;心血运载宗气以养肺,维持肺脏呼吸功能。

若肺气虚弱或宣降失常,均影响心的功能,出现咳嗽、气短等肺功能失常症状,伴随心悸、唇青、舌紫。若心气不足或心阳不振,影响肺呼吸功能,则出现心悸、胸闷,伴随咳嗽、气喘等症状。现代医学临床上常见的肺心病就是病理情况下,二者相互影响所致。

2)心与脾

生理上一方面体现在血液运行的协同作用。脾统摄血液,使之在脉管中运行而不溢出;心主血,推动血液运行,二者配合使血液流通正常。另一方面体现在血、神与运化方面依存:心主血,为脾提供血液滋养;心主神明,调节脾的运化功能;脾主运化,水谷精微化生血液、充养心神。

若心血不足或心神不安,可致脾失健运,从而出现心悸、失眠、食少、腹胀、便溏等症;若脾气虚弱、运化失健或血失统摄,可致心血不足或心神不安,从而出现食少、便溏或慢性出血及面色少华、心悸或失眠、多梦等症。

3)心与肝

生理上主要体现在血液与神志的依存、协同。心主血、肝藏血,二者配合,使血液按需要在脉管中正常运行;心主神明、肝主疏泄,共同促进神志正常与稳定。

心血不足或肝血不足可相互影响,从而出现面色无华、心悸、头昏、目眩、经量少等症状;心神不安肝失疏泄的情志异常亦可相互影响,出现心烦失眠、急躁易怒等症。

4) 心与肾

生理上首先体现在心阴、心阳与肾阴、肾阳的依存:心之阴阳必须下降于肾,而充养肾之阴阳,肾之阴阳必须上升至心,以充实心之阴阳,这种生理现象称为"心肾相交"或"水火既济"。正如《格致余论·房中补益论》所言"人之有生,心为火居上,肾为水居下。水能升而火能降。一升一降,无有穷已,故生意存焉"。其次,生理上体现在心血与肾精依存关系:心主血,肾藏精,血与精相互化生。

若肾阴不足,致心阴虚而心火偏亢,见耳鸣、腰酸膝软、心烦、失眠等。若心血不足导致肾精不足,肾精不足亦可导致心血不足,均可见面色无华、心悸、耳鸣、腰酸膝软等症状。

5) 肺与脾

生理上体现在宗气生成与津液代谢两方面协同作用:肺主呼吸,吸入自然界清气,脾主运化、吸收水谷精气,二者协调保证宗气的正常生成;脾主运化,可吸收与转输水液,肺主宣降,可调水道,二者是保证津液正常生成、输布与排泄的重要环节。

若脾气虚弱,导致宗气生产不足,可导致肺气不足,反之亦然,从而出现食少、腹胀、便溏、气短、懒言等症;脾气或肺气虚弱,均可致水饮内停,见咳嗽、痰多、水肿、倦怠等水液代谢失常的症状。

6) 肺与肝

生理上主要体现在气机调节方面的协同作用与依存关系:肺主气,保证一身之气充足与调节,具肃降特征;肝主疏泄,促全身气机的调畅,有升发特点,二者保证升降协调。

若肝火犯肺(木火刑金),可致肝气郁结,气郁化火;或气火上逆(升发太过),灼伤肺阴,致肃降失常,见面红目赤、急躁易怒、咳嗽、胸痛、少痰等症。

7) 肺与肾

生理上主要体现在水液代谢与呼吸运动两方面的协同与依存:肺气宣发肃降,通调水道,肾蒸腾气化,主管水液代谢,二者配合,保证水液的正常输布、排泄。肺司呼吸,肾主纳气,协同完成呼吸过程。

病理情况下,两者功能失常会相互影响,常常表现为水液代谢和呼吸功能障碍。例如,久病咳喘,肺虚及肾,耗伤肾气,致使肾气虚衰,肾不纳气,则可出现气喘,动则喘甚而汗出,呼多吸少等症状。肺气虚、肾气虚均可导致水液输布受阻,出现尿多或尿少等异常。

8) 肝与脾

生理上主要体现在消化功能方面依存和血液运行方面协同:肝主疏泄,调畅脾的气机和分泌排泄胆汁,协助脾之运化,脾气健旺,运化功能正常,利于肝之疏泄;肝藏血,脾统血,保证血液正常运行。

若肝失疏泄,影响脾的运化,见精神抑郁、胁肋胀痛、腹胀便溏等肝脾不和;若脾失健运,湿热内停,熏蒸肝胆,致肝失疏泄,见腹胀便溏、食欲不振、黄疸、胁痛等;若肝不藏血或脾不统血,易致血行失常,出现多种出血症。

9) 肝与肾

生理上主要体现在血与精之间,阴液之间依存:肝藏血、肾藏精,二者功能正常,促精血互生;肝阴和肾阴亦可相互资生。

若肝血不足,或肾精亏虚,可相互影响,导致精亏血虚,出现头昏、耳鸣、目眩、腰酸等症状;肾阴不足,可致肝阴不足,称为"水不涵木",肝阴不足亦可导致肾阴亏虚,最终致肝肾阴虚、肝阳偏亢、相火偏亢,出现头晕目眩、目干、容易疲劳、肢体麻木、口燥咽干、失眠多梦、胁隐痛,遗精、腰膝酸痛、耳鸣、不孕、舌红、少苔、女子月经量少等症状。

10) 脾与肾

生理上主要体现在肾的先天之本与脾的后天之本依存与协同:如《景岳全书·论脾胃》所言"人之始生,本乎精血之源;人之即生,由乎水谷之养。非精血,无以立形体之基;非水谷,无以成形体之壮"。脾之运化功能与肾精肾阳间相互依存;脾肾在水液代谢过程中具有协同作用,脾运化水液,肾主管水液代谢,二者协同,保证水液生成、输布、排泄正常。

若脾气虚弱,运化不健,致肾精不足,见腹胀、便溏、消瘦、腰酸、耳鸣等症状;肾阳不足,不能温煦脾阳,或脾阳久虚,损及肾阳,皆可导致"脾肾阳虚证",见腹部冷痛、下利清谷,或五更泄泻、水肿等症状。

2. 六腑之间的关系

生理上主要体现在消化、吸收、排泄相互联系与紧密配合:消化主要由胃、胆、小肠共同完成;吸收则依靠小肠、大肠功能的发挥;排泄主要由膀胱、大肠等完成。

病理上看，某(些)腑病变，影响到相关腑，可导致两个以上腑病变。例如，胆、胃同病，常常因为胆失疏泄，影响到胃，出现胁痛、黄疸、恶心呕吐、食欲不振等症状；胆、胃、小肠同病除了出现上述症状外，还会出现腹胀、腹泻等症状。

3. 脏与腑之间的关系

主要体现在脏腑相合(或称为阴阳表里)，包括心合小肠、肺合大肠、脾合胃、肝合胆、肾合膀胱，结构上以经脉相联络。

1）心与小肠

生理上，心血滋养小肠，小肠通过吸收水谷精微，又能化生精血。

病理上，心血不足与小肠化生功能不足可相互影响；心经实火可下移小肠，小肠实热可循经上熏至心经实火，从而出现心烦、舌赤、口舌生疮、糜烂，以及尿频、尿急、尿痛症状。

2）肺与大肠

生理上，肺气肃降功能和大肠传导功能可相互协同。

病理上，大肠实热，腑气不通，影响肺气肃降，出现胸满、气短等症状；而肺失清肃，津液不能下达而致肠燥，可见大便干结或便秘症状。

3）肝与胆

生理上，功能相似，同主疏泄，共同协助消化。

病理上，肝疏泄失常，影响胆汁分泌、排泄；胆汁排泄不畅，影响肝的疏泄。肝胆湿热，可见胁痛、黄疸、食欲不振等症状。

4）脾与胃

生理上，二者协同、依存，则运纳结合、升降相因、燥湿相济。正如《临证指南医案》所言"纳食主胃，运化主脾；脾宜升则健，胃宜降则和……以脾喜刚燥，胃喜柔润"。《景岳全书》也指出："胃司受纳，脾司运化。一运一纳，化生精气。"

病理上，二者常相互影响：脾为湿困，运化失职，清气不升，影响胃的受纳和和降，见纳呆、呕恶、脘痞腹满等症状；反过来，食滞胃脘，浊气不降，影响脾的升清与运化，见嗳腐吞酸、腹胀泄泻等症状。

5）肾与膀胱

生理上表现为排泄小便的协同、依存，肾的气化、固摄、推动功能，调节膀胱贮尿、排尿。

病理上,二者相互影响:肾气虚弱,气化失常或固摄无权,影响膀胱贮尿和排尿功能,出现小便不利或遗尿症状;膀胱湿热,影响肾气,尿频、尿急、尿痛、腰痛等症状。

将人体脏腑、五官九窍、皮毛筋骨等按照五行划分为五大系统(见图2-6),并结合阴阳的理论,是中医认识人体结构与功能的基本方法。

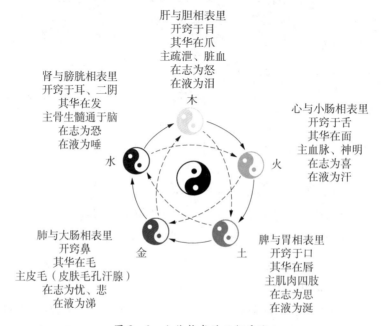

肝与胆相表里
开窍于目
其华在爪
主疏泄、脏血
在志为怒
在液为泪

肾与膀胱相表里
开窍于耳、二阴
其华在发
主骨生髓通于脑
在志为恐
在液为唾

心与小肠相表里
开窍于舌
其华在面
主血脉、神明
在志为喜
在液为汗

肺与大肠相表里
开窍鼻
其华在毛
主皮毛(皮肤毛孔汗腺)
在志为忧、悲
在液为涕

脾与胃相表里
开窍于口
其华在唇
主肌肉四肢
在志为思
在液为涎

木 火 土 金 水

图2-6 人体构成的五行系统

第四节　经络学说

经络学说是研究人体经络系统的生理功能,病理变化,循行分布及与脏腑相互关系的一种理论学说,是中医学理论体系的重要组成部分。

一、经络的概念

经络,是人体内经脉和络脉的总称。"经"有路径的意思,经脉贯通上下,沟通内外,是经络系统的主干,多循行于深部。"络"有网络的含义,是经脉的分支,比经脉细小,如网络一般联系周身,无处不在。正如《灵枢·经脉》所言"经脉十二者,伏行分肉之间,深而不见;其常见者,足太阴过于外踝之上,无所隐故也。诸脉之浮而常见者,皆络脉也"。《医学入门》这样定义经络:"经者,径也;经之支派旁出者为络。"

经络遍布全身,内属脏腑,外络肢节,将人体所行的内脏器官、孔窍以及皮毛、筋肉、骨骼等组织,紧密地联结在一起,构成一个有机的整体。

二、经络系统的组成

经络系统是由经脉和络脉组成的。

经脉包括十二经脉,奇经八脉,以及附属于十二经脉的十二经别,十二经筋和十二皮部。十二经脉即手足三阴经和手足三阳经,是气血运行的主要通道。十二经脉有一定的起点,一定的循行部位和交接顺序,均与脏腑有直接的络属关系。奇经八脉是督脉、任脉、冲脉、带脉、阴维脉、阳维脉、阴跷脉、阳跷脉的总称,有统帅、联络和调节十二经脉的作用。与十二正经不同,奇经八脉既不直属脏腑,又无表里相合关系,"别道奇行",故称奇经。十二经别是从十二经脉别出的经脉,它们分别起自四肢,循行于体腔脏腑深部,上出于颈项浅部,其作用主要是加强十二经脉中相为表里的两经之间的联系,还能补正经之不足。经筋和皮部是十二经脉与筋肉和体表的连属部分。

络脉是经脉的分支,有别络、浮络和孙络之别。十五络脉(别络)是经脉别出的较大分支,主要功能是加强相互表里的两条经脉之间在体表的联系。浮络是循行于人体浅表部位,而常浮现的络脉。孙络是最小的络脉。

上述十二经脉,奇经八脉,十五别络,十二经别,十二经筋和十二皮部等共同组成经络系统(见图2-7),使人体成为不可分割的整体。

1. 十二经脉的名称

十二经脉即手太阴肺经、手阳明大肠经、足阳明胃经、足太阴脾经、手少阴心经、手太阳小肠经、足太阳膀胱经、足少阴肾经、手厥阴心包经、手少阳三焦经、足少阳胆经、足厥阴肝经。

2. 十二经脉的分布规律

十二经脉以阴阳来表明它的属性,凡是与脏相连属,循行在肢体内侧

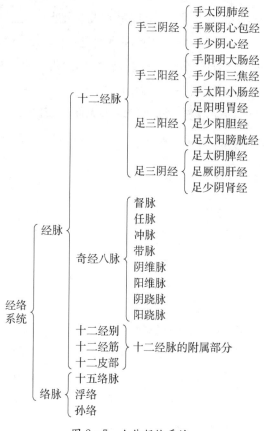

图 2-7　人体经络系统

的经脉,叫作阴经;凡是与腑相连属,循行在肢体外侧的经脉,叫作阳经。基于经络与脏腑有着密切联系,而且分别受不同脏腑所管辖,故十二经脉的名称都加上脏腑之名。根据经脉循行的路径不同,有内侧面及外侧面之分,这样就决定了手三阴经、手三阳经、足三阴经、足三阳经十二经脉的名称。

概括起来:手三阴经止于手,手三阳经起于手,足三阳经止于足,足三阴经起于足;阴经行于内侧,阳经行于外侧;阴经属脏;阳经属腑。如《灵枢·逆顺肥瘦》所言"手之三阴,从胸走手;手之三阳,从手走头;足之三阳,从头走足;足之三阴,从足走腹"。

3. 十二经脉的流注顺序

十二经脉的流注是从手太阴肺经开始,阴阳相贯,首尾相接,逐经相传,到肝经为止,从而构成了周而复始、如环无端的流注系统。将气血周流全身,起到濡养的作用(见图2-8、图2-9)。

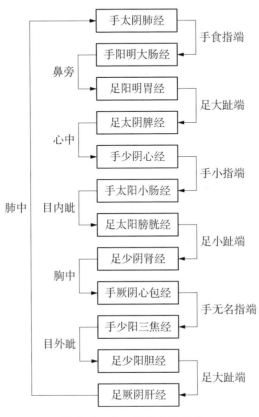

图2-8　十二经脉流注顺序

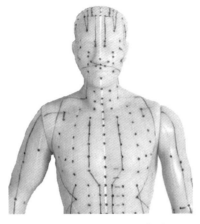

图2-9　人体经络示意图

三、经络的功能与应用

1. 经络的功能

(1) 联络组织器官,沟通表里上下。经络具有联络组织器官,沟通表里上下的功能,人体的五脏六腑、四肢百骸、五官九窍、皮肉筋骨等组织器官,虽各有不同的生理功能,但又共同进行着有机的整体活动,使机体的内外上下保持着协调统一,构成一个有机的整体。这种有机配合、相互联系,主要是依靠经络系统的联络沟通作用实现的。由于十二经脉及其分支纵横交错、入里出表、通上达下联系了脏腑器官,奇经八脉沟通于十二经之间,经筋皮部联结了肢体筋肉皮肤,从而使人体各脏腑组织器官有机地联系起来,使机体各部分之间保持着相互协调、相互制约的平衡关系。如:十二经脉外行于体表,内属于脏腑,将人体体表与脏腑联系起来,十二经别的离合出入则加强了这种联系;十二经依次联节,使经气的循行周而复始,如环无端,贯穿全身。可见,经络内联脏腑外络肢节,沟通内外,贯穿上下,把人体各组织器官联系成一个统一而协调的整体。

(2) 通行气血阴阳,抗御外邪,保卫机体的功能。人体的各组织器官,均需要气血的濡养,才能维持正常的生理活动。气血阴阳之所以能够通达周身,是依赖经络的传输的。因此《灵枢·本脏》说:"经脉者,所以行气血而营阴阳,濡筋骨,利关节者也。"这就指明了经络具有运行气血阴阳的作用。中医认为,外邪侵犯人体由表及里,此时,充盈于络脉的卫气发挥了抗御外邪、保卫人体的屏障作用。如《素问·缪刺论》所言:"夫邪客于形也,比先舍于皮毛,留而不去,入舍于孙脉,留而不去,入舍于络脉,留而不去,入舍于经脉,内连五脏,散于肠胃。"

(3) 调节机能活动。经络在沟通、传导功能的基础上,通过经气的作用,又能调节机能活动,使人体复杂的生理功能互相协调,保持相对平衡状态。

(4) 感应与传导。经络对于机体内外各种刺激所产生的感应,传导于机体内外上下。针刺中的"得气"和"行气"现象就是经络感应传导的表现。针灸、按摩等方法所以能防治疾病,就是由于这些治疗信息作用于人体经络,经络转输经气,经气运行周身,传导感应,进而调节机体的结果。

2. 经络的应用

(1) 说明病理变化。经络在病理上的反映或体现,突出表现于疾病的发生和传变。在正常情况下，经络有通行气血阴阳，感应和传导的功能，而在发生病变时，经络就成为传递病邪和反应病变的途径。正如《素问·皮部论》所言："邪客于皮则腠理开，开则邪入客于络脉，络脉满则注于经脉，经脉满则入舍于脏腑也。"外邪从皮毛腠理侵入人体，并沿着络脉、经脉到腑传脏的途径，逐渐由表向里传变的规律。由于脏腑之间通过经脉沟通联系，所以经络还可成为脏腑之间病变相互影响的途径。如足厥阴肝经挟胃、注肺中，所以肝病可犯胃、犯肺；足少阴肾经入肺，络心，所以肾虚水泛可凌心、射肺。至于相为表里的两经，因络属于相同的脏腑，使相为表里的脏腑在病理上常相互影响，如心火可移热于小肠，大肠实热，腑气不通，可使肺气不利而咳嗽胸满等。

经络不仅是外邪由表入里的传变途径，而且也是脏腑与体表组织之间病变相互影响的重要渠道。通过经络的传导，内脏的病变可以反映于体表，表现在某些特定的部位或与其相应的孔窍。如肝气郁结常见胁或少腹胀痛，这是因为足厥阴肝经抵小腹、布胁肋；真心痛，不仅表现为心前区疼痛，并常放射至上肢内侧尺侧缘，这是因为手少阴心经行于上肢内侧后缘之故。其他如胃火见牙龈肿痛，肝火上炎见目赤等，都是经络传导的反映。

（2）指导疾病诊断。由于经络是沟通人体脏腑与各个组织的通道，经络有一定的循行部位和络属脏腑，可以反映所属脏腑的病症，因而在临床上，就可以根据疾病的症状及症状出现的部位，结合经络循行的部位及所联系的脏腑，作为辨证归经和疾病诊断的依据。例如两胁疼痛，多为肝胆疾患，这是因为两胁是肝胆的经脉所过之处。又如头痛一证，痛在前额者，多与阳明经有关；痛在两侧者，多与少阳经有关；痛在后头部及项部者，多与太阳经有关；痛在线顶者，多与厥阴经有关。正如《灵枢·官能》所言"察其所痛，左右上下，知其寒温，何经所在"。

（3）指导临床治疗。经络学说广泛地应用于临床各种的治疗，特别是在药物治疗和针灸按摩方面具有较大的指导意义。经络的通畅与否，直接关系到人体气血能否顺利到达各部位，经络不通则百病由生。因此，可以通过药物、针灸、推拿、拔罐、刮痧等手段疏通经络，消除病痛。

药物治疗，是使药物通过经络的传导，转输直达病所，充分发挥其治疗作用。古代医家在长期的医疗实践中，使经络学说更加完善，并使其与临床疾病的治疗之间，关系更为密切。根据某些药物对某些脏腑经络所具有的特殊选择性作用,逐步创立并形成了"药物归经"理论。如麻黄入肺、膀胱二经,可发汗、平喘、利尿;柴胡入肝胆二经,可开郁解热。

针灸疗法和按摩疗法,是根据某一经或某一脏腑的病变,在其病变的邻近部位或经络循行的远隔部位取穴,通过针灸或按摩达到调整气血的作用,从而治疗某一脏腑组织的病变。例如胃痛取胃经的足三里穴;肝病刺肝经的期门穴等。《四总穴歌》所说"肚腹三里留,腰背委中求,头项寻列缺,面口合谷收",就是循经取穴的很好说明。

第五节　药性理论

药性实际上是指中药的性能或偏性,是中药固有的性质。清代徐灵胎:"凡药之用,或取其气,或取其味……各以其所偏胜而即资之疗疾,故能补偏救弊,调和脏腑,深求其理,可自得之。"徐氏所言说明药性是临床选药的重要依据,实际上是在"医"和"药"之间架起了一座桥。不懂得药性知识,就无法根据中医病症选用药物。中药的药性理论主要包括"四气、五味、归经、升降浮沉、毒性"五方面内容。

一、药物的四气

中医认为,药物根据自身差别,分别具有寒、热、温、凉四种药性,又称为"四气"。其中寒,凉属阴,温、热属阳,寒与凉、温与热只是程度上差异,凉的阴性程度略次于寒,温的阳性程度略次于热。药物"四气"反应药物在影响人体阴阳盛衰,寒热变化方面的作用倾向。能减轻或消除热证的药物,一般属于凉性或寒性,如黄芩,栀子,石膏等;反之,能减轻或消除寒证的药物,一般属于温性或热性,如桂枝、附子、干姜之类。

药物"四气"概念的出现不晚于西汉时期,《汉书·艺文志·方技略》有"经方者,本草石之寒温,量疾病之深浅,假药味之滋"的描述,此后在《神农本草经》中正式提出。

药物的"温热寒凉"是根据药物作用于人体后,人体产生的反应归纳出来的。例如,感受风寒,可见"恶寒发热、流清涕、小便清长、舌苔白"等寒证症状。用紫苏或生姜煎汤服用后,发汗,上述症状减轻或消失,说明紫苏、生姜药性是温热的。

再例如,发生疔疮、局部红肿疼痛,甚至小便黄、舌苔黄等热证症状。用金银花、菊花等治疗见效,说明金银花、菊花药性是寒凉的。所以,温热药多数具有温里散寒、补火助阳、温经通络、回阳救逆等作用,常用来治疗寒性病症;寒凉药多数具有清热泻火、凉血解毒等作用,常用来治疗热性病症。但临床应用并不能简单套用,须正确把握药性寒热与药物功效关系。

药性寒热与药物功效是共性与个性、抽象与具体的关系,正如徐灵胎所言"同一热药,而附子之热与干姜之热迥乎不同;同一寒药,而石膏之寒与黄连之寒迥乎不同"。而且,药性寒热是从特定角度概括药物作用性质,反映的只是药物作用性质的一个侧面。

二、药物的五味

五味就是辛、甘、酸、苦、咸五种滋味。此外,有些药物属于淡味或涩味,故实际上不止五种,为了与五行相对应,古人将涩附于酸、淡附于甘,人们习惯上称之为"五味"。其中辛、甘、淡味属阳;酸、苦、咸味属阴。《素问·至真要大论》说:"辛甘发散为阳,酸苦涌泄为阴,咸味涌泄为阴,淡味渗泄为阳。"

五味最初是指食物和药物的真实滋味,这就是早期的滋味说。周代人们已经认识到五味与食物、药物的某些功能有关,《周礼·天官》记载:"凡药以酸养骨,以辛养筋,以咸养脉,以苦养气,以甘养肉,以滑养窍。"后来逐渐通过五行属性与药物的作用相联系,并用滋味解释药物、食物的作用。五味的作用特点见表2-2。

表2-2　五味的作用特点及药物实例

五味	作用特点	药　　物
酸	收敛固涩止汗,治疗久虚多汗证	收涩止汗药:浮小麦、麻黄根
	涩肠止泻,治久泻久痢、尿频遗尿证	涩肠止泻药:乌梅、五倍子
	涩精止带,治遗精、滑精、带下证	涩精止遗药:山茱萸、五味子、金樱子
苦	通泄、降泄、清泄,治疗便秘、气逆、火热上炎等证	泻下药:大黄;止咳平喘药:杏仁、枇杷叶;清热泻火药:栀子、黄芩等

(续表)

五味	作用特点	药　物
	燥湿,治疗湿证	芳香化湿药:苍术、厚朴;清热燥湿药:黄连、黄柏
甘	补益气血,治疗气血虚证	补气药:人参、黄芪;补血药:当归、熟地
	缓急止痛,治疗疼痛证	饴糖、甘草、白芍
	调和药性,解毒	甘草、绿豆
辛	发散解表,治疗表证	解表:麻黄、桂枝、细辛、薄荷
	行气活血,治疗气滞血瘀等证	理气药:木香、香附;活血药:桃仁、红花
咸	软坚散结,治疗瘰疬、瘿瘤等证	软坚散结药:海藻、鳖甲、昆布
	泻下、通便,治疗热结便秘	泻下药:芒硝

药物的五味既可标示药物的真实滋味,如黄连、黄柏食之苦;甘草、枸杞食之甘;乌梅、木瓜食之酸;芒硝、食盐食之咸等;也可与真实滋味无关,仅提示药物作用的基本范围。例如中药葛根,口尝无辛味,但能解表散邪,与"辛"味的能散能行一致,故而认定葛根具有"辛"味。再如磁石,口尝无咸味,因能入肾潜镇浮阳,而肾在五行之中属水与咸相对应,故归为"咸"味。

五味与药物作用关系是古人在医药实践中逐步总结出来的比较粗略结果。由于滋味与药物作用并无本质联系,在实际应用和古书记载中难免出现分歧。因此,五味学说本身具有一定局限性。但由于有许多应用成熟的实例,临床应用中还是具有参考价值。

三、药物的升降沉浮

药物的"升降浮沉"性能是指中药进入体内后的作用特点。升就是药性上升,降就是药性下降,浮就是药性发散,沉就是药性收敛固藏和泄利二便(向内,向下)。凡具有升阳发表、祛风散寒、涌吐、开窍等功效的药物,大多药性上行向外,或升或浮,或兼见两者,升浮之药属阳;凡具有泻下、清热、利尿、重镇安神、潜阳息风、消导积滞、降逆止呕、收敛散气等功效的药物,大多其性下行向内,或沉或降,或兼见两者,而沉降之药属阴。

药物的"升降沉浮"性能对临床用药有重要指导意义。从发病部位分析,在表在上者,宜用发散升浮药物,表证须用紫苏、生姜等升浮药以发汗解表;而不能用浮小麦、糯稻根等收敛止汗药;而在里在下者宜用清热泻下或温里、利水等沉降药物,而不宜用解表药物等。例如,肝阳上亢的头痛,宜用牡蛎、石决明等潜降药,误用升散药物,反而造成肝阳更亢盛。从病势分析,上逆者宜降不宜升,如呕吐、咳喘治疗,胃气上逆的呕吐,当用姜半夏降逆止呕,不可用瓜蒂等涌吐药;下陷者宜升不宜降,如泻痢、崩漏、脱肛、子宫下垂的治疗。久泻脱肛,当用黄芪、党参、升麻、柴胡等益气升提,不可用大黄等通便药。脾阳下陷的泄泻,误用泄降药物,反而造成中气更为下陷以至久泻不止。

药物的"升降沉浮"性能与性味、药材质地相关。升浮药多具有辛甘之味和温热之性;沉降药多具有酸苦咸涩之味和寒凉之性。正如李时珍所言"酸咸无升、辛甘无降、寒无浮、热无沉"。一般来说,轻质药物多是升浮的,如花、叶、皮、枝类药物;质重的药物多是沉降的,如果实种子类、矿物类药物。

此外,通过炮制、配伍可改变药物的"升降沉浮"性能,以满足临床需要。例如,酒炒、姜汁炒使药物具有升浮的性质;醋炒、盐炒则使药物具有沉降的性质。沉降药与较多的升浮药同用时,其性也随之上升;升浮药在同大量沉降药配伍时,便随势下降。

四、药物的归经

1. 归经的概念

归是归属的意思,经则是脏腑经络概称,即药物作用于人体的部位。药物对人体某些脏腑、经络的作用明显,而对其他作用较小或没有,有一定的选择性。例如,龙胆草归胆经,能治疗胆病;藿香归脾、胃二经,能治疗脾胃病。

2. 归经是如何确定的

药物归经理论,是以脏腑、经络理论为基础,以所治疾病为依据确定的。经络具有沟通人体表里内外功能,而每一条经络都具有特定的循行路线,将特定的脏腑、形体官窍相贯通。因此,机体发生不同的病变,其所在脏腑及经络循引部位不同,临床上所表现的症状则各不相同。如心经病变多见心悸失眠,临床用朱砂等药治疗效果好,因而这些药物归心经;肺经病变常见胸闷、咳喘,用桔梗、杏仁能治愈,说明它们归肺经。

　　3. 归经对临床用药的指导意义

　　归经理论是通过脏腑辨证用药,从临床疗效观察中总结出的药性理论。其来之于临床实践,又能反过来指导临床实践。

　　功效相似的药物,归经不同,选择性常常有比较大差异。例如,同样具有清热泻火的功效,石膏归肺、胃经,因此是治疗肺胃二经实热证的要药,临床常用于肺热咳喘、痰稠,和胃火牙痛的治疗。而骨精草归肝、胃二经,治疗胃火牙痛的功效与石膏相似,但又能选择性治疗肝火上炎引起的目赤翳障、头痛。

　　不同中药的归经差异还反映了其治疗作用选择性的能力。例如同是清热泻火药物,栀子归心、肝、肺、胃、三焦经,可治疗多个脏腑的实热证,但选择性比较差;而青葙子仅归肝经,选择性好。

　　应用药物时,不要只掌握药物归经,而忽略药物的四气、五味、升降浮沉等药性,要全面分析疾病特点和病人的具体状况,才能合理指导临床用药。例如,同是归肺经,治疗咳喘的中药,黄芩能清肺热,干姜则温肺,百合能补肺虚,葶苈子泻肺实,作用特点各异。正如徐灵胎总结的:"不知经络而用药,其失也泛,必无捷效;执经络而用药,其失也泥,反能致害。"

五、药物的毒性

　　1. 中药毒性的概念

　　西汉以前以"毒药"作为一切药物的总称。《周礼》记载:"医师掌政令,聚毒药以供医事。"这里的毒药实质上就是药物。张景岳说:"是凡可解邪安正者,均可称为毒药,故曰毒药攻邪也。"由此可见,古代将毒性作为药物性能之一,是一种偏性,以偏纠偏是药物治病的基本原理。"神农尝百草,一日而遇七十毒"的传说深刻反映出药物毒性的普遍性。在中国第一部药物学专著《神农本草经》中,药物就是按照毒性大小分为上中下三品的,进一步证明中医自古就将毒性作为药物固有属性看待,这是药物的广义毒性,与现代医学所说的药物毒性不同,而是泛指药物本身的偏性,如温热寒凉等,与药物疗效相关。

　　狭义的毒性则专指某些中药使用过程中出现的中毒反应或副作用。对容易引起中毒反应的药物在本草书籍中药物性味之下常标注为"大毒""小毒"等,并规定严格的使用剂量、炮制方法、配伍禁忌等。例如"川乌,辛、苦,温,有大毒。"其中,"有大毒"提示了原药材有强烈的毒性,应采用相应的炮制方法减其毒性,才能保证用药安全。副作用泛指药物治疗以外的作用,除了上述严重中毒反应外,还包括一些比较轻的不良反应和特殊人群会出现的不良反应或禁忌症状。例如,青葙子本身没有毒性,可治疗肝火上炎引起的目赤肿痛,但由于本品兼有扩散瞳孔的作用,如果青光眼患者使用,会加重症状,产生副作用。

2. 正确认识中药毒性

正确认识中药毒性,对临床合理用药,保证药物安全有效具有重要指导意义。

(1)正确理解中药毒性的含义,合理利用中药毒性。不论广义的毒性还是狭义的毒性,中医药界从古至今都不否认中药的毒性问题,而且明确认为毒性是中药的重要性能之一,并以此指导临床用药。中医临床"以毒攻毒",就是利用中药的某些偏性治疗某些疾病。古人云:"药弗瞑眩,厥疾弗瘳",即是说欲除顽病痼疾,需选峻猛药起剧烈反应后方可见效,而这些药物多为毒性中药。

(2)正确理解中药中毒的原因。我国古代就对中药的毒性有了客观认识,并摸索出毒性药物使用方法和禁忌。严格按照这些药物使用方法用药,一般不会出现严重中毒反应。但如果使用不当,则可能引起中毒反应,有时甚至出现严重毒性,致人死亡。出现中毒的主要原因包括药物因素、机体因素和其他因素三方面。其中,常见药物因素主要有药材品种混乱、未按规定炮制、药物被污染、改变给药途径(如中药注射剂)、用法不当、剂量过大、配伍不当和药不对证。机体因素主要反映在年龄、体质等引起的个体差异。其他因素则主要有地理条件、气候寒暖、饮食起居、给药时间、给药环境等。

(3)正视中药毒性,客观地宣传中药的毒性。与西药相比,中药虽经过炮制、配伍等减毒方法处理后应用于临床,毒性相对低,但并非某些媒体或无良商家鼓吹的绝对无毒。例如,雷公藤、黄药子、苍耳子、川楝子、大黄、泽泻、虎杖等中药有文献报道对肝脏有损害;而关木通、汉防己、马兜铃、青木香、雄黄、朱砂、轻粉等则发现对肾脏有损害,为及时发现问题,长期或大量服用含有以上药物的方剂时,应定期检查肝肾功能。

3. 规范剧毒中药的管理

为防范剧毒中药对人民生命造成伤害,在1988年我国就出台了《医疗用毒性药品管理办法》,对 28 种中药的生产、销售、使用进行了严格限定,需要有资质的企业生产经营,有资质的医生方可在处方中使用。名单如下:砒石(红砒、白砒)、砒霜、生川乌、红升丹、生马钱子、生甘遂、雄黄、生草乌、红娘虫、生白附子、生附子、水银、生巴豆、白降丹、生千金子、生半夏、斑蝥、青娘虫、洋金花、生天仙子、生南星、红粉、生藤黄、蟾酥、雪上一枝蒿、生狼毒、轻粉、闹羊花。显然,这里所指的中药毒性是狭义的毒性,并不代表其他中药就可以随意使用,除了非处方药物外,其他中药也需要遵照医嘱才可使用。

思考题

1. 如何理解"阴平阳秘,精神乃治"和"阴阳离决,精气乃绝"这两句话的含义?

2. 试用阴阳理论说明人体生理功能。

3. 五脏、六腑、奇恒之腑分别是指哪些脏器? 奇恒之腑有什么特点?

4. 为什么中医称"脾胃"为"后天之本"?

5. 中医认为"肾"是一个综合性功能单位,其生理功能主要有哪些?

6. 试述经络学说的主要内容。

7. 简述五脏与五体的联系。

8. 举例说明中药五味的概念及其与食物滋味的区别与联系。

9. 谈谈如何避免或减少中药中毒事件的发生。

10. 针对"温热寒凉"四种药效,各举一例中药,说明其药性与功能的关系。

第三章

中医药学的易文化渊源

　　易文化是中华民族创造的古老文化之一,后世多种文化或多或少都与易文化有联系,所以有"易为中国文化源头"的说法。总之,易文化对中华文化的影响深远,对以中华传统文化为基因的中医药学的理论亦产生了重要影响。

第一节　易文化起源

一、易文化起源和演化

　　易文化起源和演化大致可分为三个阶段:萌芽阶段,形成阶段和易传的创作与传播阶段。

　　1. 第一阶段　易文化萌芽:新石器时期

　　大约在距今1万年,中国历史进入了新石器时期,其标志是农耕文明和畜牧业的产生以及磨制石器、陶器(见图3-1)和原始纺织的出现。新石器时期遗址重要的有:黄河中游的仰韶文化,黄河上游的马家窑文化,黄河下游的大汶口文化和龙山文化。

　　随着生产力进步,人们由最初对自然的敬畏,开始转向认识自然规律,以达到指导人们生产、生活,规避自然灾害的目的。于是,通过观察、了解自

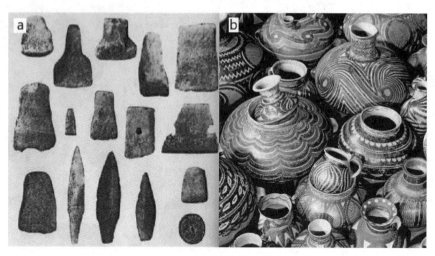

图 3-1 新石器时期发明的器具(a 石器、b 陶器)

然界的生命规律、气候变化、宇宙天象等,探寻对天地自然及生命活动规律的理解方法。有关新石器时期的故事,以伏羲为代表的先人通过观察自然界各种现象,发明了伏羲八卦最为经典,这也是易文化萌芽的标志。

2. 第二阶段 易经形成:夏商周青铜文化时期

中国的青铜时期从公元前二千年前左右开始,经夏、商、西周和春秋时代,大约经历了十五个世纪。这个时期的青铜器(见图 3-2)主要分为礼乐器、兵器及杂器。在商的晚期和西周早期,青铜的冶铸业作为生产力发展的标志而达到高峰。在当时的亚洲大陆上,商周的青铜冶铸业所产生的青铜艺术,是一颗光彩夺目的明珠。

此时的华夏大地上,人类文明已经进入一个新阶段,随着文字的不断创造,这一时期创造出的周易终以文字、图像等形式传承下来,但对其解释仍然比较简单,掌握在少数人手里。可以说,周易是我国古代三千年文化的集大成,是对中国奴隶制社会时期符号文化和占筮文

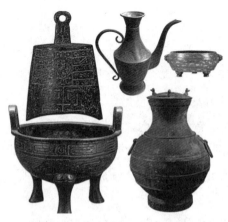

图 3-2 青铜器时期发明的青铜器

化的总结。

3. 第三阶段　易传创作与传播:战国至秦汉

战国时期的儒家学者,有观点认为是孔子及其弟子将《周易》演化为一部哲学书籍,用来阐述自己的哲学思想,因而创作《易传》。尽管这种说法有争议,但这一时期出现的《易传》,使得更多的人可以通过文字解释来了解《周易》的原理和应用,起到了普及和推广的作用,极大地推动了后世对易学研究的深入。

汉武帝废黜百家独尊儒术之后,《周易》一跃而为六经(诗、书、礼、乐、易、春秋)之首,成了中华传统文化的首要代表作,至此易文化在中华传统文化中的地位正式确立。之后不同朝代,易学家们分别从易理、象数两个角度探讨、研究周易所蕴藏的哲理。其中,"象数派"以《易》象(八卦的众多卦象,比如,乾为天,坤为地之类)及《易》数(阴阳奇偶之数,如"1,3,5为阳,2,4,6为阴"等)作为解读《周易》的方法,来阐述自己的认识;"义理派"主要阐明《周易》的哲学思想,不很看重于象数。不同朝代的易学家们的侧重点不同,汉代的易学者以"象数派"为主,魏晋以后以"义理派"为主,至清朝时,"象数派"又占上风。

二、易学的河洛文化基础

关于易学的河图、洛书的渊源,多自古代儒家《周易》和《洪范》两书的来源与传说。《易·系辞传上》言:"河出图,洛出书,圣人则之。"大意是,传说伏羲氏时期,有龙马从黄河出现,背负"河图";有神龟从洛水出现,背负"洛书"(见图3-3)。伏羲氏根据"图""书"画成八卦(见图3-4),即为易文化的来源,流传至今的周易亦源于此。河图指无文字时代气候图,环形象征为天,洛书是中国远古时代的方位图,方形象征为地,天圆地方。洛书与河图一样,上南下北,左东右西,说明与万事万物生成、变化之规律的深邃理念是等同的。奇数为阳,偶数为阴,奇偶相生即"数""象"一致。

《易·系辞传下》:"仰则观象于天,俯则观法于地,观鸟兽之文与地之宜。"伏羲氏仰观于天,俯察法于地,说明周易的宇宙观是唯物的,以天地为本源的,用阴阳八卦来解释天地万物的演化规律和人伦秩序,而并非迷信。

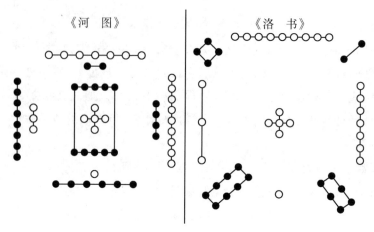

图 3-3 河图和洛书

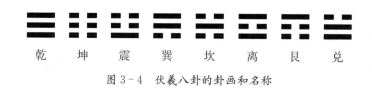

乾　坤　震　巽　坎　离　艮　兑

图 3-4 伏羲八卦的卦画和名称

此外,易卦与河洛文化意蕴中均含有金、木、水、火、土五行规律。

三、三易之源

传说历史上有三易,如《周礼》云:"太卜掌三易之法,一曰《连山》,二曰《归藏》,三曰《周易》。"

1.《连山易》

《连山易》古代多称《连山》,其名初见于《周礼·春官·宗伯·太卜》。《连山易》是以四季六气为旺衰指引,以六甲值符为吉凶判辨之坐标,以三元九运为时空转换。不同于用金、木、水、火、土五行生克的客观论来指导概念论的辩证方法。《连山易》是用古人对客观世界的实体论、摸看论来定义万物发展的自然法则,对以人为本的社会和规则作了系统论述。

2.《归藏易》

《归藏易》有不同版本的传说故事。

(1) 故事一:传说中,商人的祖先为"契"。契的母亲叫简狄,她曾与两位伙伴去河里洗澡,见到玄鸟(燕子)落蛋。简狄拾取玄鸟蛋而吞下去,就怀了身孕,然后生下一个儿子,即"契"。既然殷商的祖先出自母亲简狄(和玄鸟),那么他们的一切都是这个伟大的母亲给予的。于是,殷商将"夏易"的《连山》卦改为《归藏》,由坤卦开始,象征"万物莫不归藏其中",即一切都来自母亲简狄,引申为人类的文化与文明,都以大地为主,万物皆生于地,终于又归藏于地。

(2)故事二:远古时代洪水泛滥,舜派鲧去治水。鲧单纯采用了以强制强的方法与自然对抗,不断建造更高的大坝拦堵洪水,但自然的力量是强大的,最终冲垮了所有的大坝。为拯救天下百姓,舜任命鲧的儿子大禹继续完成治理水患的工作。据《洪范》记载,禹上任之后,上天赐予他治理天下的"洪范九畴",从此治理天下的新的一套体系诞生了。传说上天是通过一只从洛水中背负着洛书的神龟将这套治国之法传给了大禹。大禹将这套大法经过归纳总结,编撰了华夏历史上的第二部易经:《归藏易》。

大禹的《归藏易》是在六个时间段上帮助人们调理做事的节奏与尺度,这六个节点分别是:"无、有、兼、反、行、道。"这六个时间节点不仅成为中国古代划分时间段的基本元素(如十二时辰、二十四节气、六十分钟一小时等),也为周文王推导出《周易》六爻奠定了理论基础。

3.《周易》

关于周易的发明,大致源于"文王拘而演周易"的典故。周文王,姓姬名昌(约前1213—约前1117年),史称周文王。商时他广施仁德,礼贤下士,发展生产,深得人民的拥戴。引起商纣王(后称殷纣王)的猜忌和不满,昏庸残暴的纣王听信谗言,将姬昌囚禁于羑里。姬昌坐牢期间没有闲着,而是创造性地将八卦两两相重,发明了六十四卦(见图3-5),并发展了易经,即流传下来的周易。所以相传周文王演六十四卦并作卦辞,周公旦作爻辞。

也有人认为,《周易》原本是一部卜筮书籍,那自然都是主管卜筮事务的官员所创造和撰著。经过从夏至周的一千多年时间的累积,虽《连山》《归藏》已经失传,但最终形成的《周易》比较完整的卦象、卦辞和爻辞得以传承,并在后世不断发展。

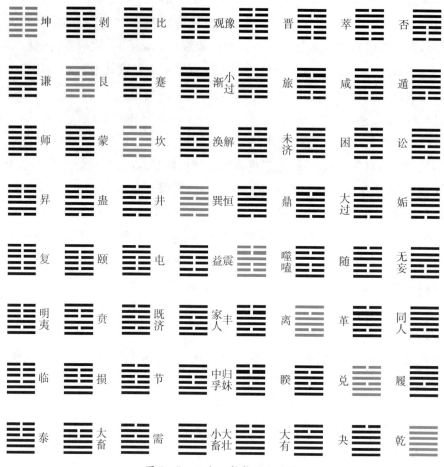

图 3-5 六十四卦卦画和名称

第二节 易文化核心思想

一、《易经》简介

从周易的总体结构图（见图 3-6）可以看出，周易主要包括《易经》和《易传》两大部分，《易经》主要包括卦象符号，卦体结构（后人所加），卦名，卦辞，爻题、爻辞，序卦传；杂卦传。《易传》即十翼，有象传（上下）、象传（上下）、文言传、系辞传（上下）。

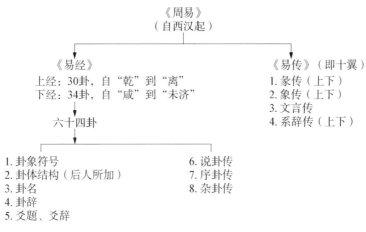

图 3-6　周易总体架构

《易经》中，爻是组成卦的基本单位(见图 3-7)，其中一横中间不断开称作阳爻；一横中间断开的称作阴爻。阳爻和阴爻按照一定规律分别组合，进而说明自然界和人类社会变化规律的排列符号，就叫作"卦"。卦是为特定目的占筮而组成的符号排列，是《易经》的基本组成单位。

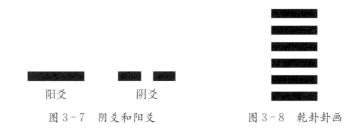

图 3-7　阴爻和阳爻　　　　　图 3-8　乾卦卦画

以乾卦(见图 3-8)为例，这六根实线组成的图像就是乾卦的卦画，所谓卦画，就是卦的符号，所以图 3-8 所示的是乾卦的符号。这六根实线组成的图像卦名为"乾"，卦画六个符号皆为阳，故乾有刚健之义。

卦辞是对一卦中六爻总的说明，乾卦的卦辞为"元亨利贞"。

最初文义是"元亨、利贞"古人占卜时遇到这个卦，如果占卜关于祭祀方面的事情，那么就可以去祭祀祖先。如果是占问别的事情，则结果都是有利的。

义理文义则为"元、亨、利、贞。"所谓义理文义，就是易学家们对《易经》

经文哲学意蕴的阐释。历代的易学家将此四字解释为"元始、亨通、有利、正固"。大意是说,乾卦六爻全是阳爻,是纯阳之卦,象征着天,能够用阳气来使万物产生,也能使万物顺利成长亨通无阻,并能使万物彼此和谐各得其利,又能使万物遵循着正道发展到终点。

爻辞:一卦共六爻,即由六个符号组成,每爻都有一个意思,表达这个意思的文辞叫作爻辞。一卦有六爻,故共有六条爻辞。在卦辞下,六条爻辞有"九""六"作为爻题,阳爻称九,阴爻称六。一卦六爻自下而上,若为阳爻依次为初九,九二,九三,九四,九五,上九;若为阴爻依次为初六,六二,六三,六四,六五,上六。

乾卦的爻辞如下:

初九,潜龙勿用。

九二,见龙在田,利见大人。

九三,君子终日乾乾,夕惕若厉,无咎。

九四,或跃在渊,无咎。

九五,飞龙在天,利见大人。

上九,亢龙有悔。

大意如下:

初九,即第一爻为阳爻,表示要等待时机,暂时不要行动。

九二,即第二爻仍为阳爻,表示要有宽广的胸怀,获得别人的肯定和赞赏。

九三,即第三爻仍为阳爻,表示做事前一定要准备充分,加倍努力,并有顽强的毅力。

九四,即第四爻仍为阳爻,表示事情会有两种不同结果,一种可能是完全成功并出名,一种可能是彻底失败。

九五,即第五爻仍为阳爻,表示要有大家风范,并密切与群众的关系以获得广泛支持。

上九,即第六爻仍为阳爻,表示已经很完美,但也提示注意物极必反的规律,要小心谨慎。

二、"易"字释义

古人对"易"字含义认识可以从以下古人对"易"的解释中进行分析、归纳。魏伯阳《周易参同契》以日月解"易",认为"易"在字源上与天象存在密切关系。《易纬·乾凿度》解"易"有三义,即"简易、变易、不易"。《周易·系辞传上》言"生生之谓易"。《国语·晋语》:"子常易之"注"易,变也"。《左传》有"子常易之",注"易,尤反也",即"易"同"反",改变之意。

纵观以上说法,基本可以明确,"易"至少具有两种含义:阴阳对立统一规律、运动变易规律。

三、易文化核心思想

1. 太极生成思想

《周易·系辞传上》:"易有太极,是生两仪,两仪生四象,四象生八卦。"
(见图 3-9)

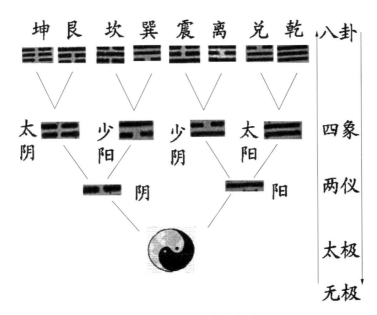

图 3-9　太极八卦生成图

1) 太极

"易有太极"。太,即大;极,指尽头、极点。物极则变,变则化,所以变化

之源是太极。关于太极的含义,有以下几种解释:

(1) 指宇宙最初浑然一体的元气。孔颖达在《周易正义》中指出:"太极谓天地未分之前,元气混而为一。"气形质浑然一体而未分离的状态,称之为浑沌。浑沌之物即是古人所说的元气。以元气未分状态为太极,并以其原始物质的含义。

(2) 以虚无本体为太极。以"一"为太极,认为此"一"不是数,而是"无","无"为四十九之策数形成的根据。

(3) 大衍之数的四十九数未分为太极。崔憬说:"四十九数合而未分,是象太极也。今分而为二,以象两仪矣。分揲其蓍,皆以四为数。一策一时故四策以象四时也。"其对大衍之数的论述及太极说,不以不用之一为虚无实体,以四十九数未分为太极,并且认为八卦涵蕴在大衍之数中。

(4) 以阴阳混合未分为太极。周敦颐的《太极图说》指出:"无极而太极,太极动而生阳,动极而静,静而生阴,静极复动,一动一静,互为其根,分阴分阳。两仪立焉。"周敦颐以后,对太极的解释分为三大流派。

以邵雍为代表,以数说大极。他们指出"太极一也,不动生二,神也",实际上是以一分而为奇偶解释太极生两仪,并认为在人则"心为太极",在天地则"道为太极"。

以朱熹为代表,以理说太极。"极是道理之极至,总天地万物之理便是太极"(《朱子太极图说解》)。"太极者,其理也"(《周易本义·系辞上》)。太极乃天地万事万物之理的总和,而在具体的事物中也有太极之理。故曰:"人人有一太极,物物有一太极。"(《朱子语类》)

以张载为代表,认为太极乃天地万物运动变化的根源。王夫之阐发张载的学说,坚持以对立统一观说太极,认为太极和两仪是体用关系,非父子关系。并认为太极为阴阳二气合一的实体,此实体自身具有运动的本性和变化规律。且寓于天地万物之中,一切现象都是此阴阳统一体不同的表现形式,发挥了以"太和之气"为世界本原的思想。

关于太极"阴阳之道"在第二章中已阐述。

2) 两仪

"两仪"在古汉语中是表示"星球的两种仪容"的意思,代表着先民对宇宙星体模糊又抽象的认识。古人观察到自然界中各种对立又相联的大自然现象,如"天地、日月、昼夜、寒暑、男女、上下"等,以哲学的思维方式,归纳出

"阴阳"的概念,用阴爻、阳爻符号来指代。这两种符号的真实含义,有以下四种不同的看法,均存在一定合理性。

(1)男女生殖器的原始象征。阳爻代表男性生殖器,阴爻则代表女性生殖器,后引申出男性、雄性具有阳刚之气;女性、雌性则具有阴柔之美。

(2)龟卜兆纹的演化。古人占卜时,灼烧龟甲,观察到不同的裂纹,以判别事物的吉凶,逐渐总结出两类不同的图像:阴爻和阳爻。

(3)蓍草占筮的征象。古人用蓍草占筮时观察到的蓍草有断开与不断开两种情况,进而创造出两种符号,其中,不断开的蓍草用阳爻绘制,断开的蓍草用阴爻指代。

(4)结绳说。《周易·系辞传下》称:"上古结绳而治,后世圣人易之以书契;百官以治,万民以察,盖取诸夬。"郑玄猜想上古之时记大事打一大结,小事打一小结。所以有人认为:"阳爻符号表示大结,阴爻符号为两小结。"

此外,还有日月星象说,认为爻是指日光和月光(爻:皎也),阳爻又称"九",渊源于日象,阴爻又称"六",渊源于月象。

3) 四象

四象在中国传统文化中指青龙、白虎、朱雀、玄武,分别代表东方(左边)、西方(右边)、南方(上边或前面)、北方(下边或后面)四个方向,源于中国古代的星宿信仰,与古代天文学星象有关。因此,周易中是阴阳两爻的不同组合,反映了四时天象变化:少阳代表春、太阳代表夏、少阴代表秋、太阴代表冬。

4) 八卦

八卦是两仪加四象的组合(见图3-9),分别反映了八种基本的自然物质与现象。"乾、坎、艮、震、巽、离、坤、兑"八个卦的统称,叫经卦或单卦。八个单卦以不同的次序两两重合、就产生了六十四卦,六十四卦分别由六个爻组成,也叫别卦或重卦,其中由八个单卦自身相重所成的六爻之卦,也叫作纯卦,其卦名同单卦。

2. 阴阳思想

《易经·系辞传上》"一阴一阳之谓道,继之者善也,成之者性也"这句话的意思是,阴阳的运行变化称之为道,人从天道变化中得到了善,人性使天道赋予人的这种善得到完成和显现。

何谓善? 顺天修道,顺阴阳,合天道,就是善。

何谓"性"? 在古代汉语中兼具"本性"和"生命"两层含义。

《易经》中的这段文字清楚地表明,生命之道其实就是一阴一阳之道,离开了一阴一阳之道就很难对生命现象予以正确理解和全面把握。进一步说,个体生命其实不过是对阴阳的生命之道的具体展现。

古人对优秀人才(君子)的定义也渗透了阴阳思维,"天行健,君子以自强不息;地势坤,君子以厚德载物",大意是,天(即自然)的运动刚强劲健,相应地,君子处世,也应像天一样,自我力求进步,刚毅坚卓,发奋图强,永不停息;大地的气势厚实和顺,君子应增厚美德,容载万物。简言之,优秀人才必须具备刚毅和和顺的性格,才能既坚贞不屈,又能包容他人或不同的事物。

3. 运动变化思想

1) 生生之谓易

"易"就是"生",而"生生"则是一个连续不断的生成过程,没有一刻停息。它并没有由一个"主宰者"来创造生命,而是由自然界本身来不断地生成、不断地创造。天地本来就是这个样子,以"生生"为基本的存在方式。周易强调新生、新兴。这一思想也是老子"道生一,一生二,二生三,三生万物"的摇篮。中医认为生命并不神秘,本质上就是阴阳不断相生的过程。

2) 易穷则变,变则通,通则久

从哲学高度理解这句话意思应该是,事物发展到了极点,就要发生变化,发生变化,才会使事物的发展不受阻塞,事物才能不断地发展。说明在面临不能发展的局面时,必须改变现状,进行变革和革命。

总之,易文化讲究阴阳统一、刚柔相济;认识到包括生命在内的自然界运动变化普遍规律;提倡自强不息、厚德载物。这些思想对中医药学发展产生重要影响。

第三节　易文化对中医药学的影响

一、易文化对中医药思维的影响

1. "太极说"的影响

太极是易文化的核心思想之一,这一思想渗透到了中医药体系,如命门太极说,这是明代名医孙一奎提出的。中医命门有两层意思,一为肾脏,二为督脉命门穴。孙一奎认为:"命门乃两肾中间之动气,非水非火,乃造化之枢纽,阴阳之根蒂,即先天之太极,五行由此而生,脏腑以继而成。"孙氏认为,从根本而言,人体呼吸的原动力在于肾间动气,即先天之气。此外还有心为太极说,即人身之主宰,心是太极;宗气太极,即体内之气,宗气是太极;中宫(脾胃)太极说,讲五脏六腑,脾土是太极;未分之卵太极说,讲生命的诞生,未分化之卵是太极。

2. "两仪说"的影响

阴阳为中医学之本;互相对立;互相依存(互根);彼此消长,转化;互相协调中和:阴平阳秘则生,阴阳离决则死。两仪膏出自《景岳全书》:人参、地黄二味,加蜜炼制而成,一为阳气,二为阴血,故称两仪膏。所以说,阴阳两仪说为中医学提供了最根本的法则。

3. "三才观"的启迪

周易三才观是"天、地、人"。对应地,中医三才观认为人有三宝"精、气、神"。还有"医不三世,不服其药",之说出自《礼记·曲礼》。这句话的意思并不是"非祖孙三代为医者开药不能吃"。所谓"三世",指的是黄帝、神农、素女(三世之书:《黄帝针灸》《神农本草经》《素女脉诀》),唐朝孔颖达望文生义,误称为父子三代,流传甚广。

中医还有"三焦",为六腑之一,水谷之道路,气之所终始也;药物分类三品法是第一部药学专著《神农本草经》对于中药采用上、中、下三大分类法,从而有了"上药养命,中药养性,下药治病"。

中医病因分类也有"三因"说,其中"不内外因"是三因学说中指饮食所伤、劳倦过度、虫兽所伤,以及溺水等多种致病因素。中医治疗有八法,其中汗、下、吐三法,是金代大家张从正《儒门事亲》中提出三大治疗方法。

《黄帝内经》中提出"三阴三阳说",其中三阴是指"厥阴、少阴、太阴";三阳则是指"少阳、阳明、太阳"。《伤寒论》据此提出三阴三阳的六经辨证理论。

更有中成药直接以"三才丸"命名,该方出自《儒门事亲》,由"人参、地黄、天冬"三味药物组成,取天、地、人之意。主治"阴虚咳嗽,肾经咳嗽,真阴涸竭,气血俱虚,精神不固,元阳失合,脾肺虚劳咳嗽"。

所以,中医对人体系统的认识,药物、病因分类,疾病分类,乃至中药方剂组成都渗透了易文化的"三才观"。

4."四象说"的影响

中医"四象"(见图3-9)是指"太阳、少阳、太阴、少阴"四种不同的阴阳力量对比状况,其中,太阳为"阳中之阳",少阳为"阴中之阳",少阴为"阳中之阴",太阴为"阴中之阴"。就人体五脏而言,心为阳中之太阳,肺为阳中之少阴,肝为阴中之少阳,脾为阴中之太阴。需要特别注意的是,这里所称太阳、太阴、少阳、少阴与人体经络名称的十二正经名称看似矛盾,实则不然。因为中医的阴阳具有可分性,以脏腑分阴阳,则腑为阳,脏为阴,十二正经名称就是根据其络属关系是脏还是腑来定名的。比如说,心、肺为脏,与小肠、大肠(腑)相比就属阴,而心与肺比较,肺的阴性程度更多,故而有手太阴肺经,手少阴心经,手太阳小肠经和手阳明大肠经。

5."六爻说"的作用

"六爻说"模式催生了中医学的经络学说,《灵枢》则将其分成手足各六经,共计十二经脉,并将其与脏腑完整配应。张仲景在六爻模式启发了建立了中医临床辨证论治的理论,即三阳病"太阳病、阳明病、少阳病",和三阴病"太阴病、少阴病、厥阴病"。这是根据外感热病在演变过程中所产生的各种证候,依据所侵犯的经络、脏腑、病变的部位、而总结出的六个不同证候类型,从而形成中医六经辨证论治的基本体系。

6."八卦说"的延伸

"八卦"本质上是占卜用的,在医学中鲜见具体应用。但也有医家主张用八卦研究人体:"震为命门、巽为肝,坎为肾(水),离为心(火)"。比较容易接受的是关于心、肾关系的分析,有观点认为,坎离不交(心肾不交)则为病因之一。也有医家认为气为坎中之阳,血为离中之阴,心肾是血气流行的主要器官。故中医十分重心肾相交,即济则合,未济则病。故此,中药中也有交泰丸、坎离丸等。

奇经八脉(第二章)、八纲辨证(阴阳表里寒热虚实)也可能受到八卦中"八"的思维启迪。

7."运动变化"思想的影响

诸葛亮曾比喻说:"人染沉疴(重病),当先用糜粥以饮之,和药以服之,待其脏腑调和,形体渐安,然后以肉食补之,以猛药治之,则病根尽去,人得全生也。若不待气脉和缓,便投以猛药厚味,欲求安保,诚为难矣。"虽然诸葛亮此处以疾病治疗因应病人具体情况而采取不同策略，主要目的是为了比喻国家治理和打仗用兵，但同时也反映出古人重视人体疾病发生发展的动态变化。

从中医角度看：病理上有"寒极生热、热极生寒"；生理上常以"十"或"男八女七"的规律认识人体生长、成熟、衰老过程。都体现了运动变化的观点来理解人体生理、病理过程。因而，很难找到一劳永逸的健康策略，也没有一成不变的标准治疗方法，同样疾病也会因人体质差异、所处环境等因素而采取不同治疗方案。

二、《易经》中固有医学思想

《易经》中关于医学知识是零星的，见"疾"的占问爻辞有如下九条。

《豫》六五：贞疾，恒不死

《复》卦辞：出入无疾，朋来无咎

《无妄》九五："无妄之疾，勿药有喜"

《遁》九三："系遁，有疾厉；畜臣妾吉"

《明夷》九三："明夷于南，狩得其大首，不可疾贞"

《损》六四："损其疾，使遄有喜，无咎"

《鼎》九二："鼎有实，我仇有疾，不我能即，吉"

《丰》六二："往得疑疾"

《兑》九四："商兑未宁，介疾有喜"

举例说明这些爻辞与健康的关系。

1. 例一：《豫》六五："贞疾，恒不死"

豫卦全卦有"欢乐"之意。六五爻辞中的"贞"是"卜问"的意思。"贞疾"反映当时在疾病诊断、预后上迷信、依赖天命神意。该爻辞的大意是"无节制地享乐比喻为潜移默夺人的精神意志、进而窒息人的生命的疾病，认识到过度享乐对健康的危害"。所以，本卦的宗旨是提倡乐而有节，反对享乐无度。

2. 例二：《复》卦辞："出入无疾，朋来无咎"

《复》卦所论为阳气回复的种种情形。"朋"指"阳气"。卦辞意思是"阳气回复的时候，人们在出入行动时不会产生疾病。"说明认识到阳气对于生命活动的重要性,反映古人的尚阳观念。

3. 例三:《遁》九三:"系遁,有疾厉;畜臣妾吉"

《遁》全卦所论为隐退之道。"遁"有"隐退、隐居"之意。本爻"系遁"是"迫于压力不得不隐退而不是自觉自愿的隐退"。在此情况下,思想上想不通,容易产生心理方面疾患。故本卦反映情志与疾病的关系。

4. 例四:《鼎》九二:"鼎有实,我仇有疾,不我能即,吉"

《鼎》卦全卦以与饮食相关之事隐喻男女夫妻两性生活,九二爻辞的意思是:"鼎中虽有食物,但妻子有病,不能同我一起进食。"该爻辞隐喻:"妻子有性功能上隐疾,不能满足丈夫要求。"

三、易医关系探讨

关于易、医关系,存在学术争论,有不同观点。

1. 医源于易

"医源于易"观点持有者主要认为医学理论及思维方式是从易文化而来,例如,《周易》基本原理对中医所产生的影响,《周易》在春秋战国、汉代、宋代不同时期对中医形成和发展所产生的影响。他们认为文化为主,医学为辅,文化为"基因",医学是"表型"。医学理论的形成是在文化发展成熟后形成的,接受文化的指导。读懂中医,需要明白隐藏在其背后的文化基因,如易文化。

2. 医先于易

"医先于易"持有者认为,人类生存与发展的历史,同时也是与疾病作斗争的历史,自从有了人类,就开始有了医药学知识。比如说,夏商时期,人们已经有了很好的卫生习惯和比较丰富的医药知识。而包括"易"在内的文化则是人类思想、文化发展到一定程度的产物,建立在较高的经济基础上,医学是《易》学发展的基础,而且医学体系较之《易》学体系更为复杂。

3. 医易同源

无论是坚持"医源于易",还是认为"医先于易",都认为二者关系密切。实际上,二者同源于中华民族对自然、社会、人类生活的体悟与感受及华夏先民特有的原始思维方式与认知方法,同源于巫史文化《周易》《内经》与河图、洛书的关系。在历史过程中,易文化对医学发展发生过影响,医学实践也为易文化发展提供案例和素材。

　　从更广的范围看,中国医药学是中国文化之道的表征和载体之一,中医药学一方面运用中国古代哲学思想来说明医药学中的问题;另一方面,又在讨论医药学理论与实践的过程中,进一步丰富和发展了中国哲学的思想。

思考题

1. 中国古代易文化起源和发展经历哪三个主要阶段,各有何成就?
2. 三易指的是哪三本经书? 六经是哪六部经书?
3. 古代有"医不三世"之说,这里"三世"的真实含义是什么?
4. 易文化的核心思想有哪些?
5. 结合易文化,谈谈做人之道和养生法则。
6. 举例说明易文化对中医产生过哪些主要影响。

第四章

中医药学的儒道佛文化基因

除了易文化,中国几千多年的社会变迁过程中,诞生了许多思想家,创造出了形式多样的文化形态。一般认为,对社会和人们影响较大的主要有儒、道、佛三家。这些文化从不同角度影响了中医药学的发展,在中医药学里不难发现这些文化的基因。

第一节　儒道佛思想概要

在中国传统文化中,儒学思想产生的影响最为广泛,上至士大夫,下至平民百姓,其思想体系最复杂。道文化是土生土长的特色文化,由哲学思想开始,到后来带有宗教性质的道教,虽有些超凡脱俗、远离社会纷争,但其对"道"的追求仍然吸引着人们的持续关注,甚至登上国教的巅峰。佛教虽为外来宗教,但却在中国找到开花结果的土壤,汉化后成为教化人们的思想,自汉唐以来,历朝都受到欢迎,至清朝登上国教位置,新文化运动以后,才随其他传统文化一道,影响逐渐减少。

一、儒学思想概要

儒学思想自两汉以来,可以说是华夏文明的主流思想。中国儒学的发生发展主要分以下四个阶段:先秦儒学、秦汉儒学、宋明理学和现代新儒学。

1. 先秦儒学

关于儒学之起源,史无定论,有术士说,有殷遗民说或保师说,不一而足。唯汉班固《汉书·艺文志》记述较为确切:"儒家者流,盖出于司徒之官,助人君、顺阴阳、明教化者也。游文于六经之中,留意于仁义之际,祖述尧舜,宪章文武宗师仲尼,以重其言,于道最为高"。这段话指明孔子(孔丘,前551年—前479年)为先秦儒学的宗师(见图4-1)。

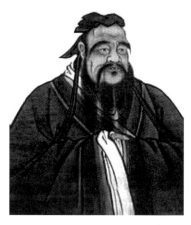

图4-1　孔子(明代　佚名)

孔子的思想主要包括以下三个层面:

其一,从仪礼的规则到人间的秩序,更注重"礼"的意义,以"复礼"为救世良方;其二,强调"正名",恰是为维护"礼"所规定着的角色行为,以及彼此关系;其三,推寻仪礼的价值本源,进而寻找"仁"。这是孔子作为思想家真正创造性的所在。然后,在"仁"与"礼"互辅的前提下,考虑养民与教民、德与刑之关系,并奉行中庸之道。

1) 什么是"礼"

关于什么是"礼",孔子主张"为政以德",用道德和礼教来治理国家是最高尚的治国之道,这种治国方略也叫"德治"或"礼治"。其主要功能是规定社会等级与名分,同时也是日常生活中的教化。

《论语·为政》曰:"道之以政,齐之以刑,民免而无耻。道之以德,齐之以礼,有耻且格。"大意是:用政治手段来治理他们,用刑罚来整顿他们,人民就只求免于犯罪,而不会有廉耻之心;用道德来治理他们,用礼教来整顿他们,人民就会不但有廉耻之心,而且还会人心归顺。还进一步从个人行为规范提出要求:"非礼勿视,非礼勿听,非礼勿言,非礼勿动。"

2) 什么是"正名"

"正名"是"复礼"的重要途径,《子路》曰"必也正名乎"。正名即是名实相符,实质上是做到名分与"礼"所规定的等级名分相符。强调个体在社会中的身份(角色)认同。故有"君使臣以礼,臣事君以忠""君君、臣臣、父父、子子"之说。

春秋时期的社会变动,使当时的等级名分受到破坏,弑君父之事屡有发生,孔子认为这是国家动乱的主要原因。所以他告诉齐景公,"君君、臣臣、父父、子子",也就是:"做君主的要有君的样子,做臣子的要有臣的样子,做父亲的要有父亲的样子,做儿子的要有儿子的样子。"只有恢复这样的等级秩序,国家才可以得到治理。

孔子又说:"名不正则言不顺,言不顺则事不成,事不成则礼乐不兴,礼乐不兴则刑罚不中,刑罚不中则民无所措手足。"这段话可以说是孔子正名思想的概括。他认为,名分不正,说起话来就不顺当合理,说话不顺当合理,事情就办不成。事情办不成,礼乐也就不能兴盛。礼乐不能兴盛,刑罚的执行就不会得当。刑罚不得当,百姓就不知怎么办好。所以君子一定要定下一个名分,必须能够说得明白,说出来一定能够行得通。君子对于自己的言行,是从不马马虎虎对待的。

3) 什么是"仁"

"仁"在构字上的字面含义就是"二人为仁",指人与人之间必然彼此相待的价值原则(伦理道德原则)。孔子的仁在面对不同的学生时有不同的回答,"仁学"主要有三层意思:"仁者爱人、克己复礼、忠恕之道。"

(1) 仁者爱人。无论老幼贵贱,凡属人类,皆有可爱之处。爱人之道即忠恕之道。己欲立而立人,己欲达而达人为之忠;己所不欲,勿施于人为之恕。

(2) 克己复礼。"礼"是指周礼,尊亲为本。"君礼、臣忠、父慈、子孝、弟悌"乃理想社会之秩序。尊卑贵贱亲疏长幼乃爱人社会之规则。

(3) 忠恕之道。子曰:"参乎! 吾道一以贯之。"曾子曰:"唯"子出,门人问:"何谓也?"曾子曰:"夫子之道,忠恕而已矣。"(《里仁》)关于这段话里"忠恕"二字,有很多不同的理解,笔者比较倾向于"推己及人,体谅别人"的解释,要能做到这样,就必须"以一贯之",探寻自然、社会乃至人们的思想规律。

在明白上述道理基础上,孔子奉劝人们遵守"中庸之道"。

何为"中庸之道"?

"中庸"具有中和、执中、持中、稳健、包容、调和的特征。《雍也》载子曰:"中庸之为德也,其至矣乎!"他认为"君子中庸,小人反中庸"。"执中"应是一种内在的修养,内心的"执中"就是仁,发于外便是:①在极端中寻求平衡;②避免"过"与"不及";③适可而止;④和而不同,和为贵;⑤"执其两端,用其中于民"。

《礼记·中庸》正式提出"致中和思想"："喜怒哀乐之未发，谓之中；发而皆中节，谓之和。中也者，天下之大本也；和也者，天下之达道也。致中和，天地位焉，万物育焉。"意思是，"中"是天下的本根状态，"和"是天下的最终归宿，达到"中和"是一切运动变化的根本目的，天地各得其所，万物自然生长，自然界生机盎然，社会太平。

继孔子之后，儒家思想又一个代表性人物孟子（见图4-2）提出了很多新观点。孔子推崇"仁""忠恕之道"。但是，为何人们要这样做？孔子没有给出回答。孟子给出的答案是"性善"与"四端"。《孟子·公孙丑上》言："今人乍见孺子将入于井，皆有怵惕恻隐之心。……由是观之，无恻隐之心，非人也；无羞恶之心，非人也；无辞让之心，非人也；无是非之心，非人也。恻隐之心，仁之端也；羞恶之心，义

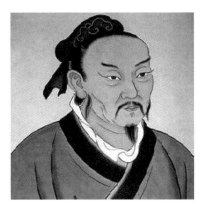

图4-2　孟子（清代南薰殿藏本）

之端也；辞让之心，礼之端也；是非之心，智之端也。人之有是四端也，犹其有四体也。……凡有四端于我者，知皆扩而充之矣。若火之始然，泉之始达。苟能充之，足以保四海；苟不能充之，不足以事父母。"他认为"四端"犹如四体，与生俱来，自觉价值，一切人的本性中都有此"四端"，若充分扩充，就变成四种"常德"，即儒家强调的仁、义、礼、智。

此外，孟子还提出了心境论。孟子曰："尽其心者，知其性也。知其性，则知天矣。存其心，养其性，所以事天也。殀寿不贰，修身以俟之，所以立命也。"这段话的大意是，尽自己的善心，就是觉悟到了自己的本性。觉悟到了自己的本性，就是懂得了天命。保存自己的善心，养护自己的本性，以此来对待天命。不论寿命是长是短都不改变态度，只是修身养性等待天命，这就是正确对待命运的方法。"反映了早期儒学思想里的"天人合一"思想。

所以，先秦儒学是以孔孟思想为主，为儒学的发展奠定基础。

2. 秦汉儒学

董仲舒（见图4-3）是这一时期代表人物，其思想体现在如下两个方面：

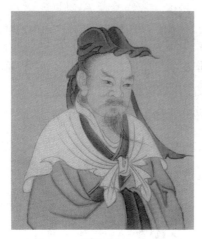

图4-3 董仲舒(清 佚名)

1) 春秋大一统

秦统一中国后,秦始皇不仅放弃了儒家思想,而且开展了"焚书坑儒"运动,最终未能稳定社会秩序,使得秦王朝很快灭亡。董仲舒非常清楚这一历史教训,因此,他常用类似于"汉兴循而未改"(《汉书·食货志上》)这种委婉言辞来提醒统治者。

董仲舒的社会理想是一个大一统的和谐安定社会,他指出:"春秋大一统者,天地之常经,古今之通义也。"(《汉书·董仲舒传》)。因此他希望汉武帝是圣人,能成就建立封建大一统帝国的功业。

"大一统"最根本特征是思想的统一,因此,董仲舒向汉武帝提出"推明孔氏,抑黜百家"的建议,主张"诸不在六艺之科、孔子之术者,皆绝其道,勿使并进(《董仲舒传》)。汉武帝采纳了这一建议,于是儒学便从此成为官学,上升到至尊的地位。

2) 君权神授,天人合一

所谓"君权神授",就是说君主的权力是上天的神授予的。中国的皇帝又称"天子",就是"上天的儿子",就体现了"君权神授"的意思。在很多人看来,"天人合一"和"天人感应"其实都是一个意思,就是人类的行为会影响天道的变化,比如说发生了什么天灾,就代表了皇上失去明德,导致上天的惩罚,以促使君主反思自己的错误。

此外,董仲舒还提出"仁政",具体包括"限田"(即限制私人占有田地数量)、"薄敛"(即减轻赋税)、"省赋役"及"三纲五常"的伦理道德。

3. 宋明理学

宋明理学中,影响最大的是程朱理学,是宋朝以后由程颢、程颐、朱熹(见图4-4)等人发展出来的儒家流派。他们认为"理"是宇宙万物的起源,而且是善的。将善赋予人便成为本性,将善赋予社会便成为"礼"。而人在世界万物纷扰交错中,很容易迷失自己禀赋自"理"的本性,社会便失去"礼"。

程朱理学还认为,"理"是宇宙万物的起源,所以万物"之所以然",必有一个"理"。朱熹提出的"格物致知"就是通过推究事物的道理,可以达到认识真理的目的。因此,如果无法收敛私欲的扩张,则偏离了天道,不但无法成为圣人,还可能会迷失世间。所以要修养、归返、并伸展上天赋予的本性(存天理),以达至"仁"的最高境界,此时完全进入了理,即"天人合一",然后就可以"从心所欲而不逾矩(超越法度)",这时人欲已融入进天理中,则无论做什么都不会偏离天道了。

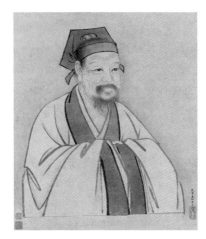

图 4-4 朱熹(明 郭诩)

程朱理学是儒学发展的重要阶段,他们以儒学为宗,吸收佛、道,将天理、仁政、人伦、人欲内在统一起来,使儒学走向政治哲学化,成为南宋之后的官学。

此外,陆王心学也是比较有影响的派别。陆王心学是由儒家学者陆九渊、王阳明发展出来的心学的简称,或直接称"心学";或有专门称为某哲学家的心学,如王守仁的"阳明心学"。陆王心学一般认为源于孟子、兴于程颢、发扬于陆九渊,由王守仁集其大成。陆王心学往往被认为是儒家中的"格心派"(也称"主观唯心主义"),而程朱理学为"格物派"(又称"客观唯心主义")。

宋明理学思想特色在于:

1) 心本论

主要持"心外无物、心外无理"的观点,认为"心即我的灵明;我的灵明便是天地鬼神的主宰;离却我的灵明,便没有天地鬼神万物了"。例如,《紫阳书院集序》言:"位天地,育万物,未有出于吾心之外者。"进一步认为,"心"不仅是万事万物的最高主宰,也是最普遍的伦理道德原则。

2) "知行合一"的认识论

朱熹提出"知先行后",王阳明提出"知行合一",实际上是指客体顺应主体。知是指科学知识,行是指人的实践,知与行的合一,是强调"认识事物的道理"与"在现实中运用此道理"密不可分。古代哲学家认为,不仅要认识("知"),更应当实践("行"),只有把"知"和"行"统一起来,才能称得上"善"。

4. 现代新儒学

20世纪20年代,新儒学兴起,他们以接续儒学道统,会通西学,谋求儒学现代化为主要标志。新儒家中的梁漱溟、熊十力、牟宗三等,形成了新陆王学(新心学);而以冯友兰为代表的一派,则形成了新程朱学(新理学)。

梁漱溟(1893—1988年)为现代新儒学之先驱。尊孔崇儒,坚信"调和执中"的儒家文化最有前途。熊十力(1884—1968年)是现代新儒学哲学本体论的奠基人,开创新唯识论,被世人称之为陆王心学之精致化系统化的集大成者。牟宗山(1909—1995年),强调儒学道统之内圣,应顺乎现代化之潮流。冯友兰(1895—1990年),以"贞元六书"(《新理学》《新事论》《新世训》《新原人》《新原道》《新知言》六书的合称)为标志,构筑了一个完整庞大的新理学体系。

综合一下儒学思想主要内容,可概括为9个字:仁、义、礼、智、信、恕、忠、孝、悌。

二、道文化概要

1. 道家与道教

1) 什么是"道家"?

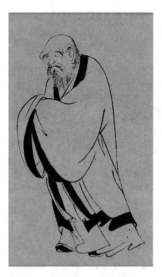

图4-5 老子(明 文徵明)

道家,中国古代主要思想流派之一,代表人物有老子(见图4-5)、庄子、慎到、杨朱等。道家以"道、无、自然、天性"为核心理念,认为天道无为、道法自然,一切事物都有对立面等,据此提出无为而治、以雌守雄、以柔克刚等政治、军事策略,对中国文化产生了重要影响。道家以"道"为核心理念而得名,早见于西汉历史学家司马谈的《论六家要旨》,也称为"道德家"。

(1) 道家有不同派别之分。广义上来说,道家主要分为老庄派、黄老派、杨朱派。其中,老庄派以大道为根、以自然为伍、以天地为师、以天性为尊、以无为为本,主张清虚自守、无为自化、万物齐同、道法自然、远离政治、逍遥自在,成为历代文人雅士远离现实的精神家园,代表人物是老子、庄子、列子等;黄老派以虚无为本,以因循为用,采儒墨之善,撮名法之要,主张因俗简礼、兼容并包、与时迁移、应物变化、依道生法、依法治国、删繁就简、休养生息,成为历次大乱之后稳定社会的"急救包",多与中国古代盛世关系密切,代表人物是慎到、田骈、环渊等;杨朱派主张全生避害、为我贵己、重视个人生命的保存,反对他人对自己的侵夺,也反对自己对他人的侵夺,代表人物有杨朱、子华子,春秋战国后,因不容于世,后湮灭不存,但其全生保性的思想被道教全盘继承。

(2) 道家的起源。《汉书·艺文志》曾记载,道家书籍有《黄帝四经》《伊尹》《太公》《辛甲》《鬻子》《管子》等,暗示道家思想与黄帝、伊尹、姜太公、辛甲、鬻子、管子等人的治世思想有关。与儒家文化起源于周文化不同,道家学者多出自宋、楚、秦、齐等国,暗示道家思想与殷商文化密切相关。春秋末年老子《道德经》是道家思想成型的重要标志。

(3) 道家思想兴衰。战国时期,道家思想广泛传播,除了老庄派外,杨朱派和黄老派都曾兴盛一时,其中以黄老派最盛,黄老思想不但成为田齐的治国思想,还通过百家争鸣对诸子产生了巨大影响,在楚国和吕不韦摄政时期的秦国也发挥过作用,事实上,吕不韦组织编撰的《吕氏春秋》就以道家思想为主干。

秦统一六国后,秦始皇选择了法家思想,并焚书坑儒,诸子百家受打击,道家同样未能幸免。汉朝初期统治者在反思秦统治思想的基础上,选择道家作为治国思想,并造就了"文景之治"。但是,汉武帝采纳董仲舒的建议,崇尚儒术,道家又一次受到压制。魏晋南北朝时期,谈玄之风兴起,道家思想重新复活,不过这一次的重点是对老庄的重新阐释,并形成了影响深远的魏晋玄学。此后老庄成为道家正统,一直延续下来。

此外,道家思想曾和佛教结合,形成中国式的佛教——禅宗;道家对儒家宋明理学和阳明心学的形成,也产生过影响。到晚清,随着西方的冲击,儒家统治秩序受到强烈冲击,由于道家与西方自由民主等观念多有相似之处,故而道家思想再次受到重视,并不断改良。

2) 什么是"道教"?

道教,是中国土生土长的宗教,据道经记载道教起于盘古开天辟地,始创于黄帝崆峒问道、铸鼎炼丹,阐扬于老子柱下传经、西出函谷。道教以

"道"为最高信仰,以神仙信仰为核心内容,以丹道法术为修炼途径,以得道成仙为终极目标,追求自然和谐、社会安定、家庭和睦,相信修道积德者能够幸福快乐、长生久视,充分反映了中国人的精神生活、宗教意识和信仰心理,是中华民族的精神家园。道教对中国的学术思想、政治经济、军事谋略、文学艺术、科学技术、国民性格、伦理道德、思维方式、民风民俗、民间信仰等方面都产生了广泛而深远的影响。

(1) 道教的创立。关于道教的创立,除道经宣称外,还有以下不同的说法。

茅山道:西汉景帝中元五年(前 145 年),陕西咸阳茅氏三兄弟茅盈及其弟茅固、茅衷于句曲山采药炼丹,济世救民,百姓感其功德,遂改山名为"茅山",茅氏三兄弟也被称为茅山道教之祖师。由此不难看出,道教一开始就与"采药炼丹,济世救民"密切联系。

五斗米道:东汉末年军阀张鲁伪称其祖张陵(天一道称"张道陵")于东汉顺帝年间(125—144 年),在蜀地鹤鸣山自称老君,"授以正法,命为天师",炮制其祖孙三张立教说以惑众,实际上五斗米教是由被张鲁杀害的张修建立,尊老子为教祖,奉《道德经》为基本经典,修行符箓咒祝、三官手书。

太平道:灵帝时期(168—189 年),黄老道教徒张角在中原地区创立太平道,以《太平经》为主要经典,在疾疫流行时用符水咒说为人治病,由于阶级矛盾尖锐,张角在公元 184 年领导发动了黄巾起义,遭受统治者的镇压而失败,太平道销声匿迹。

(2) 道教的兴盛。唐朝尊老子为祖先,奉道教为国教,故盛唐高道辈出。唐代道医成为时代特色,王冰、孙思邈既是道士,又是著名的医生。王冰注《黄帝内经》将道教思想渗透其间,孙思邈的《千金方》等将道教养生思想融入中医药学,对中医药学的发展作出了杰出贡献。

茅山派宗师司马承祯的《坐忘论》《天隐子》提出的修炼方法成为内丹学先驱,全真祖师钟离权和吕洞宾的《钟吕传道集》促进了内丹学说的兴起。

北宋统治者继承了唐朝崇奉道教的政策,北宋时期符箓道法兴盛,最有影响力的是茅山、龙虎山、阁皂山三山符箓,高道众多的茅山宗实力最强盛。内丹学经过陈抟、张伯端等人的发扬而流行,陈抟在易学、黄老、内丹三方面都颇有建树,全真南宗张伯端的《悟真篇》是修炼术上一部承前启后的经典。

（3）道教分化与合流。12 世纪中原地区，不愿与金朝统治者合作的汉族士人建立了新道教：王重阳创立的全真道，继承了钟、吕二人的内丹思想，具有"三教合一""全精、全气、全神"和"苦己利人"的特色；南宋，白玉蟾发展了内丹修炼，创立了先命后性、性命双修的金丹派南宗。元朝早期，全真龙门派祖师丘处机在中亚偶遇"一代天骄"成吉思汗，创造"一言止杀"的佳话，受成吉思汗封为国师，掌管天下道教，为全真道的大发展奠定了基础。

元朝统一全国后，全真道南下传教，并与金丹派南宗交流丹道。由于两派有着共同的内丹理论渊源，元惠宗时（1333—1370 年）全真道和金丹派南宗正式合并为一。1304 年元成宗扶植张与材为"正一教主"，标志着正一道正式形成。

（4）走向衰落。清朝统一全国后尊佛教为国教，对道教采取了严格的防范和抑制政策。鸦片战争后，国家落后衰弱，西方思潮入侵，道教更是江河日下。全真龙门派王常月祖师提出了"戒行精严"的修道思想，开创"龙门中兴"，促进全真道复苏。

"中华民国"建立后，取消了正一真人封号和财政支持，新文化运动使道教思想受到极大冲击，1928 年国民政府颁布《神祠存废标准》，沉重打击了神仙信仰，道教彻底衰落。

3）道教与道家关系

尽管历史上有人将道家和道教视为等同，但从以上分析，二者既有区别又有内在联系。

（1）相同点。两者都尊"老子"，道教奉"老子"为太上老君，同时，思想上保持紧密联系，《道德经》《庄子》既是道家典籍，又是道教真经。

（2）不同点。道家诉诸心灵或理性，关注的是哲学命题；而道教诉诸人的情感、情绪，更关注现实生活中人的行为、做法。

2. 道文化核心思想

道文化核心思想概括起来，主要有以下五方面：尊道贵德；仙道贵生，济世度人；天人合一，道法自然，无为而治；清静寡欲，逍遥自在；"反者道之动"的辩证思想。

1）道教的最高信仰：尊道贵德

《道德经》说得最多的是"道"和"德"。

什么是"道"？"道"有三层含义，其一，"道"是生化宇宙万物的原动力，即所谓"道生一,一生二,二生三,三生万物";其二,"道"有最伟大的德行或规范,表现为"以虚无为体、清静为宗、柔弱为用,无为不争";其三,"道"真常永恒、无生无灭,无时不在,无处不有,长存于天地间。

那么什么是"德"?《道教义枢·道德义》言"道德一体,而具二义,一而不二,二而不一"。大意是,道和德本来就是一个整体,因为道是由德来体现的,但是,在理义中又有差异。两者可分又不能分,但又不能相并。因为德不是造化之根,神明之本,但人们信道修道,必须以"德"为根。

2)仙道贵生,济世度人

"仙道贵生,济世度人"是道教核心宗旨,《韩非子》中说杨朱"不以天下大利易其胫一毛"是道教"轻物重生"早期思想。道教对待生命的态度是"贵生",即珍爱生命,善待万物。

首先,重视人的生命,《老子》有"出生入死。生之徒,十有三;死之徒,十有三;人之生动之死地十有三。夫何故?以其生生之厚。"论述,大意是,这个世界到处埋伏着危险,生命随时受到威胁,故应防患未然,以求"深根固柢,长生久视"之道。

其次,承认了各种生物的生存权利。《尽数篇》说"天地精气集聚,必有所生所附"。天子的责任就是让小鸟飞得更轻更高,让野兽跑得更快更远,让珠宝更加美丽,让植物更加茁壮,让圣人更加聪明,这就是治理天下的圣道。

《太上感应篇》中亦指出了种种伤害生命、恶待万物的行为,如"射杀飞禽走兽,填穴覆巢(例如,开水浇灌蚁穴),伤胎破卵,用药杀树,无故杀鱼打蛇等"。劝诫人们不要轻易杀生,而应放生。所以道教教导人们要贵生、重生、乐生,相信人通过修炼,物质生命可以得到延续,精神生命也可以得到升华,最终成仙得道,生存的质量提高到神仙一样的境,达到生道合一的目的,就是得道。

3)天人合一,道法自然,无为而治

道教崇尚人、自然与社会和谐的生态伦理精神。《庄子·山木》有"人与天一也"之说,意思是人与自然是一个整体,就是让人的思想、行为与天地自然的大化流行相一致,也就是让人返璞归真,恢复自然性的一面。

道家崇尚自然,主张遵循客观规律,人应法天、法地、法自然,即"道法自然"。"道法自然"揭示了整个宇宙的特性,以及生生不息的规律。

道家提出的"无为而治"，基本含义有二，一是因任自然，二是不恣意妄为。

所谓"因任自然"，是说统治者治理国家应当遵循自然的原则，让人民自我教育，自我发展，自我完善，政府的职责在于辅助人民，使人民能够充分自由地活动，这样，人民自然平安富足，社会自然和谐安稳。

老子眼里的理想社会是一个无剥削、无压迫，按着自然规律发展的和谐社会，民众不受干扰，人间无猜忌，无矛盾，无冲突，自由平等，人民各尽其性，各安其事，各得其所，整个社会安泰和美，其乐融融。《道德经》言："小国寡民。使有什伯之器而不用，使民重死而不远徙；虽有舟舆，无所乘之；虽有甲兵，无所陈之。使人复结绳而用之。甘其食，美其服，安其居，乐其俗，邻国相望，鸡犬之声相闻，民至老死不相往来。"

要实现这样目标，必须"道法自然"，要求做到无为。而这种无为并不是指无所作为，而是无为而无不为，只是反对过多的人为干涉，即"不恣意妄为"而已。

4）道教的精神境界：清静寡欲，逍遥自在

"清静寡欲，逍遥自在"是指道教的精神境界。《道德经》有"清静为天下正"之说，意思是清静无为，天地运化正常。老子有说"咎莫大于欲得"，指灾祸的发生最大原因就是嗜欲，所以要寡欲。就是要求人们对世俗的名利、声色、财货的追求不要过度，不要用极端的行为去猎取，不要有非分的念头和过分的奢求，嗜欲过重不仅有害于自己的身心健康，而且成为社会恶害的根源。

庄子认为世界就是此世，没有来世或彼世。我们在生活中感觉到的痛苦不是来自外部环境，而是来自内在的因素。因而我们应该努力克服痛苦的因素，享受快乐的人生。因为人有主观意愿和欲望，而现实的生活却不能满足人的这种意愿欲望，由此必然导致人的痛苦。因此，如果我们去掉主观欲望，接受生活现实，就不可能出现痛苦和悲剧。只要能够实现从悲剧到喜剧、从痛苦到快乐的转化，就会达到逍遥自在的境地。

庄子的逍遥，是指摆脱一切外物束缚而自由生活的通达无碍的境地。庄子把达到这种自由境界的人叫"神人"或"圣人"。正如《庄子·逍遥游》所言："故夫知效一官、行比一乡、德合一君、而征一国者，其自视也，亦若此矣。而宋荣子犹然笑之。且举世而誉之而不加劝，举世非之而不加沮，定乎内外之分,辩乎荣辱之境,斯已矣。彼其于世,未数数然也。虽然,犹有未树也。夫列子御风而行,泠然善也,旬有五日而后反。彼于致福者,未数数然也。此虽免乎行,犹有所待者也。若夫乘天地之正,而御六气之辩,以游无穷者,彼且恶乎待哉? 故曰:至人无己,神人无功,圣人无名。"

5) 阴阳转化的道家哲学思想:反者道之动

"反者道之动,弱者道之用"是阴阳转化的道家哲学思想,意思是说,循环往复的运动变化,是道的运动,道的作用是微妙、柔弱的。老子又说:"祸兮,福之所倚;福兮,祸之所伏。"意思是祸内藏有福,福内潜有祸。说明对立的双方是可以相互转化的。《塞翁失马》说的就是这个道理。此外,老子说:"故有无相生,难易相成,长短相形,高下相倾,音声相和,前后相随。"也说明了世界上的事物是互相依存的,不是孤立存在的。但这种阴阳转化的发生是有条件的,事物经历由小到大、由量变到质变的发展过程,没有量变积累,是无法实现质变飞跃。正如《老子》第六十四章所言"合抱之木,生于毫末;九层之台,起于累土;千里之行,始于足下。"

三、佛文化概要

1. 佛教的传入与本土化

1) 诞生

相传公元前 623 年,释迦牟尼在古印度(今尼泊尔境内)诞生,35 岁(也有说 30 岁)开悟后创立了佛教。目的是引导众生了知宇宙人生的真相、苦乐的真谛,以及离苦得乐的方法,给人类以和平、幸福和智慧。

2) 传入

关于佛教的传入,有各种说法。比较经典的一种与白马寺有关。东汉明帝永平十年(67 年),明帝夜梦金人飞行殿庭,次晨问于群臣。太史傅毅回答:西方大圣人,其名曰佛;陛下所梦恐怕就是他。帝就派遣中郎将蔡愔等十八人去西域,访求佛道。蔡愔等于西域遇竺法兰、摄摩腾两人,并得佛像经卷,用白马驮着共还洛阳。帝特为建立精舍给他们居住,称作白马寺。于是,摄摩腾与竺法兰在寺里译出《四十二章经》。

另据《善见律毗婆沙》记述,在阿育王时代,佛教第三次结集后,曾派大德摩诃勒弃多至臾那世界(汉地);派末世摩至雪山边国。西藏多罗那他《印度佛教史》称达摩阿育王时,高僧善见至大支那弘法。

佛教传入中国既有陆上通道,亦有海上通道。其中陆路,包括南北两道,南道由敦煌越过沙漠,经鄯善进入塔克拉玛干沙漠南部、昆仑山北麓,到达于阗(和田),再向西北前进到达莎车。北道是指由敦煌北上到伊吾(哈密),经由吐鲁番到龟兹(库车),然后再到疏勒(喀什一带)。海路是经由斯里兰卡、爪哇、马来西亚、越南到达广州。印度来华的僧人大多通过南北陆路到达内地,走海路的较少。

3)佛教在中国

佛教在中国的传播大致经历以下五个阶段:①萌发阶段(汉代);②奠基阶段(魏晋南北朝时期),此时规模空前,寺院3万所,并形成了本土化佛教;③形成阶段(隋、唐、五代时期),佛学广为接受,受到皇室优待;④发展阶段(宋、元、明、清时期),佛教得到充实和发展;⑤转轨阶段(近代以来)。佛教在印度于公元十三世纪初消亡,在中国却作为大乘佛法而得以弘扬和发展。

魏晋南北朝时期,对佛教在中国发展贡献较大的有以下四位僧人:

朱士行(203—282年),三国时高僧,法号八戒,祖居颍川(今禹州市)。魏齐王曹芳嘉平二年(250年),印度律学沙门昙河迦罗到洛阳译经,在白马寺设戒坛,朱士行首先登坛受戒,成为我国历史上汉家沙门第一人。朱士行西行求法,送回《般若》译出之后,颇受佛学界的称赞,当时的义学高僧如帛法祚、支孝龙、竺法汰、竺法蕴、康僧渊、于法开等人,都为之作注或讲解,形成两晋时代研究般若学的高潮。朱士行西行求法,也为后世西行求法者如法显、宝云、玄奘等人树立了优秀榜样。

释道安(312—385年),两晋时期高僧、翻译家,释道安帮助奠定了中国佛教基础,首先确立佛教唯依国主才能创立的原则,主动承担实施社会教化的使命;其次开启佛教中国化的进程;最后制定僧尼规范,统一佛徒姓氏。

鸠摩罗什(梵语 Kumārajīva)(344—413年),音译为鸠摩罗耆婆,又作鸠摩罗什婆,简称罗什。其父名鸠摩罗炎,母名耆婆,著名的佛经翻译家。与真谛(499—569年)、玄奘(602—664年)、义净(635—713年)(又说不空(705—774年)并称为四大译经师。共译经律论74部,384卷,包括《金刚经》《妙法莲花经》《小品般若经》《维摩诘经》《成实论》。其中,《金刚经》是影响最为深远的佛经之一。

菩提达摩(Bodhidharma,?—528年),又称达摩、达磨,意为"道法"。传说他是香至王的第三子。他自称是释迦牟尼的第 28 代徒孙,即是印度禅宗的第 28 代祖。南朝梁武帝普通元年(520 年)或大通元年(527 年)他航海到广州。梁武帝信佛,把他接到南京传法。但是当时南朝的佛教重视讲义理,与达摩的禅宗重坐禅,提倡"见性成佛,不立文字"的理论不合。据说他到南京以后,梁武帝同他说佛理,问他:"我修建了这么多佛寺,写了这么多经卷,度了这么多僧人,有何功德?"达摩回答说:"都无公德。"武帝问他"何以无公德?"他说:"这都是有求而做的,虽有非实。"由于他同梁武帝话不投机,于是便离开南京北上到北魏。开始在洛阳一带游历,传习禅宗。后来入嵩山少林寺。他在少林寺坐禅时,面壁九年,一天到晚默然而坐。他的这种修行方法,又被称作"壁观"。后来传法于慧可,死后葬熊耳山。还有很多有趣的故事与达摩有关,如"一苇渡江""立雪传经"或称"断臂传经"。

隋唐时期,九州一统,国富民强,三教纵横,文明昌盛。佛教吸收儒道、完善自身,以系统的、庞大的哲学理论取胜,又以宗教崇拜向民间普及。

隋文帝复兴佛教,唐太宗礼遇玄奘,武则天崇佛,巩固了佛教的国家化地位,翻译经典完全由国家掌控,并发展了寺院经济,创立了佛教各大宗派,如隋朝形成了天台宗、三论宗、三阶教,唐朝创立了华严宗、法相宗、禅宗、律宗、净土宗和密宗。这一时期高僧辈出,最为有名的是以下两位:

玄奘(600—664 年),本姓陈,名祎,中国佛教史上伟大的翻译家、佛学大师,法相唯识宗的创始人。玄奘于贞观三年(629 年)出国,于贞观十九年(645 年)初回长安。他在印度获得了极高的声誉,被誉为"大乘天""解脱天"。回长安后受到唐太宗礼遇,并在太宗的支持下,集中全国佛教精英,在长安弘福寺译经。玄奘从印度共带回佛教经律 520 夹,657 部,历经 19 年,总共译出 75 部,1 335 卷,并对般若经类做了系统的编纂。玄奘翻译水平极高,他以前的译作称为旧译,他的译作称为新译,还培养了很多优秀弟子。

慧能(638—713 年),唐代高僧,禅宗"六祖"。俗姓卢,"本贯范阳",三岁丧父,但少有"方外之志"。他秉持"即心即佛"的佛性论,"顿悟见性"的修行观,"自性自度"的解脱观。并使禅宗逐渐发展成为中国佛教的代表。从此中国佛教走向了注重心性,注重即世间求解脱,走向了人间化、生活化。自心即佛,此岸即佛国,不需要到抽象的彼岸去寻求佛性。对中国传统思想文化、艺术产生了深远的影响,例如,启发、导引了宋明理学的建构;注重顿悟,注重内心体验、意境,注重启发,影响了中国古代的文化艺术:诗、书、画。

"菩提本无树,明镜亦非台。本来无一物,何处惹尘埃",表达了其真实的心境。

宋元明清时期,各派分化发展。北宋初期,朝廷对佛教采取保护政策,恢复译经。南宋偏安时期,江南的佛教仍保持一定盛况,但由于官方限制佛教的发展,除禅、净两宗外,其他各宗已日益衰微。元代的统治者虽崇尚藏传佛教,但对汉地佛教也采取保护政策,佛教中的禅、律宗等继续流传、发展,寺院林立,僧尼众多。明万历以后,祩宏、真可、德清、智旭等高僧对内融会禅、教、律等宗学说,对外融通儒、释、道三家的风气,所以深受士大夫的欢迎和一般平民的信仰,并使佛教更加具有中国的特色。清初皇室崇奉藏传佛教,对汉地佛教采取限制政策。康熙时禁令稍弛,迎请明末隐居山林的高僧重返京师,使已经衰微的佛教一时又呈现出活跃的气象。此后,一批名僧如月霞、谛闲、圆瑛、太虚、弘一等也都为振兴、弘扬佛教作出卓越贡献。

近代佛学研究有三大特点:①西方式的科学倾向;②俗信徒、居士对佛学研究的贡献较大;③强烈的入世性、政治性。

2. 佛文化思想特色

佛文化特色思想课简单用四个词来概括,即:空、四谛、因果和轮回。

1) 缘起性空:佛学宇宙观

缘起性空是宇宙人生的真理,世间上的森罗万象,如山河大地、花草树木、飞禽走兽,人乃至微尘沙砾等,都是因缘和合而生,也都又随着因缘分散而灭。因此,我们眼睛所看到的一切现象"有",都是缘起而有;因为缘起而有,因此它的本性是"空"。

缘起法说:世间上所有的一切都是相互依存的关系,如果没有因缘关系,一切皆不能成就。比方说,生活在世间的每个人,因为有农夫种田,才有饭吃;有工人织布,才有衣服穿。假如没有这许多因缘,个体就不能生存了。所以,每个人能够生存,都要感谢因缘,感谢世间的成就。

佛教讲四大皆空,是从古印度文化衍生而来并佛教化的,印度文化认为世界由"地、水、火、风"四大元素构成,从四大的物质属性看,山岳土地属于"地大",海洋河川属于"水大",阳光炎热属于"火大",空间气流属于"风大"。如把它们化为人体生理,那么,毛发骨肉属于地大,血液分泌属于水大,体温属于火大,呼吸属于风大;从四大的物性上看,坚硬属于地大,湿润属于水大,温暖属于火大,流动属于风大。但是,不论怎么分析四大,四大终属于物质界而无法概括精神界。所以,唯物论者以四大为宇宙的根源,佛教看法则不同。

佛教所讲的四大,也有小乘与大乘的不同。从大体上说,小乘佛教所说的四大,是指造成物质现象的基本因缘,称为四大种,意思是说,地、水、火、风是形成一切物质现象的种子,一切的物象都是由于四大的调和分配完成;四大和谐,便会欣欣向荣,四大矛盾,便会归于毁灭,物理现象是如此,生理现象也是如此,所以佛教徒把病人生病,称为"四大违和"。小乘佛教观察四大种的目的,是在使人看空由四大假合而成的色身。而造种种生死之业,一旦把我看空,便会进入小乘的涅槃境界,不再轮回生死了。大乘佛教所说的四大,则是指物态的现象,是假非实,是幻非实。

2) 四谛:佛学真理观

(1) 苦谛:人生如苦海泛舟,佛教认为人的一生是由各种苦恼贯穿的,共有八苦。生苦,指胎儿出生,皮肉细嫩,在接触和适应外界的过程中,充满痛苦;老苦,指人到老年,发白脱落,牙齿老化,嚼食困难,耳聋背驼,行走艰难,倍感痛苦;病苦,指人要患各种疾病,造成肉体上和精神上的痛苦;死苦指人将临死,对死亡充满恐惧,感到痛苦;怨憎会苦指与自己所讨厌的人不得已而相处,无法脱离自己憎恶的环境,遇到不愿意遇到的事,令人苦恼;爱别离苦指与自己相爱的人别离,离开自己所喜欢的人或环境时的痛苦;求不得苦指自己想做的事做不成,自己想追求的事或人得不到,感到精神上的痛苦;五盛荫苦指是诸苦的集合体。

(2) 集谛:苦从何来,根本原因在于人的主观上的"业"和"惑"。"业"是指业,指身、口、意等各种善恶之造作,"惑"是疑惑、思惑。

(3) 灭谛:灭尽造成痛苦和烦恼的原因,灭谛告诉人们一定要学习、感悟、实践正见,追求真理、超越低俗追求、灭除低俗情欲,追求正大光明,超凡脱俗,便可脱离痛苦获得精神上的解脱,达到涅槃的境界。

(4) 道谛:引导脱离苦海,到达幸福的彼岸。"道"含有方法和途径两种含义,具体分为八正道:正见、正思维、正语、正业、正命、正念、正定、正精神。

3) 因果业报:佛学人生论

因果报应是佛教基本原理之一。"因"就是原因,也叫因缘;"果"就是结果,也叫果报。"业"就是指一切身心活动,分为身、口、意"三业";"报"就是业的报应,即由三业的善恶所导致的后果。

简单地讲,就是种善因得福果,种恶因得苦果。正如《涅槃经》所言:"善恶之报,如影随形;三世因果,循环不失。"世间法是如此,出世法也是如此。

六道轮回则是因果表现方式。六道(又名六趣、六凡或六道轮回)是众生轮回之道途。六道可分为三善道和三恶道。三善道为天、人、阿修罗;三恶道为畜生、饿鬼、地狱。但阿修罗虽为善道,因德不及天,故曰非天;以其苦道,尚甚于人,故有时被列入三恶道中,合称为四恶道。佛教相信,任何人若遵守五戒,可得六根整然人身。若在五戒上,再加行十善,即可升到天界。

4)佛文化实践论:伦理观

佛文化强调要"去恶从善,平等慈悲,自利利他,尊重生命"。佛文化实践论又称为"六度或六波罗蜜"。《大乘义音》卷十二:"波罗蜜者,是外国语,此翻为度,亦名到彼岸。"谓菩萨乘此六度船筏之法,既能自度,又能度一切众生,从生死大海之此岸,度到涅槃之彼岸。为大乘佛教最主要的中心教义。

(1)施度(檀波罗蜜或檀那波罗蜜)。有财施、法施和无畏施三种。菩萨看见一切人生受苦,心生慈悲,以"人溺己溺,人饥己饥"精神,布施所能,使苦人得乐,迷者受益,布施分为三种:财布施指布施以金钱、物品去帮助穷苦者,改善他们的生活,或出资捐款印刷善书、经典劝化度人,以改善众生的心性;无畏施指对痛苦的人,用温暖爱心去安慰,遇人困难,施以援手,使受苦受难者心中得到平安,有安全感;法布施指以自己所学,领悟的佛法真理,向世人宣讲,使众生转迷成悟。

(2)戒度(尸波罗蜜或尸罗波罗蜜)。包括出家、在家、大乘、小乘一切戒法和善法,谓菩萨由修一切戒法和善法,能断身口意一切恶业。严守戒律,才能塑出端庄法相,持戒才能使身口意清净,不犯恶业。强调要守五戒,即不杀生、不偷盗、不邪淫、不妄语、不饮酒。还应戒除诸如奢华歌舞、香烟等容易乱人耳目口鼻者。

(3)忍度(羼提波罗蜜)。谓菩萨由修忍辱,能忍受一切有情骂辱击打及外界一切寒热饥渴等之大行,即能断除瞋恚烦恼。每遇阻碍挫折诽谤,不怨不怒,由忍化恕,心自安之,外忍饥寒,内忍七情六欲,如此道志不馁,不畏困难,学道度人必能成之。

(4)精进度(毗梨耶波罗蜜)。谓菩萨精励身心,精修一切大行,能对治懈怠,成就一切善法。佛海无边,学无止境,坚持研习真理,不可停顿。若有过失,遇人指点,立即改正;凡对众生有利益工作,当仁不让,尽力去做,精进不息,彼岸自达。

(5)禅度(禅波罗蜜、禅度波罗蜜或禅那波罗蜜)。止观双运名禅,亦名静虑、三昧、三摩地、定。谓思维真理,定止散乱,心一境性,调伏眼耳等诸根,会趣寂静妙境。有四禅、八定及一切三昧等。若要修炼成佛,须寂静其心。要普度众生,须得禅定,这样才能生智慧,遇事才能有定力。

(6)慧度(般若波罗蜜)。谓通达诸法体性本空之智。修行者之心性当具有最高的智慧。博览群经、远大学识、历练世故,可以辩才无碍,圆通万事,才能度化众生,修行者本身亦可避免堕入魔障之中。

第二节　中医药学的儒学思想基础

儒学思想对中医药学的影响主要体现在其"仁爱"对医德的影响和"中和中庸"对中医"中和观"形成的作用。此外,儒学思想中的"生命关怀"与医学的目标是一致的。

一、中医道德规范的仁爱基础

本章第一节里谈到儒学思想里的"仁"有三种含义,其中"仁者爱人"的思想对中医规范自身行为产生重要影响。在"樊迟三问仁"的故事中,第一次孔子只告诉樊迟要"爱人",但并没有告诉他爱什么人,如何实践。经历三次询问后,终于明白,儒学思想里的"仁"是要求从自身行为做起,要有一颗"爱人"之心,并在工作、生活实践中付诸行动。孔子告诉他具体的可以操作的方法就是"居处恭,执事敬,与人忠。虽之夷狄,不可弃也"。在《论语·学而》孔子对"仁爱"的行为提出了具体要求,即"弟子们在父母跟前,就孝顺父母;出门在外,要顺从师长;言行要谨慎,要诚实可信,要广泛地去爱众人,亲近那些有仁德的人"。所以,这种爱不是狭义的爱,而是无私的爱。而作为医生,每天工作面对的是病人,是弱者,更需要具备这种"爱人"的思想,才能在实践中规范行为。

纵观与医药有关的书籍,从《左传》至《黄帝内经》,都很少涉及医德。真正谈论医德话题的首推《伤寒杂病论》,还有孙思邈的《备急千金要方》。在《伤寒杂病论》序言中,张仲景写道:"余每览越人入虢之诊,望齐侯之色,未尝不慨然叹其才秀也。怪当今居世之士,曾不留神医药,精究方术,上以疗君亲之疾,下以救贫贱之厄,中以保身长全,以养其生。但竞逐荣势,企踵权豪,孜孜汲汲,惟名利是务,崇饰其末,忽弃其本,华其外而悴其内。皮之不存,毛将安附焉?卒然遭邪风之气,婴非常之疾,患及祸至,而方震栗;降志屈节,钦望巫祝,告穷归天,束手受败。赍百年之寿命,持至贵之重器,委付凡医,恣其所措。咄嗟呜呼!厥身已毙,神明消灭,变为异物,幽潜重泉,徒为啼泣。痛夫!举世昏迷,莫能觉悟,不惜其命。若是轻生,彼何荣势之云哉?而进不能爱人知人,退不能爱身知己,遇灾值祸,身居厄地,蒙蒙昧昧,蠢若游魂。哀乎!趋世之士,驰竞浮华,不固根本,忘躯徇物,危若冰谷,至于是也!"令张仲景感到很奇怪是,当时社会的读书人为什么不重视医药,而争着去追求荣华、名利和权势,重视那些次要的身外之物,而抛弃养生的根本之道,使自己外表华贵,而使自己的身体憔悴,突然病倒,方才震惊发抖,求神祷告,四方寻医。那些读书人即使做了官也不能爱护别人,顾及别人的疾苦;不做官又不能爱护自己,顾及自己的隐患,遇到灾祸困难,愚昧糊涂,没了头脑。

而孙思邈在《备急千金要方》中"大医精诚篇"融合儒学思想中的"仁爱",提出了优秀医生的标准:"凡大医治病,必当安神定志,无欲无求,先发大慈恻隐之心,誓愿普救含灵之苦。若有疾厄来求救者,不得问其贵贱贫富,长幼妍蚩,怨亲善友,华夷愚智,普同一等,皆如至亲之想。亦不得瞻前顾后,自虑吉凶,护惜身命。见彼苦恼,若己有之,深心凄怆。勿避险巇、昼夜寒暑、饥渴疲劳,一心赴救,无作功夫形迹之心。如此可为苍生大医,反此则是含灵巨贼。"同时,还将道家"无欲无求",及佛家"慈悲行善"的思想也放进标准之中。概括起来,孙思邈论述了有关医德的两个问题:第一是精,亦即要求医者要有精湛的医术;第二是诚,亦即要求医者要有高尚的品德修养。以"见彼苦恼,若己有之"感同身受的心,策发"大慈恻隐之心。"进而发愿立誓"普救含灵之苦",且不得"挑拣病人,经略财物"。

后世很多医家如龚廷贤、陈实功等也提出了"仁爱"乃医生具备的基本素养。龚廷贤在《医家十要和病家十不要》写道:"一存仁心,乃是良箴,博施济众,惠泽斯深。二通儒道,儒医世宝,道理贵明,群书当考。……九莫嫉炉,因人好恶,天理昭然,速当悔悟。十勿重利,当存仁义,贫富虽殊,药施无二。""一、二、十"这三条中分别着重讲到"仁心""儒理"和"仁义"是医生必备的素质。陈实功在《外科正宗》也提出医者有十要:"一要:先知儒理,然后方知医理,或内或外,勤读先古明医确论之书,须旦夕手不释卷,一一参明融化机变,印之在心,慧之于目,凡临证自无差谬矣。……七要:贫穷之家及游僧道衙门差役人等,凡来看病,不可要他药钱,只当奉药,再遇贫难者,当量力微赠,方为仁术。不然有药而无伙食者,命亦难保。"排在第一位的就是要知儒理,然后方知医理,换句话说,就是首先要先做人,然后才是发挥专业特长去做事情。不管是谁来看病,不管他有钱没钱,都得认真对待,甚至遇到一些贫困的病人,你还要向其赠送一些财物。因为,病治好了,如果回家没饭吃,病人还是要饿死的。这就是"仁术"。所以"仁爱"的范围在古代医学界有非常广泛的基础。特别是到了唐宋以后,很多的儒学(学者)也热衷学习医学。有个典故"不为良相,便为良医"就反映了宋朝时士大夫们的思想状况。这个故事是说范仲淹年轻时曾去庙里求签,他首先想问将来可否担任宰相,签上答案是否定的;范仲淹接着就问是否可以做医生,签上给出答案还是否定的。此时,范仲淹叹了口气自语道"既然不能做宰相,为何也不能当医生呢"? 众人不解其意,其实范仲淹和很多大儒们的看法一样,"良相医国,良医是医民",也就是说当宰相和做医生,两者道理是相通的,都是为天下百姓服务,都要有仁爱之心。

陈实功在《外科正宗》还指出"医家五戒":"一戒:凡病家大小贫富人等,请观者便可往之,勿得迟延厌弃,欲往而不往,不为平易。药金毋论轻重有无,当尽力一例施与,自然阴骘日增,无伤方寸。……五戒:凡娼妓及私伙家请看,亦当正己,视如良家子女,不可他意见戏,以取不正,视毕便回。贫窘者药金可壁,看回只可与药,不可再去,以希邪淫之报。"指出医者不可嫌贫爱富,不可贪求财色,实际上还是强调要有仁爱之心。

实际上,中医非常重视医德建设,由中华中医药学会承担的国家中医药管理局专项研究首次提出了"中医医德八纲":"仁、和、谦、廉、精、诚、慎、严"八个字作为医德的总纲。

总之,中医医德思想与儒学"仁爱"思想是贯通的,也因此造就了一代代儒医大家,为中医药学发展树立了榜样。

二、中医"致中和"思想

在儒学思想回顾里,我们说"中和中庸"是其核心思想之一,该思想与中医追求"阴平阳秘"的致中和思想完全吻合。实际上,中医药学的"中和观"是儒学"中和"思想在医药学领域的实践和延伸。

"致中和"是一种理想的状态,在理解这种思想时,人们常犯的错误是追求绝对的"中和"状态,而实际上应该是整体的和谐和多样性的统一。从社会层面看,绝对平均,没有差异的发展是动力不足的,难以持续;从人体自身看,即便健康的人,体内阴阳(可简单理解为物质、能量等)是一直处于变化之中。实际上,大众所熟知的一些生理指标,如血糖、血脂、血压等都处在动态变化之中,都不是恒定值,总在一定范围内波动;从自然界看,有冬去春来,寒极生热,日月运行等,均是在一定"度"内的消长变化。所以,"致中和"是在时间、空间上的一种动态趋向和动态稳定。就中医药学本身而言,致中和思想已经渗透到病因分析、养生保健、组方原则及疾病治疗等诸多领域。

1. "致中和"对中医病因学的影响

以"情志失平"为例来探讨,中医认为:"七情"指"喜、怒、忧、思、悲、恐、惊"七种情志活动,这七种情志分别与不同的脏腑功能密切相关,概况为:"心主喜、肝主怒、脾主思、肺主悲忧、肾主惊恐"。

正常情况下,七情属生理状态,不会致病。但情志过度则伤身,即当精神刺激过于强烈或持续过久,超出了人体自我调节的能力,则会引起人体各系统功能的失调,影响人的身心健康。七情失调,神气损耗,五脏气乱,故《素问·举痛论》曰:"百病皆生于气也,怒则气上,喜则气缓,悲则气消,恐则气下,惊则气乱,思则气结。"这里的"上、下、消、缓、乱、结"是指由于情志过激所致气机失常。气机失常反过来就容易伤及脏腑,比较一致的观点是"喜、惊伤心,怒伤肝,思伤脾,悲、忧伤肺,恐伤肾"。

过于惊喜,就会扰乱心志,出现心脏功能失调。"心主神明"功能失调就会导致精神兴奋,不可自主,思维和行为错乱,历史上著名的"范进中举"就是典型案例。

过于愤怒容易导致肝气上逆,怒目圆睁(肝开窍于目),声音高亢,全身气机都被调动起来,甚至暴跳如雷,但是,大怒之后,容易感到肝区(右侧胁下)胀痛。

思伤脾实际上包括两层含义,其一是指思念过度,造成茶饭不思,伤及脾胃;其二是指思虑、思索过度,例如,潜心于某项研究或学习兴致高,废寝忘食,饮食无规律,久而久之,造成脾胃损伤,进而出现"运化功能失调",导致没胃口,或便秘或腹泻,形体消瘦,四肢无力等。

"悲、忧伤肺"是指过分悲伤、抑郁会影响到肺,肺主呼吸,因而最容易表现出呼吸功能不畅,肺气不能正常排出,清气难以正常吸入,因而就会出现"长吁短叹"的现象,以缓解呼吸不畅的症状。

以上只是考虑最先最容易受累的脏腑功能,实际上,各种情志活动太过,都能伤及心脏。所以,善于养生的人能够做到"乐而不淫,哀而不伤",善于调控情志,避免影响到脏腑功能,乃至脏腑功能受损而导致疾病发作。

除了情志外,其他病因也因为失中而起,如时气失常、饮食失节、劳逸失度等,这些均为"失中"思想的具体表现。时气失常是指时令气候的变化超出人体所能适应的调节能力,或人体因自身调节能力不足,难以适应气候变化,从而引发疾病。常见的有"风、寒、暑、湿、燥、火",在大多数人耐受的范围时,称为自然界气候现象,变化的度超过多数人的耐受限度时,就称为"六淫",是六种致病因素,如寒潮来袭,气温突降十度以上,就容易造成风寒感冒;阴雨连绵,湿邪就容易侵入人体,出现水液代谢障碍等疾病。

2. "致中和"对养生的影响

《素问·调经论》说:"阴阳匀平,以充其形,九候若一,命曰平人",这里的"平人"是指"阴阳平和"之人,以现代科学知识分析,就是物质和能量代谢基本平衡,身材不胖不瘦,BMI 数值适中,情志稳定执中,既不狂躁也不压抑。《素问·生气通天论》指出:"凡阴阳之要,阳密乃固,两者不和,若春无秋,若冬无夏,因而和之,是谓圣度。"这里的"圣度"暗指中庸之道,即圣人的法度。

中医所说的"五劳所伤"是指:"久视伤血,久卧伤气,久坐伤肉,久立伤骨,久行伤筋。"因为"肝开窍于目"而"肝受血而能视",所以久视伤血;过度卧床,易使肺缺乏新鲜空气的调节,肺的功能不强健,而肺主一身之气,所以人体的"宗气"必然生成不足,故久卧伤气;"动则不衰",动则气血可周流全身,使得全身肌肉尤其四肢肌肉得养,反之,长时间久坐,不活动,周身气血运行缓慢,可使肌肉松弛无力,所以,久坐伤肉;久立伤腰肾,肾藏精,而精生髓、髓为骨之液,可养骨,故久立会损伤人体骨骼的功能,故而久立伤骨;久行能使膝关节过度疲倦，而膝为筋之府，所以说久行伤筋。

"致中和"思想还体现在饮食、睡眠、运动等方面。就饮食而言，食能养人，亦能伤人，取养之道贵在和而有度。儒家强调"不多食"（《论语·乡党》），现代医学证明低能量的摄取更有益于健康。《千金云》亦有指出"食不可过饱也"。中医学提倡"饮食有节"，故曰："饮食自倍，肠胃乃伤。"（《素问·痹论》）孙思邈则直言："如食五味，必不得暴嗔""是以养性之士……不易极饥而食，食不可过饱；不欲极渴而饮，饮不欲过多；饱食过多则结积聚，渴饮过多则成痰癖"（《千金要方·养性序》）。"善养性者，先饥而食，先渴而饮，食欲数而少不欲顿而多，常欲令饱中饥，饥中饱耳"（《千金要方·养性》）。中医学认为饮食五味能化生阴精，分别补养五脏，但若五味偏嗜，则必将伤及五脏，正如《素问·生气通天论》说："阴之所生，本在五味；阴之五宫，伤在五味。"是故饮食当有节，"中和"为其度（《论语集解》）。所以，《简明医彀·却病延龄》言："人能清心寡欲，慎起居，节饮食，则病自不萌而龄可延矣。"

3. "中和"思想对中医方剂的影响

中药治病，尽管有用单方（单味中药）的，更多时候还是使用复方药物，这就涉及组方原则问题。清代徐大椿《医学源流论·方药离合论》说："圣人为之制方，以调剂之，或用以专攻，或用以兼治，或以相辅者，或以相反者，或以相用者，或以相制者。故方之既成，能使药各全其性，亦能使药各失其性。"这些制方原则就是运用药物的性味配伍治疗疾病，调整机体阴阳五行之偏盛偏衰太过不及，在对疾病的治疗中体现其"中和"思想。

具体组方原则见于《素问·至真要大论》："主病之谓君，佐君之谓臣。应臣之谓使。""君臣佐使"的组方原则实际上相互配合，亦相互制约，使方药针对所治病证发挥治疗效果，而不产生严重的毒性或副作用，暗含中和思想。君是主导，臣既辅助君之不足，还对君有制约，与君构成适中的平衡状态；而佐使，既是进一步展开君臣形成的作用，更是对君臣形成的态势进行调节，使达整方的合理周全。

以《伤寒论》所载麻黄汤为例进行分析：

处方：麻黄三两　桂枝二两　杏仁七十个　甘草一两

功能：发汗解表、宣肺平喘

　　主治:外感风寒表实证——恶寒发热、头痛身痛、无汗而喘、舌苔薄白、脉浮紧

　　方中麻黄苦辛性温,归肺与膀胱经,长于发汗解表散寒,并可宣肺平喘,为方中君药;桂枝能解肌发表,温通经脉,既助麻黄解表,增强麻黄的发汗之力,又畅行营阴,解疼痛之症,与麻黄相须为用,故为臣药;杏仁降利肺气,与麻黄相伍,一宣一降,以恢复肺气之宣降,辅助麻黄宣肺平喘,故为佐药;炙甘草既能调和麻、杏之宣降,又能缓和麻、桂之辛燥,使汗出不致过猛而耗伤正气,故为使药,兼佐药之功。

　　《鸡峰普济方》更是有一个方剂直接冠名为"中和汤"。方中白术具有补气健脾燥湿功效,黄橘皮则能理气调中,燥湿,人参能补脾气,甘草亦能补脾益气,茯苓则健脾渗湿,厚朴长于行气燥湿。该方功效:"调阴阳,和荣卫,养脾胃,增饮食。"可治疗:"胁肋胀满,止呕逆恶心。"方中既有补气药,又有理气药,补气而不至气滞;配燥湿和渗湿药,利脾胃升清降浊。诸药使脾胃升降得宜,既不太过,又非不及,达到"中和"的目的。

　　除了制方原则外,药物制造也体现中和思想。陈嘉谟在《本草蒙筌》中特别指出:"凡药制造,贵在适中,不及则功效难求,太过则气味反失。"

　　4. "中和"思想对治疗法则的影响

　　中医所谓"阳盛""阴盛"相当于"过","阴虚"或"阳虚"则相当于"不及","过"与"不及"都将产生疾病,"无过无不及"亦即"阴平阳秘",才能"精神乃治"。

　　《伤寒明理论》言:"伤寒邪气在表者,必渍形以为汗;邪气在里者,必荡涤以为利。其于不外不内,半表半里,既非发汗之所宜,又非吐下之所对,是当和解则可矣。"由此可见,汗吐下和的治法均以达到"中和"状态为根本目标,即采取各种办法调整机体各方面的平衡关系,甚至包括正气与邪气之间的平衡。

　　"致中和"思想在中医里体现在"阴平阳秘"的理想状态,若偏离这种状态,就是阴阳失和,轻则出现亚健康,重则出现病态,而疾病预防、治疗、用药、药物制造等均渗透这种思想。

　　此外,药物采收时节也体现"中和"思想,过早或过晚采收都可能导致药效降低。例如金银花、槐花需要在含苞欲放时采摘花蕾,而菊花则是正在开

放时采摘花朵；栝楼应在果实成熟后或将成熟时采收，而乌梅、青皮应采未成熟的幼嫩果。关于茵陈蒿的采摘注意事项有诗云："三月茵陈四月蒿，五月六月当柴烧。"正如《千金翼方》指出："夫药采取，不知时节，不依阴干暴干，虽有药名，终无药实，故不依时采取与朽木不殊，虚费人工，卒无裨益。"《神农本草经》也强调药材采收、干燥、炮制均应按规定的方法执行，不可太过，也不可不及："阴干、暴干，采造时月，生熟，土地所出，真伪陈新，并各有法。"

实际上，除了个人健康外，人与自然、社会治理、人际关系等无不渗透这种思想。

三、儒学思想的生命关怀

1. 以人为本

中华传统文化的"人本思想"体现在"惟人万物之灵"这句话里。早在西周时期，中国的典籍里就有"人为万物之最灵最贵者"这种思想，所谓最灵就是最有灵性的，最贵就是最重要的，万物中间什么东西最重要呢，其实就是人。所以在《尚书》中，就有这样的说法，"惟天地万物之母，惟人万物之灵"（《尚书·泰誓上》），天地是万物之母，而人则是万物之灵。

荀子曾经把天地万物分成四类，《荀子·王制》有一段精彩论述："水火有气而无生，草木有生而无知，禽兽有知而无义，人有气有生有知，亦且有义，故最为天下贵也。"其中，"水火有气而无生"是指水火这类事物都是物质的，但却没有生命活力；"草木有生而无知"，就是说草木之类虽有生命活力，但它没有知识、没有智慧；"禽兽有知而无义"，就是说禽兽之类生物有认知方面的功能，具备一定知识，乃至智慧，但是它们却不懂义理，不懂礼仪。在中国古代，谈到禽兽和人的区别时，主要指禽兽没有礼义廉耻所确立的伦常关系。所以说，如果有人违背了伦常，那就意味着他是禽兽，甚至禽兽不如。第四类就是人了，人"有气有生有知，亦且有义，故最为天下贵也"。对于以上各种属性，人都具备了，所以人是万物中最贵重的。荀子在这儿就用比较的方法，从现象上说明了为什么天地万物中间人是最贵的。《易经·系辞传下》曰："天地之大德曰生。"这句话的意思是"天地之间最伟大的道德是爱护生命"，并进一步指出"有天地然后有万物，有万物然后有男女，有男女然后有夫妇，有夫妇然后有父子，有父子然后有君臣，有君臣然后有上下，有上下然后礼义有所措"。强调"天地者,生之本也;先祖者,类之本也;君师者,治之本也"。意思是"天地为生命的本源,祖先是民族的本原,帝王和师长(这里应该是指代尊敬帝王和师长、紧守长幼尊卑之序的道德风尚)是天下大治的根本"。主题就是说,要以礼治天下,让所有人都知礼守礼,就会天下大治,社会和谐,人与人和平相处。如何才能做到呢? 就是要尊重天道自然,要尊敬先祖长辈,要尊敬帝王和师长。简单地说就是天地君亲师(现称"天地国亲师",因封建制度已经废除,国家在我们心中的神圣地位早已确立)。只有人类才具备这样的智慧,所以人最贵。

医学接受"人本思想"甚至更深刻地贯彻这种精神。《素问·宝命全形论》曰:"天覆地载,万物悉备,莫贵于人,人以天地之气生,四时之法成。"意思是说天上覆盖与地上承载的,所有的物件全准备好了,人是最可宝贵的。人凭借着自然之气而生长,按照"一年"四季的法则生长。也就是说明人是自然界万物中最宝贵的,其生命活动是受天地变化的影响。人也是应自然界天地之气生,和自然界春夏秋冬的规律一样成长。

2. 养身孝道

儒学的"养身孝道"简单理解就是"奉养父母"。《论语》有"子游问孝"的故事,"子曰:今之孝者,是谓能养。至于犬马,皆能有养;不敬,何以别乎?"大意是:子游问孔子什么是孝,孔子说:"现在许多人认为孝就是能养父母,让父母吃饱。其实你养狗养马也要让它们吃饱,如果只是给饭吃而不能真正孝敬父母,那跟养狗养马又有什么区别呢?"实际上,强调子女不光要奉养自己的父母,让他们衣食无忧,还应该对他们有敬爱之心,加强调了在精神上关心、尊敬父母。从医学角度看,对老人而言,精神上的抚慰比物质上的支持对健康更为重要。

3. 三立不朽

季路问怎样去侍奉鬼神。孔子说:"没能事奉好人,怎么能事奉鬼呢?"季路说:"请问死是怎么回事?"孔子回答说:"还不知道活着的道理,怎么能知道死呢?"孔子这里讲的"事人",指侍奉君父。在君父活着的时候,如果不能尽忠尽孝,君父死后也就谈不上孝敬鬼神,他希望人们能够忠君孝父。表明了孔子在鬼神、生死问题上的基本态度,他不信鬼神,也不把注意力放在来世,或死后的情形上,在君父生前要尽忠尽孝,至于对待鬼神就不必多提了。这为他为何"敬鬼神而远之"。

《吕氏春秋·季春纪》中的一篇关于养生的专文《尽数》认为,养生长寿之道的关键在于解决"毕其数",即享尽天年的问题。而"毕数之务",第一在于"去害",第二在于摄养"精气",第三在于运动,以免"气郁"为病,第四在于选择无害的居住环境,第五在于认识并遵行一定的饮食之道,第六在于从自身出发解决问题,而不是去依靠"卜筮祷祠"等。

所以儒学思想关于生死问题,主要是顺其自然。对待死亡的态度则是"在自然生命无法延长时,可以通过道德价值的途径,使之死而不朽,达到永恒"。其"三立不朽"的生死观来源于《左传·襄公二十四年》,记载叔孙豹的名言"太上有立德,其次有立功,其次有立言。虽久不废,此之谓不朽。"

第三节　中医药学的道文化基因

一、道文化对中医理论的影响

《道德经》中:"道生一,一生二,二生三,三生万物。万物负阴而抱阳,冲气以为和。"简单地讲,道文化讲求自然界(天地)演化之道,这是宇宙普遍存在的规律。《庄子·知北游》进一步探求人的产生与自然规律一致,庄子认为"气"乃一切事物的根本,故言"人之生,气之聚也;聚则为生,散则为气",说明人之生死,本身是物质的不同形态而已,宇宙万物和人也只是"通天下一气耳",两者在本原上没有区别。

既然万物都是由"气"聚化而成,那么,"气"就是万物的共同物质基础。"同气相求,同声相和",就是指同性质的"气"可以感召相同或相近的物类。在此哲学观点指导下,不仅"天人相应""天人相类""阴阳五行"等宇宙整体观得以合理解释,"无为"合"道"也顺理成章。《黄帝内经》的"精气说"就秉持这种观点。唐代著名医家王冰吸收并发展"道"文化思想,将其应用于医学领域,反过来又充实了"道文化"的内涵。他认为世界是物质的,包括人类本身,都来源于气,都是天地阴阳变化的产物。

王冰对医药学最大的贡献在于整理出黄帝内经《素问》。从天宝九年(750年)至宝应元年(762年),历时十二年之久,注成《素问》24卷,合81篇。

王冰对运气学说很有研究,其理论见解记述于补入的七篇大论的注释中,为后世运气学说之本。他对辨证论治理论也有所发挥,如治疗元阳之虚,主张"益火之源,以消阴翳"。而治疗真阴之竭,则提出"壮水之主,以制阳光"。他在《素问·阴阳应象大论》注文写道:"时序运行,阴阳变化,天地合气,生育万物。故万物之根,悉归于此。"在《素问·四气调神大论》注文中指出"生气不竭者,以顺其根也。"这些都体现了王冰将道文化的物质生成观融入医学理论之中。

二、道文化对中医药养生学的影响

1. 道文化对中医精神养生的影响

中医很多养生思想与道文化密切相关,特别是道文化的"贵生思想""清净寡欲、逍遥自在"的人生境界对中医养生学影响至深。《黄帝内经》里关于精神养生有句经典论述"恬淡虚无,真气从之。精神内守,病安从来",强调"形神合一"对健康的重要意义。

什么是"恬淡虚无"?"恬"字是由一个竖心旁加一个舌头的"舌"字构成,与"舔"是同根同源,本意是说动物和人受伤后,会下意识地拿舌头去舔舔伤口。所以,舔是一种通过自我疗伤、自我宽慰,最后达到接纳自我、自得其乐的一种能力。"淡"有"淡泊,无奢望、无妄"之意。"虚无"就是心无挂碍,"虚"的意思就是让自己的心灵和精神获得最大的自由;而道家讲,物质世界的本源来自"无"。恬淡才能从容,虚心方可纳物。

何为"真气从之"?"真"指的就是先天赋予人本来的面目,父亲的精子和母亲的卵子结合的一瞬间"两精相搏谓之神","神"带来的能量也就开始运动了。中医认为,推动细胞分裂发展的能量就叫元气,是先天赋予的,这就是所谓的"真气"或"先天真元"。当人处于一种"恬淡虚无"的状态时,人先天被赋予的"真气"就会随着指挥它的"神"去开始运作,即"从之",可简单理解为,人体的各种物质和功能(真气)按照自身形成的基因(神)的控制而正常表达、发挥;如不服从擅自"开小差","正气"不在岗,则"虚邪贼风"这种负面能量就会乘虚而入。

"精神内守"所对应的是"精神外露",包括漏精(滑精、遗精、意淫等)、失精(男性射精;女性各类阴道分泌物、流产等)、体液流失(拉肚子、尿血、尿蛋白、尿糖、冷汗、盗虚汗、大汗、流脓鼻涕、流口水、流血等)。没精的人通常是眼睛没神,其他症状包括脸色发黑发痿,没有光泽,"漏神""失神""心不在焉"等。早期会影响病人的情绪,如:难以"聚精会神"而出现的注意力极难集中;"心神不宁"的强迫状态;"神不守舍"的焦虑、坐卧不安;"失魂落魄"的抑郁;"魂飞魄散"的恐惧状态;"失神"的目光呆滞的木僵状态;"神出鬼没"的幻觉或妄想等心理问题。后期则会伤神,即严重的精神疾病,如精神分裂、多种人格、身份识别障碍等。

"病安从来"指的是,做到精和神内守,人体物质和能力代谢达到平衡状态,有序更新,免疫系统工作正常,所以,就不会生病。

以上认识与道文化养生思想一致。《庄子·天地》说:"留动而生物,物成生理,谓之形;形体保神,各有仪则,谓之性。"大概意思是:(阴阳)混一之体运动变化的暂时静止,就生成物,物生成而有条理属性,称之为形;形体与精神合一,又各有条例准则,称之为性。其大意是强调"形本于神"的观点,这和《素问·上古天真论》的"形体不敝,精神不散"观点相一致,指出物质是精神的基础,反过来,精神对物质运动的正常进行产生重要影响。

2. 道教文化"房中术"对养生学影响

除了精神养生对中医影响外,道教文化中的"房中术"对养生学也具有一定影响。南北朝时医药学家、道士陶弘景的《养性延命录》中即辟专章《御女损益篇》阐述房中术。唐代医学家孙思邈《千金要方》亦辟专节阐述"房中补益",王焘则在《外台秘要》引录《素女方》。但由于宋代理学盛行,房中术遭摒弃。

究竟该如何科学看待房中术? 有些说法目前缺乏科学依据,甚至导致一些认识上的错误,例如《御女损益篇第六》提到"但能御十二女子而复不泄者,令人老有美色;若御九十三女而不泄者,年万岁",这本身就不符合科学规律。但是,房中术所记述的性卫生知识,治疗性功能障碍的方法以及注意男女情绪的和谐,促进性高潮到来的方法等,都有研究的价值。

有研究发现,性腺的分泌,除保证性功能外,还有助于造血、代谢和水电解质的平衡,促进健康;反之,如果没有性生活或者性生活不规律,成年男女容易出现内分泌紊乱,生理平衡遭到破坏,就容易出现身体功能障碍。

三、道文化对中医治疗思想的影响

道文化对中医治疗思想影响主要在于"中和"思想与"道法自然"两

方面。

1. "和、德"的影响

道文化的"德"就是以"中和"为基本特征,《老子》言"多闻善变,不如守中"(第五章),"道,中之用也,或不盈"(第四章),"知常为和、和之至……万物法自然冲气以为和"(第四十二章)。《庄子》指出"和之以为天倪""游心乎德之和""以和为量"。中医和法的概念,最初由清代成无己在《医学启源》提出,专门针对少阳证,特指小柴胡汤,治疗少阳证半表半里。其认为:正邪相争,非汗下所宜,唯有和解一法乃为"正道"。后世医家又将其拓展为治疗肝脾、胆胃、肠胃、寒热、虚实、表里等不和证。例如,解表清里剂"防风通圣散",功效为:发汗达表,疏风退热,泻火通便,解酒,解利诸邪所伤,宣通气血,上下分消,表里交治。不难看出,两种思想之间具有天然的联系。

2. 道法自然,天人合一

道文化的"道法自然""天人合一"思想在中医里主要体现在,中医主张以"扶正",达到"祛邪"的目的;同时主张顺应自然规律,在人与自然的和谐统一中达到身心调适,充分调动人体本身的调节能力,而不是无视其内在规律直接进行干涉,才可能实现"阴平阳秘,精神乃治"。

四、道文化对药物学的影响

炼丹术及金丹最大的贡献在于创制出外治化学药物,例如中医外科学常用的提脓祛腐的主药升丹,即是由炼丹的丹药演化而来的。升丹能加速坏死组织脱落,促进肉芽组织新生。其化学成分主要为汞化合物,包括氧化汞、硝酸汞等,红升丹中还含有氧化铅。汞化合物多有毒,能杀菌,起消毒作用,主要作用机制在于,汞离子与病菌呼吸酶中的硫氢基结合,使之凝固而致病原菌不能呼吸趋于死亡;硝酸汞与水分解而成酸性溶液,对人体组织有缓和的腐蚀作用,可使病变组织与药物接触面积的蛋白质凝固坏死,逐渐与健康组织分离而后脱落,从而产生"祛腐"作用。

事实上,除了外用药物,还创造了许多内服药。例如,《备急千金要方》提到"人不服石,以庶事不佳,恶疮疥癣,温疫疟疾,年年常患,寝食不安,兴居常恶,非止己事不康,生子难育,所以石在身中,万事休泰,要不可服五石也。……所以常须服石,令人手足温暖,骨髓充实,能消生冷,举措轻便,复耐寒暑,不著诸病,是以大须服",说明唐代医家认识到患有某些疾病的人,使用金石之药(丹药从金石药冶炼而成)治疗可以消除寒症、恶疮及某些传染病等。

五、道文化助推金石药物滥用

从本章第一节里关于"道教"起源可知,茅氏三兄弟最初在茅山就是采药炼丹、济世救民,从而创立了茅山道派。老子贵生主要从哲学高度,教导人们净化思想,珍惜生命,而道教贵生,早期时候是希望能够找到让人长生不老的药物,炼丹就是其重要的手段和方法。有分析这种想法来源于道士们对药物的错误理解,他们认为,普通草木类有一年生、多年生,不管哪类,终有生命周期,届时定会枯槁死亡,遇火则化为灰烬。然而,这些草木类很多在疾病治疗中显示出疗效,十分神奇。再看看而那些金光闪闪的矿物质,如水银、云母,还有能够燃烧的矿物,如硫黄,以及历经千万年形成的钟乳石等没有生死,不怕水火,高温冶炼后还金光闪闪。于是就认为这些矿物直接使用或炼成金丹,必定让人延年益寿,乃至永生。葛洪在《抱朴子内篇·金丹》中说道:"夫金丹之为物,烧之愈久,变化愈妙,黄金入火,百炼不消,埋之毕天不朽。服此二药,炼人身体,故能令人不老不死。此盖假求外物以自坚固。"金丹需要通过复杂工艺,高温冶炼才能制成十分精致的小药丸,"金是指金性不朽,丹是形状圆满,故名金丹"。所以,金丹十分贵重,平民百姓是用不起的,于是乎,直接服用矿石十分流行。这种外求法自汉代开始,吸引了上至王公大臣,下至各级官员、文人雅士的极大关注,特别是魏晋至唐代,达到高潮,也导致很多人因为服用金石而中毒,甚至丧命,晋哀帝司马丕及贵族中的裴秀即死于此,历史上记载的因服食金丹而丧命的唐朝皇帝自太宗以下就至少有六人。白居易《白氏长庆集》就曾这样描述当时的景象:"退之(韩愈)服硫黄,一病讫不痊。微之(元稹)炼秋石,未老身溘然。杜子(杜元颖)得丹诀,终日断腥膻。崔君(崔玄亮)夸药力,经冬不衣绵。或疾或暴夭,悉不过中年。"

这种中毒现象不光引发民众的关注,也让道士们疑惑,唐宣宗大中九年(855年),炼丹名家阴真人在《玄解录》中曾这样写道:"点化药多用诸矾石、消硇之类,共结成毒。金砂入五脏内未有不死之兆,甚错矣!世人不知以前服者有不死之人。"唐代以后,虽然炼丹活动仍然存在,但逐渐失去了群众基础,日趋衰败。此后,道教由外求文化逐渐转为内求文化,特别是宋元以后,内丹学盛行,外丹法终被抛弃。

总体上看,自汉代至唐代,服用金丹十分流行,其目的是求仙不死;三国至唐代,石药(矿物药)也流行起来,服用目的是强壮健身,这无疑造成了药物滥用现象。但是,值得关注的是炼丹家如葛洪等人自身并未滥用,据载,葛洪本人活了81岁,唐代医学家、道士孙思邈则活了101岁。

第四节　佛文化对中医药学的影响

中医药在汉代基本理论已经成型,而此时佛教尚在传入阶段,所以对中医药学的形成和发展所产生的影响不及易文化、道文化、儒学思想。但佛文化特色思想对中医药养生等方面还是产生了一定的影响,特别是佛教徒对医药学的传播与实践发挥重要作用。

一、关于疾病的认识

佛学认为凡事都因缘生起,缘起论就是关于世间一切事物和现象都是由种种条件和合而成的一种理论。换句话说,他就是说明任事物都是因各种条件的相互依存而有所变化(无常)的理论。其经典定义是:"此有故彼有,此生故彼生;此无故彼无,此灭故彼灭。"所以,佛教认为,人之患病,皆由缘生。《中论》颂曰:"未曾有一法,不从因缘生。"《佛说佛医经》曰:"人得病有十因缘""命未尽而横尽""有九因缘"。《摩诃止观》卷八上说:"病起因缘有六。"《修习止观坐禅法要》说:"有三种得病因缘。"与佛学复杂的"缘起说"和"四大增损"的探讨病因不同,中医从自然环境、体内物质和情志不同层面观察、研究病因,更为具体,易于认识和理解。在如何避免产生疾病方面,佛文化所强调的"空",就是提醒众生不要为争名夺利、争权争位等导致过渡情志活动而伤害身体,这与中医"七情过则为害"认识基本一致。

二、佛教三学对中医养阴学说的影响

佛教三学"戒、定、慧"是佛学必修三种学业。"戒"即戒律是佛门弟子的

日常规范："不杀生、不盗窃、不邪淫、不欺骗、不喝酒。""定"即禅定是摒除一切欲望，入定修持。慧即通过内心体验和证悟而获得佛教智慧，即宇宙最高和终极真理。三学本质上就是追求"虚、空、静"的境界。

这种观念对中医养阴学说的提出有一定启发。元朝医家朱丹溪提出"阳常有余，阴常不足"的论点，提出"保护阴气，要静心无念，静坐调身，减少耗散，戒除相火妄动"，所谓"存得一份阴液，便有一份生机"。

三、佛经丰富中药品种和知识

《佛说㮈女耆婆经》说："天下所有，无非是药"。唐代孙思邈在《千金翼方》中提道："有天竺大医耆婆曰：天下物类，皆是灵药。万物之中，无一物非药者，斯大医也。"中国医药学自唐以后，历代皆修《本草》，而《本草》药味数量不断累积增加，到了明代李时珍编撰的《本草纲目》曾这样说："敝帷敝盖，圣人不遗；木屑竹头，贤者注意，无弃物也。"这种"万物皆药"的思想，与两汉时期佛经的看法，存在相似之处。贞观十五年、十六年、开元十七年，印度向中国贡品中，有许多后来均纳入中药范畴，如安息香、乳香、珍珠、阿魏，以及佛经中经常提及的象牙、蔷薇水、金莲花、硼砂等。

四、佛经治疗技术对中医的补充

汉译佛经中有金针拨障术，这种技术，经过引进和改良，到了唐代，已经比较成熟了。杜甫有诗云："金篦刮眼膜，价重百年渠"；白居易诗歌中亦有"人间方药应无益，争得金篦试刮看"；刘禹锡有"师有金篦术，如何为发蒙"。由此可以看出唐代受佛文化影响形成的眼科白内障针拨技术，就相当流行而且成熟了。在王焘的《外台秘要》中，引《佛天竺经论眼》："正当眼中央小珠子里乃有其障，作青白色，……此宜用金篦决，一针之后，豁若开云而见白日。"今天眼科的白内障针拨技术，就是远在两千年前佛经拨障术的发展。此外，中医按摩术源头恐怕也来自佛经文化。孙思邈《千金要方》记载有"天竺国按摩"十八势，并说明这是"婆罗门法"，是一套活动身体的自我按摩术（东汉的华佗，也有"五禽戏"的传说），宋代张君房《云笈七签》和明朝的高濂《遵生八笺》，都收载了此法。达摩《易筋经》是达摩祖师传授的一套运动养生的方法，流传至今。

五、佛教素食、节食等饮食观念对中医饮食养生理论影响

吃素俗称"吃斋",除出家僧尼必须坚持终身素食外,在家修行的居士则分别在三斋日、四斋日、六斋日、十斋日持斋。佛教素食制度是佛教传到中国后,在中国由汉族僧尼形成的。佛文化流行素食,与统治者的推崇有很大的关系,南朝梁武帝崇佛,曾四次舍身佛寺,在他的大力倡导之下,梁代僧尼、佛寺众多。如此多的佛教僧徒并不都是食素的,因此有人向朝廷建议:"罢白徒养女,听畜奴婢,婢唯著青布衣,僧尼皆令蔬食。"最后一句对佛教徒的饮食提出了素食的要求。"公元521年,梁武帝萧衍首先在宫中受戒,太子以下众人也纷纷受戒,公元551年颁布了《断酒肉文》,认为断酒肉腥是佛家必须遵从的善良行为。梁武帝本人则"日止一食,膳无鲜腴,惟豆羹物食而已……不饮酒"。他身体力行,佛教徒也主动或被动的遵从,这样佛教的素食习惯逐渐养成。但南朝之后至唐朝初期,有部分信徒不愿意遵从素食要求,后来在唐政府的严厉督导下,佛门断酒禁肉,终身吃素才成为严格戒律。

佛教认为吃肉在精神层面上易累积成邪气,导致疾病发生。因为动物被宰杀时恐惧、愤怒之气充塞肉身,影响肉质。吃素食使身心避免受浊气干扰,气有黑白,即浊清,吃素可感召白气,使人有助于纯净身体及神经,使人清新平和,长寿。佛教素食养生丰富了中医饮食养生理论。孙思邈说:"每食不用重肉,喜生百病。"万全说:"五味稍薄,则能养人,令人神爽。"朱丹溪也提倡素食。从健康的角度,吃过多肉食是有害健康的,而很多寺院开发出多样化的素食菜谱实际上也受到不少民众的喜爱。

除了素食,佛文化中的节食对中医养生学也有一定影响。佛教信徒认为,人类的饮食和疾病是密不可分的,即所谓"病从口入"。许多疾病的发生就是由于饮食复杂和过量引起的。而适度的饮食则可以治疗疾病。据《九横经》的记载,有九种原因导致许多人不能长寿,中途夭折。第一,把非食物当作食物吃下去;第二,不计食量,即饮食过量;第三,不按照习惯饮食;第四,食物不消化,有人虽然消化不良,也照样猛吃下去;第五,常吃未煮熟的食物;第六,违反五戒;第七,亲近恶知识;第八,常行不如法的事情;第九,对于风险没有及时规避。前五项是关于食物的注意事项,只要避免这五项,就能延年益寿。这些与中医强调的"饮食不洁,无节制过多进食或饮食劳累都能导致疾病"观点一致。

佛教医学把食物当成药品来用,注重饮食疗法。类似中医"药食同源"之说。佛教认为调五味可以治病。《摩诃止观辅行》第三十二卷认为酸味对于肝脏有益,却会损脾脏;咸味对肾脏有益,却会损心脏;辛味对肺脏有益,却损肝脏;苦味对心脏有益,却损肺脏;甘味对脾脏有益,却会损肾脏。

总之,佛教认为饮食与人的身心疾病是不可分割的,佛教的饮食观对中医学也产生了一定影响。

六、佛教徒对医药学的传播与实践

1. 外来译经师对医学的传播

早在佛教传入中国之初,自西域而来的僧人所传播的佛籍之中,就有不少有关医药知识,如东汉安世高译《佛说奈女耆婆经》《佛说温室洗浴众僧经》和西晋竺法护译《佛说胞胎经》等。而且,当时的高僧中,有不少人自身精通医术,安世高就是这样一位僧人,"七曜五行之象,风角云物之占,推步缩盈,悉穷其变;兼洞晓医术,妙善针脉,睹色知病,投药必济;乃至鸟兽鸣呼,闻声知心"。在传播佛教教义的同时,他们也施医送药,授以医术,在一定程度上推动了中医药的发展。

东晋竺昙无兰译《佛说咒目经》,把西域眼科医术介绍到中国。当时的陇上道人就于齐州西国胡僧门下学习眼科,并撰《天竺经论眼序》,强调"盖闻乾坤之道,唯人为贵,在身所重,唯眼为宝,以其所系,妙绝通神,语其六根,眼最称上。是以疗眼之方,无轻易尔"。西域眼科的内治与外敷、熏洗等医术在中国传开。

2. 取经僧人对医学的传播

到了唐代,中国佛教徒队伍越来越大,在医药领域贡献突出者也不少。著名高僧玄奘法师(见图 4-6),历尽千难万险前往印度求法(见图 4-7)。回国后,在所撰《大唐西域记》中介绍了不少印度医药情况,特别关于饮食前,必先盥洗;饮食后,嚼杨枝而为净等卫生常识,这对卫生常识的普及推广,作用不小。之后,义净(635—713 年)又往印度求法,回国后,义净先后译出《佛说疗痔病经》《曼殊室利菩萨咒藏中一字咒王经》等经书,其中涉及内、外、妇产、儿、五官诸科医疗知识及齿术、牛膝根、石蜜等药物。其所撰《南海寄归内法传》中,更是以大量篇幅介绍印度卫生习俗、进药方法等知识。

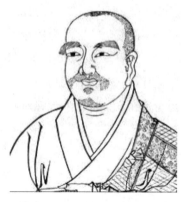

图4-6　玄奘大师(宋　佚名)

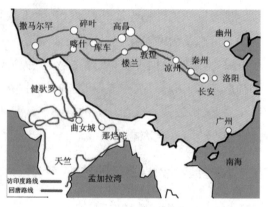

图4-7　玄奘取经往返路线

3. 本土僧人将医学远渡东阳

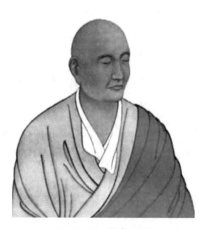

图4-8　鉴真大师

唐代高僧鉴真和尚(684—763年,见图4-8)十四岁出家后,边修佛法边学医,精通佛法的同时,对医道也造诣精深。曾主持大云寺的悲田院,"躬调药物,以治病患"。后应日僧之请赴日本弘法,自天宝二年至十二年(743—753年),六次东渡,前五次均失败,终于天宝十二年十一月抵达日本。鉴真大师到达日本后,在传授佛学的同时,把我国的文化,特别是中医药学一并传播到了日本。他在奈良利用朝廷所赐给他的土地收入和园田,创建了一座按照我国唐朝风格设计的唐招提寺,在那里收容向他学习的僧侣,并为日本人民医治各种疾病。鉴真和尚进献药物治愈光明皇太后的病而被任命为大僧正,鉴真和尚以医道精湛,而被日本奉为医药始祖,直到今天,鉴真和尚仍有"中日医药交流的先驱者"之誉。日本人民尊崇他为"日本之神农",汉方医药界尊称他为日本汉方医药的"始祖"。直到19世纪60年代德川时代末期,日本的包药纸和药袋上还一直印着鉴真的遗像。日本医史学家富士川游在《日本医学史》中写有:"日本古代名医虽多,得祀像者,仅鉴真与田代三喜二人而已。"

鉴真和尚随船将龙脑香、安息香、青木香等大批中药及奇效丸、万病药、半心丹等带到日本。由于双目失明，鉴真和尚以鼻嗅、口尝、手摸等方法辨别药物真伪，但无一错误。同时，鉴真和尚著有《鉴上人秘方》一书，介绍了"鉴真服钟乳随年齿方""诃黎勒丸方""脚气入腹方"等验方。

4. 特色佛医

在中医学史上，佛教既是医药学的传播者，也是医药学的实践者，其行医用药的实践不断丰富中医药学知识，并形成了一些特色诊疗方法。

1）少林寺骨科

唐代僧人蔺道人，少年时于少林寺出家，长年习武，同时随师学习骨伤科病医术。武宗法难之后，蔺道人隐居乡间，为民疗疾，整理医案、行验，撰成骨伤科专著《理伤续断方》，首论"医治整理补接次第口诀"，次列"方论"，后续"又治伤损方论"。书中详细记述整复骨伤手法的 14 步骤、方法及不少验方，介绍伤损、关节脱臼、止血、端捏复位、牵引、扩疮、填塞、缝合等方法，特别是论及椅背复位法治疗肩关节脱位和手术治疗粉碎性骨折的具体操作。

此后，少林寺对骨伤科的治疗历代师徒相承，形成流派，有以经络穴位为诊断依据，强调手法复位和点穴疗法及其功能锻炼，以手法接骨为主等特色，对中医骨科作出独特贡献。

2）竹林寺女科

肇创于南齐的浙江萧山竹林寺尼众素以女科著称于世。五代时，寺僧释净暹为当朝皇后治愈重病，朝廷赐寺名"惠济寺"，并赐"晓庵""药宝"二匾，释净暹获"医王"之号。以后，竹林寺女科虽有衰兴，但代有传人。到清代之初绍钟法师重振寺院。道光年间（1821—1850 年），莲尘法师再度振兴女科医术，以致有"门前车马喧，声声疗苦难"的景象。

在清代，竹林寺寺僧先后将历代祖师治验方剂整理，编成《竹林寺女科秘方》一卷、《宁坤秘籍》三卷、《竹林寺三禅师女科三种》二十卷等计四十余种，刊刻面世。

思考题

1. 试比较道家与道教的异同？

2. 道文化对中医理论的影响有哪些？

3. 道文化对中医治疗思想的影响有哪些?

4. 试述道文化内丹法对中医养生学的影响。

5. 谈谈儒学思想对中医医德的影响。

6. "不为良相,便为良医"典故对我们有何启发?

7. 致中和思想在中医药养生学中如何体现? 对你的健康人生规划有何指导意义?

8. 从玄奘西行到鉴真东渡,谈谈佛教徒对传统医药传播的贡献?

9. 谈谈佛教素食文化对中医养生的影响?

10. 分别从儒、道、佛三方面探讨老龄化社会如何做好临终关怀?

第五章

中医对人体生命的解读

中国传统医药学是在中国古代哲学文化背景下发展起来的一门有别于哲学本身的实践性强的学科，因而，对生命的认识既有哲学层次的思想，又有具体的躯体形态与功能的看法，从而形成一些特色的观点，包括天人观、生命观、疾病观、治疗观和养生观。其中，生命观、天人观对生命健康进行了解读。

第一节　生命多样性与统一性

自然界中生命可谓千姿百态，小到肉眼看不见的微生物，大到体重可达180吨的巨型鲸鱼，尽管不同生命的形态、行为、基因、生存条件、寿命等千差万别，但生命过程是所有生命的共同特征，都遵循诞生、成长和死亡的规律，说明生命兼具多样性和统一性。

一、生命现象的不同解读

当今对于生命现象的理解不可谓不透彻，人们已经从早期对生命的表型认知，到如今的细胞水平，乃至分子水平认识生命。20世纪90年代启动的"人类基因组计划"（Human Genome Project，HGP），完成30亿个碱基对构成的人类基因组测序工作，使隐藏在人体生命背后的基因彻底暴露在世人面前,之后又完成了水稻等生物的基因组测序,启动千种动植物基因组测序项目,似乎通过基因,可以了解生命的所有真相。那么人类是否真的对包括自身在内的生命彻底认识清楚了呢? 实际上,人们对生命仍然存在多种不同解读,可谓仁者见仁。有人强调生命特征在于能进食、能休息,具有自主的新陈代谢过程;有人认为,生命犹如一部机器,由很多部件有机组合到一起,特别是智能机器人(如谷歌公司开发出的 Alphago)发展迅速,能够进行深度学习(deep learning),自主思考和行动,甚至比人类更能迅速处理复杂信息,给出准确判断,ChatGPT 的应用再次证明了人工智能(AI)已经具有人类思维特征,这意味着将来可能会有人造生命的出现;有人从热力学角度提出,生命过程就是熵变的过程,生命就是一个开放的系统,不断地从外界吸收一些低熵的物质,如食物这种低熵的物质,然后再释放出一些比较高熵的物质,如水和二氧化碳。

1. 从分子、细胞水平认识生命

对多数人来说,对生命的认识莫过于从机体的物质构成入手,现代解剖学告诉人们,人体是由八大系统构成:运动系统、神经系统、内分泌系统、循环系统、呼吸系统、消化系统、泌尿系统、生殖系统,这些系统协调配合,使人体内各种复杂的生命活动能够正常进行。进一步认识到八大系统分别由各种功能不同的器官和组织构成;而不同的器官、组织分别由不同的细胞构成。不同细胞寿命不同,除角膜外,眼睛寿命与人的寿命一致,细胞生命周期最长;红细胞的寿命约 4 个月;人的味蕾细胞只有约 10 天寿命。过去认为人体各种细胞是由医学界称为"万用细胞"的干细胞分化而来,后来的研究发现,经过诱导,体细胞也可以转化为干细胞,例如,有报道说,日本理化研究所研究人员利用鼠体细胞诱导生成的干细胞(iPS 细胞)再生出完整的皮肤系统。所以,人类对细胞本身的认识还在不断深入中。

曾经一度认为细胞是构成生命的最小单位,那么,细胞又是由什么物质构成的呢? 这个问题今天已经十分清楚了:植物细胞包括细胞壁、细胞膜、细胞质、叶绿体、细胞核和液泡;动物细胞有细胞核、细胞质、细胞器和细胞膜,但没有细胞壁。似乎单细胞生物就是最简单生命,但是,病毒结构更为简单,没有细胞膜,主要包括核酸(DNA 或 RNA)构成的拟核、蛋白或脂蛋白构成的衣壳。

从本质上看,无论高等生物还是低等生物,抑或单细胞生物或病毒,都是由物质构成,都含有脱氧核糖核酸(DNA)和/或核糖核酸(RNA),蛋白质等物质。所以,有人认为生命的本质就是隐藏在 DNA 和 RNA 里面的遗传信息,这个遗传信息可以通过转录翻译创造出蛋白质,蛋白质是决定生物的主要表型和功能,这些遗传信息是可以代代相传的。

2. 从形态构造、生存空间认识生命

自然界生命可大致分为动物、植物和微生物,依据其生存空间又可大致分为陆生生物、水生(含海洋)生物、两栖生物等。植物,无论是生长在营养丰富的土壤里,还是生长在干旱的沙漠中,没有贵贱之分;天上飞鸟,海里鱼儿,人类喜欢的宠物,人类讨厌的昆虫,皆有生命。非洲雄狮、北极熊、浮游生物、鲨鱼或鲸鱼等等生命都是地球生物链中的一个环节。人们对这些生命的习性似乎已经非常熟悉,大象可以训练到双腿站立,甚至"金鸡独立";老虎、狮子也可以作为宠物被某些人饲养着。但在丛林里,人类还是要敬畏这些动物,那里是它们的乐园;人们还是常常因为苍蝇、蚊虫这些小的生物所烦恼。不同的生物有自己的生命特征和超强生存能力,例如,欧洲河流里大闸蟹泛滥成灾,美国密西西比河流域鲤鱼过度繁殖,中国东部很多地方受到加拿大一枝黄花的大规模入侵。随着人类对自然探索的深入,以前人们不了解的生命逐渐得到认识,比如在深海5 000 米发现有鱼类生存,而以前科学界认为在如此深的海里生命是无法存在的,因为一般生物无法承受如此深海水的压力,而且阳光达不到那里,浮游生物无法繁殖,鱼类缺乏食物;深海探索者还在海底烟囱附近也发现了生命的存在,让人震惊的是它们能够以海底火山喷发的硫化物为食维持生命。这些新发现颠覆了人们对生命现象的传统认识。

但自从有些生命进化到人,人类逐渐成为地球上的主宰力量,人类不仅具备生命所共有的规律,而且显示出智慧生命的特点。因而,通常情况下,人类将自身置于其他生命之上,比如说,食物链顶端,任意支配其他生命等。但人类又离不开生态体系中其他生命而独自存在。从某种程度上说,生物多样性是人类赖以生存和发展的基石。

3. 从共生关系认识生命

人类不仅从食物、仿生、生态环境平衡等方面需要生物多样性,人类本身就是个共生体,这种认识源于近年来对人体微生物研究取得的成就。据估计,人身上有1亿亿个细胞,但是微生物学家认为,人身上从口腔到胃肠道有 10 亿亿个微生物,也就是说,人体微生物的数量十倍于人体自身的细胞。根据这一事实,有人认为"人"其实不是人类自身,人是微生物与细胞的混合体。

假如人体没有这些微生物,结果会怎样? 可能人类无法生存,举例而言,假如人体肠道细菌没了,吃下的食物无法被分解、消化、吸收,人体无法正常获得营养。所以,人类与微生物形成了共生的关系,一方面人体需要微生物帮助消化食物,乃至代谢药物;另一方面,微生物寄生在人体环境中,以获得营养,得以生存传代。最近的研究还揭示肠道微生物不仅与人的消化吸收功能有关,还可能与慢性疲劳综合征有关,甚至与抑郁症、自闭症、焦虑症等心理疾病(中医认为属于情志疾病)亦有关联,越来越多的研究显示:控制人类及某些哺乳动物情感的五羟色胺、多巴胺及让人情绪愉快的激素,大部分是在肠道合成的而不是在大脑,为此,有人提出建立良好的肠道微生物平衡可能作为情志相关疾病治疗的一种途径。此外,肠道菌与肥胖的关系也是当前研究的热点之一。总之,未来需要从共生关系角度研究人体生命与健康科学问题。

此外,还有关于生命的能量、生物电、生命磁场、红外线、生命中信号分子调控等与健康关系的深入研究有望揭示生命健康规律。

二、中医对生命的认识

中医生命观,是指中医界对生命问题的根本看法,是医学家必须做出明确回答的问题,因为医学研究的重点就是生命过程,中医学在对人的生命探索中,明确地反对种种迷信说法,认识到人的生命是一种自然现象,是自然界物质运动变化发展到一定阶段的产物,形成唯物主义认识。

因为中医研究对象主要是人,所以,我们这里所指的生命主要指人的生命。主要从以下五个方面论述:①生命的诞生;②生命的存活;③生命的自然变化;④生命的先天、后天;⑤生命的形神观。

1. 生命的诞生

关于生命的诞生,中医用一句话概括:"生命源于两精相搏",是指阴阳两精相互作用的结果。古人发现,男女相交,即可孕育新的生命。从阴阳角度看,男人具阳刚之气,女人有阴柔之美,男女相交,即阴阳相搏,通过这种方式孕育生命,一代一代地生息繁衍。

现代科学更清楚地揭示了这一规律，男女相交后，女性分泌的卵子与男性射出的精子结合成受精卵（见图 5 - 1），受精卵附着于子宫后，发育成胚胎，进一步生长成胎儿，一个新的生命就孕育了。

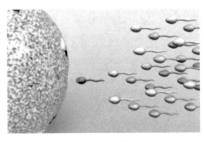

图 5 - 1　阴阳相搏孕育生命

推而广之，"阴、阳"代表着两类不同属性的物质，自然界的其他生命，包括植物、动物，新生命的诞生也是如此。

所以，中医认为生命不是神创造的，生命来源是物质，而且必须是阴、阳两类物质相互作用的结果。

2. 生命存活

关于生命的存活，中医也有一句话："生命的存活有赖于自我生克胜复。"什么意思呢？所谓生克，指生命活的各个环节既相互促进，又相互制约，形成稳定的自我调控系统；所谓胜复，指生命活动过程中相互关联的各方存在互相更迭的现象。自然界如果不存在互相胜复，"阴长阳消"发展下去势必是阴极盛而阳极消，阴阳将离析，统一体趋于破裂；只有"阳长阴消"而无反向过程亦然。故"阳长阴消"和"阴长阳消"交替出现，互为各自的反过程，使自然界在不断的变化中维持动态平衡，这就是交替为胜，衰极可复。在这过程中，往往表现出阴阳的相互转化。胜复也可以说是事物运动变化的固有规律之一。

（1）"生克胜复"是生命存活的基础。"生克胜复"可以理解为生命适应生存环境的能力，也就是对抗外界各种因素，包括环境变化、细菌、病毒对生命存续产生的各种负面效应。生命体一经诞生，脱离母体后（胎生）想要维持活命的话，尽管需要环境等外部因素的支持，但关键在于自身的生存能力，包括免疫功能、体质、营养等。现代医学认识到"免疫系统对生命至关重要"，比如说，一旦感染了艾滋病毒（Human Immunodeficiency Virus，HIV），人体免疫系统就会慢慢被破坏，患上艾滋病（AIDS），又称"获得性免疫缺陷综合征"（Acquired Immunodeficiency Syndrome）。这时，因为人体免疫系统被摧毁，就容易受到外界细菌、病毒等感染（机会感染）而死亡，而这些感染在正常人身上一般不会发生，是因为人体自身具有抗病能力，就是中医所讲的"生克胜复"内容之一。实际上,自然界很多生物的"生克胜复"能力比人类要强得多,特别是那些生活在污浊环境中的生物及微生物,所以,有些药物学家从这些生物,如蟑螂中寻找抗病物质。

(2)"生克胜复"能力可以改变。有人在锻炼小孩体质的时候,从小开始给孩子养成洗冷水澡的习惯,让孩子通过接受这些外界寒凉刺激,提高"对抗寒冷刺激"的能力,若遇到寒冷刺激,孩子的适应能力就强,就不容易生病。反过来说,如果孩子一直在空调环境中长大,不经历寒热刺激,耐寒、耐热能力就下降,碰到寒潮或热浪来袭,适应能力就比较差,容易生病。同理,如果一个人长期生活无规律,或营养不均衡,身体透支严重,自身免疫系统抵抗外来细菌、病毒侵害的能力就会下降,也就是说"生克胜复"能力不足,就容易感染致病;反之,一个人生活有规律,营养均衡,运动选择适当,自身免疫系统工作正常,对细菌、病毒侵害的抵抗能力就强,致病机会就少,也就是说这些能够提升"生克胜复"的能力,对健康有利。

(3)调动人体潜能,发挥"生克胜复"作用。中医认为人体"生克胜复"的机制是很重要,各种疗法,包括现在药物疗法,都只是一个辅助手段。实际上,如果只是一些小毛小病,例如轻度感冒,注意休息,可能会自愈,这种自愈机制其实就是人体自我生克胜复功能的体现。如果症状逐渐加重,就说明靠自身的生克胜复的能力还不够,这时,就需要适当给药,借助外部干预,帮助病人恢复健康。

但目前普遍存在忽视自我生克胜复能力,过度依赖药物的现象。有的人一旦感冒了,就要求到医院输液,甚至直接要求医生使用抗生素类药物,作为医生,只能拿血液化验指标进行判定,但很少有医生告诉病人自身有"生克胜复"这种能力,如果大家都懂了,会是另外一番状况。

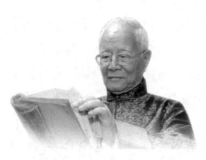

图 5-2 国医大师邓铁涛

再比如说传染性非典型肺炎(SARS)等病毒性疾病治疗,广州中医药大学国医大师邓铁涛(见图 5-2)从中医角度进行了很好的治疗,他提到的核心就是刺激人体产生抵抗病邪的能力,这是老祖宗留下来的宝贵遗产,也是中医区别于西医杀病毒的思路,这种思想在近些年的疫情治疗中再次得到检验。

"生克胜复"更体现在新陈代谢过程,人体每天都有很多老的细胞死去,或被自身吞噬掉,同时,又有很多新的细胞诞生,这是保证生命始终处于良好状态的根本。

3. 生命的自然变化规律

中医认为,生命是机体生、长、壮、老、已的过程,永恒的生命至今还没有找到。自秦始皇派徐福入海寻找仙药开始,历代帝王寻找长生不老的办法均告失败,追求长生不老是徒劳的,这一点大多数人应该明白了。就目前所知,寿命最长的动物之一乌龟(见图5-3),其中最长寿的也就活175年左右;至今还没有发现长生不老的生物物种。也就是说,虽然生命形态千差万别,但是,"生、长、壮、老、已"的过程是生命的共同特征,这是自然规律。其实,早在《灵枢·天年》就以十岁为单位,描述了健康人体一生的发展变化,阐述得非常清楚,按照十年为单位这样描述人的"生、长、壮、老、已"过程。十岁、二十岁,机体生长发育:"血气始盛,肌肉方长";三四十岁时人的功能和精力最为旺盛:"五藏大定,肌肉坚固,血脉盛满""五脏六腑十二经脉,皆大盛以平定";四十岁前后,功能也出现了趋于衰减的先兆,"腠理始疏,荣华颓落";五十岁及其之后,衰老过程加速:"五十岁,肝气始衰""六十岁,心气始衰""七十岁,脾气虚,皮肤枯";八九十岁之后,机体已非常虚弱,常处于老态龙钟状态,"故言善误";进一步发展下去,便可见"五藏皆虚,神气皆去,形骸独居而终矣"。

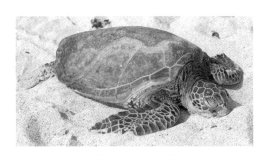

图5-3 海 龟

此外,《黄帝内经》还根据人的生育能力,使用"男八女七"理论描述(详见第六章"养生部分")。

4. 生命的先天、后天及其相互关系

中医将人的生命划分为先天和后天,先天是从父母亲继承来的,叫作禀赋,主要与肾关系密切;而后天则与父母体质无关,靠自身摄取营养,在生活中成长起来的,主要和人体脾胃关系密切。正如李中梓《医宗必读》指出:"婴儿既生,一日不再食则饥,七日不食则肠胃涸绝而死……一有此身,必资谷气,谷入于胃,洒陈于六腑而气至,和调于五脏而血生,而人资之以为生者也,故曰后天之本在脾。"

中医认为:"婴儿初生先两肾,未有此身,先有两肾",肾主藏精,肾精又是机体生长、发育与生殖的物质基础,故曰"先天之本在肾"。

先天禀赋好坏与父母的强壮羸弱,胎儿孕育的足月与否,怀孕期间是否接触有害物质或使用某些影响胎儿发育的药物,分娩是否顺利等有关。

不过中医认为,即便先天禀赋不好,相对差一点,通过后天也是可以补起来的。先天禀赋好,如果后天不知合理使用脾胃,很快就会消耗完充足的禀赋,造成身体衰弱。

《景岳全书》言:"故人之自生至老,凡先天之有不足者,但得后天培养之力,则补(先)天之功,亦可居其强半,此脾胃之气所关乎人生者不小。"因此,先天不足并不可怕,可以通过后天脾胃的调理提高身体素质。但是,先天身体好者,也不可坐吃山空,或生活中放荡不羁,任意消耗,又不注意后天补养,很快就能丧失先天优势。

5. 生命活动中的形与神

中医将生命分为形体和精神两个层面,顾名思义,形体实际上是指人的肉体,而精神则是依附于肉体的情志层面,如思维意识、心理活动、喜怒哀乐等。值得注意的是,这里所说的"神"是有别于灵魂的概念,因为,信奉鬼神的人们认为灵魂和肉体是可以分离的,但中医认为"形和神"是不能分离的。

(1) 形具生神,形神合一而为人。中医认为"形具则神生",意思是说,先有肉体,才有精神,肯定了肉体是基础,精神心理产生于形体物质及功能活动之上。但二者是不可分离的,形神合一才能形成健康的人,正如《灵枢·天年》所言:"血气已和,营卫已通,五藏已成,神气舍心,魂魄毕具,乃成为人。"说明人的生命活动与脏腑气血与精神情感密切联系,综合而成的。形神相得,合而为人。将精神情感活动看作生命过程的有机组成部分。《素问·上古天真论》也认为"形体不敝,精神不散",人方泰然长寿,故强调"形与神俱"。名医张介宾认为"人身血气为本,精神为用,合是四者以奉生,而性命周全矣。"即强调"形神相即"。

（2）形质神用，神可御形。是指心理活动与形体的相互作用，身体体质好，人就会精神状态良好，神清气爽；反过来，良好的精神状态，有利于躯体的健康，保护身体免受病邪侵害。举例来说，人身体健壮，没有病痛时，一般就会现精神抖擞；反过来，病痛严重的人很难自然保持良好精神面貌。如果一个人处于焦虑、抑郁状态或癫狂状态，时间长了必然会影响到身体健康，因为过度的情志活动会伤及身体，中医认为："喜、惊伤心；怒伤肝；思伤脾；悲、忧伤肺；恐伤肾。"正如《类经》所言："形者神之体，神者形之用；无神则形不可活，无形则神无以生。"并强调，"未有形气衰而神能王（旺）者，亦未有神既散而形独存者"。《道藏精华录·七部语要》指出"神静而心和，心和而形全；神躁则心荡，心荡则形伤"。

尽管中医强调"神可御形"，肯定形体和精神相互作用，但却没有过度夸大任何一方的作用，没有走上灵魂说的唯心道路？根本的原因在于，中国历史上早就从哲学高度解决了这个问题。早在南北朝时，范缜的《神灭论》通过"刀和刃"关系进行了形象的讨论，"神之于质，犹利之于刃；形之于用，犹刃之于利。利之名，非刃也；刃之名，非利也。然而，舍利无刃，舍刃无利。未闻刀没而利存，岂容形亡而神在？"这段话的大意是，形与神的关系，就好比刀和刃，有了刀，才会有刃，刀没了，哪里还有刀刃呢？所以，如果人死了，形体都消失了，哪里还有神（灵魂）呢？

所以说，中医重视"神"的作用（有别于现代医学），但是客观唯物的，而非主观唯心（有别于神学）。因而，对生命的认识有自己的特色。

（3）形神关系的普遍性和特异性。中医认为精神情志活动与脏腑气血等形体有着错综复杂的联系，如《素问·阴阳应象大论》就有"喜怒之所生，皆生于气""气和则神安"的论述。说明形神关系皆与"气"有关，这是其普遍性。实际上中医秉持的是"形、气、神三位一体的生命观"，这种观点首见于西汉典籍《淮南子》，它认为人体生命是由形、气、神三个要素构成的，并且这三个要素是相互关联、相互影响的一体。此外，形神之间还存在某些特异性联系：心理过程或情志活动与某些脏腑的关系特别密切。中医认为，心与喜、肝与怒、肺与忧、肾与恐、脾与思等都有着特殊的对应关系，这些关系既体现在生理方面，更体现在病理的相互波及、相互影响上。

第二节 从中医天人观看人体生命

中国先民很早就注意观察人与自然的关系,在充分积累经验和教训的基础上,诞生了"天人合一""天人统一"等反映天地自然与人类关系的思想,对中医认识人体生命规律,促进身体健康具有指导意义。

一、中医天人观的思想基础

天人观是对天地自然与人类关系的基本看法,是中国传统文化中核心内容之一,是中华民族在长期观察宇宙、自然,并在实践中不断思考、总结逐渐形成,具有深厚的思想基础。

1. 易文化思想基础

伏羲是中华民族的人文始祖,传说他仰观天象,俯察地理,近取诸身,远取之物,始作八卦,以通神明之道,以类万物之情。也就是说发明八卦的目的就是认识天地万物,探索人与天地万物之间各种联系,帮助人们预测吉凶、躲避祸害,求得生存和发展空间。

之所以要仰观天象,因为天文现象对人类生存的地球环境有影响,进而影响到人体生命与健康。而俯察地理更为直接,因为地球是人类的家园,人们的一切活动乃至生存都离不开地球上的动物、植物、矿物、水和适宜的温度、风速等环境因素及地心引力等。

《易经》强调"三才"之道,即"天、地、人"三才,认为:"天之道在于始万物,地之道在于生万物,人之道在于成万物。""天、地、人"三者虽各有其道,但又相互对应、相互联系,而人处在中间最为核心地方。所以,易文化将"天、地、人"并立起来,并将人放在中心位置,这就说明人的地位之重要。我国首部医学著作《黄帝内经》提到,有天气,有地气,中间是气交,气交就能够产生人,与易文化思想密不可分。

因此,中医天人观渗透了朴素的自然哲学思想,主要来源于易文化思想体系。

2. 道文化思想基础

到了春秋战国时期,老子《道德经》第一次回答了天地起源问题,认为最根本的不是天地本身,而是先天地而生的道。提出"人法地,地法天,天法道,道法自然"的思想。并对"自然"与"人体生命"关系问题进行哲学思辨:"致虚""守静""归根""复命",主张以虚心宁静的态度,来随顺天地万物的自然变化。强调回到自然的重要性,提出人与自然是相互一致、相通的命题。

庄子继承了老子的一些想法,比如说"天地者,万物之父母也"。

3. 儒学思想基础

关于天人观的儒学思想基础,基本上始于孟子,但略不同于"易、道"文化,更强调天与人的心性统一,提出"尽其心者,知其性也;知其性则知天矣",这种思想后来被汉代董仲舒发扬光大,所以董仲舒正式提出来"天人合一"的思想,而实质上是宣扬"天人感应"。

什么叫天人感应? 董仲舒认为"天赋予人以吉凶祸福""天主宰人,特别是主宰王朝的命运""天赋予人仁义礼智信"。总之,天是人们敬畏、侍奉的对象。如果一国的君王是一个明君的话,则天地和谐,出现太平盛世。相反,如果君王昏庸,败坏风纪,上天知道了,就会迁怒于人间,可能造成生灵涂炭、灾祸不断。尽管他也承认天人之间,人与自然的关系,但唯心主义色彩浓厚。

4. 古代天文学基础

中国先人发明圭表,以测定太阳与地球相对位置(见图5-4),区分一年四季,后来发明日晷(见图5-5),测定一日之内不同时辰。

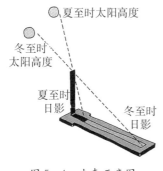

图5-4　圭表示意图

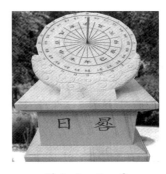

图5-5　日　晷

"日晷"是中国古代利用日影测得时刻的一种计时仪器。通常由铜质的指针和石制的圆盘组成。铜制的指针叫作"晷针",垂直地穿过圆盘中心,起着圭表中立竿的作用,因此,晷针又叫"表",石制的圆盘叫作"晷面",安放在石台上,呈南高北低,使晷面平行于天赤道面,这样,晷针的上端正好指向北天极,下端正好指向南天极。在晷面的正反两面刻画出 12 个大格,每个大格代表两个小时。当太阳光照在日晷上时,晷针的影子就会投向晷面,太阳由东向西移动,投向晷面的晷针影子也慢慢地由西向东移动。晷面的刻度是不均匀的。于是,移动着的晷针影子好像是现代钟表的指针,晷面则是钟表的表面,以此来显示时刻。

不仅如此,根据太阳在春夏秋冬时在黄道上的不同位置,进一步区分成 24 种不同位置,谓之节气,先民将"每年冬至—次年冬至"整个回归年时间平分成 12 等分,每个分点称为"中气",再将中气间长均分为二,其分点叫作"节气"。这十二中气和十二节气的统称为"二十四节气"。

立春:立是开始的意思,春是蠢动,表示万物开始有生气,这一天春天开始。

雨水:降雨开始,雨水将多。

惊蛰:春雷响动,惊动蛰伏地下冬眠的生物,它们将开始出土活动。

春分:这是春季九十天的中分点,这一天昼夜相等,所以古代曾称春分秋分为昼夜分。

清明:明洁晴朗,气候温暖,草木开始萌发繁茂。

谷雨:雨生百谷的意思。雨水增多,适时的降雨对谷物生长很为有利。

立夏:夏天开始,万物渐将随温暖的气候而生长。

小满:满指籽粒饱满,麦类等夏热作物这时开始结籽灌浆,即将饱满。

芒种:有芒作物开始成熟,此时也是秋季作物播种的最繁忙时节。

夏至:白天最长,黑夜最短,这一天中午太阳位置最高,日影短至终极,古代又称这一天为日北至或长日至。

小暑:暑,即炎热,此时还未到达最热。

大暑:炎热的程度到达高峰。

立秋:秋天开始,植物快成熟了。

处暑:处,是住的意思,表示暑气到此为止。

白露：地面水汽凝结为露，色白，是天气开始转凉了。

秋分：秋季九十天的中间，这一天昼夜相等，同春分一样，太阳从正东升起正西落下。

寒露：寒是露之气，先白而后寒，是气候将逐渐转冷的意思。

霜降：见霜。

立冬：冬是终了，作物收割后要收藏起来的意思，这一天起冬天开始。

小雪：开始降雪，但还不多。

大雪：雪量由小增大。

冬至：这一天中午太阳在天空中位置最低，日影最长，白天最短，黑夜最长，古代又称短日至或日南至。

小寒：冷气积久而为寒，此时尚未冷到顶点。

大寒：寒冷到顶点。

从上述二十四节气名称及对应的物候不难看出，二十四节气就对应着自然界气候变化，而气候变化与人体健康密切相关。比如说，冬至日是一年中阴气最盛的时候，此时，食用羊肉可以补充人体阳气，对健康有利。所以，中医注意天文、物候等现象与健康、疾病关系。通过天人观思想，将生命过程与自然、宇宙过程相联系，探寻共同的规律，从而有"人体小宇宙，宇宙大人生"之说。

二、中医对"天"及"天人关系"的认识

1. 中医对"天"的认识

中医文献里的"天"或者叫"天和地"指的是什么？简单地说就是"自然界"。但这个自然界是运动变化的自然界，广义来说是包含地球在内的宇宙；狭义地看，主要指人类赖以生存的地（球），当然还包括大气层（天）。中医大致可以从以下几个方面来理解天地自然：①世界的本原；②事物之间的联系；③运动不息的基本特征；④对自然界的变化规律认识。

1）世界本源

关于"世界本源"是探讨"天、地如何形成的"话题，中医给出了明确的回答，既不是上帝，也不是鬼神，是物质，更具体地讲，是"气"。《黄帝内经》认

为气是构成这个世界的本源,这与中国古代哲学思想一致。《素问·阴阳应象大论》明确指出,"清阳为天、浊阴为地",直接回答了天、地是如何形成的问题,即:清轻的阳气主热、主升、主动,飘浮在空中形成苍茫的天宇;沉浊的阴气主寒、主降、主静,沉降凝聚成诸如大地之类有形的物体。还具体描述道:"天地合气,别为九野,分为四时,月有小大,日有短长,万物并至,不可胜量。"

2) 万物之间的联系

中医认为自然界万物之间有着紧密的联系,这种联系是不可分割的,并运用"阴阳学说""五行学说"把自然界的各种现象,如春夏秋冬、寒来暑往等进行关联,探究其中的规律。阴阳学说(详见第二章第一节):着重于说明两个相关事物之间最一般、最普遍的联系;五行学说(详见第二章第二节):试图表述复杂系统的内在结构及其联系方式。特别是把自然现象和人的生理现象、病理特征进行关联,研究这些事物之间的联系和变化规律,从整体上认识生命的规律,指导健康养护和医疗实践。

自然界各事物之间的联系往往不是单一的线性关系,而是多向的非线性关系,相互间常有着交叉和重叠。阴阳五行学说解释了自然界许多复杂事物的内外关联及其运动变化规律,阐述了生命体为什么会在内外环境的不断变化中保持自身功能活动的相对稳定。

3) 运动不息的基本特征

自然界是运动不息的,所有静止都是相对的,这是哲学命题。同理,源于自然界的人也是运动变化不息的。气的运动是整个自然界始终处于运动变化之中动力,促使新的生命不断生长由小到大,日趋强壮;也导致旧的生命逐渐衰微败亡,由壮趋老,最终凋谢。自然界的生命存在生、长、壮、老、已的变化过程,因而,处在不同生长阶段的人,即便患相同疾病,中医治疗方案就可能不同,因为不同生长阶段的人生理特点有差异,有时还很大,这是中医强调个性化治疗根本原因之一。中医注重看病人的动态变化。一般情况下,中医看病开药,常开3—7天用药量,用药后再看病人变化,以决定是否调整用药。其原因也在于病人健康状况是在不断变化,需要根据病人变化结果调整治疗药物或方法,才叫"对症下药",体现出对病人动态变化规律的把握。

此外,许多医家都强调:古今自然条件不同,人的禀赋有所差异,疾病也有发展变化,"古方新病,不相能也"。事实上,当今疾病谱的确在发生改变,比如说,与 20 世纪 70 年代相比,中国高血脂、高血糖、高血压患者发病率显著提高,此外,由于疫苗注射、环境卫生条件好转,各种传染病发生率呈现显著降低,甚至有些疾病当下已经销声匿迹。而环境破坏、污染加重又导致超级细菌和新型病毒的流行,如 2002 年爆发的 SARS 及后来流行的流感病毒 H1N1、H7N9、COVID‑19 等,提醒人们既须注重继承,又须不断探索创新。

4)对自然界的变化规律认识

天地运动变化是有一定规律的,《素问·阴阳应象大论》指出:"清阳为天,浊阴为地。地气上为云,天气下为雨;雨出地气,云出天气"紧接着,推天及人,提出:"故清阳出上窍,浊阴出下窍;清阳发腠理,浊阴走五脏;清阳实四支,浊阴归六腑。"说明人与自然相一致,物质的运动变化是有规律可循的,变化规律是可以认识的,所以有"仰观其象,虽远可知"之说,即便距离再远,也可以通过细心地观察、分析以后,把握事物运动变化的内在规律。由此说明,即便人的疾病再复杂,只要通过细心的观察,总能找到治疗疾病的一些方法。尽管古代中医学没有现代医疗检测和分析技术、仪器,如显微镜、内窥镜、超声、核磁共振等,以成像方式仔细了解人体内部变化,但是,中医认为"有诸内者,必形诸外",通过观察患者外在症状等信息,判断病人的生理病理变化,给予一些治疗手段的干预,再观察症状改善的效果,也能把握疾病规律,从而形成中医诊断、辨证、治疗等理论和方法。所以《黄帝内经·素问》说:"提挈天地、把握阴阳。"就是强调人是主观能动性,能够去认识这些自然界变化规律的。

2. 中医对"天人关系"的认识

主要是两个方面:①人是禀天地之气而生;②强调的是生命的过程具有时空特性。

1)人的诞生、生存依赖天地之气

"人禀天地之气生"说明天地共同孕育万物,《素问·宝命全形论》指出:"天地合气,别为九野,分为四时,月有小大,日有短长,万物并至,不可胜量。"所以,万物皆禀天地之气生,人自然也不例外。其中还提到"人以天地之气生,四时之法成",《庄子·知北游》也说:"人之生,气之聚也;聚则为生,散则为死。"都把人的生死归之于气的聚散,肯定了人的物质性。所以,包括人在内的生命是自然现象。所谓人禀天地生在《庄子》和《素问》里虽有不同的描述,其实道理是一样的,即人的诞生、生存,既需要天地之气,还要四时之法,也就是人的诞生、生存除了这些物质以外,还与时间等因素有关系。

2) 生命过程的时空特性

由于宇宙星球是在不断运动变化中,地球感受到的各种辐射、引力也是在不断变化,按照中医的观点,所有这些变化最终导致的是人所处环境的阴阳盛衰移易的转换,从而对人体的生理功能、病理变化产生影响,所以生命过程具有时空特性。和我们健康最密切的是昼夜阴阳的转化,子夜阴气最盛,阳气最衰,阳气衰极而渐渐自行来复,故曰:子夜一阳生;阴气由最盛而渐渐趋消受抑,因此,子夜至日中是阳长阴消之时;日中阳气最盛,阴气最衰,阴气衰极而渐渐自行来复,故曰:日中一阴生;阳气由最盛亦渐渐趋消受抑,所以,日中至子夜又是阴长阳消之时;平旦和傍晚则是阴阳匀平之际。白昼总的来说属阳胜,夜间总的来说属阴胜。而整个昼夜的变化过程就是阴阳之间消极而复,长极而弱的互相交替为胜的错综复杂的转化过程。在昼夜阴阳之气互相胜复的影响下,人的生理活动和病理变化也经历着相应阴阳的胜复过程。就疾病过程中邪气和正气的争斗而言,"夫百病者,多以旦慧、昼安、夕加、夜甚……朝则人气始生,病气衰,故旦慧;日中人气长,长则胜邪,故安;夕则人气始衰,邪气始生,故加;夜半人气入脏,邪气独居于身,故甚也。"(《灵枢·顺气一日分为四时》)

以中医对肝的认识为例,中医认为肝脏具有疏泄的功能,它能够疏通全身的气机,肝脏的功能什么时候最旺盛呢? 中医认为,一日之中,以丑时(凌晨1:00—3:00)最旺盛,一年四季中以春天最旺盛,在五行图中,肝属木,春天是属木的,所以春天肝气最旺盛。有人认为,如果从更大的尺度空间去看,当地球运转到太阳时空的寅卯位春时肝气最为旺盛。中医认为,在不同的时空范围内,肝脏的气血阴阳、功能强弱是不一样的。其他脏腑也分别对应年、月、日、时乃至更大的尺度的时空特异性。这些观点值得用现代科学方法进行研究,如果的确合理,就该加以利用。

生命过程的时空特性主要表现在,不同的脏腑存在的不同时空特性,正如《黄帝内经》里提道:"人与天地相参,与日月相应。"

第三节　中医生命观、天人观对生命健康的意义

无论是中医生命观,还是天人观,都是从中医角度关注生命的全周期过程,即生命从哪里来? 往哪里去? 生命如何存活,特别是如何才能健康走完一生? 因此,读懂这些,健康生活,就能拥有幸福人生。

一、中医生命观对生命健康的意义

现代科学对生命的认识深入到微观,如细胞、共生微生物、DNA、蛋白质等分子水平。而中医学则从物质属性、生命过程、形神关系等多层次认识生命,中医对生命的解读实际上反映在 3 个不同层次:第一个层次,生命是由物质构成的,中医使用阴阳二气,以及"精、气、血、津液"粗略地描述生命的物质构成。从生命化学角度看,人体构成物质基本元素与天地(自然界)相一致,到目前为止,还没有发现人身上有地球以外的化学元素。第二个层次是指人的形体,中医观点是人的形体以五脏六腑为中心,骨骼为支架,皮毛筋骨、五官九窍为附属,经络脉管为纽带,构成有血有肉的躯体,并用阴阳五行的思想来理解躯体的构造和功能。以心(火)、肝(木)、脾(土)、肺(金)、肾(水)五大系统(详见第二章第三节)功能为核心,判断人体生理、病理。第三个层次是指人体的神,承认其依存于形体,又具有调节形体的作用。由此可见,中医生命观具有自己的特色,与现代生命科学对人体的认识存在比较大差异。

因此,中医的"生命观"对生命健康的意义至少在如下三个方面。

1. 中医认为人体是由"形、气、神"三个要素构成

中医生命观的这种观点首见于 2 000 年前的《淮南子》,后来中医更多地使用"精、气、神"来概括,而且认识到,三要素是相互关联、相互影响的。很多中医书籍都将人体的"精"和"气"与自然界的"物质"和"能量"对应,来解读晦涩的中医概念,但在二十一世纪,人们对宇宙认识发生变化,认为自然界中"物质""能量"和"信息"三者并存,中医又如何理解"信息"的呢? 的确,人类已经进入到信息化社会,特别是互联网的发展,使得信息思维渗透到人们生活的方方面面。其实,这个问题古代中医就已经有了答案。几千年前

中国人就已经认识到了信息对健康的意义,中医强调人是"精、气、神"三要素的结合体,并深刻认识到"神"产生的物质基础,以及"神"对人体生理、病理产生作用。提示我们,要认真研究"神"(或者称为"信息")对健康的积极作用和危害,利用信息或情志等因素干预健康问题,如中医的利用情志治病,有时比单纯吃药更好。所以,中医从更广泛的范围研究信息因素与健康问题关系,造福人类。

2. 中医生命观强调生命是"生、长、壮、老、已"的过程,承认这些才能合理安排自己的衣食住行,制定切实可行的人生规划

生命是有时间范围限定的,这是中医生命观主要内容之一。而现代生物学研究,也支持人寿命有限的观点,主要是基于细胞本身是有寿命的事实(见图 5-6)。研究发现,血液中的白细胞有的只能存活几小时,肠黏膜细胞的寿命为 3 天,肝细胞寿命为 500 天,而脑与骨髓里的神经细胞的寿命有几十年,和人体寿命几乎相等。由此产生了细胞代数学说(亦称细胞分裂次数学说)。该学说认为人体细胞每 2.4 年更新一代,研究发现,人体细胞在培养条件下平均可培养 50 代,按每一代相当于 2.4 年(称为弗列克系数),有人据此计算出人的平均寿命应为 $2.4 \times 50 = 120$ 岁。这与《黄帝内经》"度百岁乃去"说法比较接近。

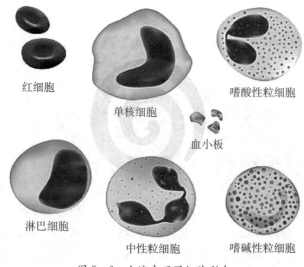

红细胞

单核细胞

嗜酸性粒细胞

血小板

淋巴细胞

中性粒细胞

嗜碱性粒细胞

图 5-6 血液中不同细胞形态

此外,还有科学家根据生长周期、人体组织结构变异间隔期等推算人体寿命,有人推算出人最长的寿命极限为175岁。尽管很多年前就有人宣称发现了衰老基因,但人们的共识是生命终究是有极限的,追求长生不死只能是神话传说,终究难以实现。

认识到这个规律,就应该珍惜每一天,珍惜生命,特别是规划好一生中不同时间段的学习、工作、家庭的重点,多做自己感兴趣的事,多做些对社会有益的事,做有意义的事,奉献自己的爱心,不要虚度时光。更需要在不同生命阶段,做好健康维护,保持健康体魄,才能够生活得幸福。

3. 生命过程中的生克胜复的合理利用

中医所说的"生克胜复"肯定了人体生命的自我修复能力,明白这些,就不至于发烧就用退烧药,一有感染症状就立马使用抗生素,而是善于利用机体的"生克胜复",或称自我修复机制,即便用药,也要考虑如何激发人体抗病的潜能,而不是只依赖药物作用。

人类无法生活在彻底无菌、无病毒的环境中,也无法生活在恒温、恒湿环境里,要想健康地活着,从根本上看,还必须依靠自身免疫、修复、自愈机制。

实际上,中医所采用的按摩、针刺、导引、调息,甚至用药在一定程度上,都与这种机体调节有关,需要认真研究、合理使用。

二、中医天人观对生命健康的意义

中医"天人观"当今仍然具有指导意义,具体表现在以下四个方面:指导认识生命;指导病因分析;增强防病意识;增强环境保护意识。

1. 指导认识生命

中医"天人观"不仅提出人诞生于天、地间的气交,而且认识到人处在天地这个开放的大系统之中,其生存、健康必然受到天地系统的影响,而不能作为孤立的生命个体来研究。

有些是人们能看得见、摸得着的,比如说,人处在食物链的高端,需要进食蔬菜瓜果、粮油米面等,非素食主义者还要进食动物肉类,如禽畜鱼虾等。又比如说,人必须饮水排尿,与天地系统进行水分交换。再比如说,人类需要吸入新鲜空气,同时,排除污浊的废气,与天地系统进行气体交换。总之,人的衣食住行都离不开天地大系统,如果这些物质、能量、信息的交换受阻或不适当,就会影响人的健康,影响病人康复。

有些则是看不见、摸不着的,如月亮阴晴圆缺对人情志的影响,太阳黑子对人情志影响,各种电磁辐射对人体睡眠的影响等,这些都间接影响到人体健康。但这些领域的现代科学研究还十分缺乏,有待加强。

2. 指导病因分类

中医将病因分为外因、内因和其他病因(不内、外因),其中外因就与天地大系统密切相关,主要是"风、寒、暑、湿、燥、火",称为"六气",当气候变化异常,六气发生太过或不及,或非其时而有其气,或气候变化过于急骤,或人体正气不足,抵抗力下降,致使机体不能与外界气候相适应时,风、寒、暑、湿、燥、火才会成为致病因素,侵犯人体引发疾病,称之为"六淫"。淫,有太过和浸淫之意。故《本草经疏》指出:"所云六气者,即风、寒、暑、湿、燥、火是也。过则为淫,故曰六淫。淫则为邪。以其为天之气,从外而入,故曰外邪。"《素问·调经论》也认为:"夫邪之生也,或生于阴,或生于阳。其生于阳者,得之风雨寒暑。其生于阴者,得之饮食居处,阴阳喜怒。"这些病因往往是现代医学容易忽视的。此外,外因还包括戾气(细菌、病毒等传染源),这是现代医学特别关注的领域。如果对这些病因认识清楚,无疑会增强人们防病意识,减少患病几率,对大众健康是有利无害的。

3. 增强防病意识

中医生命观对人的生理功能尺度的认识及中医天人观所强调的"人要顺应自然节律",为人们提供了更好的防病思路,如天寒了知道添加衣服保暖,天热了知道减去衣服以散热,使人体处在适宜的温度范围内,达到热平衡,而不至于过热或过寒。但有时因为过于爱美等的追求,还是有人违背自然节律,天气寒冷了或者春寒料峭之时,却穿得很少,久而久之,必然会伤害身体。再比如说,昼夜节律对人体影响,熬夜是现代都市人们习以为常的生活方式,有的为了工作、学习,有的则为了娱乐消遣,但这种习惯都会对健康产生影响。几千年来,人们习惯于"日出而作,日落而息",因而人类已经装上了生物钟,逆此而行,必然伤害身体。每天都有很多人要上夜班,而且,还得不断变更作息时间,在夜班、中班、早班间循环,很多工人、护士、医生等都是如此,其实天天跟自然节律做斗争,对健康影响很大,应该给予这些人更多关爱。

中医里的"子午流注"就是尝试探索人体气血在一日之中不同时段运行

规律,但已经认识到人体气血阴阳是有时间周期的,因而,生活作息应该顺应这种节律。此外,还有其他自然节律(详见第六章中医药养生文化)。

4. 增强环境保护意识

《大众科技报》于 2011 年 6 月 21 日刊载过一篇文章——《微生物是敌是友》。这篇文章给出一些数据:"过去我们养一只鸡需要 6—7 个月的时间,现在养一只鸡仅需要 6—7 周,1968 年中国只有 500 多万头猪,1 亿多只鸡,现在有约 1 亿多头猪,130 多亿只鸡。"

饲养这么多猪、鸡等家禽家畜,一方面要消耗大量的自然界里面的资源,谷物、草料等;另一方面它要制造大量的粪便、垃圾。而这些大量的粪便里面就埋藏了大量的微生物,其中有些微生物是致病的,微生物产生变异的几率大大增加;他还举了一个例子说我们现在抗生素滥用很严重,特别是大量抗生素用到动物饲料中,甚至在食物链中传递下去,使得产生耐药菌株的风险不断增加,特别是有些粪便未经彻底消毒处理,所以超级细菌的出现一点也不意外。

更可怕的是,人类对自然环境的破坏日益严重,热带雨林正在消失,化石原料大量使用,工业污染不断加剧,自然生态灾害时有发生,天地自然正越来越不适宜人类生存。空气中细颗粒物(PM2.5)对人类健康的影响正引起越来越多人的关注。

原始社会,生产力低下,先人们只能被动地适应自然,靠狩猎捕鱼为生,但是那时候环境没有污染,空气清新,水质纯净,天地自然对人的健康是有益的。

人类进入农耕时代后,人们可以通过手工劳动,利用、改造自然达到丰衣足食的目的,这时候开始垦荒来砍树,建房子,开荒种地,人的生活得到改善,但垦荒带来的对自然破坏已经开始,如水土流失、荒漠化等。

随着生产力的提高,改造自然的力度不断加大,生活水平提高、人类欲望不断得到满足,但同时对天地自然的破坏进一步加剧。特别是进入到工业化时代后,随着石油、煤矿开采利用,热带雨林遭到破坏,人类正在毁坏自身赖以生存的天地,恶劣气候形势更加严峻,温室气体效应导致冰川消融、洪水泛滥或严重干旱正威胁人类健康,乃至生存。

影片《后天》《阿凡达》等,从电影视角反映出人们的忧虑。所以,中医天人观在当今社会显得更为重要,提示我们,为了人类的健康、生存,我们不应该破坏自然,留给我们自己,留给后代一个比较和谐的环境。

对生命现象的认识,中医主要从宏观层面进行观察、分析,现代医学更关注微观层面的关系,未来中、西医应吸收对方的长处,共同研究才是正道。正如李政道所说:"生命是宏观的,但 20 世纪的文明是微观的。用微观层次的规律不能解释宏观现象。两个层次之间的差异是由自组织机制造成的。"这并不奇怪,科学的发展总是在不同时期有不同的侧重点,所以 21 世纪宏观与微观相结合,必将使人类进入新的历史阶段。

思考题

1. 中医生命观有哪些特色观点? 对你有何启发?

2. 中医生命观有何局限性? 为什么?

3. 中医天人观对你有何启示? 为什么?

4. 试述中医"天人统一(天人合一)"思想的传统文化来源。

5. 天人思想对生命健康的认识有何意义?

第六章
中医药养生文化

　　中医认为疾病一旦发生,必然对人体造成伤害,所以强调生命需要养护的重要性,提倡通过饮食、运动等方法,保持健康的体魄和精神面貌,并从专业角度提出"治未病"的思想。2016 年 10 月 25 日中共中央、国务院印发《"健康中国 2030"规划纲要》指出:"以人民健康为中心,坚持以基层为重点,以改革创新为动力,预防为主,中西医并重",明确了中医药在健康中国战略中的地位。在第九章"充分发挥中医药独特优势"的第二节直接以"发展中医养生保健治未病服务"标题提出了规划:"实施中医治未病健康工程,将中医药优势与健康管理结合,探索融健康文化、健康管理、健康保险为一体的中医健康保障模式。鼓励社会力量举办规范的中医养生保健机构,加快养生保健服务发展。拓展中医医院服务领域,为群众提供中医健康咨询评估、干预调理、随访管理等治未病服务。鼓励中医医疗机构、中医医师为中医养生保健机构提供保健咨询和调理等技术支持。开展中医中药中国行活动,大力传播中医药知识和易于掌握的养生保健技术方法,加强中医药非物质文化遗产的保护和传承运用,实现中医药健康养生文化创造性转化、创新性发展。"中医治未病思想在健康中国战略中得到体现。

第一节　中医养生思想源流

中医养生学具有深厚的传统文化基础,吸取了包括儒、道、佛在内的特色文化,融入医药学实践,形成中医药养生文化。

一、何为养生? 何为治未病?

追求健康幸福生活,是全人类的愿望,而中国先人尤其重视保养生命、祛病延年,特别是通过中医药养生手段来实现这一目标。

那么,究竟什么是养生? 养生与治未病又是什么关系? 只有弄清这些问题,才能正确认识养生的原理、目的、方法,才能对自己健康养护有所帮助。养生观就是关于如何才能更好地保持生命、增进健康,延年益寿的基本看法。

1. 什么是"养生"?

"养",有"保养、调养、补养"三层含义,保养实际上有"保持"和"养护"的意思;调养则有"调和、调整"和"休养"的意思;补养有"补充、补偏"加"疗养"的意思。说明养生需要从不同层次入手,采用不同方法。

"生"也有三层含义:"生存、生长、生命。"生存是指个体生命的存活;生长则是指个体发育、长高、强壮的过程;生命是指肉身和精神统一体(精、气、神)。

所以,养生至少应该包括以下内容。当人体本身是健康的,注意保持好的生活规律、习惯,做好养护,如及时排出废物等。当人体处于亚健康状态时,需要进行调整:减少工作压力、改变不良生活习惯、改变饮食结构等,还要注意休养:休休假、放松心情,走近大自然等。当人出现功能降低时,应该补偏纠错,如补充气血阴阳,注意疗养,固定作息时间、调配饮食、适度运动等。

养生的目标应该是在生存基础上,提高生命质量。对特殊人群,如青少年,还存在生长、增强体质的目标。所以,今天的养生已经超越了远古时代"保持生命、延长寿命"的追求。

中医养生可以这样定义:以传统中医理论为指导,通过各种方法颐养生命、增强体质、预防疾病,从而达到延年益寿的一种医事活动。

2. 什么是"治未病"?

治未病也有三层含义,未病先防、既病防变和愈后防复发。

(1) 未病先防。比如天气冷了要及时添加衣服,腐烂变质的食物坚决不吃,瘟疫流行时则戴上口罩,减少在人多地方活动几率。总之,要避开疾病诱发因素,达到防病目的。这些需要自己去做,可以咨询医生,接受指导,与前述的"养生"内容有些相似。

(2) 既病防变。当人体某个脏腑出现严重功能失调或病变,根据五行生克制化规律,可能会传化至另一脏腑,治疗时就需要考虑预先采取措施,保护可能受累的脏腑。经典的例子是,"见肝之病,知肝传脾,当先实脾"。这点需要医生根据病情采取措施,往往不是病人自己能够做到。

(3) 病愈防复发。是指有些疾病治愈后,容易复发,需要注意防范。如慢性咳喘、冻疮等病,易在秋冬季节发作,中医认为如果在夏季就开始采取预防性治疗,就可以防止复发,这需要在医生指导下进行。类似,乙型肝炎(HBV)患者,经治疗好转后,如果过度劳累,或长期熬夜,也容易复发,这些自己完全可以做好预防工作。懂得这些治未病思想,就知道如何防止复发。

3. "养生"与治未病的关系

其一,养生的含义比较宽泛,从健康人群到亚健康人群,乃至患者,都有养生需求,只是侧重点不一样,而治未病一般是针对体质比较差或已经生病,或生病经治疗后好转者;其二,养生的很多方法可以应用到治未病策略,但治未病的某些方法是不可以用于养生的。所以,养生和治未病不完全是一码事。

二、养生、治未病思想源流

养生、治未病在中国有悠久的历史,但在不同历史时期,受到不同物质条件和文化的影响,产生了不同特色的养生思想,下面分成六个不同时期做简要介绍。

1. 商周时期养生思想萌芽

原始社会,人们靠采摘野果、狩猎、捕鱼为生,生存环境十分艰苦,填饱肚子已属不易,自然谈不上养生。直至商周时期,随着社会生产力的发展,至少上层社会的人们已经开始考虑如何选择食物,加强饮水、食物安全措施,以延长寿命、提高生命质量。甲骨文记载,周代设有"食医"专门掌管周王与贵族阶层的饮食,指导"六饮、六膳、百馐、百酱"等多方面的饮食调理工作,提出饮食调理要与四季气候相适应;并有了专职主管环境卫生的职官,"庶氏掌除毒蛊""翦氏掌除蠹物……以莽草薰之""壶涿氏掌除水虫"(使水清洁)等记述。可以说是养生思想的萌芽时期。

2. 春秋战国儒、道养生思想

通过周朝治理,各诸侯国物质水平不断提升,养生思想得到第一次大发展,扁鹊提出"治未病"的思想,影响深远。这一时期,道、儒文化推动了养生思想的形成。

(1) 道文化中的养生思想。据考证,"养生"一词,出自《管子》,是"保养生命以达到长寿"的意思,说明道家提倡养生。另一部道家著作《庄子》,载"庖丁解牛"故事,文惠君言道:"吾闻庖丁之言,得养生焉,"亦提到"养生"二字。道家主要提倡静功养生,主张"清静无为、返璞归真"的养生思想。

(2) 儒文化中的养生思想。儒家主要从"饮食卫生""欲望节制"探讨养生,例如,《论语·乡党》言:"食不厌精,脍不厌细。食饐而餲,鱼馁而肉败,不食。色恶,不食。臭恶,不食。失饪,不食。不时,不食。割不正,不食。不得其酱,不食。肉虽多,不使胜食气。"说明儒家弟子注重饮食卫生。

儒家又提出:"君子有三戒:少之时,血气未定,戒之在色;及其壮也,血气方刚,戒之在斗;及其老也,血气既衰,戒之在得。"说明注重欲望节制。孔子就说:"三戒、仁者寿。"孟子提出:"养心莫善于寡欲。"这些是精神层面的养生之道。

3. 秦汉时期《黄帝内经》养生思想

到秦汉时期,医药学发展比较成熟,中医药养生思想正式提出。《淮南子·卷十六》言,"良医者,常治无病之病,故无病;圣人常治无患之患,故无患"《素问·四气调神大论》指出,"圣人不治已病治未病,不治已乱治未乱,此之谓也。夫病已成而后药之,乱已成而后治之,譬犹渴而穿井,斗而铸锥,不亦晚乎?"

除了强调治未病的重要性外,《黄帝内经·素问》很多篇幅都在探讨如何养生,如《素问·上古天真论》开篇就从上古之人和秦汉时期人们进行对比探讨养生的重要性,"上古之人,其知道者,法于阴阳,和于术数,食饮有节,起居有常,不妄作劳,故能形与神俱,而尽终其天年,度百岁乃去。今时之人不然也,以酒为浆,以妄为常,醉以入房,以欲竭其精,以耗散其真,不知持满,不时御神,务快其心,逆于生乐,起居无节,故半百而衰也"。岐伯从反面提及了不注意养生的一些不良生活习惯,回答了黄帝关于当时人们寿命短于上古之人的疑问。进而提出养生的最高境界:"虚邪贼风,避之有时,恬淡虚无,真气从之,精神内守,病安从来。"《素问·四气调神大论》更加具体地告诉人们,在一年四季里分别应该如何养生,特别强调养生要顺应自然。

4. 三国两晋南北朝时期养生思想

这一时期出现两个代表性人物,葛洪和陶弘景。葛洪一方面注重精神养生,无欲无求,晋元帝及晋咸帝都曾赐予他高官厚禄,都被他拒绝了;另一方面专注于研究医药和炼丹术,他编撰的《肘后方》方便人们随时携带和小病自我治疗,深受欢迎。陶弘景则是个养生大家,著有《养性延命录》,其思想源于老庄,并受葛洪道教影响。该书中强调,养神要"少思寡欲""游心虚静,息虑无为",调节喜怒哀乐情绪,防止劳神伤心;炼形则要"饮食有节,起居有度",避免过度辛劳和放纵淫乐,辅以导引、行气之术,方能延年益寿,长生久视。其中,下卷三篇《服气疗病篇》《导引按摩篇》《御女损益篇》分别讨论用行气、导引(加按摩)、房中等方术以养神、炼形。

5. 隋唐时期养生思想

隋唐时期对养生贡献最大者为孙思邈,他在其著作《千金要方》里将儒家、道家及外来古印度佛家的养生思想与中医学的养生理论相结合,提出许多简便易行的养生方法,与日常生活结合,如心态要保持平衡,不要一味追求名利;饮食应有所节制,不要暴饮暴食;气血应注意流通,不要懒惰呆滞不动;生活要起居有常,不要违反自然规律……而且,他身体力行,据考证活了一百多岁。

6. 宋金元明清养生流派

忽思慧编撰的《饮膳正要》,推动了食疗养生的发展。金元四大家分别提出了各自的观点,刘完素主张养生重在养气;张子和提倡祛邪扶正;李东垣注重调理脾胃;朱丹溪养生以滋阴为主。此外,清代曹廷栋撰的《老老恒言》,是一部针对老年人的养生著作。

中华人民共和国成立以来,政府重视养生、治未病。"预防为主"不仅是我国现行卫生工作的四大方针之一,也是中医学一贯强调的中心思想,说明先秦时期"上工治未病"的思想不因时代变迁而过时。

三、古今养生需求

在物资匮乏的年代,养生仅仅是达官贵人、道士等特殊人群的需求。这些人已经解决了吃饭问题,进而思考如何活得更久,甚至渴求长生不老。所以,养生的需求主要在于延长寿命,因而,在相当长一段时期,养生并不是医药学的主要任务,而是被道士等从事方术的人把持,走上服食丹药的歧途。

当这一企图失败后,医药学成为人们的首选,此时,除了延长寿命外,还满足各阶层人不生病,或少生病的愿望,进而提高生命质量。此外,纵欲求欢也是部分人群养生的重要需求。

科技高速发展的今天,人们已经丰衣足食,居住、旅行环境非常舒适,当今的养生是怎样的呢?

1. 养生、治未病是国家卫生政策的要求

我国国家政策层面支持自我保养,强化治未病的预防思想。主要体现在我国卫生工作方针及政策支持。中华人民共和国成立后,我国推行的卫生工作方针是"面向工农兵、预防为主、中西医结合、卫生工作与群众运动相结合"。在经历了三十多年的社会建设和发展后,提出了新时期卫生工作方针是:"以农村为重点、预防为主、中西医并重、依靠科技与教育、动员全社会参与、为人民健康服务、为社会主义现代化建设服务。"始终强调预防为主,注重发挥中医药的作用,这是源于我国的国情,如人口基数大,社会发展不平衡,医疗资源相对匮乏且分布不均等。

2. 个人的养生需求

1) 工作、生活、学习等压力增大

首先,今人的工作、生活、学习等压力增大。有调查显示压力增大是全球性的,特别是当前面临世界百年未有之大变局,全球治理不确定性增加,人口膨胀、地缘冲突频发等,各国面临高失业率,福利下降等问题,人们压力也有增加趋势。压力过大的直接后果是过劳死、抑郁症、自杀、焦虑等问题,影响人们健康。

2) 生活方式转变加大健康风险

随着全球化、工业化和信息化的发展,生活方式转变波及各个角落,特别是诸如体力劳动减少,饮食改变,过度依赖交通工具,长期坐在电脑前办公,过度依赖空调,睡眠不足,或睡眠不规律,甚至缺乏运动、滥用药物等都容易引发健康问题。近些年,由于智能手机功能越来越强大,对手机依赖已经十分普遍,潜在的健康风险不容忽视。

3）生活水平提高

一方面,物质丰富,常常导致高热量食物摄入过多,还有人造食品的危害,如近年发现的反式脂肪酸就能导致健康风险。类似的食品添加剂,减肥药物等,诱发的健康风险有过很多报道。另一方面,随着生活水平提高,人们更关注自身健康问题,因此,养生保健需求就更突出。

人类社会发展总是从最初寻找食物,到填饱肚子,再到丰衣足食,进一步追求吃得好,最后希望吃得健康、活得健康。

4）老年社会预期

人口老龄化是全球性问题,未来几十年,中国将更为突出。根据国家统计局、国务院第七次全国人口普查领导小组办公室联合发布的第七次全国人口普查第五号公报,截至 2020 年 11 月 1 日零时,我国大陆 31 个省、自治区、直辖市和现役军人中,60 岁及以上人口超过 2.6 亿,占总人口 18.7%,比2010 年第六次人口普查结果上升了 5.44 个百分点。有人预计到 2040 年,我国老年人将占总人口 1/3。而各种老年易发疾病早期预防势在必行,如帕金森综合征、肿瘤、高血压、糖尿病等。

5）对美丽的追求

爱美之心人皆有之。长期以来,人们关注化妆品的应用,而中医除了可以外调,更可以通过内调手段,达到美丽动人的目的。中医药美容手段多样,前景值得期待。目前临床应用的包括针灸加药物减肥,内服中药调节肌肤循环等,也有化妆品中添加中药,效果不错的药妆。

第二节　中医养生之道

尽管很多人关注养生,而且学会不少养生方法,但是,如果不适合自身体质,或使用时间不当,或把握不住"度",非但达不到养生目的,反而会损害健康。关于养生之道,比较重要的有四个方面:顺应自然、动而中节、精神调摄和三因制宜。

一、顺应自然

所谓顺应自然,指顺应自然界的各种变化,中医主要强调阴阳变化对人体产生影响。简单来说,至少要做到"昼夜节律、七日节律、四季节律",这就是《素问·宝命全形论篇》中"人以天地之气生,四时之法成"所表达的哲理。中医又称:"生气(生命活动)通天""天人相应"。故《素问·四气调神大论》曰:"夫阴阳四时者,万物之终始也,死生之本也,逆之则灾害生,从之则苛疾不起,是谓得道。道者,圣人行之,愚者佩(违背)之。从阴阳则生,逆之则死,从之则治,逆之则乱。"核心问题是把握阴阳变化规律。所以,中医认为人体生命活动应该遵从这些规律,才能达到理想的健康状态。

1. 顺应昼夜节律

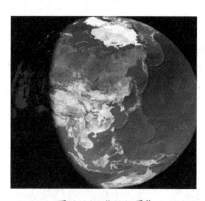

图 6-1 "阴阳界"

昼夜节律的产生是由于地球自转的原因,正因为持续的自转,地球每时每刻总只能有一部分朝向太阳,根据阴阳思维来理解,朝向太阳的一面阳气旺盛,另一面则阴气旺盛,两者之间界限可理解为"阴阳界"(见图 6-1)不过"阴阳界"是随着时间而移动变化的。由此导致生活在地球任何位置的人(极地除外),总能感觉到白天与黑夜的交替,意味着所处环境每天都在进行阴阳转换,表现为昼夜节律性变化,进而产生生命的节律与之相适应。并形成"日出而作,日落而息"的生活习惯,人体已经装上了"生物钟"。如果换到新的环境阴阳转换时间与自身形成的生物钟不一致,人体会出现阴阳节律失调,洲际飞行常常碰到的时差因素影响人们的睡眠就是典型案例。

中国古人发明了子午流注图(见图 6-2),将一天中 24 小时等分为 12 个时辰,认为每个时辰人体气血充盈的经脉是不同的,经脉所对应的脏腑功能发挥就和时辰有关。该模型古代是用于指导人们针灸治疗的,根据疾病所致脏腑、经络的位置,选定最佳治疗时间。

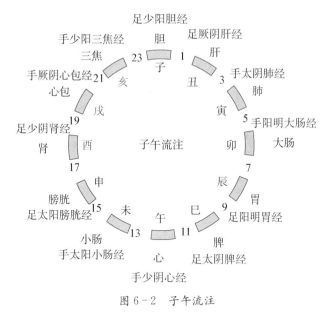

图 6-2　子午流注

后来有人进行了新的解读,例如:有人认为,23:00—3:00 分别对应"子时,丑时",这时分别是胆经、肝经气血最旺盛时机,为了利于解毒、排毒,应该熟睡。如果习惯熬夜不休息,就容易造成肝胆伤害,进而影响到全身健康。凌晨 5—7 点,大肠得排毒,应上厕所排便。早上 7—9 点,小肠大量吸收营养的时段,应吃早餐等。这些解读是否完全科学,有的需要进一步研究。

但总体而言,昼夜节律所导致人体气血阴阳变化是事实。经常熬夜会伤肝已经是常识,比如说出现眼睛干涩等。

实际上,人体血压就呈现昼夜节律性变化。

　　　白昼血压水平较高,夜晚睡眠时则较低;

　　　清晨 4:00—5:00 点开始上升,6:00—8:00 点(也有报道为 8:00—9:00 点)左右出现高峰,然后逐渐平稳;

　　　16:00—18:00 点再次出现高峰(次高峰),然后缓慢下降,凌晨0:00—2:00 点(也有报道 2:00—3:00 点)达低谷

还有其他很多生理指标都有这样的节律性变化,中医归结为阴阳的变

化,简明扼要。比如说,血压高、心率快都是阳气旺盛的表现;反之,则阴比较旺。

昼夜节律对生命活动影响,已经引学者们注意,有报道显示,心肌梗塞发作的频率一般在早晨醒后明显增加,并于 9:00—10:00 达高峰;心绞痛患者从 00:00—6:00 发作次数最少,6:00 以后增多,10:00—11 达发作峰值。根据这些规律,药理学家建议病人早晨服用阿司匹林,可有效控制病情。

由此,出现了时辰药理学(时间药理学,chronopharmacology)的边缘学科,专门研究给药时间与疗效、副作用的规律,指导人们合理用药。

类似的例子还有,哮喘治疗药物氨茶碱的治疗量与中毒量很接近,但早晨 7:00 服用效果最好,毒性最低;风湿性关节炎和类风湿关节炎病人的关节肿胀等症状,早晨最为严重,此时人体的免疫反应最强,因此,凌晨 4:00—5:00 服用激素效果最好。

中药本身的毒性也和服用时间有关,例如,乌头碱以中午 1:00 给药毒性最高,晚上 9:00 给药最低,所以,含有该毒性成分的中药就不太适合中午服用。

除了昼夜节律,还有诸如超昼夜(亚日)节律(Infradian Rhythmus)、近潮汐节律(Circatidal Rhythmus)、次昼夜(超日)节律(Ultradian Rhythmus)和近昼夜节律(Circadian Rhythmus)等。

宇航员生活在太空时,所处的环境有别于地球表面,昼夜节律改变如何影响健康,该如何调剂,对中医来说是新的课题。未来更多的人有机会进入太空,需求会更大,已经有人着手研究。

如今,科学家已经发现了控制人体昼夜节律的基因,美国科学家杰弗里·霍尔、迈克尔·罗斯巴什和迈克尔·杨(见图 6-3)因"发现了调控昼夜节律的分子机制"而共同获得 2017 年诺贝尔生理学或医学奖。

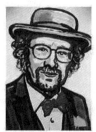 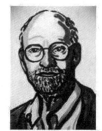 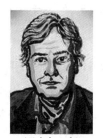

杰弗里·霍尔　　迈克尔·罗斯巴什　　迈克尔·杨

图 6-3　2017 年诺贝尔生理或医学奖得主

如图 6-4 所示,现代研究证实生物钟对人体生理学诸多方面具有重要调节作用,如睡眠模式(sleep patterns)、摄食行为(feeding behavior)、激素分泌(hormone release)、血压(blood pressure)和体温(body temperature)。

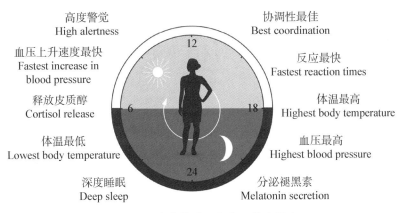

图 6-4　生物钟对人体生理学的影响

2. 顺应七日节律

张仲景在《伤寒论》中说道:"太阳病,头痛至七日以上而自愈者,以行其经尽故也。"大意是,如果外感风寒,即使不治疗,只要不发生合并症或并发症,七天也会自愈;如果七天没有自愈,病程就会延长至"七天"的倍数,十四天,或二十一天会自愈。这就是张仲景发现的"七日节律"现象。

郝万山曾提到,20 世纪三四十年代,肠伤寒(伤寒杆菌感染肠道导致的一种传染病)流行,死亡率高。北京当时的四大名医之一的汪逢春艺高人胆大,一经确诊病者患的是肠伤寒,便嘱咐病人每日服一剂他开的方药,并且只能食用煮烂的粥和少量剁碎的咸菜,明确告诉病人,只要坚持,即可在某月某日退烧,结果不仅无一例病人死亡,还基本上在汪医生预期时间痊愈,前后相差不过 2 天。这样的故事听起来很神奇,其实,汪医生也是得益于张仲景发现的七日节律,说明自然病程的结束是有时间规律的。

是不是只有中医讲究"七日节律"呢? 其实不然,现代医学中关于七日节律现象也很常见。例如,手术后拆线的最佳时间一般是第 7 天,说明人体伤口愈合具有七日节律;还有诸如,器官移植中排异反应常发生在手术后的第 7、14、21 或 28 天;一般情况下,疾病首次急性发作,要判断它是否转为亚急性或慢性,也常以 7 天为界限;最为常见的疾病流感存在七日节律的现象,机体与感冒病毒斗争的规律也恰巧是 7 天,若 7 天不自愈,可能合并了支气管炎、肺炎、鼻咽炎等疾病,或者压根就不是感冒。

除了病情进展、自愈、康复等情况外,人体生理功能也存在七日节律,例如,育龄妇女经期 28 天,恰好是 4 周一次,正常情况下也可能提前或推后1—2 天,如果超过这个时间的话,就可能是中医上的"月经不调"了。

古埃及人有"七日神力"之说:认为生命过程(包括疾病的征兆)有 7 天重复的周期性。

所以,七日节律现象在医学领域比较普遍,对人们健康保健、康复治疗等具有指导意义。

3. 顺应四季节律

中华文明发端于黄河、长江流域,气候四季(春夏秋冬)分明,所以,中国传统文化里常常带有鲜明的四季轮回的思想。四季节律是由于地球绕太阳公转(见图 6-5)引起的北(南)半球呈现出的周期性自然界阴阳变化的规律。四季节律暗藏的养生的智慧,大致可以从以下两点去认识。

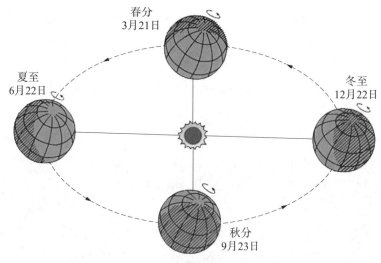

图 6-5　地球绕太阳公转导致四季节律

1) 不同季节采取不同的养生方法

不同季节有不同的气候特点,如风力风向、温度、湿度、昼夜长短,因而阴阳盛衰各异。相应地,人的生理功能发挥、动植物生长调节等都存在季节性特征,这些外在因素直接或间接影响着人的健康。

春季大地回暖,五行中春季属"木",植物开始发芽、生长,是"生"的季节,白天时间逐渐变长。人们就要适应这种变化,逐渐脱去厚重的衣装,从室外散步开始,逐渐增加户外运动,舒展身姿,会会朋友,放松心情。正如《素问·四气调神大论》所述:"春三月,此谓发陈,天地俱生,万物以荣,夜卧早起,广步于庭,被发缓形,以使志生,生而勿杀,予而勿夺,赏而勿罚,此春气之应,养生之道也。逆之则伤肝,夏为寒变,奉长者少。"

夏天则气候炎热,属"火",昼长夜短,阳气旺盛,植物生长茂盛,是"长"的季节,所以要晚睡早起,适应外界阳气旺盛的环境,并使阳气内生,青少年适当游泳,利于身高增长,体质增强。夏季常见致病因素是火热,应注意防止在烈日下暴晒,防中暑。正如《素问·四气调神大论》所述:"夏三月,此谓蕃秀,天地气交,万物华实,夜卧早起,无厌于日,使志无怒,使华英成秀,使气得泄,若所爱在外,此夏气之应,养长之道也。逆之则伤心,秋为痎疟,奉收者少,冬至重病。"

秋季属五行的"金",具有肃杀特征,此时,阳气渐弱,谷物、果实成熟,是"丰收"的季节,既要收敛神志,又要收敛阳气。秋天常见致病因素为"燥",所以,要注意补充阴液,吃点"梨""百合"等滋阴之品。正如《素问·四气调神大论》所述:"秋三月,此谓容平,天气以急,地气以明,早卧早起,与鸡俱兴,使志安宁,以缓秋刑,收敛神气,使秋气平,无外其志,使肺气清,此秋气之应,养收之道也。逆之则伤肺,冬为飧泄,奉藏者少。"

冬季是闭藏季节,昼短夜长,天寒地冻,阳气弱,五行中属"水"。冬天致病因素主要是"寒邪"。因此,养生首要问题是保暖,同时,适量补充些温热属性的食物,并可适当进行长跑等耐力运动,储藏能量,增加耐力。还可以根据自身体质,服用一些膏方等补益药物和食物,即"冬令进补,开春打虎"。正如《素问·四气调神大论》所述:"冬三月,此谓闭藏。水冰地坼,无扰乎阳。早卧晚起,必待日光,使志若伏若匿,若有私意,若已有得,去寒就温,无泄皮肤,使气亟夺。此冬气之应,养藏之道也。逆之则伤肾,春为痿厥,奉生者少。"

因此,在不同季节里,衣、食、住、行、运动、情志调节等均应有所不同。

2)正确应对季节转换

四季转换过程,常常是外界环境变化最剧烈的阶段,也是感冒、心血管、高血压等疾病高发时期。应对季节转换带来的健康风险的智慧主要在于把握四时阴阳变化,也就是指春夏秋冬的阴阳消长变化过程,这是促使万物表现出生、长、化、收、藏的动态过程的根本原因。一般来说,从春至夏,是阳长阴消;从秋至冬,则是阴长阳消的过程。《素问·四气调神大论》告诉我们:"所以圣人春夏养阳,秋冬养阴,以从其根,故与万物沉浮于生长之门。逆其根,则伐其本,坏其真矣。"

人体需要适应季节转换的这种变化,因而有"冬吃萝卜夏吃姜"的养生名言。但值得注意的是,这种变化过程是非线性的,常常有反复。因此,中医养生文化里又有"春捂秋冻"箴言,即春天衣服不要脱得太快,应该注意保暖;秋天衣服不要添加得太快,应该注意适当保持凉爽一点的感觉。

4. 顺应生命周期节律

人体寿命是有限的。在古代中国,比较理想的是《黄帝内经》提到的"度百岁乃去",所以,100 岁是很多人向往的年龄。而现实生活中,活到 100 岁以上的毕竟是少数。很长一段时间,人们甚至认为"六十而知天命",认为活过一个完整的"甲子年"周期就没有白来这世上一趟。

何为甲子年周期?

我国古代是以天干与地支相配形成的"干支纪年法"。其中,十天干包括"甲、乙、丙、丁、戊、己、庚、辛、壬、癸",十二地支包括"子、丑、寅、卯、辰、巳、午、未、申、酉、戌、亥"。天干与地支配合称为"干支",以此纪年称为"干支纪年法"。

天干	甲	乙	丙	丁	戊	己	庚	辛	壬	癸	甲
地支	子	丑	寅	卯	辰	巳	午	未	申	酉	戌
序号	1	2	3	4	5	6	7	8	9	10	11
天干	乙	丙	丁	戊	己	庚	辛	壬	…	癸	甲
地支	亥	子	丑	寅	卯	辰	巳	午	…	亥	子
序号	12	13	14	15	16	17	18	19	…	60	61

从第一个天干"甲"和第一个地支"子"开始,依次配对,到下一次遇见"甲子"配对恰好完成一个循环,为一个甲子年周期,刚好整整六十年(见表 6-1)。活到六十岁,不管在哪一年出生,都能够完成一个甲子周期,碰到一次"甲子"年。在人的一生中,六十岁以前是最精彩的部分,《素问·上

古天真论》详细描述了这个周期中所发生的变化(见第二章第三节中"主管生殖"部分)。从中可见,男子八八六十四岁开始进入衰老期,特别是不再有生育能力,性活动基本结束;女子则更早,古人认为七七四十九岁后进入生理衰退期,与现代医学称为的更年期相近。所以,经历一轮甲子年周期后,男女均不再有生育能力,而这就是中国传统医学里著名的"男八女七理论"。

因此,不管男性还是女性,六十岁以后,一般人均将失去生育能力,生命质量迅速下降,很多人开始体弱多病的生命历程。所以人们特别珍惜这六十年。如果有幸活到一百二十岁,则刚好两个"甲子"周期。根据不同的人体寿命极限预测模型,分别有 120 岁,150 岁,175 岁,基本上对应着 2 个、2.5 个、3 个甲子年周期,这可能不是巧合。

现代医学亦发现生命具有节律现象,20 世纪 20 年代,德国医生威尔赫姆·弗里斯和奥地利心理学家赫尔曼·斯瓦波达,各自发现病人的症状、情感及行为的起伏中,存在一个从出生日算起的 23 天为周期的体力盛衰节律和以 28 天为周期的情绪波动节律。20 年后,奥地利教授阿尔弗德雷·特里切尔研究发现,人的智力从出生算起存在一个以 33 天为周期的波动节律。三个生物节律组合成"physical(体力)—sensitive(情绪)—intellectual(智力)三节律",简称人体生物钟或人体生物节律 PSI,用正弦波绘出了图像,并应用到降低交通事故、手术事故或矿难发生率,人口优生优育,提高学习、工作效率等,取得实效。

事实上,人体生物钟除了 PSI 以外,还有超日生物钟,如人的心跳周期、呼吸周期等;概日生物钟,如人体各个器官功能在 24 小时中的周期性变化;七日生物钟,人体内的 17-酮固醇等多种生化物质是 7 天为一周期呈节律性变化的。

二、动而中节

"动而中节"是一种人生智慧,体现在摄生行为习惯的各个方面,比如,体力活动、脑力活动、情志活动等都须适度,饮食要有规律,性生活频度与个体体质相符等,概括起来,主要有如下五个方面。

1. 动静相宜

所谓"动静相宜"是指运动或个体的活动应该考虑"动"和"静"两个方面

因素,"动"会让人呼吸、心跳加快,血液循环加速,耗氧量增加,肌肉收缩幅度和频率增大,例如跑步、散步、拳击、各种球类运动、练肌肉、骑车、爬山等活动;"静"则使人放松呼吸节奏,放松身心,耗氧量下降,心跳减缓,例如打坐、静卧、下棋、静思、休息等状态时的特征。首先中医认为:"养生在动,养心在静。"

动、静两种不同的养生方式的选择很有讲究。首先应考虑不同疾病患者、不同年龄人群,举例来说,久病体虚,或大病初愈的人只适宜选择诸如静卧等方式,年老体弱者一般也只适宜多做静功;青壮年身体无大碍者,一般可选择做些动功。心脏不好者,就不适宜太剧烈的动功。其次,动、静养生方式的选择与个人体质密切相关,按照中医对体质粗略划分,大致可分为3类:阳偏盛、阴阳平衡、阴偏盛。一般来说,怕热不怕冷,体温略偏高,比较容易亢奋,饮水比较多,偏好凉水、茶,能吃且不易发胖,这类人多属于阳偏盛体质。阴偏盛则相反。对于阳偏盛者,就比较适宜于做些静功;而对于阴偏盛体质者,则比较适宜于做些动功。阴阳平和体质者,可以交叉选择。

最后是如何把握动与静的尺度问题,这的确不是一件容易的事。关键是摸索出适合于自身需求的"动、静交替节奏"及持续时间。因为静是相对的,运动是绝对的,所以首先是要动,再就是控制"动"的程度,让自己感觉舒服就行,既不要感觉太疲乏,也不要只是蜻蜓点水。

2. 起居有常

"起居有常"指的是养成良好的起居习惯,重点是有规律地作息,按时起床,按时休息,顺应自然节律(本节第一部分)。但现在人们习惯于都市夜生活,常常是夜间过度兴奋,睡得太晚,早上起不来,久而久之,养成无规律的起居习惯,打乱了身体的节律,让体内细胞、组织、器官均不能适应,从而出现紊乱,导致头昏、乏力、失眠、注意力难以集中等功能失调现象。日久天长,还能诱发多种疾病,如心血管疾病,甚至癌症。

所以,良好作息习惯,能够让你自身的细胞、组织、器官和谐地发挥作用,精神也更加愉悦,从而远离疾病。

3. 饮食有节

"饮食有节"包括两个方面内容。一方面,饮食有定时,即按时进食,中国人的饮食习惯一般是,一日三餐(早、中、晚),这与起居是否有常有关,如果起居无常,则易打乱饮食节奏。其二,饮食需考"量",在某种程度上看,这是最重要的,即"不可过饥,亦不可过饱"。把握的原则是让自己感觉七至八成饱比较适宜。当然,这些都不能绝对化,对于处在长身体阶段的青少年,就可能需要加点夜宵,特别是晚上还要上课或完成大量作业,量也不能只吃七至八分饱,得吃足量。而对六十岁以上的老人,就适宜于少量多餐。所以,不可机械地理解。

4. 冷暖适当

冷暖调控可以说一直是伴随人类健康的第一大问题,感冒是发生频率最高的疾病之一,尽管西医坚持认为与细菌、病毒感染有关,但却很少关注诱发因素,甚至无视有些感冒压根儿就没有细菌或病毒因素。中医常常从冷暖失调去关注感冒的诱发因素,主要有"风邪、寒邪、湿邪",冷暖失调就会造成这些因素对人体伤害,易发、诱发感冒。因此,在暑热环境里防热、在严寒气候下保暖。根据气候变化,及时添减衣物已经是常识,比较容易把握。难以把握的是季节转换过程中的做法,因为任何季节转换过程气温变化都不是线性的,常有反复。而习惯于线性思维的现代人就容易犯错误。

所以中医提醒人们,要"春捂秋冻"。简单地说,春天来了,阳气上升,天气变暖,但减衣物动作不可太快,让自己感觉微暖比较合适,不要着急亮出你的胳膊腿;秋天来了,阴气逐渐上升,该添加衣物保暖,但不可加衣过快,让自己感觉微凉就比较合适。

5. 房事(性生活)频度适中

中医经典著作《黄帝内经》的房室养生思想主张节欲,因为传统中医认为:"房劳损伤脾肾,容易导致早衰。"正如《素问·上古天真论》云:"醉以入房,以欲竭其精,以耗散其真,不知持满,不时御神,务快其心,逆于生乐,起居无节,故半百而衰也。"但不管是传统医学,还是现代医学,均认可适度性生活对身体健康是有益无害的。

问题在于究竟什么样的频度比较适宜? 孙思邈在《千金要方·养性》里提到,"能一月再泄(注:指泄精两次),一岁二十四泄,皆得两百岁,有颜色,无疾病。"但这不是绝对的,还因所处年龄时段、个人体质有所不同,因而,他又提道:"人年二十者,四日一泄,三十者八日一泄,四十者十六日泄,五十者二十日一泄,六十者闭精勿泄,若体力犹壮者,一月一泄。"总之,不要太压抑,更不能纵欲太过,如果太过,感觉精力不济,腰酸腿软、视物昏花,就不利于健康了。

值得提醒的是,由于一些色情的刺激,引诱不少年轻人过度纵欲,特别是滥用伟哥等药物,对身体的伤害愈发严重!

葛洪有段养生名言最能体现"动而中节"的养生智慧:"唾不及远,行不疾步,耳不极听,目不久视,坐不至久,卧不及疲,……冬不欲极温,夏不欲穷凉。"

三、精神调摄

中医肯定"形"与"神"的关系,并用之于健康调养和疾病康复。

一方面,稳定的精神状态和良好情志活动,可使"气血协调,脏腑和谐",从而增强人的抗病能力,促进心身健康。《素问·上古天真论》说:"恬淡虚无,真气从之,精神内守,病安从来",表达的即是此意。还有很多著作都强调精神调摄的养生之道:如《吕氏春秋·尽数》言"精神安乎形而年寿得长焉",《淮南子》有"太上养神,其次养形"之说,嵇康的《养生论》指出"故须修性以保神,安心以全身"。

另一方面,不良的精神情志活动可削弱人的抗病能力,干扰脏腑气血的功能活动,直接或间接地引发疾病,加速病症恶化。

现代科学研究表明:精神因素(焦虑、紧张等心理应激)会使 T 细胞活性下降,对病毒、真菌感染的抵抗能力和对肿瘤细胞的监控能力下降,还间接引起机体生成抗体的能力降低。这些共识支持中医上述观点,只不过中医是以"气血阴阳"的概念来讲解这些道理,现代医学以免疫、内分泌的概念来阐释,专业语言不同而已。

《千金要方·养性》有这样一段话:"养性有五难:名利不去为一难,喜怒不除为二难,声色不制为三难,滋味不绝为四难,神虚精散为五难。"主要意思是指出,过多的言语、过激的言辞、过频的情感冲动、过杂的思想活动都能导致"神虑精散",因此,养生大家孙思邈重视思想修养及精神调摄,认为只有客观地对待周围事物的变化,使自己的思想活动合乎事物的发展规律,不为区区小事而大动肝火或暗自伤感,使自己的精神经常处在乐观、愉快、安静、平和之中,这样才能健康长寿。

四、三因制宜

所谓"三因制宜养生之道"是指养生需要因人制宜、因时制宜和因地制宜,在掌握普遍规律基础上,要实事求是地分析个人状况,所处环境及时令改变而有所舍弃,不应照本宣科。

1. 因人制宜

人群的划分比较复杂,根据健康状况可分为:健康人、亚健康人、病人,甚至可以再细分;根据性别不同可分为:男人、女人、生理性性别畸形者(比较少见);根据年龄差异可分为:老年人、中年人、青年人、少年、幼儿;根据职业和工作环境不同可分为:矿工、渔民、钢铁工人、运动员、教师……不同人群,面临的工作环境、生活环境、社会环境等不一样,对健康影响也不一样。但归根结底,中医还是从个人体质上的差异入手,因为其他所有差异化的因素最终都能反映到个体体质差异上。因此,从个体的"气血阴阳"的盛衰(体质)状况,选择合适的养生方案就不会出错。

2. 因时制宜

"因时制宜"主要考虑季节变化和时辰变化,把握的关键在于正确辨析因时令改变而发生的阴阳变化。在此基础上,做好衣物被褥增减、睡眠调节、食物谱改变、户外运动选择,适当使用中医专业养生方法,如针灸推拿拔罐等。还有一些特殊情况,如洲际飞行引起的时差问题,最好不要使用药物,而更多从精神情志养生层面入手调节。

3. 因地制宜

不同地域,既有大气候的差别,也有小气候的不同,例如,中国西北的戈壁滩、沙漠地带气候干燥,而东南部雨量充沛、气候湿润,空气湿度大;中国北方偏寒凉,而南方偏热,四川盆地阳光弱,紫外线辐射小,而云贵高原、青藏高原紫外线辐射强。因此,生活在不同地区的人,所感受到外界环境有时候差异很大,因而,"风、寒、暑、湿、燥、火"(六淫)差异较大。所以,"因地制宜"把握的关键在于"气候的冷暖干湿、阳光辐射强弱"等因素。比如说,在湿气重的地方,多食用些燥湿、辛辣的食物,四川人爱吃火锅是典型例子;长期生活在气候炎热地区,食用凉性食物比较有利于健康,广东人爱喝凉茶也与此有关。除饮食外,服饰穿戴、民居等也非常重要。

第三节　中医药养生之术

顾名思义，养生之术是指养生的方法和技术。本节将介运动、饮食、药膳等养生之术。

一、运动养生

1. 运动养生的重要性

运动养生的重要性是不言而喻的，也是最受大家欢迎的养生方式之一。《吕氏春秋·尽数》说："流水不腐，户枢不蠹。"户枢，是中国传统建筑中门转动轴下端与门框底部座基摩擦之处。这个位置，因为经常转动，所以不像其他地方容易受虫蛀，故又有"户枢不蝼""户枢不朽"的说法。比喻经常运动可以不受外物侵蚀而历久不坏，这里就包含着运动养生的道理。

2. 正确理解运动养生的本质

谈到运动养生，很多人可能会想到各种运动会中运动员们精彩的表现，似乎这些优秀运动员就代表了健康，实则不然，很多运动员疾病缠身，有的是骨骼、肌肉伤痛，有的则是脏器损伤，甚至危及生命。其实，这些是职业运动员们追求竞技体育成绩的挑战性工作，并非平常百姓运动养生的追求。

普通百姓可根据自身体质，选择一些合适的运动方式，如身体健硕者可选择足球、篮球，或中长距离的跑步、游泳等；体质稍弱些的，可选择乒乓、羽毛球、太极拳等，也可选择散步、垂钓、打坐。近年流行的中国大妈们的广场舞，人们自编动作，或踢腿、弯腰，或转体、甩胳膊等，也不失为一种运动养生方式。

运动养生的本质不是追求成绩，更不能因为过高的目标而造成机体损伤，而是促进气血运行，提高机体抵抗力。

3. 中医传统的运动养生

运用传统的体育运动方式进行锻炼，以活动筋骨，调节气息，静心宁神，来畅达经络，疏通气血，和调脏腑，达到增强体质，益寿延年的目的，这种养生方法称为运动养生，又称为传统健身术。根本目标是增体质、延寿命，具体有三点:让筋骨活动起来;控制呼吸节奏和方法,调节人体气息;集中注意力做好每个动作,不为外部干扰所影响。

第一、第二点是外修,第三项则是内修。原理是通过疏通经络,使气血阴阳自然流通,让脏腑功能正常发挥,这样,人自然就处于阴阳平和的理想状态。

古人发明了很多功法,如导引、行气、五禽戏、太极拳、太极剑、易筋经、八段锦等。《庄子·刻意》说:"吹呴呼吸,吐故纳新,熊经鸟伸,为寿而已矣。"就提到调节气息、模仿动物肢体动作的养生方法。呼吸吐纳、行气导引是传统的气功方法,这种方法在道界盛行,有技术要领,但需要专业指导才行,普通百姓可以练习腹式深呼吸。大众熟知的传统运动养生术最常见的为太极拳、太极剑和五禽戏等。

(1)太极拳、太极剑(见图6-6)结合了道家导引,吐纳之术,运用阴阳、经络学说发展而来。其基本要领有"虚领顶劲,含胸拔背,沉肩垂肘,手眼相应,以腰为轴,移步似猫行,虚实分清,意体相随,用意不用力,意气相合,气沉丹田,式式均匀,连绵不断"。基本特点包括"以柔克刚,以静待动,以圆化直,以小胜大,以弱胜强",所以该法老少皆宜,古、今皆受欢迎,在中国很多高校体育课可选修,在公园等公共场所经常能看到不同年龄的百姓在练习。网络上也有很多教学视频大家可参看学习。

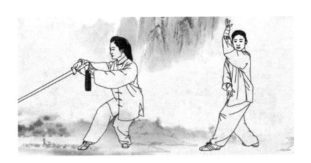

图6-6 太极拳(右)和太极剑(左)

(2)五禽戏(见图6-7)相传是三国时期名医华佗则创造的,模仿了虎、鹿、熊、猿、鸟的动作特点编成。

(3)易筋经。"易"有"变易、活动、改变"的含义,引申为"增强"之义;"筋"有"筋脉、肌肉、筋骨"含义;"经"则指方法。顾名思义,"易筋经"可使人

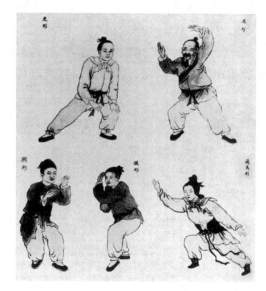

图 6-7　五禽戏

活动筋骨,以强身、祛病、延年。易筋经相传是由少林寺的达摩大师所创,所以,又称为"达摩易筋经",共有先天、后天、自然 3 门,每门有 9 节,每节有十二式,比较复杂。后有简化版的"少林易筋经",共计十二式(见图 6-8),分别是韦驮献杵(第一、二、三式)、摘星换斗式、倒拽九牛尾式、出爪亮翅式、九鬼拔马刀式、三盘落地式、青龙探爪式、卧虎扑食式、打躬式、工尾式。

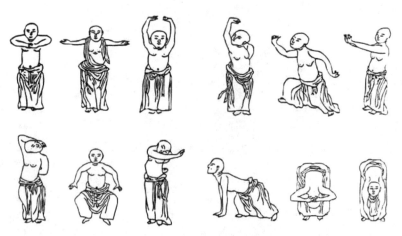

图 6-8　简化版"少林易筋经"

（4）八段锦。八段锦形成于 12 世纪,之所以把这套动作比喻为"锦",是因为动作舒展优美,如锦缎般优美、柔顺,又因为功法共为八段,每段一个动作,故名为"八段锦"（见图 6-9）。八段锦动作柔和连绵,滑利流畅;有松有紧,动静相兼;气机流畅,骨正筋柔。八段分武与文两种。

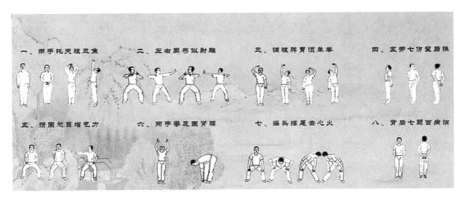

图 6-9　八段锦套路

武八段多为马步式或站式,又称北派,适合青壮年与体力充沛者。武八段的歌诀是:两手托天理三焦,左右开弓似射雕。调理脾胃须单举,五劳七伤往后瞧。摇头摆尾去心火,两手攀足固肾腰。攒拳怒目增气力,背后七颠百病消。

文八段又称南派,多用坐式,注重凝神行气,主要口诀（《遵生八笺》）是:闭目冥心坐,握固静思神。叩齿三十六,两手抱昆仑。左右鸣天鼓,二十四度闻。微摆撼天柱,赤龙搅生津。鼓漱三十六,神水满口匀。一口分三咽,龙行虎自奔。闭气搓手热,背摩后精门。

（5）孙思邈的简易养生方法。孙思邈可谓唐代养生大家,自创一套简易养生法,简述为:①发常梳。手掌互搓至掌心发热,由前额向上经后脑推回颈部。早晚各做 10 次。对头痛、耳鸣、白发和脱发有一定保健作用。②目常运。合眼,然后用力睁开眼,眼珠打圈,望向左、上、右、下四方;再合眼,用力睁开眼,眼珠打圈,望向右、上、左、下四方。重复 3 次。有助于眼睛保健。③齿常叩。口微微合上,上下排牙齿互叩 36 下,无须太用力,但牙齿互叩时须发出声响。利于保持头脑清醒,加强肠胃吸收,口腔保健等。④漱玉津。口微微合上,将舌头伸出牙齿外,由上面开始,向左慢慢转动,一共 12 圈,然后将口水吞下去。之后再由上面开始,反方向做 12 圈。可以强健肠胃。

⑤耳常鼓。手掌掩双耳,用力向内压,放手,应该有"噗"的一声。重复做 10 下;双手掩耳,将耳朵反折,双手食指扣住中指,以食指用力弹后脑风池穴 10 下。每天临睡前做,可以增强记忆和听觉。⑥腰常摆。身体和双手有韵律地摆动。当身体扭向左时,右手在前,左手在后,在前的右手轻轻拍打小腹,在后的左手轻轻拍打"命门"穴位,反方向重复。最少做 50 下,做够 100 下更好。可以强化肠胃、固肾气、防止消化不良、胃痛、腰痛。⑦腹常揉。搓手 36 下,手暖后两手交叉,围绕肚脐顺时针方向揉。揉的范围由小到大,做 36 下。可以帮助消化、吸收、消除腹部鼓胀。⑧摄谷道(即提肛)。吸气时,将肛门的肌肉收紧。闭气,维持数秒,直至不能忍受,然后呼气放松。随时都可以练。最好是每天早晚各做 20—30 次。相传这动作是"十全老人"乾隆最得意的养生功法。⑨膝常扭。双脚并排,膝部紧贴,人微微下蹲,双手按膝,向左右扭动,各做 20 下。可以强化膝关节,所谓"人老腿先老、肾亏膝先软",要延年益寿,应由双腿做起。⑩脚常搓。右手擦左脚,左手擦右脚。由脚跟向上至脚趾,再向下擦回脚跟为一下,共做 36 下;两手大拇指轮流擦脚心涌泉穴,共做 100 下。可以强化各器官,治失眠,降血压,消除头痛。

二、饮食养生

饮食养生是指通过饮食调养的方法,达到调节人体功能,均衡营养,增进健康,提高生命质量,不生病或少生病等。实际上,这是普通老百姓最关注的养生方法。

1. 如何选择食物

民以食为天,食物是人类赖以生存的基本条件之一,没有食物,就无法维持生命。人类祖先经过漫长的探索,逐渐发现、种植出符合自身需求的主食。中华民族在 3 000 多年前就已经形成了自己的主食体系,《黄帝内经》指出"五谷为养","五谷"是指黍、稷、菽、麦、稻。其中,黍指玉米,也包括黄米;稷指粟;菽指豆类。后来经过不断丰富发展,如今,五谷泛指谷类和豆类,如米、谷、麦、豆类等五谷杂粮。五谷含的营养成分主要是碳水化合物,其次是植物蛋白质,脂肪含量不高。

按照古代医家们的观点,五谷不仅能够供人们填饱肚子,五谷能养五脏之真气,这就和养生有密切联系。所以,自古人们将一日三餐视为养生最重要的环节。扁鹊指出"安身立本必资于食,救疾之首惟在于药,不知食宜者不足以全生,不明药性者不能以除病"。所以,养生最重要的是以五谷杂粮为主食。这与现代营养科学观点是一致的,《中国居民膳食指南》第一条就是:"食物多样,谷类为主",强调粮食是摄取营养素的主体和根本。例如传统早餐饮食可以是"大米或小米熬的粥配上馒头或包子及小菜",也可以是"豆浆、油条、锅贴饺"等搭配。这些均体现五谷为养的养生思想。

仅有五谷是不够的,《黄帝内经》进一步充实和发展了古代饮食养生思想,提出"五谷为养,五果为助,五畜为益,五菜为充"。在五谷杂粮的主食基础上,还应该配上果蔬禽畜肉。

"五果"是指"李、杏、枣、桃、栗"。这些水果性味不同,枣甘、李酸、栗咸、杏苦、桃辛,配合食用,五味俱全,不偏不倚。

"五畜"则是指"牛、犬、羊、猪、鸡"五种家畜,主要食用其肉,是动物蛋白质和动物脂肪的主要来源。

"五菜"泛指各类菜蔬,能营养人体、充实脏气。现代研究发现,很多水果、蔬菜、谷物所含天然化学成分对人体健康有重要作用,比如说,橙子、番茄、胡萝卜等,富含天然维生素,可为人体提供丰富多样的维生素类活性物质;芹菜,大豆等则富含黄酮类成分,大豆异黄酮具有雌激素样作用,芹菜则能帮助稳定血压。

实际上,现在的谷、果、畜、蔬已经不限于古人所指的品种,而是具有更多选项。但不管选哪些,均需要在谷物(含豆类)、畜肉、水果、蔬菜之间进行合理搭配,以谷类为主,其次是果蔬,然后才是肉类,还有奶类,及少量糖、盐等调料。这与目前提倡的我国居民平衡膳食金字塔(见图 6-10)相一致。

而很多现代病,如高血脂、高血糖、高血压、肥胖等,都跟不遵守这样的饮食标准相关。

2. 食物的禁食

(1) 地沟油烹饪食物或制作的面包、饼干等。地沟油是指从餐厨垃圾中回收的油类,多由黑作坊加工而成,加工场地卫生条件差,加工方法简陋,这类产品对人类健康危害需要引起每一个人的关注,人人都应该远离这些产品。

(2) 含有害色素等添加剂的食物。典型例子就是曾经公开过的某国外品牌快餐店,在炸鸡中加入苏丹红色素,还有报道是关于用苏丹红染色红辣椒的等。而苏丹红已经被证明对人体健康有危害,是属于食品中禁止添加

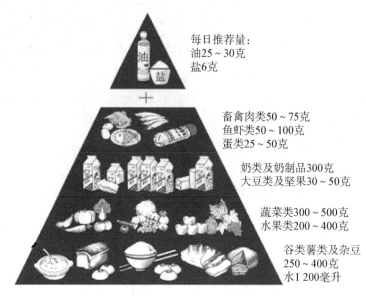

每日推荐量:
油25~30克
盐6克

畜禽肉类50~75克
鱼虾类50~100克
蛋类25~50克

奶类及奶制品300克
大豆类及坚果30~50克

蔬菜类300~500克
水果类200~400克

谷类薯类及杂豆
250~400克
水1 200毫升

图6-10 中国居民平衡膳食金字塔

的色素类物质。

(3) 养殖、保鲜过程中人为添加化学品和药物的食用动物。为迎合人们喜欢吃瘦肉而讨厌肥肉的心理,很多养殖户在饲养猪等肉类动物时,喂饲含瘦肉精的饲料,而瘦肉精本是抗哮喘药物,具有明显的毒副作用,猪肉中残留的瘦肉精,通过食物途径进入人体,对健康产生负面影响。

再如孔雀石绿(见图6-11),孔雀石绿是一种合成的三苯基甲烷类工业染料,在水产养殖业中用作杀虫剂和预防水霉剂,在生物体内代谢还原成无色孔雀石绿。由于孔雀石绿和无色孔雀石绿潜在的致突变、致畸和致癌危

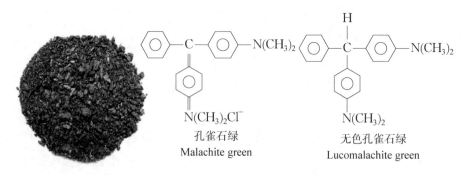

孔雀石绿
Malachite green

无色孔雀石绿
Lucomalachite green

图6-11 水产品保鲜用的孔雀石绿

险性,许多国家均禁止其作为人类食用鱼的兽药使用。贩卖水产品的不法商户如果添加,消费者长期食用会对人体健康带来风险,同样需要引起注意。

(4)人工合成食品原料类。化学工业的发展,使得很多生活用品能够从石油或煤化工原料进行人工制备,一方面可以扩大来源,另一方面可以节约成本。但同时也会带来健康风险。典型例子是人造奶油(反式脂肪酸)。研究发现,人造奶油所含反式脂肪酸会带来严重的健康问题,而很多食品调料、食物本身,如蛋糕,均以人造奶油作为原料。

(5)转基因食品。转基因食品引起的争议几乎波及世界每一个角落,有专家认为安全,也有人表示担心。从总体情况看,要相信科学,重视安全性研究,全面监控转基因食品,特别是加强转基因食品种植、销售和使用过程的监控,让人们种得明白、用得明白。就目前情况,至少科学界对于转基因作物对次生代谢的影响还缺乏足够的研究,安全数据不充分,谨慎使用为妥。

3. 食物怎么吃

(1)从中医角度看,根据食物的温热寒凉属性,合理选用。结合第二章所学知识,根据自己体质、季节或气候变化,选用适合自身体质的食物,依据是食物的温热寒凉属性。例如,体质偏热者,可适当多食用些寒凉食物,如黄瓜、冬瓜等;根据季节调整食谱,如夏季宜食用些寒凉之品,如西瓜、苦瓜、绿豆等。反之,体质偏寒者就宜食用一些温热的食物,如羊肉、牛肉、生姜、辣椒、菠萝等。此外,对某些寒、热性重的食物,通过一些属性相反的调料烹饪,可以缓和这些食物的偏性,减少对健康的负面影响,如螃蟹属大寒之品,可以用生姜、辣椒等辛辣温热的调料烹饪后食用。

(2)重视食物搭配。鉴于食品安全等不确定因素,建议杂食,包括品种搭配经常改变,避免惯食某些食物存在的高风险问题。

三、药膳养生

"药膳养生"就是通过药膳调理人体气血阴阳,达到调节生理功能、辅助治疗疾病、康复调养、增强体质、去病延年等养生目的。

1. 什么是药膳?

药膳必须由食材、药材为原料制作,为了调节口感,还经常需要加入调味料。食材和药材的选择需要中医学、营养学指导,药膳制作要符合烹饪学要求。所以,药膳既不同于一般食物,也不同于中成药,它是将食物的营养价值和色香味形,与药材的药性结合起来,"寓医于食",药借食力,食助药威,二者相辅相成,既具有较高的营养价值,又可养生防病、保健强身、辅助治疗疾病和康复。

因此,药膳是在中医辨证配膳理论指导下,由药材、食材和调料三者烹饪或配制而成,既有药物功效、又有食品美味,能调补气血阴阳,使食用者在享受美味中调理、滋补身体,用于养生保健,辅助疾病的治疗,促进身体康复。

2. 药膳的配料

药膳配料主要包括药材、食材和调味料,成品形态多样。

(1) 常用药材:人参、太子参、黄芪、山药、白术、天麻、茯苓、甘草、当归、首乌、黄精、大枣、薏苡仁、莲子、枸杞子等。

(2) 常用食材:粳米、家畜(牛羊猪等)、家禽(鸡、鸭、鹌鹑等)、核桃、银耳、龙眼肉等。

3. 药膳形态

常见的药膳形态包括粥、菜肴、点心、小吃、汤、饮、浆、露、汁等。其中,药粥是以大米、小米、秫米、大麦、小麦等富含淀粉的粮食,或肉类食材,配上适当药材,加入水、糖或盐一同煮熬而成半液体的食品或肉制食物,特别适用于年老体弱、病后、产后等脾胃虚弱者,对一些慢性浅表性胃炎患者,单纯米粥也能起到养胃的功效,中医历来就有"糜粥自养"之说。菜肴主要是参照菜品制作方法,但需要考虑药性、营养和色香味结合。下面介绍两款药粥、两款菜肴。

百合地黄粥(来源:中国医药网)

配料:百合30克,生地15克,酸枣仁10克,粳米100克

制法:前三味加水煎,去渣取药汁,把粳米加入药汁中煮粥

用法:每日2次,温热服食

功效:滋补肝肾,养心安神

适宜人群:肝肾阴虚见五心烦热,夜梦、盗汗者,特别是更年期妇女

黄芪内金粥(来源:三九养生堂)

配料:生黄芪12克,生薏米、赤小豆各10克,鸡内金粉7克,金橘饼

1个,糯米80克

制法:将生黄芪加水煮20分钟,取汁,加入薏米、赤小豆、糯米煮成粥,加入鸡内金粉即可

功效:消食和胃

适宜人群:脾虚湿滞食停见脘腹胀闷、食欲不振、体困便溏者

二仙烧羊肉(来源:中国医药网)

配料:仙茅15克,仙灵脾15克,生姜15克,羊肉250克

制法:前三味用纱布包好,羊肉切片,共入锅内,加水适量,文火烧至羊肉熟烂,除去药包,加食盐、味精调味

功效:温肾助阳

用法:食肉饮汤,每日1剂

适宜人群:肾阳虚,腰膝酸软怕冷者,以及更年期妇女,特别适宜于冬季食用

黄精煨猪肘(来源:中国央视国际频道)

配料:黄精9克,西洋参5克,大枣5枚,猪肘750克,葱姜15克

制法:先将猪肘的骨和肉分开,把肉切成大块儿,再把切好的肉块放进沸水锅内焯去血水,加上料酒去掉腥味,捞出放进清水里清洗一下。

接着把西洋参和黄精装进纱布袋里,扎上口备用;这时候把大枣洗净,把姜切成片、葱切成段待用。

将肉和药包,葱姜,大枣这些材料一起放进砂锅里,等大火煮沸后,放上盐和鸡精,之后稍微搅拌一下,改用文火继续煨,煨到猪肘皮酥烂的程度就可以起锅

功效:滋阴润肺,美容养颜

用法:食肉饮汤,适量

适宜人群:秋燥干咳无痰者

不适宜人群:脾虚痰多者

4. 药膳常制作方法

常见药膳制作方法有炖、焖、煨、蒸、煮、熬、炒、熘、烧等。

(1)炖法:将药物和食物同时下锅,加水适量置于武火上,烧沸去浮沫,

再置文火上炖烂而制成。

(2) 焖法:将药物和食物同时放入锅内,加适量的调味品和汤汁,盖紧锅盖,用文火焖熟。

(3) 煨法:将药物与食物置于文火上或余热的柴草灰内,进行煨制而成。

(4) 蒸法:将药膳原料和调料拌好,装入碗中,置蒸笼内,用蒸气蒸熟。

(5) 煮法:将药物与食物放在锅内,加入水和调料,置武火上烧沸,再用文火煮熟。

(6) 熬法:将药物与食物倒入锅内,加入水和调料,置武火上烧沸,再用文火烧至汁稠,味浓,粑烂。

(7) 炒法:先用武火将油锅烧熟,再下油,然后下药膳原料炒熟。

(8) 熘法:与炒类似,主要区别是需放淀粉勾芡。

(9) 烧法:将食物经煸、煎等方法处理后,再调味、调色,然后加入药物,汤汁,用武火烧滚,文火焖至卤汁稠浓而制成。

5. 药膳按照功用分类

(1) 补益类。①补益气血:适用于平素体质素虚或病后气血亏虚之人,如十全大补汤、八珍糕等。②调补阴阳:适用于机体阴阳失衡之人,如具有补阴作用的桑葚膏,补阳作用的虫草炖鸭等。③益智:适用于老年智力低下,以及各种原因所导致的记忆力减退之人,如酸枣仁粥、柏子仁炖猪心等。④明目:适用于视力低下、视物昏花之人,如黄连羊肝丸、决明子鸡肝汤等。

(2) 美容美发类。①增白祛斑:适用于皮肤上有黑点、黑斑、色素沉着之人,如白芷茯苓粥、珍珠拌平菇等。②润肤美颜:适用于老年皮肤老化、松弛,面色无华之人,具有美容抗衰功效,如沙苑甲鱼汤、笋烧海参等。③减肥瘦身:适用于肥胖之人,如荷叶减肥茶、参芪鸡丝冬瓜汤、绿茶等。④乌发生发:适用于脱发、白发及头发稀少之人,如黑芝麻山药米糕等。

(3) 祛邪类。①祛寒药膳:具有温阳散寒功效,适用于机体外寒入侵或虚寒内生的病证。如当归生姜羊肉汤、五加皮酒等。②消导药膳:具有健脾开胃、消食化积的功效,适用于消化不良、食积内停,腹胀等症。如山楂糕、五香槟榔等。③通便药膳:具有润畅通畅的功效,适用于大便干燥之症。如麻仁润肠丸、蜂蜜香油汤等。④祛痰药膳:具有祛痰止咳之功,适用于咳嗽痰多,喉中痰鸣等症。如梨膏糖、瓜蒌饼等。⑤止咳药膳:具有润肺止咳之功,适用于咳嗽等症。如川贝蒸白梨、糖菊饼等。⑥安神药膳:具有养血补心、镇静安神的功效,适用于失眠多梦、心悸怔忡等症。如柏仁粥、酸枣仁汤等。

值得注意的是,药膳不是人人皆可食用,需要咨询中医专家,根据自身状况合理制作、食用。特别是,有些药物与食物间还存在配伍禁忌,例如,猪肉不宜和乌梅、桔梗、黄连配伍;羊肉反半夏、菖蒲等。

四、针灸推拿养生

针灸推拿养生实质上就是根据经络穴位理论,运用针刺、艾灸、推拿等方法刺激穴位,使经络疏通、气血津液流通,达到养生、祛病、延年的目的。与疾病治疗不同的是,在没有发生疾病的情况下,通过针灸、推拿方法,也可以起到养生、治未病的效果。正如《灵枢·逆顺》所言:"上工,刺其未生者……上工治未病,不治已病。"《素问遗篇·刺法论》指出:"刺法有全神养真之旨,亦法有修真之道,非治疾也,故要修养和神也。"所以针刺是可以用来养生的。

临床推拿有各种各样手法,需要专业训练,而按摩是推拿的一部分,比较容易掌握,多数情况下,从养生角度看,穴位按摩可以起到针灸推拿类似效果,而且可以自我按摩,所以,这里举例介绍按摩(穴位)养生。

自我按摩通常是有规律地刺激头部、腹部、脚底等部位的穴位。《千金翼方》还记载了一种自我按摩术:"清旦初以左右手摩交耳,从头上挽两耳又引发,则面气通流,如此者令人头不白耳不聋;又摩掌令热以摩面,从上向下二七过,去气,令人面有光,又令人胜风寒,时气寒热头痛,百病皆除。"这种头面部按摩,不仅防衰老,还有美容效果,简便易行。

除了对人体某一部分进行整体按摩外,也可以针对某些特定穴位进行按摩,下面举两个例子。

1. 足三里穴位按摩或针灸

《千金要方》言"若要安,三里常不干",就是用灸足三里的方法补益脾土、调理气血,以达到养生保健、预防疾病的目的。中医认为,按摩足三里有调节机体免疫力、增强抗病能力、调理脾胃、补中益气、通经活络、疏风化湿、扶正祛邪的作用。

取穴如下:外膝眼下四横指,胫骨边缘处即是;或坐姿,小腿自然着地,同侧手的手掌扣住膝关节,中指沿尺骨下按,无名指按下的凹陷处即是(见图6-12)。

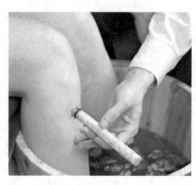

图 6-12　足三里穴

可以采取如下操作：

（1）拇指按揉：用拇指指面着力于穴位之上，垂直用力，向下按压，按而揉之。其余四指握拳或张开，起支撑作用，以协同用力。让刺激充分达到肌肉组织的深层，产生酸、麻、胀、痛和走窜等感觉，持续数秒后，渐渐放松，如此反复操作数次。

（2）捶打：手握空拳，拳眼向下，垂直捶打穴位，产生一定酸、麻、胀、痛和走窜等感觉，反复操作数次。

（3）艾灸足三里：最经典的养生方法，称长寿之灸，民间谚语"艾灸足三里，胜吃老母鸡"，对体质虚弱者，尤其是肠胃功能不好，抵抗力减低的人宜用此法增强体质。取清艾条一根，点燃后，靠近足三里熏烤，距穴位约 3 厘米，如局部有温热舒适感觉，就固定不动，每次灸 10—15 分钟，以灸至局部稍有红晕为度，隔日施灸 1 次，每月灸 10 次。

根据 1000 多例临床对照分析结果，针刺足三里可有效预防流行性感冒。

2. 太阳穴按揉

太阳穴位于耳廓前面，前额两侧，外眼角延长线的上方，眉梢到耳朵之间大约 1/3 的地方，用手触摸最凹陷处就是太阳穴。《达摩秘方》中将按揉此穴列为"回春法"，认为常用此法可保持大脑的青春常在，返老还童。日常生活中，按摩太阳穴可以给大脑以良性刺激，的确能够解除疲劳、提神醒脑，促使注意力的集中。因此，当人们长时间连续用脑后，太阳穴往往会出现重压或胀痛的感觉，这就是大脑疲劳的信号，此时按揉太阳穴效果非常显著。

具体做法是，首先调整好身体姿势，坐站皆可，但要身体端正，脊背挺直，挺胸收腹。然后将手掌搓热，贴于太阳穴，稍稍用力，顺时针转揉 10—20 次，再逆时针再转相同的次数。或以拇指指肚分别按在两边的太阳穴上，稍用力使太阳穴微感疼痛，接着，顺逆各转相同的次数。按摩的次数可多可少，可以自己按照大脑疲劳的程度调整。

值得注意的是，太阳穴被各家武术拳谱列为要害部位的"死穴"之一。据少林拳记载，太阳穴一经点中"轻则昏厥，重则殒命"。现代医学也证明，敲击太阳穴,可使人致死或造成脑震荡,因而要特别小心。

还可以根据特定的保健需求,选取一组穴位进行按摩。例如,睡眠问题经常困扰很多人,中医认为失眠多是心肾不交,水火不济所致。而劳宫穴主心火,涌泉穴主肾水,选择该组穴位进行按摩,有时达到较好的效果。

具体做法是,每晚临睡前半小时,先擦热双手掌,右掌按摩左涌泉,左掌按摩右涌泉各36次,可促使心火下降,肾水上升,则水火既济,心肾相交,改善睡眠。

但应注意,某些疾病引起疼痛,或睡前过多饮食,或精神情志刺激等因素引起的失眠,这种方法难以见效。

针灸、按摩是中医重要的学科分支,内容丰富,有兴趣的可以参阅更多的专业书籍,在针灸、按摩师的指导下,进行更多的探索,收获会更多,养生方法简便易行。

五、茶、酒养生

开门七件事,柴米油盐酱醋茶,说明"茶"是中国人日常生活中不可或缺的元素。而茶实际上最初是以药物形式出现的,《神农本草经》记载:"神农尝百草,一日遇七十二毒,得茶而解之。"这里的"茶",就是今天的"茶",因为没有毒性,而且有一定解毒作用,后来便作为祭品或生煮羹饮,或当作蔬菜。《晏子春秋》记载:"婴相齐景公时,食脱粟之饭,炙三弋、五卵,茗菜而已。"

1. 饮茶养生

汉代,茶叶已经逐步推广为饮品,两晋南北朝时期,饮茶已由朱门走向柴户,饮茶习惯向民间普及。如今,兼饮料、食物、药于一身的茶,已经享誉国际。茶中不仅含有少量咖啡碱可以提神醒脑,而且含有茶多酚等具有抗炎、抗氧化、防癌的活性物质,具有显著的防病、保健效果,正引起科学家们深入研究,茶的清香还能够愉悦精神。

不同时节可以饮用不同的茶,以达到养生效果。一般地,春天适合饮花茶,夏天宜饮菊花茶、绿茶,冬天则饮红茶更好。当然,还应考虑个体体质差异进行选择,如体质偏温热者,就不适宜常喝红茶,特别在春夏时节。

中国有很多知名品牌茶叶,如西湖龙井、黄山毛峰、六安瓜片、云南普洱、福建铁观音、苏州碧螺春、祁门红茶、台湾乌龙等,有的价格不菲,究竟如何选择? 大体上还是根据自身体质和时令选比较好,而不是根据价格高低选用。寒凉体质宜红茶、黑茶之类,偏热体质宜于绿茶等。或根据四时气候变化也可有不同选择,一般原则是春饮花茶,夏饮绿茶,秋饮青茶,冬饮红茶。花茶性温,春饮花茶可以散发漫漫冬季积郁于人体之内的寒气,促进人体阳气生发,花茶的芬芳之气还可消除春困;绿茶味略苦性寒,具有消热、消暑、解毒、去火、止渴、生津、提神之功,宜于夏季饮用;乌龙、铁观音等青茶性适中,介于红、绿茶之间,不寒不热,适合秋天气候,常饮能润肤、益肺、生津、润喉、清除体内余热,恢复津液,对金秋保健大有好处;红茶性味甘温,冬季饮之,可补益身体,善蓄阳气,暖胃,饮用红茶还可去油腻、开胃口,黑茶(如普洱、六堡等)茶性与红茶类似。

饮茶养生的另一个作用在于精神情志的调节,多讲究茶道。

除了自然茶叶加工而成的茶以外,还有将药物或食物与茶叶配伍使用的,如姜茶,就是将生姜、茶叶一起煎煮的茶,可以防风寒感冒。

中国南方习惯饮用的凉茶,由一些清热祛暑生津的药材、食材熬制而成的汤液。内地流行的菊花茶、决明子茶、荷叶茶,分别具有清肝明目、稳定血压、调血脂等效果。此时,茶仅仅是一种饮食或药物的形态而已,并不指我们通常说的茶叶。

2. 饮酒养生

开门七件事里没提到"酒",不代表酒就不重要,事实上,酒的养生保健作用一点也不比茶逊色。中国古人早在3000多年前就掌握了酿酒的技术,饮酒比饮茶要早1000多年。

首先,酒本身是一种性温热的饮品,因而饮酒可以祛寒湿之气,防止寒邪侵袭人体生病,酒具有通经活络的作用,适度饮酒还可加快人体气血流通,促进健康。

其次,酒还能助药力的发挥,并有助于药材中活性成分的溶出。中医药养生产品中有一类深受欢迎的"药酒",多是在酒(可以是烧酒、也可是发酵的米酒)中加入干净药材,浸泡一段时间(即可饮用)。不同药材浸泡的药酒功效不同,如鹿茸酒,温肾壮阳之功强;枸杞酒,有一定的滋阴补肾效果。

也可以多种药材(食物)搭配在一起泡酒,如有人这样配置鹿茸酒。

配料:鹿茸3克、山药30克、白酒500克

制法:将鹿茸,山药切片,放入酒坛内,加白酒,盖好盖,浸泡7天

即成

　　功效与应用：补益肾阳。对肾阳不足，精气寒冷，阳痿，小腹冷痛，白带，夜尿频多等症有益

　　推荐用法：可每日服 3 次，每次 9 克

　　应该注意的是，饮酒切忌过量，过则伤身。轻者出现肌肉不协调，反应迟钝，注意力、判断力、自控能力下降，记忆力减退，智力衰退等；重则可致脂肪肝，甚至肝硬化。总之，饮酒养生需要慎重。

六、其他养生方法

　　琴、棋、书、画古称"四雅"，是中华传统文化中常见的情趣活动。这四种活动中，汉字书法堪称中国特色的养生大法，且居四雅之首。

　　有数据显示，书法家大多数都高寿，著名书法家们的平均寿命约 80 岁。例如，柳公权 87 岁，欧阳询 85 岁，虞世南 80 岁，后来的杨维桢 74 岁，文徵明 89 岁，梁同书 92 岁，翁同龢 74 岁，何绍基 74 岁，高寿的书法家还有很多。从清末到中华人民共和国成立之前，著名书法家们平均寿命 88 岁；中华人民共和国成立以来，著名书法家们平均寿命已经超过 90 岁，如齐白石（见图 6‐13）、黄宾虹、何香凝、章士钊均享寿 90 岁以上，朱屺瞻、苏局仙、孙墨佛等更有百岁高寿。

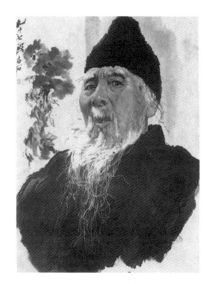

图 6‐13　齐白石

　　有人用四句话总结书法的养生作用："洗笔调墨四体松，预想字形神思凝。神气贯注全息动，赏心悦目乐无穷。"

　　第一句是调气：通过洗笔、调墨等预备动作，达到四体放松，疏通全身气血经络；第二句是调意：集中注意力，把意识调节到最佳状态；第三句是运气：把神、气贯注于书法运动的全过程，关键要做到神领笔毫、气运于手，以此带动全身心的活动；最后一句是怡情：欣赏自己的作品，可以赏心悦目，从

创作中得到满足感,心境也随之得到超然与净化,心绪舒畅。

从养生角度看,书法本身是个动静结合的功法,首先,要做到排除杂念,平稳呼吸,意守丹田,运全身之气至笔尖,才能写出刚劲有力、气势磅礴的墨迹,这是动功。而练习书法时思想高度集中,甚至还可以达到忘我的境界,心情和思想都融入文字的意境当中,没有了妄念和烦恼,获得精神享受,这是静神,如此持之以恒,还能达到意念集中,襟怀坦荡,身心愉悦的境界,因而有益身心健康。

甚至还有人总结不同书体的保健作用如下:

楷书(见图6-14):字体端正工整,结构紧密,笔法严谨,沉着稳重,适合于焦虑、紧张、恐惧症、冠心病、高血压、心律紊乱患者的心理调节。

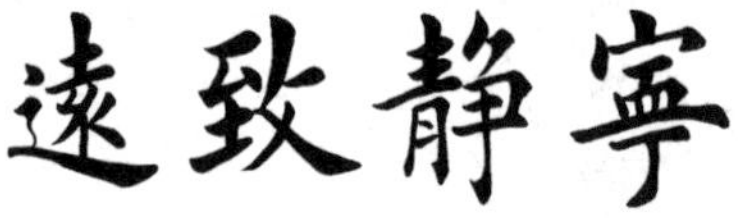

图 6-14　楷　书

隶书(见图6-15):书体从容,风格变化多端,形象丰富,有助于调节焦躁不安,固执偏激的情绪。

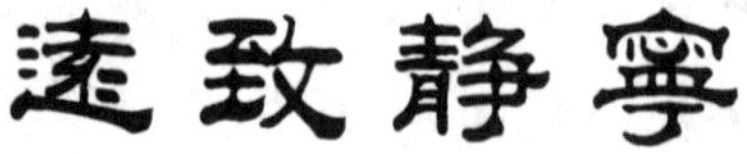

图 6-15　隶　书

篆书(见图6-16):严正安稳、行笔缓慢,尤适合于焦虑、紧张和躁动者练习。适合于冠心病、高血压患者的辅助治疗。

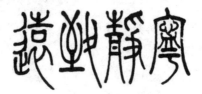

图 6-16　篆　书

行书(见图6-17):字体如行云流水,轻松自如,对抒发灵性,培养人的灵活性和应变能力很有帮助,适合于忧郁症、有强烈自卑感、手足麻痹、脑血栓患者练习。

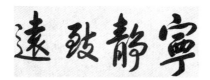

图 6-17　行　书

草书(见图 6-18):体态放纵,笔势连绵回旋,离合聚散,大起大落如风驰电掣,一气呵成。尤其适合精神压抑,忧郁者抒情达性之用,而不宜于焦躁者练习。

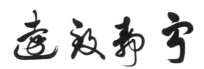

图 6-18　草　书

绘画与书法有异曲同工之效,而且,学画者还常出去采风,亲近大自然,呼吸新鲜空气,更有利于生命健康的养护。

练琴同样是结合了动、静两种功法,一首悠扬清新、行云流水般的乐曲,会使人心旷神怡;雄壮、激昂的歌曲,会使人觉得浑身充满青春活力,热爱生活。

中医还将五音和五行相关联,《黄帝内经》运用阴阳五行学说首次把五音引入医学领域,并指出五音不同的音阶,对人体五脏生理及人的情志变化有不同的影响。例如,五音的角音(对应"3")顺应木气而展放,条畅平和、善消忧郁、助人眠;徵音(对应"5")顺应火气而高亢,抑扬咏越、通调血脉、抖擞精神;宫音(对应"1")顺应土气而平稳,悠扬谐和、助脾健运、旺盛食欲;商音(对应"2")顺应金气而内收,铿锵肃劲、善制躁怒、使人安宁;羽音(对应"6")顺应水气而下降,柔和透彻、发人遐思、启迪心灵。需要指出的,这里五音指的是乐曲的五种调式,而非音符本身。

肝气郁结者可以多听一下角调式的音乐,如《胡笳十八拍》《梅花三弄》《平沙落雁》。(音乐)根据五行相生相克的原理,金能制木,"悲胜怒",因此对于极度愤怒的人,也可以听商调式的乐曲,如《广陵散》《江河水》《走西口》

(音乐)等,商调式乐曲风格高亢悲壮,肃静,具有"金"的特性,可制约压抑易怒的情绪。

下棋本身就是一项运动,主要偏向于静功养生。

以上"琴棋书画"养生方法有一个共性的地方,就是都注重精神养生法,即通过各种手段调节人的情志,以达到克服或消除另外一些过度的情志影响。这种认识的文化思想来源《管子》中的《内业》篇,可说是最早论述心理卫生的专篇。内,就是心;业,就是术。内业者,养心之术也。《管子》将善心、定心、全心、大心等作为最理想的心理状态,以这些作为内心修养的标准。而中医精神养生思想来源于《素问·上古天真论》的认识:"虚邪贼风,避之有时;恬淡虚无,真气从之;精神内守,病安从来。"中医一直认为:"喜怒无常,过之为害。"《三因极一病证方论》将"喜、怒、忧、思、悲、恐、惊"列为致病内因。《遵生八笺》中倡导鉴赏书画、文房四宝、各种花卉及游览、登高等活动,以陶冶精神。

著名科学家钱学森不仅学术造诣深,他的一生充满养生智慧。听音乐是钱老主要的休闲养生方式,他认为,音乐给了他慰藉,也引发了他幸福的联想。钱老常说:"我没有时间考虑过去,我只考虑未来。"这种积极向上的精神追求和乐观的生活态度,才是他的"养生经"。

思考题

1. 周代人们疾病预防的主要思想有哪些?

2. 试比较儒、道两家的养生思想的异同。

3. 为何说治未病是我国的医疗卫生基本政策?

4. 为何生物体都有自己的生物钟,哪些因素影响生物节律?

5. 明白了生命周期节律后,请思考如何规划自己的人生,包括学习、事业、家庭等,让自己活得健康而有意义。

6. 根据季节养生原理,应从哪些方面着手进行自我调节?

7. 简述药物、药膳、食物之间的区别和联系。

8. 动而中节的养生之道在我们的日常生活中有何指导意义。

第七章
中药文化漫谈

中医学的发展离不开中药,中药学发展过程自然融入了中华传统文化。与中医理论相比,中药除了渗透阴阳、归经等文化外,还吸收了更丰富的传统文化,如动植物形态、功能、典故等。

第一节　中药药名文化

中药来源于自然界的动物、植物、矿物,也有部分来源于微生物或经微生物转化的植物,因此,中药名称是长期历史演化过程中逐渐形成的,与人们生活、健康密切相关,其命名依据要么体现了药物本身的自然特征、生长环境,要么反映其药用部位、产地,功效特点。有些中药名称还与传说、典故等文化因素相关。下面就分门别类介绍中药名的命名原则及其承载的文化价值。

一、中药材药名文化

1. 根据药材的形、色、气味等自然特征而命名

古人在描述中药时,自然要记住其形态,乃至颜色、气味、味道等自然特征,以便将来还能采集得到,并用以区分其他动物、植物、矿物等,因而,逐渐将形、色、气味等特性赋予药材名称中,流传至今,下面通过一些实例进行

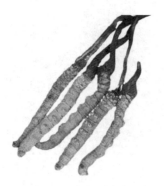

图 7-1　冬虫夏草

说明。

（1）冬虫夏草。藏语"牙扎贡布"（音译），意思"冬天像虫，夏天似草"（见图 7-1），"冬虫夏草"是根据药材形态命名的典型例子。根据《中华人民共和国药典》记载，该药为麦角菌科真菌冬虫夏草菌 *Cordyceps sinensis*（BerK.）Sacc，寄生在蝙蝠蛾科昆虫幼虫上的子座和幼虫尸体的干燥复合体。夏初子座出土、孢子未发散时挖取，晒至六七成干，除去似纤维状的附着物及杂质，晒干或低温干燥。这样药材中保留了幼虫尸体（虫体部分）和真菌的子座（"草"部分），因而简称"虫草"。

冬虫夏草需要在海拔 3 000—4 000 米的高寒山区草原、河谷、草丛的土壤这样特定生态环境中才能产生，目前仍然靠野生。每年的 8 月下旬开始，冬虫夏草的寄主蝙蝠蛾幼虫遇到风或雨水传播的冬虫夏草子囊孢子，条件适宜时被侵染，被侵染幼虫行动迟缓，10 月份 2—9℃时爬至近地表处死亡呈僵虫。冬虫夏草菌吸收虫体营养进行生长繁殖，致使虫体内长满菌丝继而形成子座。11 月至次年 2 月，地表温度低，子座生长缓慢甚至停止生长；5 月份，温度升至 4—10℃，冰雪融化、土壤解冻，僵虫体表长出菌丝并与土壤黏结成一层膜皮，子实体迅速向上生长至 20—50 毫米，呈棒状，露出地面，此时采集最佳。如不及时采集，6—7 月，子实体头部逐渐膨大，子囊孢子在适宜的温湿度、光照下成熟并弹射出来，此时，地下僵虫腐烂，子实体空心，扩散出来的孢子借助风、水再去感染其他蝙蝠蛾幼虫，进入新的繁殖周期。

（2）牛膝。牛膝为苋科植物牛膝 *Achyranthes bidentata* Bl 的干燥根，冬季茎叶枯萎时采挖，除去须根和泥沙，捆成小把，晒至干皱后，将顶端切齐，晒干。陶弘景称牛膝"其茎有节，似牛膝，故以为名"（见图 7-2），很明显，这是根据药材形态命名的，另有人称之为"牛茎"，这可能还与其功效有关，且与李时珍所言"言其滋补之功，如牛之多力也"。古人还称其为"山苋菜、山苋"，亦是根据其形态命名，李时珍曰："其叶似苋，其节对生，故素有山苋、对节之称。"从植物分类看，牛膝与苋菜同属苋科植物，形态确有相似之处。

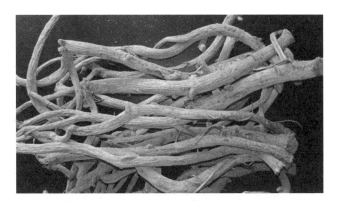

图 7-2　牛　膝

（3）狗脊。唐代医药学家苏恭（苏敬）言："此药苗似贯众，根长多岐，状如狗之脊骨，而肉作青绿色，故以名之"，显然，狗脊的命名是根据其外观似狗的脊梁骨这一形态而来。李时珍认为狗脊有两种：一种根黑色如狗脊骨；一种有金黄毛，如狗形，皆可入药。所以，不论哪种来源的狗脊，颜色如何，其形态似狗脊是毫无疑问的，因而得名。根据《中华人民共和国药典》（2020年版一部），狗脊为蚌壳蕨科植物金毛狗脊 *Cibotium barometz*（L.）J. Sm 的干燥根茎（见图 7-3）。按药典规定，如今的狗脊药材来源于金毛狗脊，因根皮上被一层黄色柔毛，得此名。狗脊还有个别名"强膂"，可能因其主治"腰背强，关机缓急，周痹寒湿膝痛"有关。

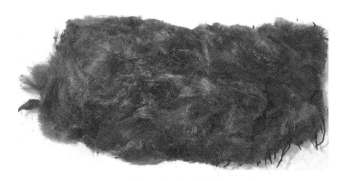

图 7-3　金毛狗脊

（4）夏枯草。本品为唇形科植物夏枯草 *Prunella vulgaris* L 的干燥果穗（见图 7-4）。夏季果穗呈棕红色时采收，除去杂质，晒干。李时珍引苏恭言"（夏枯草）三月、四月开花，作穗紫白色，似丹参花，结籽亦作穗。五月梗枯,四月采之。"朱震亨进一步指出"此草夏至后即枯。盖禀纯阳之气,得气则枯,故有是名"。每逢夏季到来,多数植物枝繁叶茂,该植物果穗变成棕褐色,形似枯萎,所以得名"夏枯草",是根据形态、颜色命名的。

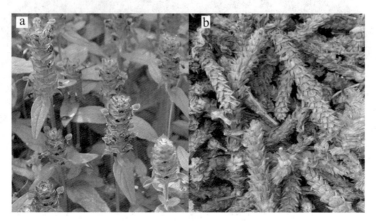

图7-4 夏枯草(a原植物、b药材)

(5)木香。则是根据气味命名,为菊科植木香 *Aucklandia lappa* Decne 的干燥根。秋、冬二季采挖,除去泥沙和须根,切段,大的再纵剖成瓣,干燥后撞去粗皮。李时珍曰:"木香,原名蜜香,因其香气如蜜也。"

(6)白头翁。毛茛科植物白头翁 *Pulsatilla chinensis* (Ege.) Regel(见图7-5)的干燥根。春、秋二季采挖,除去泥沙,干燥。陶弘景《本草经集注》

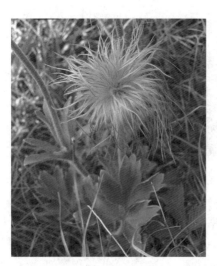

图7-5 白头翁

说:"(白头翁)处处有之。近根处有白茸,状如白头老翁,故以为名。"李时珍曰:"丈人(注:本经名:野丈人)、胡使(注:本经名:胡王使者)、奈何(注:别录名:奈何草),皆状老翁之意"。

药用植物学专家王德群在《神农本草经图考》一书中对陶弘景等关于白头翁药名解读提出质疑,他认为该解读是造成后世白头翁药材出现大量伪品的根源。因为很多植物根处都有白茸。历史上不同地区的人们选择不同带白茸的根当"白头翁"药用,如毛茛科野棉花、大火草、秋牡丹、打破碗花花、草玉梅;蔷薇科委陵菜、翻白草、银叶委陵菜;菊科祁州漏芦、兔儿风、火绒草、鼠曲草、羊耳菊;石竹科白鼓丁;唇形科筋骨草等。他认为"白头翁"之名应该是根据其果序的颜色、形态而来,如满头披散白发的老翁,这种形态,植物界十分罕见,以此命名,其他植物无法混入。

(7)人参。五加科植物人参 *Panax ginseng* C. A. Mey 的干燥根和根茎(见图7-6)。多于秋季采挖,洗净经晒干或烘干。栽培的俗称"园参";播种在山林野生状态下自然生长的称"林下山参",习称"籽海"。李时珍曰:"人蓡年深,浸渐长成者,根如人形,有神,故谓之人蓡、神草。"人参因其药用部位"根"如人形而得名。古时人参产于山西上党,《广五行记》记载:隋文帝时,上党有人宅后每夜闻人呼声,求之不得。去宅一里许,见人参枝叶异常,掘之入地五尺,得人参,一如人体,四肢毕备,呼声遂绝。因此,又有"土精"之名。

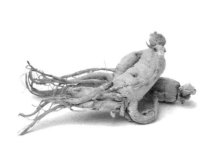

图7-6 人参(根茎)

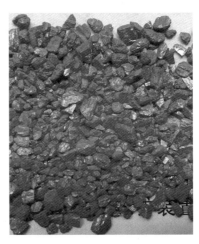

图7-7 朱砂(碎矿石)

(8)朱砂。为硫化物类矿物辰砂族辰砂,主含硫化汞(HgS)。采挖后,选取纯净者,用磁铁吸净含铁的杂质,再用水淘去杂石和泥沙。该品为粒状或块状集合体,呈颗粒状或块片状。鲜红色或暗红色,条痕红色至褐红色,具光泽。体重,质脆,片状者易破碎,粉末状者有闪烁的光泽(见图7-7)。气微,味淡。《神农本草经》中名"丹砂",李时珍曰:"丹乃石名,其字从井中一点,象丹在井中之形,义出许慎《说文》。后人以丹为朱色之名,故呼朱砂。"所以朱砂的名称与其颜色、性状关系密切。

（9）五味子。为木兰科植物五味子 *Schisandra chinensis*（Turcz.）Baill 的干燥成熟果实（见图 7 - 8）。习称"北五味子"。秋季果实成熟时采摘，晒干或蒸后晒干，除去果梗和杂质。《本草纲目》引苏恭曰："五味，皮、肉甘、酸，核中辛、苦，都有咸味，此则五味具也。"所以，五味子因其五味俱全而得名。

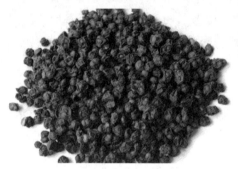

图 7 - 8　五味子

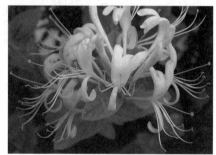

图 7 - 9　金银花

（10）其他中药。此类中药名还有很多，如半边莲，因状似莲花且半边开花而得名；钩藤："其刺曲如钓钩，故名。"（李时珍）金牛胆因"形似牛胆，色金黄，味甚苦"而得名。此外，菟丝子、青蒿、鸡内金、马鞭草、佛手、七叶一枝花、八角莲、两面针、目蝴蝶、马兜铃等是按药材形态命名；丹参、红花、黑豆、乌梅、金银花（见图 7 - 9）、白果、紫草等是按药材颜色命名；鱼腥草、安息香、檀香、麝香、茴香、藿香、丁香、降香、臭牡丹、臭梧桐、鸡屎藤等是根据药材气味特征命名；酸枣仁、苦参、苦豆子、蜂蜜、甘草、细辛等则是根据药材味道、气味特征命名。

2. 按药用部位或天然来源、生长环境命名

很多中药材名称中包含着动物、植物、矿物的来源信息，如鹿茸、鹿角均来源于梅花鹿或马鹿；有些还明确了药用部位，如鹿茸是雄性梅花鹿或马鹿尚未骨化且带茸毛的含血幼角；有些还带有生长环境等信息，如水蛭是水生生物来源，海藻、海马分别为海洋植物、动物，石韦（见图 7 - 10）、石斛均生长在岩石上面。这样，人们通过药材名就能获知药源相关信息。表 7 - 1 列举了部分按药用部位或天然来源、生长环境命名的中药。

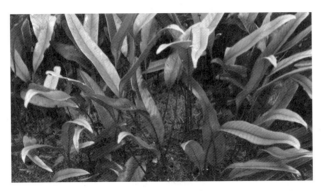

图 7-10 石 韦

表 7-1 部分按药用部位或天然来源、生长环境命名的中药

中药名	药材来源	命名依据
蛇胆	蛇体内贮存胆汁的胆囊	来源、药用部位
犀牛角	犀科动物印度犀、爪哇犀、苏门犀等的角(现使用水牛角代替犀角)	来源、药用部位
虎骨	猫科动物虎 *Pantheratigris Linnaeus* 的骨骼(现已禁用)	来源、药用部位
鹿茸	雄性梅花鹿 *Cervus nippon* 或马鹿 *Cervus elaphus* 的未骨化而带茸毛的含血液幼角	来源、药用部位
鹿角	已骨化的角或锯茸后翌年春季脱落的角基;习称"马鹿角""梅花鹿角"(花鹿角)、"鹿角脱盘"	来源、药用部位
龟板	龟科动物 *Chinemys reevesii* 的腹甲及背甲	来源、药用部位
鳖甲	鳖科动物鳖 *Trionyx sinensis* Wiegmann 的背甲	来源、药用部位
牛黄	牛科动物牛干 *Bostaurus domesticus* Gmelin 燥的胆结石	来源、药用部位、生长环境
狗宝	生长在狗胃里一种石头样的物质	来源、药用部位、生长环境
马宝	马科动物马胃肠中的结石	来源、药用部位、生长环境
炉甘石	碳酸盐类矿物方解石族菱锌矿,主含碳酸锌($ZnCO_3$)	来源
硫磺	为自然元素类矿物硫族自然硫,采挖后,加热熔化,除去杂质;用含硫矿物经加工制得。	来源
硼砂	含硼矿物及硼化合物,有十水四硼酸钠、五水四硼酸钠和无水四硼酸钠等	来源

（续表）

中药名	药材来源	命名依据
薏苡仁	禾本科植物薏苡 *Coix lacryma-jobi* L. var. *meyuan*（Romen.）Stapf 的种仁	来源、药用部位
生姜	姜科多年生草本植物姜（*Zingiber officinale* Roscoe）的新鲜根茎	来源、药用部位
干姜	生姜晒干或低温干燥后	
麦芽	禾本科植物大麦 *Hordeurn vulgare* L 的成熟果实经发芽干燥的炮制加工品	来源、药用部位
桑叶	桑科植物桑 *Folium Mori* 的干燥叶	来源、药用部位
桑白皮	桑科植物桑 *Folium Mori* 的干燥根皮	来源、药用部位
桑葚	桑科植物桑 *Folium Mori* 的成熟果实	来源、药用部位
桑枝	桑科植物桑 *Folium Mori* 的干燥枝条	来源、药用部位
菊花	菊科、菊属的多年生宿根草本植物 *Dendranthema morifolium*（Ramat.）Tzvel 干燥头状花序	来源、药用部位
五加皮	五加科植物细柱五加 *Acanthopanar gracilistylus* W. W. Smith 的干燥根皮	来源、药用部位
枇杷叶	蔷薇科植物枇杷 *Eriobotrya japonica* Thunb 的叶子（见图 7 - 11）	来源、药用部位
水蛭	水蛭科动物蚂蟥 *Whitmania pigra* Whitman、水蛭 *Hirudo nipponica* Whitman 或柳叶蚂蟥 *Whitmania acranulata* Whitman 的干燥全体。夏秋二季捕捉，用沸水烫死，晒干或低温干燥。	来源、药用部位、生长环境
水浮萍	浮萍科植物紫萍 *Spirodela polyrrhiza*（L.）Schleid 的干燥全草	来源、药用部位、生长环境
海藻	马尾藻科植物海蒿子 *Sargassum pallidum*（Turn.）C. Ag 或羊栖菜 *Sargassum fusiforme*（Harv.）Setch 的干燥藻体。前者习称"大叶海藻"，后者习称"小叶海藻"。	来源、药用部位、生长环境
海马	海龙科动物线纹海马 *Hippocampus kelloggi* Jordan et Snyder、刺海马 *Hippocampus histrix* Kaup、大海马 *Hippocampus kuda* Bleeker、三斑海马 *Hippocampus trimaculatus* Leach 或小海马（海蛆）*Hippocampus japonicus* Kaup 的干燥体。	来源、药用部位、生长环境
海螵蛸	乌贼科动物无针乌贼 *Sepiella maindroni* de Rochebrune 或金乌贼 *Sepia esculenta* Hoyle 的干燥内壳	来源、药用部位、生长环境

（续表）

中药名	药材来源	命名依据
石韦	水龙骨科植物庐山石韦 *Pyrrosia sheareri*（Bak.）Ching、石韦 *Pyrrosia lingua*（Thunb.）Farwell 或有柄石韦 *Pyrrosia petiolosa*（Christ）Ching 的干燥叶	来源、药用部位、生长环境
石斛	兰科植物金钗石斛 *Dendrobium nobile* Lindl、霍山石斛 *Dendrobium huoshanense* C. Z. Tang et S. J. Cheng、鼓槌石斛 *Dendrobium chrysotoxum* Lindi 或流苏石斛 *Dendrobium fimbriatum* Hook 的栽培品及其同属植物近似种的新鲜或干燥茎	来源、药用部位、生长环境
石菖蒲	天南星科植物石菖蒲 *Acorus tatarinowii* Schott 的干燥根茎	来源、药用部位、生长环境

　　值得注意的是,中药名中有"海"字并不一定都是海洋来源药物,例如,海金沙为海金沙科植物海金沙 *Lygodium jponicum*（Thunb.）Sw 的干燥成熟孢子;海风藤为胡椒科植物风藤 *Piper kadsura*（Choisy）Ohwi 的干燥藤茎,两者都来源于陆生植物。药名中含"桑"字的也不一定来源于桑树,如桑寄生为桑寄生科植物桑寄生 *Taxillus chinensis*（DC.）Danser 的干燥带叶茎枝;桑螵蛸则为螳螂科昆虫大刀螂 *Tenodera sinensis* Saussure、小刀螂 *Statilia maculata*（Thunberg）或巨斧螳螂 *Hierodula patellifera*（Serville）的干燥卵鞘。

　　3. 根据药物特性、功效命名

　　有些中药称中富含药物的功能主治等信息,反映该药的特性。例如,王不留行为石竹科植物麦蓝菜 *Vaccaria segetalis* 的干燥成熟种子,主要根据其"性善走窜"之特点而得名,该药具有较强的"通经下乳"功效。李时珍释曰:"性走而不住,虽王命不能留其行,故名。"部分按药物特性、功效命名的中药见表 7-2。

表 7-2　部分按药物特性、功效命名的中药

中药名	药材来源	功能与主治
防风	伞形科植物防风 *Saposhnikovia divaricata* 干燥的根	祛风解表,胜湿止痛,止痉。用于感冒头痛,风湿痹痛,风疹瘙痒,破伤风

(续表)

中药名	药材来源	功能与主治
血竭	为棕榈科植物麒麟竭 *Daemonorops draco* Bl 果实渗出的树脂经加工制成(印度尼西亚爪哇、苏门答腊、婆罗洲等地进口)	活血定痛,化瘀止血,生肌敛疮。用于跌打损伤,心腹淤痛,外伤出血,疮疡不敛
锁阳	锁阳科植物锁阳 *Cynomorium songaricum* Rupr 的干燥肉质茎(无叶绿素,全株红棕色)	补肾阳,益精血,润肠通便。用于肾阳不足,精血亏虚,腰膝痿软,阳痿滑精,肠燥便秘
伸筋草	石松科植物石松 *Lycopodium japonicum* Thunb 的干燥全草	祛风除湿,舒筋活络。用于关节酸痛,屈伸不利
通草	五加科植物通脱木 *Tetrapanax papyriferus* 的干燥茎髓	清热利尿,通气下乳。用于湿热淋证,水肿尿少,乳汁不下
远志	远志科植物远志 *Polygala tenuifolia* 或卵叶远志 *Polygala sibirica* 的干燥根	安神益智,交通心肾,祛痰,消肿。用于心肾不交引起的失眠多梦、健忘惊悸、神志恍惚,咳痰不爽,疮疡肿毒,乳房肿痛
合欢花	豆科合欢属植物合欢 *Albizia julibrissin* Durazz 的干燥花序或花蕾	解郁安神。用于心神不安,忧郁失眠
合欢皮	豆科合欢属植物合欢 *Albizia julibrissin* Durazz 的干燥树皮	解郁安神,活血消肿。用于心神不安,忧郁失眠,肺痈,疮肿,跌扑伤痛
续断	续断科植物川续断 *Dipsacus asper* 的干燥根	补肝肾,强筋骨,续折伤,止崩漏。用于肝肾不足,腰膝酸软,风湿痹痛,跌扑损伤,筋伤骨折,崩漏,胎漏。酒续断多用于风湿痹痛,跌扑损伤,筋伤骨折。盐续断多用于腰膝酸软
阳起石	硅酸盐类矿物	温肾壮阳
路路通	金缕梅科植物枫香树 *Liquidambar formosana* 的干燥成熟果序	祛风活络,利水,通经。用于关节痹痛,麻木拘挛,水肿胀满,乳少,经闭
益母草	唇形科植物益母草 *Leonurus japon-icus* 的新鲜或干燥地上部分	活血调经,利尿消肿,清热解毒。用于月经不调,痛经经闭,恶露不尽,水肿尿少,疮疡肿毒
千里光(九里明)	菊科植物千里光 *Senecio scandens* 的干燥地上部分	清热解毒,明目,利湿。用于痈肿疮毒,感冒发热,目赤肿痛,泄泻痢疾,皮肤湿疹

（续表）

中药名	药材来源	功能与主治
决明子	豆科植物钝叶决明 *Cassia obtusifolia* 或决明（小决明）*Cassia tora* 的干燥成熟种子	清热明目，润肠通便。用于目赤涩痛，羞明多泪，头痛眩晕，目暗不明，大便秘结
王不留行	石竹科植物麦蓝菜 *Vaccaria segetalis* 的干燥成熟种子	活血通经，下乳消肿，利尿通淋。用于经闭，痛经，乳汁不下，乳痈肿痛，淋证涩痛
骨碎补	水龙骨科植物槲蕨 *Drynaria fortunei* 的干燥根茎	疗伤止痛，补肾强骨；外用消风祛斑。用于跌扑闪挫，筋骨折伤，肾虚腰痛，筋骨痿软，耳鸣耳聋，牙齿松动；外治斑秃，白癜风

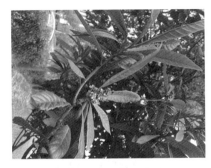 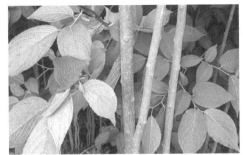

图 7-11　枇　杷　　　　　　　图 7-12　杜　仲

4. 根据传说、故事命名

（1）杜仲。杜仲科植物杜仲 *Eucommia ulmoides* Oliv（见图 7-12）的干燥树皮，4—6 月剥取，刮去粗皮，堆置发汗至内皮呈紫褐色，晒干。李时珍谓："昔有杜仲服此得道，因以名之。"因此，杜仲原本是人名，关于杜仲如何用该药治好自己或纤夫们的腰腿痛，有多个版本的故事，不一一赘述。但这些故事集中反映出杜仲的疗效，及最初使用者，其命名也就能够理解了。

（2）车前草（子）。车前草为车前科植物车前 *Plantago asiatica* L 或平车前 *Plantago depressa* Willd（见图 7-13）的干燥全草，其干燥成熟种子名车前子，两者均可入药。车前草的药名源于汉朝的一则故事：汉朝名将马武率兵出征，有次不幸吃了败仗，退守至人烟荒芜之处。不久士兵陆续尿血，伴有肚子胀，后来战马也出现血尿病，部队陷入恐慌之中。突然有一天，马夫突然发现有些马的血尿消失，马也变得精神了。马夫仔细观察发现，原来

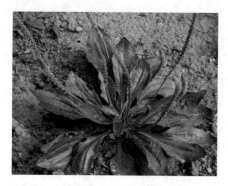

图 7 - 13　车前草

这些马吃了一种像猪耳朵的草,于是自己用这种草煎水试服,很快,马夫的血尿也好了,他立即报告给马武将军。马武便命令部队用这种草煎水,人喝马饮,结果兵马皆愈。马武便让马夫指认该药,马夫随手一指,马车前面到处都是。马武哈哈大笑道:好个车前草!于是,车前草名称就传开了,自此,一味治疗淋证尿血的良药车前草被发现并沿用至今。

(3)刘寄奴。秋季采收,除去杂质,晒干。关于刘寄奴名称来源,有两个版本的故事,都与南朝时期宋武帝刘裕有关。相传其小名寄奴,早年微贱时于山中砍柴,发现一种草药遇金疮敷之即愈,后人因此称之为刘寄奴;另一个故事大致意思是这样的,刘裕上山打猎时,坠马摔伤,疼痛难忍,有一条蛇衔来一根草,用后痛消,此草便得名"刘寄奴"。

(4)使君子。为使君子科植物使君子 *Quisqualis indica* L 的干燥成熟果实(见图 7 - 14)。秋季果皮变紫黑色时采收,除去杂质,干燥。具有"杀虫消积"功效,用于蛔虫病,烧虫病,虫积腹痛,小儿疳积,是驱虫良药。民间云:"使君如梭具五棱,紫黑体轻质坚硬,内一种子呈纺锤,杀虫消积驱蛔灵。"说明

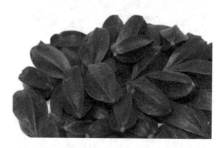

图 7 - 14　使君子

使君子治虫疾民间知晓度高。该药原名"留求子",为何后来改名使君子呢?李时珍在《本草纲目》中引宋代马志《开宝本草》:"俗传潘州郭使君疗小儿多是独用此物,后医家因号为使君子也。"据传北宋年间,潘州有位名叫郭使君的医生,精通医道,尤其善于治疗小儿病,深得乡邻尊敬。有一次他上山采药被一种结在藤状植物上的果实所吸引了,那野果非常好看——形状像栀子,而两头尖尖,有五条纵棱,呈棱形。质地很轻内含子仁,他去掉种子的外壳试了试,有点淡淡的甜味,气味芳香。于是,郭使君摘下一些带回家去想研究它的药性。他不知道这种子叫什么名字,有认识的樵夫告诉他叫"留球

子"。郭使君将留球子放在锅里炒,种子炒熟后芳香四溢。小孙子闻到香味,吵着吃了四五粒,不料第二天竟便出几条蛔虫,这孙儿本偏食,面黄肌瘦,吃果子不仅驱了虫,而且食欲大增,身体也渐渐强壮起来。郭使君这才明白,留球子原来是一味驱蛔药。消息传开了,于是四方邻里求者络绎不绝。郭使君经常单用该药给孩子们驱虫,人们后来就用"使君子"取代"留球子"的名称。

(5) 女贞子。女贞子为木犀科植物女贞 *Ligustrum lucidum* Ait 的干燥成熟果实(见图 7 - 15)。冬季果实成熟时采收,除去枝叶,稍蒸或置沸水中略烫后,干燥;或直接干燥。关于其名称由来,《本草纲目》释曰:"此木凌冬青翠,有贞守之操,故以贞女状之。"中国古代礼教推崇女子的贞节,即女子不失身、不改嫁的道德行为,因此,有很多关于该中药的传说故事都是围绕"女子的贞节"展开的。

实际上,根据传说、故事命名的中药还有很多,如禹余粮、徐长卿、何首乌等,此处不一一列举了。

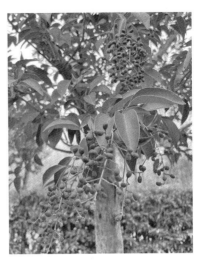

图 7 - 15　女贞子

5. 域外传入的中药命名

域外传入的名称前多冠有外域的标记:"胡、海、番、洋",如两汉、西晋时由西北丝绸之路传入,如胡豆、胡麻、胡椒、胡芦巴等;南北朝后由海路引进,如海棠、海桐皮等;南宋至元明时由"番舶"(外国来华贸易船只)自南域引入,如番茄、番薯、番木鳖、番泻叶等;清代自海外引入,如洋参、洋姜、洋葱等;甚至将国名直接用在药名中,如高丽人参、波斯白石蜜、倭硫黄、花旗参。

二、中药方剂名的文化特色

除了中药材名称外,一些经典方剂或成药,也承载着丰富的文化。略举二例。

(1) 失笑散。相传,北宋开宝年间,京郊钱员外的独生女儿出嫁,花轿临门,小姐正发痛经,腹痛如绞,家人正着急时,恰有一蔡姓郎中路过,从葫芦里倒出一匙黄褐色的药粉,嘱取半碗香醋调匀饮用,约莫半个时辰,少女痛止,展颜一笑,转身进屋更衣去了。钱员外拜询:"所用为何药,如此灵验?"郎中道:"此药可令失笑者转笑,就称'失笑散'吧!"该方于 1078 年收入宋太医局编纂的《太平惠民和剂局方》。古谓病此"心腹痛欲死"之人,服药后,"不觉诸症悉除,只可以一笑而置之矣",故以失笑为名。

(2)玉屏风散。玉屏风散出自《丹溪心法》,由黄芪、白术、防风三味药组成,常用于表虚自汗,易感风邪者,为中医扶正的经典名方之一,方名玉屏风者,言其功用有似御风屏障,而又珍贵如玉之意。

中医药在漫长的发展过程中,逐渐将很多文化因素通过名称形式融合进入中药之中,所以通过中药药名分析,不难窥见中华传统文化的身影,也能更好理解中医药。

三、中药及方剂名称中的其他文化因素

1. 因避讳改名的中药及方剂

有些中药名因为避讳而来,遇到与君主或尊长的名字相同的字或读音,古代要采用某种方法加以回避。

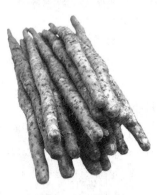

图 7 - 16 山 药

(1)山药。山药为薯蓣科植物薯预 *Dioscorea opposita* Thunb(见图 7 - 16)的干燥根茎。冬季茎叶枯萎后采挖,切去根头,洗净,除去外皮和须根,干燥,习称"毛山药";或除去外皮,趁鲜切厚片,干燥,称为"山药片";也有选择肥大顺直的干燥山药,置清水中,浸至无干心,闷透,切齐两端,用木板搓成圆柱状,晒干,打光,习称"光山药"。因此,山药本为薯蓣科薯蓣的根茎,原名"薯蓣"。唐代宗李豫,初名李俶,被立为太子后改名"豫",登基后沿用此名。中药"薯蓣"有一字与其名"豫"发音相同,因避讳而改名为"薯药";北宋皇帝宋因宗名"赵署",所以,宋英宗讳"薯",故"薯药"再次改名"山药",沿用至今。

(2)真武汤。真武汤原名"玄武汤",取自我国古代"青龙、白虎、朱雀、玄武"四星宿中的"玄武",始载于张仲景的《伤寒论》,说明东汉时期就有该方(处方:茯苓、芍药、生姜、炮附子各 9 两,白术 6 两,水煎服,具有温阳利水,主

治小便不利,四肢沉重疼痛,腹痛下痢,或四肢浮肿等)。后来,赵匡胤发动"陈桥兵变",于 960 年称帝,建立宋朝,据说他的别名叫赵玄郎,名字中有个"玄"字。也有观点认为,赵匡胤名"赵玄郎"说法有误,但宋真宗梦见赵氏始祖"赵玄朗"。因为赵家先人名字中有"玄"字,为了避讳,宋代以后,玄武汤改名真武汤。

在一定历史时期或地域,还存在很多因避讳而改名的中药,如清代李中梓著《本草通玄》,后为避康熙玄烨讳,改书名作《本草通元》;书中所载玄参,也随之易名为"元参"。在这一时期,因同一原因被改名的药名还有"元明粉"(原名"玄明粉")、"元精石"(原名"玄精石")等。截疟药物常山,原名恒山,因历史上汉文帝、唐穆宗、宋真宗三个皇帝皆名"恒",故而屡次改名为常山。

2. 基于"龙"文化的中药命名

龙是中国汉族的民族图腾,龙文化源远流长,是中国文化的突出符号,渗透到中国人生活的方方面面,在一些中药命名上亦得到体现。基于"龙"文化的中药命名多按药的性味、形态,假托"龙"名,来比喻药物的神异之功,如有龙胆草、龙葵、龙眼肉(桂圆)、龙芽(牙)草等。龙胆草主要描述该中药味苦;龙葵、龙眼肉则因它们的果实色黑如龙珠而得名;龙芽(牙)草则因其根有白芽,尖圆似龙牙而获此美称。龙骨、龙齿这两味中药,古人认为是龙的牙齿、骨骼所化,现在看来,应为古代哺乳动物象类、犀类、三趾马、牛类、鹿类等的化石。还有龙舌草、龙舌箭、龙利叶、龙须参、龙珠子、龙珠果、龙珠根、龙眼叶、龙眼肉、龙眼壳、龙眼核、石龙子、石龙刍、石龙芮、石龙胆等,药名中均有"龙"字。

3. 回避雅俗的中药命名

古代,一些日常被视为污秽之物也被取之入药,然而此类药物若载入书中未免有俗、秽之嫌,故而古代医药学家多隐去俗称,雅化其名。如伏龙肝,即为灶心土,土灶底部长期煅烧的泥土;凤凰衣,实为鸡蛋膜;五灵脂,则是鼯鼠的粪便;望月砂为野兔的粪便;白丁香为文鸟科动物麻雀的粪便;蚕沙为蚕蛾科昆虫家蚕幼虫的干燥粪便;人中白为健康人尿自然析出的固体物;夜明砂为蝙蝠科动物蝙蝠、大管鼻蝠、普通伏翼、大耳蝠、华南大棕蝠、蹄蝠科动物大马蹄蝠及菊头蝠科动物马铁菊头蝠等的粪便。

第二节　中药扶正补益文化

中医认为"阴平阳秘,精神乃治",因此,气血阴阳是否平衡是人体健康与否的关键。由于"治未病"思想早在中医药理论体系形成之前就已经存在,因此,调和气血阴阳可以有效防治疾病的发生,备受古今传统医药人士的重视,逐渐养成了中药扶正补益文化。

一、补气中药文化

1. 中医对"气"与人体健康关系的认识

中医"气"的概念比较复杂,既包括自然界吸入的清气(即干净的空气),也包括人体通过饮食物化生而来的营气、卫气。狭义的气与现代科学发现的人体免疫系统相关,特指人的抗病能力。《素问·评热病论》:"邪之所凑,其气必虚。"《素问·刺法论》又曰:"正气存内,邪不可干。"从这两句话不难看出,正气对人健康的决定作用。

当一个人正气充足时,就不容易生病,即便外邪正盛;邪气伤人,多半是因为人体正气虚弱。气虚产生的原因多样,如:先天禀赋不足,或后天失养,或劳伤过度而耗损,或久病不复,或肺脾肾等脏腑功能减退,气的生化不足等。因此,中医补法当中,补气比较常用。然而,普通百姓如何才能判断自己是否气虚呢? 这就得了解"气虚"的常见症状:身体虚弱、面色苍白、呼吸短促、四肢乏力、头晕、动则汗出、语声低微等。实际上,不同脏腑气虚,症状略有差别,如,肺气虚者易出现短气自汗、声音低微、咳嗽气喘、胸闷,易感冒,甚至水肿,小便不利等;心气虚者易出现心悸、气短、多汗,劳则加重,神疲体倦,舌淡,脉虚无力。脾气虚症状复杂,首先,表现在运化功能失常:饮食减少,食后胃脘不舒,倦怠乏力,形体消瘦,大便溏薄,面色萎黄,舌淡苔薄,脉弱;严重者可能出现中气下陷:脘腹重坠作胀,食入益甚,或便意频数,肛门重坠;或久痢不止,甚或脱肛;或子宫下垂;或小便浑浊如米泔。伴见少气乏力,声低懒言,头晕目眩;有时出现脾不统血证候:月经过多、崩漏、便血、衄血、皮下出血等。由此看出,气虚是个宽泛的概念,还与具体脏腑有关,也因人而异。不同脏腑气虚主要特点可以通俗地理解如下:肺气虚者对环境温差反应敏感,天气变化就容易诱发感冒,还特别容易出汗,动则汗出、气喘吁吁;而心气虚则容易出现心慌心悸;脾气虚典型特征是"运化水谷""升清降浊"功能下降,通俗地说,就是消化吸收功能降低,不想吃、吃了不容易消化、易拉肚子等。

2. 气虚患者的中药调理

出现了气虚症状,如何用中药调理呢? 常用补气中药有人参、黄芪、党参、白术、甘草等,其中,人参属于贵重药材,黄芪(见图7-17)最常用。黄芪主要补脾益气,具有升阳举陷,用于脾气虚及中气下陷的脏器下垂证,兼可补肺气、益胃固表,用于补肺气、防感冒。黄芪常用于药膳,"黄芪炖鸡"就是一道有名的药膳,成药中以黄芪为君药的如"玉屏风散"(见本章第一节第二点)。

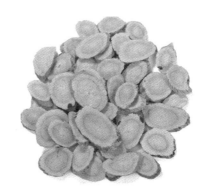

图7-17 黄 芪

党参亦可补脾气、肺气,同时还具有"生津""补血"功效,常用于"气津""气血"两虚证。白术重在补脾气,兼可补肺气;甘草除了补脾气外,更能补心气。补气作用最为全面的,莫过于人参了。人参最早见于《神农本草经》,列为上品:"主补五脏,安精神,定魂魄,止惊悸,除邪气,明目、开心、益智,久服轻身延年。"由此可见,人参大补元气,通俗地讲,就是补一身脏腑之气,特别是补肺气、脾气和肾气。

人参有红白之分,白者即生晒参,采集后去杂质,切片、干燥即得;红参实际上是人参的加工品,秋季采挖人参后,洗净,蒸制后切片而成。从药性看,生晒参是性微温,而红参性温,温热程度强些。其功效大补元气,益气复脉固脱,两者一致;但红参适宜于体虚,肢冷脉微者,即气虚偏阳虚者;还用于气不摄血,崩漏下血,所以,一般红参比较适合女士用,但应注意:体虚偏热者就不宜使用。

人参可单独使用,如独参汤,用于体弱或大病初愈尚在康复阶段,适量使用可补充人体正气,提高抗病能力。也可以直接入药膳,如人参粥:人参一味,加粳米、冰糖熬制而成,食用数日方见效。适宜于脾肺气虚的神疲乏力,动则气喘,易出虚汗,以及年老体弱,全身无力,倦怠欲睡而又久不能寐,或津伤口渴者调理用。人参为君药的补气方剂最著名的是"四君子汤",首载于《太平惠民和剂局方》,方药组成:人参(去芦)、甘草(炙)、茯苓(去皮)、白术各等分。具有"益气健脾"功效,主治脾胃气虚证,见面色萎白,气短乏力,语音低微,食少便溏,舌淡苔白,脉虚弱等症状者。此外,人参、白术等组方的"参苓白术散",黄芪、人参等组方的"补中益气汤"均是补气名方。

二、补血中药文化

中医认为,血是人体的构成四类基本物质"气、血、津、液"之一,对生命健康极其重要。中医对血的认识与现代医学认识相近。

1. 中医对"血"与人体健康的认识

一是营养和滋润全身的作用。血液行于脉中,循脉运行全身,内至五脏六腑,外达皮肉筋脉,对全身各脏腑组织不断地发挥着营养和滋润作用,以维持其正常的生理功能,保证人体生命活动的正常进行。血的营养滋润作用可以从面色、两目、肌肉、皮肤、毛发、肢体运动等方面反映出来。若血液充足,营养滋润作用正常,则表现为面色红润,视物清晰,肌肉丰满壮实,肌肤、毛发光泽,筋骨强劲,感觉和运动灵活。

二是机体精神活动的主要物质基础。血液濡养着人体脏腑,使脏腑功能强盛,神志活动得以产生和维持,因此说血液是神志活动的主要物质基础。

无论是中医,还是西医,都认为血不足是诸多疾病的根源。从中医角度看,如果血虚,脏腑、肌肤失养,就会出现眩晕耳鸣,心悸怔忡,两目干涩,视物不清,甚至出现肢体麻木,筋脉拘急,爪甲失养,枯薄脆裂;如果血液亏少,精神失于营养,则易出现惊悸、失眠、多梦、健忘,甚至精神恍惚等症状。

2. 中医"血虚证"和西医所说的"贫血"不完全相同

西医认为,成年男性血红素在 12 毫克每百毫升、女性在 11 毫克每百毫升以上才正常,不足此标准才称为贫血。常见的贫血包括缺铁性贫血、自体免疫性贫血、恶性贫血、再生不良性贫血等。因此必须针对不同的病因采取不同的治疗方法。

中医所说的"血虚"是指患者所出现的头晕眼花、心悸失眠、手足发麻、面色苍白或萎黄、妇女月经量少、闭经等一系列综合征的概括。这些症状与贫血的症状有相似之处,但要注意的是血虚的人不一定是贫血(因为这些症状并非只有贫血才会出现,其他疾病也可出现,在内、外、妇、儿各科病症中都可以见到血虚的症候,验血结果不一定是贫血),但贫血的人通常有血虚的症状,是否贫血可以检查血常规的血红蛋白数值来判断。

血虚的症状是中医所指的血,不仅代表西医的血液,还包括了神经系统等的许多功能活动。所以中医所诊断的"血虚"症,不等于西医的贫血症。

反过来,贫血病人在中医辨证也不一定就是血虚,不少病人属于气血两虚、心脾两虚、脾气虚弱、肝肾阴虚、脾肾阳虚。个别贫血病人还属于血热或血瘀。但也有一部分贫血病人(如失血性贫血)辨证就是属于血虚。

3. 血虚患者的中药调理

针对血虚患者,古人发明、发现了很多补血中药进行调理,如阿胶、当归、白芍、熟地、何首乌等。阿胶产量少,属于贵重药材,一般少见于中药处方中,而是单独使用,主要通过烊化后单用,也可烊化后与其他中药汤剂兑服。鉴于阿胶使用比较麻烦,现代中药制剂已开发出复方阿胶浆,方便使用。当归是补血要药,价格相对便宜些,因此是补血首选中药,也是大众较为熟知的补血中药,常见于自制药膳,如当归炖老母鸡。

当归药材是伞形科当归属植物当归 *Angelica sinensis*(Oliv.)Diels 的干燥根,气清香、浓郁,味甘、辛、微苦。甘肃、四川、云南、陕西等地均有当归出产,一般认为甘肃产当归最佳。具有"补血活血,调经止痛,润肠通便"功效。用于血虚萎黄,眩晕心悸,月经不调,经闭痛经,虚寒腹痛,风湿痹痛,跌扑损伤,拥疽疮疡,肠燥便秘。酒当归活血通经。用于经闭痛经,风湿痹痛,跌扑损伤。所以当归功效比较多,特别用于妇科血虚诸证,被称为"妇科要药"。

经典的补血方剂"四物汤"由"熟地黄 12 g、当归 9 g、白芍 9 g、川芎 6 g"配伍制成,是补血调经的基础方。具有"补血调血"功效,用于营血虚滞证者出现的头晕目眩、心悸失眠、面色无华、妇女月经不调,量少或经闭不行等。中医认为单纯补血可能会出现血瘀的状况,因此,组方中会加入补气药,例如,"当归补血汤"就有"黄芪 30 g、当归 6 g",为"补气生血"的代表方,同时体现了"补血不留瘀"的思想。

当归的药膳很多,除了炖老母鸡外,再推荐一个大众喜爱的药膳"当归羊肉汤",药材、食材包括:当归 20 g,生姜 12 g,羊肉 300 g,胡椒粉 2 g,花椒粉 2 g,食盐适量。该药膳能温阳散寒,养血补虚,通经止痛。可用于寒凝气滞的脘腹冷痛,寒疝腹痛,产后腹痛,虚劳不足及形寒畏冷等症状的调理。该品不仅是寒凝疼痛之良膳,亦为年老体弱、病后体虚之滋补佳品。

三、补阴中药文化

1. 阴虚证的特点

阴虚也是常见虚证之一,常见分类有:肺阴虚、心阴虚、胃阴虚、肝阴虚和肾阴虚。常见症状包括阴虚内热引起的"潮热、盗汗,五心烦热,颧红"和阴虚阳亢引起的"头晕目眩"。

2. 补阴中药及特点

补阴药大多甘寒(或偏凉)质润,能补阴、滋液、润燥。故历代医家相沿以"甘寒养阴"来概括其性用。以治疗阴虚液亏之证为主。且"阴虚则为内热",而补阴药的寒凉性又可消除阴虚之热,故阴虚多热者用之尤宜。

(1) 沙参、玉竹、石斛(见图 7 - 18)。味甘性微寒,归胃经,益胃生津。用治热病伤津,低热烦渴,口燥咽干,舌红少苔;胃阴不足,口渴,食少呕逆,胃脘隐痛或灼痛,舌光少苔等症。沙参、玉竹二者又归肺经,也能养阴润肺,也常用治阴虚燥咳,干咳少痰,或劳嗽咯血,为治疗肺胃阴伤的常用药,其中,沙参既能养肺阴,又能清肺热,肺热阴虚者最适宜;玉竹养阴而不滋腻敛邪,故阴虚外感风热,发热、咳嗽、咽痛、口渴等症常用。石斛,甘微寒,养胃阴清胃热之力较好,热病伤阴、胃阴不足者多选用,又能补肾养肝而明目、强腰膝。

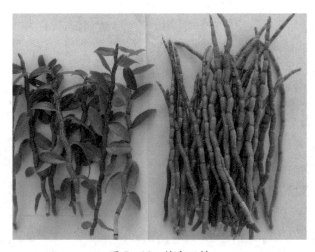

图 7 - 18　铁皮石斛

（2）玉竹、黄精、百合。均为百合科植物，味甘，归肺经，均能养阴润肺。都可用治阴虚燥咳，干咳少痰，或劳嗽咯血，咽干音哑等症。玉竹、黄精二药又归胃经，益胃阴，也可用治脾胃阴伤，口干食少，大便燥结，舌红少苔等症。其中，玉竹偏于养阴而生津液，肺胃阴伤者多用，养阴而不滋腻敛邪；黄精，甘平，既能滋阴，又能益气，能气阴双补，为平补肺脾肾三经的良药。

（3）麦冬、天冬。味甘苦，性寒凉，滋阴清肺，润燥生津。其中，麦冬，甘微苦微寒，滋阴润燥、清热生津作用较天冬弱，滋腻性也小，又能滋养胃阴，清心除烦，清养肺胃之阴多去心用，滋阴清心大多连心用；天冬，味甘苦性寒，滋阴润燥、清火生津的力量较强，滋腻性也大，又能滋肾阴。

（4）枸杞子、桑椹。味甘，归肝肾经，补肝肾、益精血。用治肝肾不足，精血亏虚所致的头晕目眩，耳鸣耳聋，须发早白，失眠遗精，腰膝酸痛，消渴等症。其中，枸杞子，性平，明目的作用好，常用与菊花、地黄等配伍，治肝肾不足的目暗昏花，视力减退，为补肝肾明目要药；桑椹又能生津，润肠。

（5）墨旱莲、女贞子。味甘性寒凉，归肝肾经，滋补肝肾之阴。用治肝肾阴虚的头晕目眩，须发早白，腰膝酸软，遗精耳鸣等症，常相须为用。

（6）龟板、鳖甲。味咸性寒，归肝肾经，滋阴潜阳，退虚热。其中，龟板，味甘，又归心经，滋阴之力较强。又能益肾健骨，固经止血，养血补心；鳖甲，清虚热的力量强，为治阴虚发热的要药，又长于软坚散结，也常用治经闭，症瘕积聚，肝脾肿大等证。

3. 补阴中药方剂

补阴中药品种比较多，补阴方剂也较多，最为著名的补阴成方制剂非"六味地黄丸"莫属了。该药源于《小儿药证直诀》卷下"地黄丸"方："熟地黄八钱，山萸肉、干山药各四钱，泽泻、牡丹皮、白茯苓（去皮）各三钱。上为末，炼蜜为丸，如梧桐子大。每服三丸，空心温水化下。"原治小儿发育不良，表现为立迟、行迟、发迟、齿迟、语迟的"五迟"证，现广泛用于"滋补肝肾（阴虚）"。该方以熟地为君药，发挥"滋阴补肾，填精益髓"功效；山茱萸肉、山药为臣药，分别发挥"养肝涩精""补脾固精"的功效。佐使药为"泽泻、丹皮、茯苓"，其中，泽泻能泻肾利湿，并防熟地之滋腻；丹皮能清泻肝火，并制山茱萸之温涩；茯苓能健脾渗湿，以助山药之补脾。前三味中药补，后三味中药泻，配伍得当，补而不腻。

此外，常用的还有杞菊地黄丸、知柏地黄丸、左归丸、一贯煎、百合固金汤等补阴方药。

四、补阳中药文化

1. 阳虚证的特点

阳虚是指阳气不足引起的一系列症状,主要有脾阳虚、心阳虚、肾阳虚,共同特征是怕冷,但又有各自不同的症状。脾阳虚,会出面色萎黄,食欲不好;形寒肢冷,神疲乏力,少气懒言;大便溏薄(腹泻),肠鸣腹痛等症状。常用"党参、白术、甘草、附子、干姜"等中药,复方有"小建中汤加减"。心阳气不足,虚寒内生所引起,临床以胸闷胸痛,心悸冷汗,恶寒肢冷为主要表现的证候。常见于心悸、胸痹、奔豚气及西医的心律失常、冠心病、充血性心力衰竭、休克等疾病。常用附子、干姜等中药,复方常用"四逆汤"。肾阳不足证见"畏寒肢冷、阳痿早泄、宫冷不孕";脾肾阳虚证见"脘腹冷痛、腹泻、水肿"。

2. 补肾阳中药及特点

从补益角度看,补阳主要针对肾阳虚者,古人发现、发明了诸多补肾阳的中药,既有补肾阳的共性,也有各自特点,简述如下。

(1) 鹿茸、鹿角、鹿角胶、鹿角霜(见图 7-19)。均来源于鹿科动物梅花鹿或马鹿等雄鹿头上的角。味咸性温,归肾肝经,温补肾阳,用治肾阳不足所致的阳痿早泄,宫寒不孕,尿频不禁,头晕耳鸣,腰膝腰痛,肢冷神疲等症。其中,鹿茸为雄鹿头上尚未骨化密生茸毛的幼角,味甘,补肾阳,益精血的力量强,为补肾壮阳、益精血的要药。研细末,一日三次分服,1—3 g,入煎剂宜

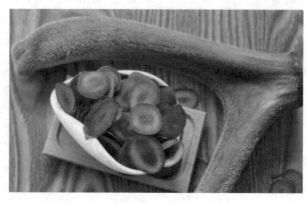

图 7-19 鹿 茸

文火另煎,宜从小量开始,缓缓增加。鹿角是已骨化的角或锯茸后翌年春季脱落的角基,鹿角胶则是鹿角熬制成的角状物,补阳作用较鹿茸弱。鹿角霜是鹿角熬膏后所存残渣,补阳作用最弱,味又涩,又善于收敛止血止带。

　　(2)巴戟天、淫羊藿、仙茅。味辛性温热,归肾肝经,均能补肾阳,强筋骨,祛风湿。其中,巴戟天,甘、辛,微温,补肾助阳之力较逊而兼能益精血,也可用治下元虚冷,精血亏虚的少腹冷痛,月经不调等;淫羊藿,辛、甘,温,补肾壮阳的力量较强,单用或复方配伍均可,现代用于肾阳虚的喘咳及妇女更年期的高血压病等疗效较好;仙茅,辛,热,有毒,祛寒湿力强,燥热之性较巴戟天、淫羊藿为强。

　　(3)补骨脂、益智仁。味辛性温热,归肾脾经,均能补肾助阳,固精缩尿,温脾止泻。其中,补骨脂,辛、苦,大温,助阳的力量较强,长于补肾壮阳,多用于肾阳不足,命门火衰的腰膝冷痛、阳痿等症;益智仁,辛,温,助阳之力较补骨脂为弱,长于温脾开胃摄唾。

　　(4)肉苁蓉、锁阳(见图7-20)。甘温质润,归肾、大肠经,补肾阳,益精血,润肠通便。肉苁蓉药力平和,常治:肾阳不足、精血亏虚。锁阳兼润燥养筋,多用于肝肾不足,腰膝痿软,筋骨无力。

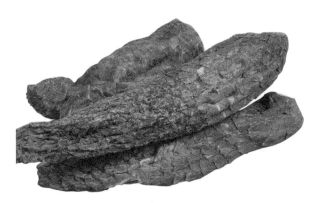

图7-20　肉苁蓉

　　(5)菟丝子、沙苑子。味甘性温,归肝肾经,补肾助阳,固精缩尿,养肝明目。其中,菟丝子,甘,温不燥,既补肾阳,又益肾阴,为平补肝肾脾三经的良药,兼能止泻,安胎;沙苑子补益之力不如菟丝子,而固涩之力较强,故固精缩尿止带沙苑子多用。

　　(6)杜仲、续断。甘温,归肝肾经,补肝肾,强筋骨,安胎。杜仲补益、安胎之力较强,为治肾虚腰痛的要药;续断味兼苦辛,补益、安胎之力虽不及杜仲,但又善于行血脉,常用治跌扑损伤,骨折肿痛,为中医骨伤科之常用药。

(7)海狗肾、海马。皆为贵重药材,补肾壮阳。用治肾阳虚衰,阳痿精少、宫冷不孕、腰膝酸软、尿频等症。海狗肾作用单纯而补肾壮阳、益精补髓之力较强,临床常可用黄狗肾代替海狗肾使用;海马又能活血散结,消肿止痛,也可用治症瘕积聚,跌打损伤等证。

3. 补阳中药方剂

(1)肾气丸(《金匮要略》)。肾气丸配方组成包括 8 味中药:干地黄八两、薯蓣四两、山茱萸四两、泽泻三两、茯苓二两、牡丹皮三两,桂枝、附子^炮各一两。上为末,炼蜜和丸,每服 3—9 g,温水送下;汤剂:水煎服。该方具有"补肾助阳"功效,用于"肾阳不足"出现的腰痛脚软、身半以下常有冷感,少腹拘急,小便不利或小便反多,入夜尤甚,阳痿早泄等。

(2)右归丸(《景岳全书》)。右归丸配方由 10 味药组成:熟地八两,炒山药、制菟丝子、炒鹿角胶、姜制杜仲各四两,炒山茱萸、炒枸杞、当归各三两,肉桂、制附子各二两。该方具有"温补肾阳,填精益髓"功效,用于"肾阳不足,命门火衰"的年老或久病气衰神疲,畏寒肢冷,腰膝软弱,阳痿遗精,或阳衰无子等。

以上分别介绍了气血阴阳不足的疾病症状及补气、补血、补阴、补阳角度介绍了中药材、药膳及经典方剂的应用特点。实际上人体气血阴阳失调常常比较复杂,并非单一气虚、阳虚等,有时相互影响,出现气血双亏,或阴阳皆虚的情况,这就要气血双补或阴阳双补。

气血双补常用方药是"八珍汤",由 8 味中药组方而成:当归、川芎、熟地、白芍药、人参、白术、茯苓各 6 g,甘草炙 3 g,具有"益气补血"功效,用于气血两虚,面色苍白或萎黄,头晕目眩,四肢倦怠,气短懒言,心悸怔忡,饮食减少,舌淡苔薄白,脉细弱或虚大无力。实际上,从方药组成上不难发现,该方由补气方"药四君子汤"和补血方"四物汤"共同组方而成。

阴阳双补方常用"地黄饮子",具有"滋肾阴,补肾阳,开窍化痰"的功效。该方源于《圣济总录》卷五十一,药物组成:

熟干地黄^焙、巴戟天^{去心}、山茱萸^炒、石斛^{去根}、肉苁蓉^{酒浸,切,焙}、附

子^{炮裂，去皮脐}、五味子^炒、桂^{去粗皮}、白茯苓^{去黑皮}、麦门冬^{去心焙}、菖蒲、远志^{去心上剉，如麻豆大}。用法用量：每服三钱，水一盏，加生姜三片，大枣二枚^{擘破}，同煎七分，去滓，食前温服。

用于舌强不能言，足废不能用，口干不欲饮，舌苔浮腻，脉沉迟细弱。其证由下元虚衰，虚火上炎，痰浊上泛，堵塞窍道所致，故刘河间选用滋补肾阴的干地黄为主。王晋三曰："饮，清水也。方名饮子者，言其煎有法也。"陈修园曰："又微煎数沸，不令诸药尽出重浊之味，轻清走于阳分以散风，重浊走于阴分以降逆。"方中以干地黄为主，用清水微煎为饮服，取其轻清之气，易为升降，迅达经络，流走四肢百骸，以交阴阳，故名"地黄饮子"。

第三节　中药祛邪治病文化

中医将病因简略划分为外因、内因、不内外因，其中，外因是主要致病因素，包括六淫和疫疠之邪，六淫是"风、寒、暑、湿、燥、火"，超出一定"度"，过则为淫，或非其时有其气，属于反常气候；疫疠之邪通常指自然界中不同于"六气"的毒戾之气，发病急，能够在人与人、人畜间传播。针对外邪引发的疾病治疗，中医通常采取祛邪的方法，如汗、吐、下、和、清、消等法，形成祛邪治病文化。

一、发汗要药麻黄

感冒是最常见的疾病，虽然中医将感冒分为风寒、风热不同类型，实际上多数人经历的是风寒感冒为主，其病因为风寒袭表，由于风寒外束、卫阳被郁、腠理内闭而出现的外感表证。主要症状有"恶寒发热，头痛，无汗，鼻塞声重，咽痒咳嗽，咳痰色白质稀，舌苔薄白，脉浮紧"。其中，以恶寒发热、无汗、身体疼痛及脉浮紧为主要表现。

1. 中医"汗法"祛邪

《素问·阴阳应象大论》："其在皮者，汗而发之。"是指外感病初期，病邪在表，适宜于发汗解表的方法进行治疗，能迅速祛除病邪，消除症状。汗法可产生退热、透疹、消水肿、祛风湿等效果,主要适用于外感表证,及具有表证的痈肿、麻疹、水肿早期等。因此,中医采用"汗"法,即通过发汗的方法以达到祛邪目的。

2. 发汗要药—麻黄

中药麻黄是发汗要药,经典方剂是以麻黄为君药的麻黄汤(《伤寒论》)。麻黄最早收录于《神农本草经》:"味辛苦,性温,主治中风、伤寒、头痛、温疟等症;能发汗解表,驱热除邪,又能止咳平喘,消肿块,散郁结。"

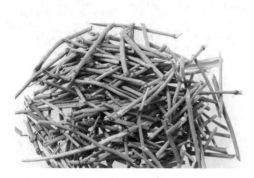

图 7-21 麻 黄

中药麻黄(见图 7-21)是麻黄科、麻黄属草本植物的木质茎,《中国药典》收录的植物来源有 3 个,草麻黄 Ephedra sinica,木贼麻黄 Ephedra equisetina,和中麻黄 Ephedra intermedia. 主产于辽宁、吉林、内蒙古、河北、山西、河南西北部及陕西等省区,以风沙土为主的沙质灰铝土干草原区内,既耐寒,也耐热(−31.6—42.6℃)。

3. 发汗解表剂—麻黄汤

方中麻黄特点是:发汗作用强,适宜于外感风寒,出现恶寒、发热、无汗者。麻黄常常和中药桂枝同用,如"麻黄汤"中,就是以"麻黄—桂枝"药对为基础组方的,麻黄为君药,发挥主要作用"发汗解表"以祛邪,并有"止咳平喘"功效,桂枝为臣药,既能增强君药"发汗解表"功效,又能温通经脉,缓解头身疼痛的症状;配杏仁为佐药,增强麻黄止咳平喘作用,炙甘草既可增强麻黄、杏仁的止咳效果,又能缓和麻黄、桂枝的峻烈药性,防止发汗太过,调和诸药,扮演"使药"的角色。

4. 麻黄使用不合理亦能伤人

值得注意的是,发汗方法需要注意掌握好用药剂量,不可发汗太过,否则造成对身体的伤害;还要注意用药禁忌,凡心力衰竭、吐泻失水、出血、津液亏损者均禁用,年老或久病体虚,儿童则慎用。

另外,这里所指的麻黄是指以"茎"入药的,而麻黄的根亦可以入药,但药效则完全相反,不仅没有发汗的功效,反而具有"止汗"的效果,千万不能用错!

5. 现代科学揭示麻黄发汗机制

为什么麻黄能够发汗解表呢? 已有的研究发现, 麻黄发汗的作用机制比较复杂, 既可通过神经调节机制, 也可通过激动 M 受体(但不能被阿托品完全阻滞), 还能作用于肾上腺素能受体, 但具体是激动何种 β 受体的亚型尚不清楚。

二、中药清热祛邪

1. 清热祛邪

生病比较常见症状就是发热, 西医认为是细菌或病毒感染所引起, 中医根据症状有火热特征, 通常归因于火邪、热邪, 包括疫疠。其实只要表现出温度升高特点的, 大多古人都会归属于火。更有甚者, 金元四大家之一的刘完素, 有一个很著名的论述, 叫作"六气皆从火化"。六淫之中就有暑、火两个热邪, 此外, 内热亦可以化火。火(热)邪有如下 5 个特点:

(1) 火(热)为阳邪, 其性炎上。症状好发于人体上部, 头面容易多发, 牙龈肿痛, 口舌生疮, 目赤口苦等。

(2) 火(热)邪容易伤津。火(热)伤津容易出现口渴, 口干舌燥, 大便干结等津液损伤的症状。

(3) 火(热)邪容易生疮痈。火(热)伤津容易出现皮肤干燥、红肿热痛, 进而产生疮痈, 如痤疮、毛囊炎等。

(4) 火(热)邪易扰神。心属火, 主神, 火热之邪容易扰动心神, 引起失眠, 心烦, 严重者甚至可能导致狂躁不安, 神志昏迷, 说胡话等。

(5) 火(热)邪易生风动血。热极生风, 由热邪影响出现风邪的症状。这个在小孩子高热的情况下很容易出现, 表现为抽搐等症状; 热极动血, 就是引起血液的异常运行, 甚至出现吐血, 皮下出血, 便血, 女性崩漏, 月经过多等。

感受火(热)邪, 出现实热证, 中医通常采取"清热"祛邪进行治疗。

2. 清热中药举例

具有清热功效的中药非常多, 很多中药都是人们耳熟能详的, 如板蓝根、青蒿、金银花、芦荟等。实际上, 清热中药根据其作用特点又被分为清热泻火药、清热燥湿药、清热解毒药、清热凉血药和清虚热药。

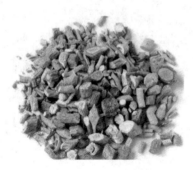

图 7 - 22　板蓝根

(1) 板蓝根。板蓝根是清热解毒中药,最早见于唐代《新修本草》,有 1400 多年的药用历史。为十字花科植物菘蓝 *Isatis indigotica* Fort 的干燥根(见图 7 - 22),叶入药者称"大青叶"。具有清热解毒,凉血利咽的功效,用于温疫时毒,发热咽痛,温毒发斑,痄腮,烂喉丹痧,大头瘟疫,丹毒,痈肿。两种药材均具有清热解毒,凉血利咽的功效,均可用于温病热入营血,高热、神昏、发斑者的治疗,历史上就是瘟病(传染病)治疗药物之一。

实际上,应用最多的还是治疗风热感冒(流行性感冒)。作为非处方药物,板蓝根冲剂(颗粒剂)一度成为老百姓应对日常感冒的常用药。除了风热感冒,临床也用于麻疹、流行性腮腺炎、流行性感冒、传染性肝炎、流行性乙型脑炎等疾病的预防和治疗,而板蓝根注射液,临床常用于流感发热、病毒性肺炎等治疗。

板蓝根为何能够治疗细菌、病毒感染性疾病? 医药学家一直没有停止过探索,已有的研究结果显示,板蓝根颗粒剂能够提供甲型 H1N1 流感病毒感染小鼠的存活天数和存活率,生物碱是发挥抗病毒的有效部位,而日本学者则认为板蓝根多糖既能直接抑制病毒,又能促进抗流感病毒的 IgG 生成。至于这些成分作用机制,目前推测可能是保护细胞免受病毒攻击,不过,需要研究证实。板蓝根多种溶剂提取物则可直接灭活单纯性疱疹病毒(HSV - 1,HSV - 2),并对转染流行性腮腺炎病毒的 Hela 细胞有一定保护作用。除了抗病毒作用,实验还证实,板蓝根水浸液对金黄色葡萄球菌、肺炎双球菌、流感杆菌、脑膜炎双球菌等 10 种细菌有抑制作用。板蓝根 70% 乙醇提取液对多种小鼠急、慢性炎症模型有效,而板蓝根氯仿提取部位则显示较强的抗内毒素活性。有研究认为板蓝根多糖能够直接杀灭病毒,抑制病毒吸附、复制。板蓝根治疗细菌、病毒所致疾病可能是多种活性成分综合作用的结果。

(2) 石膏。为硫酸盐类矿物石膏族石膏,主含含水硫酸钙($CaSO_4 \cdot 2H_2O$),采挖后,除去杂石及泥沙。在中国传统文化中,五行家们给东南西北中配上五种颜色,而每种颜色又配上一个神兽与一个神灵:东为青色,配龙,西为白色,配虎,南为朱色,配雀,北为黑色,配武,黄为中央正色。正所谓古代兵家所说:"左(东)青龙,右(西)白虎,上(南)朱雀,下(北)玄武,中央无极土(黄)"。其中,白虎由二十八宿中的西方七宿(奎、娄、胃、昴、毕、参、觜)组成虎象,是中国古代神话中的战神、杀伐之神,古人认为白虎具有"避邪、禳灾、祁丰、扬善"等多种神力。中药石膏色白,清热泻火力强,因而被誉为药中"白虎"。

石膏最早见于《伤寒论》,张仲景治疗"大热、大汗、大渴、脉洪大"的阳明实热证,就用的是"石膏"为主的方剂,其用意就是,阳明实热证犹如盛夏的炎热,须有从西方来的秋风才能得解,而张仲景的"白虎汤"正合此意。

石膏药性大寒,具有较强的清泄气分热邪,常用于温病气分湿热证,是治疗温病邪入气分、高热烦渴的要药,常与知母同用。此外,石膏还能清肺胃热,用于肺热咳喘,或胃火上炎的牙痛等证治疗。

这种矿物药该如何使用呢? 石膏药用分生熟,未经过锻制的天然石膏为生石膏,功效主要为清热泻火,对各种原因所致的高热不退,大热烦渴有效;如果将生石膏置坩埚中,在无烟炉火中煅至酥松状,取出、放凉、研碎即得煅石膏,其清热泻火药力不如生石膏,煅石膏内服毒性大。名医张锡纯就曾说过:"石膏煅制后,则宣散之性变为收敛,以治外感有实热者,竟将其痰火敛住,凝结不散,用至一两即足以伤人,是变金丹为鸩毒也。"

不过,煅石膏可以外用入药,具有"收湿敛疮"的功效,可治疗湿疹、水火烫伤、疮疡溃后久不愈合。

生石膏既可单用,也可配伍使用,因其泻火作用峻烈,常常用于复方之中。最著名的方剂是《伤寒论》收录的"白虎汤"。该方以石膏为君药,用量达 50 克之多,古名白虎汤。白虎汤适应症一般要具有"四大"症状:大热、大渴、大汗、脉洪大,被称为四大证。用于阳明热盛,特别注意的是,非热盛不可用。方中配伍知母、甘草、粳米,知母苦寒质润,既能助石膏清肺胃热,又可滋阴润燥;佐以粳米、炙甘草益胃生津。中医以此为热病治疗基本方,可化裁加减成不同方剂,进行个性化对症治疗。例如,伤寒或温病,里热盛而气阴不足者,可配伍人参补气生津,名"白虎加人参汤"。

关于白虎汤的现代应用,取得过辉煌成就。1954 年暑天,石家庄地区久晴无雨,当地出现了流行性乙型脑炎,用西药治疗均不奏效。后经中医辨证属暑温,用白虎汤治疗取得了很好的疗效,此后,在北京、南京、沈阳、天津、上海等地均有大量的报道,用白虎汤治疗乙型脑炎的疗效得到进一步肯定,病死率控制在 10%左右。那次有功的老中医郭可明后来受国务院总理周恩来邀请上天安门观礼并获得嘉奖。两年后,北京地区再次流行乙型脑炎,但这次用中药白虎汤和西药、输氧等治疗效果不佳,有的患者不仅高热不退,而且病情加重,疫情大有蔓延之势。于是,当时的卫生部采取紧急措施,组织中西医专家组成乙脑医疗工作组,在北京市传染病院和儿童医院进行观察治疗。老中医蒲辅周认为,中医历来治疗外感热病讲究掌握季节气候特点,他进一步分析,石家庄与北京的乙脑虽同在暑季,但石家庄久晴无雨,乙脑患者偏热,属暑温,用白虎汤清热泻火,故能奏效;而北京当时雨水较多,天气湿热,患者症状表现为兼有湿邪,属湿温,倘不加辨别,而沿用清凉苦寒药物,就会出现湿遏热伏,不仅高烧不退,反会加重病情,宜采用宣解湿热和芳香透窍的药物,湿去热自退即改投通阳利湿法,效果立竿见影,一场可怕疫病得以迅速遏止。当年 9 月 4 日,《健康报》在头版中报道了这场战果,一时在全国传为佳话。这次经验再次警示人们,不可机械套用药物治疗,即便名方,也需辨证论治。

石膏单方应用得当,有时候能取得意想不到的效果。有单验方用生石膏研磨成汤药治疗胃火上炎引起的牙痛,常常获得立竿见影的效果。不过要注意的是,此方不可久用,容易伤胃,症状消失即停,有胃部病变者须遵医嘱,不可轻易使用。

石膏为何能够有如此多的功效呢?目前确切的研究成果还不多,有研究证实,石膏及白虎汤清热作用机理可能与降低体内 Na/Ca 比值有关。亦有人推断,体内钙离子与高热病人产生的大量有机酸类物质结合,减缓酸中毒症状,同时,钙离子能够与病原微生物的氨基酸结合,抑制病原微生物的繁殖。另有研究证实,石膏能明显减轻内毒素引起的发热,并缓解口渴症状。然而,单纯补充碳酸钙、硫酸钙等钙盐是没有这些效果的,因此,石膏的作用机制还需要深入研究。

中国历史上,有人将石膏制成枕头或坐垫,唐朝诗人薛适吟咏这首《咏膏枕》诗:"表面透明不假雕,冷如春雪白如瑶,朝来送在凉床上,不怕风吹日炙销。"睡或坐在上面,有凉爽的感觉,亦是极有价值的工艺品。

三、中药泻下祛邪

1. 中药"泻下"祛邪概况

当人体有食积脘腹胀闷、肠燥便秘或水饮内停而出现水肿鼓胀,中医通过泻下的复方祛除病邪。凡能引起腹泻,或润滑大肠,促进排便的药物,称为泻下药。依据泻下作用特点,泻下药又分为攻下药、润下药和峻下逐水药。

攻下药,多具苦寒、沉降特性,主胃、大肠经,具有较强的泻下通便作用,用于大便秘结、燥屎坚结及实热积滞等证;兼具清热泻火作用。常用攻下药有大黄、芒硝、芦荟、番泻叶。

润下药,多为植物的种仁,富含油脂,味甘质润,入脾、大肠经,能润滑大肠作用,使大便软化易于排出。适用于老年津枯、产后血虚、热病伤津及失血等所致肠燥津枯便秘证。常用药物有火麻仁、郁李仁等。

峻下逐水药多苦寒有毒,泻下作用峻猛,药后能引起剧烈腹泻,而使体内潴留的水液随大小便排出。故适用于全身水肿、胸腹积水、鼓胀等正气未衰之证。常用药物有甘遂、牵牛子、巴豆、京大戟等。

2. 攻下要药大黄

大黄,蓼科植物掌叶大黄 *Rheum palmatum* L、唐古特大黄 *Rheum tanguticum* Maxim. ex Balf 或药用大黄 *Rheum officinale* Baill 的干燥根和根茎(见图 7 - 23)。秋末茎叶枯萎或次春发芽前采挖,除去细根,刮去外皮,切瓣或段,绳穿成串干燥或直接干燥。

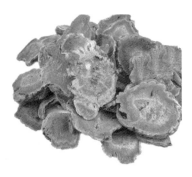

图 7 - 23　大　黄

大黄药用历史久远,始载于《神农本草经》。性寒味苦,归大肠、脾、胃、心、肝经。主要药用功效包括:"泻下通便,攻下积滞;泻火解毒。"因为其性寒味苦,泻下、泻火作用强烈,既能通泻大肠,又能清泻热邪,为便秘等胃肠积滞证的要药。并可用于脏腑火热上炎的咽痛、牙龈肿痛、头痛、目赤及热毒疮痈、烧烫伤治疗。特别适宜于热结肠道之大便秘结、腹胀满、高热、烦躁等。此外,大黄还有"凉血止血、活血化瘀、清热利湿"的功效。

宋元祐五年(1090年),蕲、黄二郡流行痢疾,哲宗下令医官和民间郎中赶赴救治,久攻不克,万分危急。后用黄郡东州知府献出的秘方"大黄汤",得以控制疫情。其实,做法简单:取大黄30克,用酒约60克浸泡半日,取出药材后,将酒浸液煮至30克左右,分两次服用。

事实上,历代本草记载了很多关于大黄"将军"般的疗效,例如,《本草正义》:"大黄,迅速善走,直达下焦,深入血分,无坚不破,荡涤积垢,有梨庭扫穴之功。"《药品化义》:"大黄气味重浊,直降下行,走而不守,有斩关夺门之力、故号为将军。"

大黄,既可生用,亦可炮制后使用;既可单味药使用,亦可用于复方中。生大黄常用于胃肠实热积滞的大便秘结治疗,泻下作用峻烈,苦泄攻伐易伤胃气。炮制品主要有酒大黄、熟大黄和大黄炭,大黄经黄酒炒制后,结合蒽醌减少,泻下作用较缓,可用于治疗血热妄行的吐衄及火热上炎之头痛目赤、咽痛、口舌生疮、牙龈肿痛,用量宜大(10—20 g),如临床常用的"泻心汤";大黄拌黄酒后蒸制而成的熟大黄,结合蒽醌显著下降,而鞣质却损失少,泻下作用缓和,适宜老人体虚有血瘀者,用量宜少(3—6 g);大黄饮片经武火炒制黑色时即得大黄炭,具有止血止泻功效,可用于出血证的治疗。

以大黄配伍形成的著名方剂不下30种,略举2例。

(1) 大黄甘草汤。该方来源于《金匮要略》:大黄四两,甘草一两。上二味,以水三升,煮取一升,分温再服。"主治胃肠积热,浊腐之气上逆,食已即吐,吐势急迫,或大便秘结不通,苔黄,脉滑实者。适用于胃肠积热而致的便秘、口臭、苔黄腻、食后即吐等治疗。

(2) 大承气汤。该方来源于《伤寒论》,大黄四两,酒洗;厚朴八两,炙;枳实五枚,炙;芒硝三合。水煎,先煮厚朴、枳实,大黄后下,芒硝溶服。本方为泻下剂,寒下,具"有峻下热结"的功效,主治阳明腑实证,大便不通,频转矢气,脘腹痞满,腹痛拒按,按之则硬,甚或潮热谵语,手足濈然汗出,舌苔黄燥起刺,或焦黑燥裂,脉沉实;热结旁流证,下利清谷,色纯青,其气臭秽,脐腹疼痛,按之坚硬有块。

口舌干燥,脉滑实;里热实证之热厥、痉病或发狂等。现临床常用于治疗急性单纯性肠梗阻、急性胆囊炎、呼吸窘迫综合症、挤压综合征、急性阑尾炎等。

第四节　药食同源文化

在某些中医药方里能看到山楂、大枣、枸杞子、山药,而这些中药也可以从菜市场,甚至水果店里,作为食材,买回家当水果吃,或烹饪用。究竟这些是中药,还是水果、食物? 这是经常困扰人们的话题。其实,由于中药主要来源于天然植物,在中国历史上既可做药用,又可做食物用的现象非常普遍,被称为"药食两用",或"药食同源"。

一、药食同源历史演变

发生在三千多年前伊尹"阳朴之姜,招摇之桂"的典故是关于药食同源的最早记录,这个故事展示中国古人如何从日常饮食发现疾病预防、治疗的药物。"神农尝百草"是另一个关于药物食物发现的故事,说明中国先人们通过口尝实验积累食物、药物的知识,实际上神农只是无数中国先人的代表,这种知识积累是长期性的。由此不难看出,食物、药物最初均为自然界野生动植物。

通过尝试,人们逐渐发现某些动植物可以填饱肚子而没有毒性,逐渐就成为人们的主食;一些动植物不仅没有毒性,或毒性非常小,而且还能够调节人体某些功能,这些动植物后来人们就既作为食材食用,又作为药材用于疾病防治,就形成我们今天称之为"药食同源"品种。

有些动植物可以用于疾病防治,但摄取达到一定量时,会出现中毒症状,如呼吸麻痹、过敏、恶心、呕吐等,这些品种就只能在生病情况下不得已才作为药物使用。

因此,对于疾病的治疗,常常有很多选择,不一定都需要药物。《素问·五常政大论》指出:"大毒治病,十去其六;常毒治病,十去其七;小毒治病,十去其八;无毒治病,十去其九……谷肉果菜,食养尽之,无使过之,伤其正也。"食物也有温热寒凉等性质,中医药性的基本思想是:"天食人以五气,地食人以五味。"无论食物还是药物,都是吸收天地(自然界)精华。因此,都对人体有调养作用,即便主食也具有养生保健作用。这就是《素问·脏气法时论》"五谷为养,五果为助,五畜为益,五菜为充,气味合而服之,以补精益气"所讲的道理。

由此看来,似乎药物、食物的界限就不清晰了。事实上的确如此,中国南方以大米为主食,而大米同样可作为药物治病,例如,本章第三节中的"白虎汤",粳米就是 4 味中药之一,用量仅次于石膏;粳米还广泛用于中药药膳。后来"药食同源"理念升华,《黄帝内经太素》:"空腹食之为食物,患者食之为药物",恰恰反映了"药食同源"的思想,这种思想最初形成于秦汉以后、成熟于唐宋,逐渐融入了饮食学、现代营养学、中国烹饪学、社会学、民俗学等诸多学科内容。这实际上是"三分医药七分养""药补不如食补"养生真谛思想基础。

二、法定药食同源目录

药食同源是指很多药物、食物来源一致,其中部分既可药用,亦可食用,故亦称"药食两用"。因此,药食同源侧重从药物、食物发现,采集、生产等角度对药物、食物进行研究、归类;而药食两用则是从应用目的对药物、食物进行归类、管理。

实际上,药物和食物是有区别的,人们不能将药物当作主食,生病时也不能全部依靠食物就能解决问题。所以,食物、药物必须区分,比较困难的是药食两用(药食同源)品种如何界定和管理。《神农本草经》称为"上品"的中药一度被认为是安全的,当时列为上品的药材有 120 种,有些确实无毒,甚至做食品用,如瓜子、海蛤、文蛤、薏苡仁等;部分上品药既可入药,至今仍然是人们的食材,如桂圆、枸杞子、决明子、甘草、茯苓等。有些如今在食物里比较少用,如人参、杜仲、丹参、五加皮等;还有一些具有严重毒性,如丹沙、云母、紫石英,食物中禁止使用。之所以《神农本草经》把这些毒性大的中药归为上品之列,可能由于当时炼丹思想的影响,人们认为丹药或这些矿物质能够使人充满活力,长生久视,现在已经被证实是错误的。

随着用药知识的积累,特别是安全性的考虑,对药食两用中药材进行资格认定就很有必要。20 世纪 90 年代,我国新出台《保健食品管理办法》,对保健食品进行评审认定,对中药加入食品进行了限制。2002 年原卫生部以卫法监发[2002]51 号文《关于进一步规范保健食品原料管理的通知》附件 1 公布了既是食品又是药品的 86 种中药名单:丁香、八角茴香、刀豆、小茴香、小蓟、山药、山楂、马齿苋、乌梢蛇、乌梅、木瓜、火麻仁、代代花、玉竹、甘草、白芷、白果、白扁豆、白扁豆花、龙眼肉(桂圆)、决明子、百合、肉豆蔻、肉桂、余甘子、佛手、杏仁(甜、苦)、沙棘、牡蛎、芡实、花椒、赤小豆、阿胶、鸡内金、麦芽、昆布、枣(大枣、酸枣、黑枣)、罗汉果、郁李仁、金银花、青果、鱼腥草、姜(生姜、干姜)、枳子、枸杞子、栀子、砂仁、胖大海、茯苓、香橼、香薷、桃仁、桑叶、桑椹、桔红、桔梗、益智仁、荷叶、莱菔子、莲子、高良姜、淡竹叶、淡豆豉、菊花、菊苣、黄芥子、黄精、紫苏、紫苏籽、葛根、黑芝麻、黑胡椒、槐米、槐花、蒲公英、蜂蜜、榧子、酸枣仁、鲜白茅根、鲜芦根、蝮蛇、橘皮、薄荷、薏苡仁、薤白、覆盆子、藿香。

这份名单中,丁香、八角茴香、花椒、姜(生姜、干姜)、肉豆蔻、黑胡椒、橘皮等是常用调料;山楂、乌梅、木瓜、龙眼肉(桂圆)、枣(大枣、酸枣、黑枣)、罗汉果、桑椹、覆盆子则是常见果实;莲子、百合、山药、牡蛎、赤小豆、麦芽、昆布、淡豆豉、薏苡仁等本身就是常用食材;还有些则习惯用作保健食品,如胖大海(见图7-24)可以清热利咽,常常泡水饮改善咽部症状。受到教师、歌唱家欢迎;鸡内金不做食物食用,但因为助消化作用非常好,而且十分安全,常用于小孩消化功能降低的调养或治疗;薄荷(见图7-25)是清凉解表首选药物,因为安全,食品中常用调节口感,如薄荷糖等;葛根因为富含淀粉,历史上,大饥荒的年代曾是救命食物,不过加工过程将其他成分基本去除了,但现代研究则发现葛根中富含黄酮类成分(见图7-26),具有保护心脏作用;决明子(见图7-27)泡茶饮或打粉食用,对高血压病人稳定血压具有较好效果。

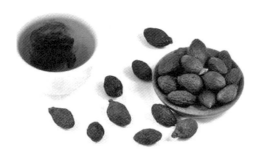

图7-24 胖大海

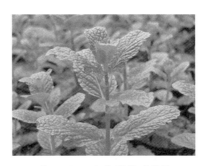

图7-25 中药薄荷原植物

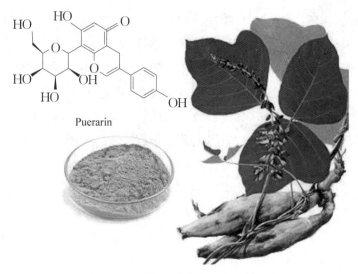

图 7-26　葛根及所含黄酮成分葛根素

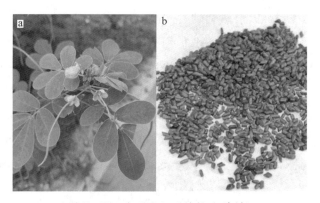

图 7-27　决明子(a 原植物、b 药材)

总之,这些品种具有一定的调节人体部分功能的效果,而且可食用或常常和食物一起食用。

但这份名单涉及的药食两用中药品种远少于古代人们使用的数量。特别是保健食品研发空间受到很大限制。于是,从新资源食品途径可以将一些安全性好,可以作为食品使用的产品,经过研究、评审后可以认定为新食品原料,如线叶金雀花、蛹虫草、柳叶腊梅、辣木叶、人参(人工种植)、短梗五加等现均已入选。2014 年原国家卫生和计划生育委员会新增 15 种中药材物质:人参、山银花、芫荽、玫瑰花、松花粉(马尾松、油松)、粉葛、布渣叶、夏枯草、当归、山柰、西红花、草果、姜黄、荜茇。这些可在限定使用范围和剂量内作为药食两用，例如，布渣叶、夏枯草在凉茶中可用，主要基于已经广泛应用于凉茶配方中，使用面广，并未出现明显毒副作用；而人参规定必须是栽培品。实际上，夏枯草食用历史见于李时珍编撰的《本草纲目》："嫩苗瀹过，浸去苦味，油盐拌之可食。"显然，这里食用的不是夏枯草药材，而是原植物的嫩苗。

2018 年国家卫生健康委员会新增 9 种中药材物质：党参、肉苁蓉、铁皮石斛、西洋参、黄芪、灵芝、天麻、山茱萸、杜仲叶，在限定使用范围和剂量内作为药食两用。至此，国家认定的药食两用名单共有 110 种中药。

卫法监发[2002]51 号文《关于进一步规范保健食品原料管理的通知》附件 2 公布了可以用于保健食品的物品名单如下：人参、人参叶、人参果、三七、土茯苓、大蓟、女贞子、山茱萸、川牛膝、川贝母、川芎、马鹿胎、马鹿骨、马鹿茸、丹参、五加皮、五味子、升麻、天门冬、天麻、太子参、巴戟天、木香、木贼、牛蒡子、车前子、车前草、北沙参、平贝母、玄参、生地黄、生何首乌、白芨、白术、白芍、白豆蔻、石决明、石斛(需提供可使用证明)、地骨皮、当归、竹茹、红花、红景天、西洋参、吴茱萸、怀牛膝、杜仲、杜仲叶、沙苑子、牡丹皮、芦荟、苍术、补骨脂、诃子、赤芍、远志、麦门冬、龟甲、佩兰、侧柏叶、制大黄、制何首乌、刺五加、刺玫瑰、玫瑰茄、知母、罗布麻、苦丁茶、金荞麦、金樱子、青皮、厚朴、厚朴花、姜黄、枳壳、枳实、柏子仁、珍珠、绞股蓝、葫芦巴、茜草、荜茇、韭菜子、首乌藤、香附、骨碎补、党参、桑白皮、桑枝、浙贝母、益母草、积雪草、淫羊藿、菟丝子、野菊花、银杏叶、黄芪、湖北贝母、番泻叶、蛤蚧、越橘、槐实、蒲黄、蒺藜、蜂胶、酸角、墨旱莲、熟大黄、熟地黄、鳖甲。共 114 个品种，其中绝大部分品种为临床常用中药，这类品种实际上是适用于特定人群的，比如说，人参适合于气虚体质者使用，健康小孩或青壮年则不宜使用；制大黄具有一定通便效果，比较适合老年便秘者使用，可泡水饮，对脾虚泄泻或肠易激者则要慎用。实际上，以上目录仍然不够全面，我们小时候曾经吃过的苦菜，就不在名单之列。苦菜别名荼、游冬、野苣、苦荬、苦苣、苦马菜、苦荬菜、野苦荬、紫苦菜，是菊科多年生草本植物，具有"清热解毒，凉血止痢"功能。民间还是有食用习惯，苦菜的食法多样，洗净后拌酱调味可以生吃；也可先脱苦，即用沸水漂烫片刻后，用净水浸泡 0.5—1 小时，再凉拌或炒食，还有将其做成罐头或软罐头的，便于储存。再举一例，中国热销的王老吉(加多宝)

凉茶里,主要中药夏枯草、布渣叶等均不在以上名单之列,因为产品使用过程中,未发现明显安全性问题,2012年3月9日,卫生部发布3号文,明确规定"允许夏枯草、布渣叶等作为凉茶饮料原料使用"。

实际上全部收录比较困难,未来更好的管理办法应该不是认定药食两用品种目录或可以做保健食品用、新资源食品用目录,而是实行"禁止食用或禁止作为保健食品的品种目录"这种负面清单制。卫法监发[2002]51号文《关于进一步规范保健食品原料管理的通知》附件3保健食品禁用物品名单如下:八角莲、八里麻、千金子、土青木香、山莨菪、川乌、广防己、马桑叶、马钱子、六角莲、天仙子、巴豆、水银、长春花、甘遂、生天南星、生半夏、生白附子、生狼毒、白降丹、石蒜、关木通、农吉痢、夹竹桃、朱砂、米壳(罂粟壳)、红升丹、红豆杉、红茴香、红粉、羊角拗、羊踯躅、丽江山慈菇、京大戟、昆明单海棠、河豚、闹羊花、青娘虫、鱼藤、洋地黄、洋金花、牵牛子、砒石(白砒、红砒、砒霜)、草乌、香加皮(杠柳皮)、骆驼蓬、鬼臼、莽草、铁棒锤、铃兰、雪上一枝蒿、黄花夹竹桃、斑蝥、硫磺、雄黄、雷公藤、颠茄、藜芦、蟾酥。

从目前公布的品种看,该清单是在国务院1988年发布的《医疗用毒性药品管理办法》公开的28种中药品种基础上进行调整、补充而来,有些完全一致,如生天南星、雪上一枝蒿、红粉、雄黄、红升丹等;有些药材范围做了调整,如28种医疗毒性中药里,草乌、川乌、巴豆、天仙子、千金子等规定的是生品,而按照本名单未区分生、炮制品做法,炮制品亦在禁止使用之列。另有一些认定的医疗毒性中药品种,如生附子、红娘虫、生藤黄、朱砂,本次名单中未列入。还有一些入选医疗用毒性中药品种,如红豆杉、红茴香、黄花夹竹桃、牵牛子等列入了本目录。

因此,通过实践、实验验证,该负面清单会不断进行调整,指导人们正确使用药食同源中药,更好地应用到养生之中。

三、药食同源中药选论

1. 山楂

(1) 山楂与冰糖葫芦。山楂最常见的食用产品莫过于冰糖葫芦,不仅色香味十分诱人,那酸甜的味道让人胃口大开。相传,南宋绍熙年间,宋光宗最宠爱的黄贵妃突然变得面黄肌瘦,不思饮食。御医用了许多贵重药品,都不见效。只好张榜招医。一位民间郎中揭榜进宫,他为贵妃诊脉后说:"只要将'棠球子'(即山楂)与红糖煎熬,每饭前吃 5—10 枚,半月后病准会好。"贵妃按此方服用后,果然如期病愈了。于是,宋光宗龙颜大悦,命如法炮制。后来,这酸脆香甜的山楂传到民间,人们把它串起来卖,就成了冰糖葫芦。

(2)山楂的传统应用。上述典故中,为什么山楂一味解决了御医无法解决的问题? 原来山楂是一味良好的消食中药,临床常用于肉食积滞、胃脘胀满、泻痢腹痛等的治疗。《本草纲目》说:"化饮食,消肉积。"《简便单方》记载:"单用山楂肉四两,水煮食之,并饮其汁,可治食肉不消。"山楂还可与其他消食药合用,如《丹溪心法》记载一种治疗一切食积的治法:"山楂四两,白术四两,神曲二两,上为末,蒸饼丸,梧子大,服七十丸,白汤下。"但应注意的是,中医健胃消食用的不是生山楂,而以炒山楂效果好。

(3)山楂的现代应用。山楂可用于高脂血症的预防和辅助治疗,山楂提取物可使家兔血中胆固醇及甘油三酯含量明显降低,故而人们用山楂防止心血管疾病,可以加入食物中,也可以和决明子、菊花一起泡茶饮,辅助控制血脂、血压。可能与古代文献还记载山楂能够活血相一致,如《食鉴本草》载:"(山楂)化血块,气块,活血。"

(4)山楂使用注意。①生食容易伤脾。《得配本草》:"气虚便溏,脾虚不食,二者禁用。服人参者忌之。"《随息居饮食谱》言:"多食耗气,损齿,易饥,空腹及羸弱人或虚病后忌之。"所以生山楂不可过多食用,而且,多食容易损伤牙齿,空腹、大病等原因造成的体虚者不可食用。②孕妇慎用。孕妇亦不可多食,因为有报道山楂能够促进子宫收缩,带来引发流产的风险。

2. 大枣

(1)食用历史。中国民间有"一日食仨枣,百岁不显老""要使皮肤好,粥里加红枣"之说。说明大枣不仅对生命健康具有积极作用,还具有一定养颜效果。本章第三节"饮食养生方法"谈及古代食物养生重视"五谷、五果、五畜"的搭配,其中,大枣就是五果之一。所以大枣自古就是很重要果实,人们在日常饮食中很容易用到大枣,而且至少 4 000 多年前就为人们所熟知。

(2)药用价值。中医认为,大枣味甘性温,归脾、胃经,具有"补中益气,养血安神"的功能,所谓补中气,实际上就是补脾胃之气,简单理解就是增强脾胃消化、吸收的功能。这样就能用于改善脾虚所致的脾虚食少,乏力便溏症状。因为脾为后天之本,是生命能够存续的根基,所以大枣就很受欢迎,而且口感非常好,人们乐于食用。

(3) 使用方法。大枣可以生食,一般果实成熟后采摘下来,用清水洗去灰尘,可以直接食用;从市场上买回来的新鲜大枣,除了用清水清洗外,最好置淡盐水中浸泡 1 小时以上,再食用。还有将大枣制成果脯,或开袋即食的干品纯大枣产品,方便携带直接食用。中医一般使用干品大枣,入药煎煮,取汁服用。日常养生食物做法有很多,此处推荐两款。①红枣加红糖直接炖汤。干燥大枣数枚,加红糖适量,加水,大火烧开后,小火慢煎,至枣充满水,熟透,食枣饮汤,亦可适当加些猪肉。②养生粥。选料可根据自身情况差异化,粳米 50 g、糯米 50 g、大枣 5—10 枚清水洗净,加水适量,入砂锅大火煮沸后,小火慢熬。煮熟后温食。亦可配莲子、枸杞子、黑米、扁豆等。

大枣的挑选,一般选表皮完好、形体饱满肉厚者即可,不一定需要价格很贵的品种,价格是市场因素决定的,与药用或保健功效关系不大。

(4) 名方举例。《金匮要略》名方"甘麦大枣汤",该方用于脏燥引起的精神恍惚,常悲伤欲哭,不能自主,心中烦乱,睡眠不安,舌淡红苔少的治疗。该脏燥常常由于忧虑思过度,损伤心阴,肝气失和所致。可简单理解为忧思过度致心阴不足的心烦失眠。方中只有三味药:甘草(9 g)、小麦(15—30 g)、大枣(5 枚)。[①]

(5) 使用注意。大枣生食口感极好,但需要节制食用量(一般每次不超过 20 个),因为吃多了,反而伤胃气,造成消化功能降低,影响食欲,甚至便秘。

3. 山药

(1) 山药的药用价值。山药是中医常用药物,中医认为山药归脾、肺、肾三经,既可补脾养胃,又能生津益肺,还具有补肾涩精之功。主要用于脾虚食少,久泻,肺虚喘咳,肾虚遗精,带下,尿频,虚热消渴的治疗。例如,治疗脾虚泄泻,可用山药半斤,莲子、芡实各 120 克,共研细粉。每次以 2—3 调匙,加白糖适量,蒸熟作点心吃,每日 1—2 次,连续服用。

(2) 张锡纯善用山药。历代名医中,善用山药者首推张锡纯,他不仅善于用山药治疗重病、疑难杂症,还推崇山药食疗。发明了很多山药粥,既可以和粳米一起熬,也可以加入人参等其他中药,日常保健用山药一味煮粥,加糖调味最好。他强调煮粥需要用生山药,不要用炒制品。但中医用于补脾健胃则需要用炒制品,以麦麸炒山药最佳。他还注意到,多食、久食山药

---

① 段富津. 方剂学[M]. 上海:上海科学技术出版社,1995.

会出现发闷现象,即消化不良,他当时采取的办法是使用一片胃蛋白酶即可解决。

除了煮粥外,山药的食用方法还很多,比如说做成"蜜汁山药""山药炖排骨"等。

(3) 山药品种的选择。一般来说,药用价值比较高的首推河南怀庆产铁棍山药;日常保健食用,则不必苛求产地、品种。

4. 薏苡仁

(1) 来源和美称。薏苡仁为禾本科植物薏苡的种仁(见图7-28),在《神农本草经》中列为上品,以粒大、饱满、色白、完整者入药最佳。因其形似珍珠,所以有很多美称,如菩提珠、草珠儿、老雅珠、珍珠米等。

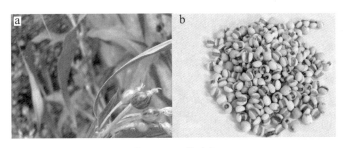

图 7-28　薏苡仁

(2) 薏苡仁治疗脚气。东汉名将马援奉命远征交趾,将士得怪病,手足麻木,疼痛,从下周开始向全身肿胀,后在当地民众帮助下,用薏苡仁煎水饮活动治疗。后来在京城及长江以北地区也发现这种病例,被称为"脚气病"(不同于今天所说的真菌感染),《千金方》等有论述,并提出用豆类治疗。《食疗本草》中最早记载"薏苡仁去干湿脚气"。但当时并不知道其治疗脚气病的机理。19世纪荷兰医生用米糠治疗获得成功后,从中分离得到维生素B1,并认识到脚气病病因主要是维生素 B1 缺乏。后来发现,薏苡仁富含维生素B1,所以其治疗脚气病可能是补充维生素的原因。

(3) 保健应用。薏苡仁除了富含维生素,还含丰富蛋白、脂肪、碳水化合物、氨基酸等,营养价值高。民间常用薏苡仁炖猪肚子、猪脚等,用于手术或大病康复后的调养,以及生产小孩后的调理。

此外,在很多养生粥、饭等食物中都能找到薏苡仁的身影,如八宝粥、薏苡仁炖猪肚等。

因此,薏苡仁既是健脾利水的中药,又是养生保健的食材。

有桂林民谣:"薏米胜过灵芝草,药用营养价值高。常吃可以延年益寿,返老还童立功劳。"

5. 枸杞子

中医认为,枸杞具有滋补肝肾,益精养血明目功效,属于滋补类药物,首先是滋阴,特别适于肾阴亏虚,阳痿遗精,腰膝酸痛,眩晕耳鸣,内热消渴,血虚萎黄,目昏不明等证的治疗。因此,是古代养生学家十分喜爱的滋补强壮药,常见于养生方剂中,而且,葛洪、陶弘景、孙思邈等都喜爱枸杞制作的酒,有些懂得养生的人如今仍然自制枸杞酒,将枸杞子浸入白酒之中,用时倒出一杯饮之。不过古时用法颇不相同,"枸杞子逐日摘红熟者,以无灰酒浸之,蜡纸封固,勿令泄气,两月足,取入砂盆中研烂,滤取汁,同浸酒入银锅内慢火熬之。待成较稠的膏状,用干净的瓶子密封保存,每日浸酒服2大碗,睡前再服一碗,坚持百日",就会身轻气壮。所以,除了药物方剂中使用枸杞子外,比较常见的就是枸杞酒了。

日常饮食里加入枸杞子的地方也不少,如一些保健茶里就放入枸杞子;药膳、药粥也经常加入枸杞子。

下面介绍一款延缓衰老、改善记忆、养颜的"杞精膏",源于《遵生八笺》:

枸杞子、黄精各等分,加水,以小火多次煎熬,去渣浓缩后,加蜂蜜适量混匀,煎沸,待冷备用,每次1—2匙,沸水冲服。

再介绍一款"杞圆膏",枸杞子、龙眼肉各等分,加水,用小火多次煎熬至枸杞子、龙眼肉无味,去渣继续煎熬成膏,每次1—2匙,沸水冲服。用于改善肝肾不足,血不养心,所致的腰膝酸软,头昏耳鸣,心悸健忘等症。

如何选用枸杞子? 果实大、色鲜艳、饱满、无破损者佳。但应注意区别,陈旧枸杞子染色后看似新鲜,其实品质不好。简便区别方法:手掌打湿后搓揉,如果红色沾手;或放几颗入清水中,如果枸杞子褪色,水变红,则可判定是染色品,不要食用。

6. 鱼腥草

鱼腥草因其叶气腥而得名,日本人称之为"十药",则因为该药有十种功能。越王勾践为了报仇雪耻,卧薪尝胆,就曾上山采食带有鱼腥臭味的鱼腥草,以牢记国耻。今天,在川菜里凉拌鱼腥草,又名"凉拌折耳根"(见图7-29)仍然是最受欢迎的凉菜品种之一。该菜品做法简便,取鱼腥草地上部

分,去叶取茎,或茎叶同用,清水洗净,加
入食用盐、辣椒油或花椒油拌匀即可。
还有鱼腥草炒腊肉、鱼腥草粥、鱼腥草炖
鸡等菜肴,既美味,又保健。

鱼腥草药用最先见于《名医别录》。
《本草经疏》言:"治肺痈,蕺,捣汁,入年
久芥菜卤饮之。"也可煎煮汤液直接服
用,临床应用效果满意。

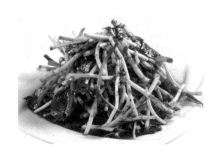

图 7 - 29　凉拌折耳根

此外,有外敷法治疗流行性腮腺炎:新鲜鱼腥草适量,捣烂外敷患处,以
胶布包扎固定,每日 2 次。

还有报道治疗痢疾、毒蛇咬伤、黄疸性肝炎等,临床适应症比较多。

鱼腥草不仅中医药使用,我国傣族、哈尼族、苗族、纳西族、彝族、瑶族、
壮族、藏族等几十个少数民族医药里都有该味药材。

现代研究发现鱼腥草具有多种生物活性,或药理作用,归纳如下:增强
免疫、抗菌、抗病毒、抗炎、利尿。

因此,鱼腥草既是受欢迎的药物,又是很好的保健食品。

以上选择 6 味药食两用中药做了简要介绍,其他药食两用中药可参照这
些问题深入了解。

四、药食同源中药引发的思考

1. 药食两用中药法定目录的不足

作为"药食同源"本身,讲述的是药物和食物共同来源的话题,广义上
讲,除了一些毒性比较大的中药品种外,绝大多数中药最初都曾作为食物原
料被食用过,"神农尝百草"的传说就是真实写照。而药食两用是从用途角度
探讨药品、食品共同原料问题,对当前人们使用这些原料具有指导意义,特别
是以法定目录形式颁布,有利于规范食品中加入中药原料的管理,保证食品安
全;从社会治理角度看,的确是件好事。但也有一些值得进一步思考的问题。

从目前看,名单内的品种是人们日常饮食可以添加的。名单之外,还有
很多不在食品名单中的野生植物,在某些地方人们也做食物用,这些土特产
品能否赠予别人分享? 甚至作为产品销售? 都是有待解决的问题。

所以,比较可行的做法是建立开放式名单体系,如果作为商品,必须符

合法定目录,如果自产自用,则自己掌控。

2. 保健食品禁用物品清单存在的风险

保健产品需求是市场驱动的,负面清单可对保健品的研发具有指导意义,有利于保障该类产品安全。所以,究竟哪些中药可用于保健食品原料,目前采取的是"许可"加"禁止"的双轨做法,但这种双轨名单是否可以过渡到禁用的黑名单单一管理体制? 黑名单以外的天然物品制作健康食品由企业自己负责,不加严格控制,使更多传统药物都默认进入许可名单。

现代研究正在颠覆人们对传统药食两用中药的认识。以薏苡仁为例,中医传统认为其具有"健脾利水"功效,且具有较高营养价值。但杭州有家企业,从中提取出脂肪油,制成注射剂、软胶囊,用于抗肿瘤治疗,已经开发出药物,这与传统认识的功效和用法大相径庭。再举一例,传统绿茶是日常饮品,也可做药用,其提取物常常作为食品添加剂使用,抗氧化效果很好。但国外企业从提取物中,开发出治疗尖锐湿疣(HPV)外用软膏制剂,获得美国 FDA 批准。之前人们从来不知道绿茶能够治疗尖锐湿疣,这纯粹是通过现代研究发现的新用途。药食两用中药鱼腥草是人们餐桌上的美食,其提取物制成鱼腥草注射液,临床用于感染性疾病,特别是肺部感染、呼吸道感染确实有效。

这些案例,大大改变了人们对药食两用中药品种的认识,说明改变使用方法和制剂工艺,可以从中开发出意想不到的药物。

思考题

1. 请查阅《中药大辞典》或《本草纲目》,找出以家禽"鸡""鸭"二字打头的中药有哪些?

2. 请查阅《中药大辞典》或《本草纲目》,找出名称中有"马""牛""羊"家畜名的中药有哪些?

3. 说说哪些中药是以"粪便"入药的?

4. 说说哪些中药名与"龙""蛇"有关?

5. 石膏主要产于哪些国家? 石膏有什么工业价值? 其使用与药用石膏有何不同?

6. 选取任意一味药食两用的中药,简述其功用、用法及注意事项。

第八章

中医药学名家思想

在中国医学发展史上，出现过无数优秀的医药工作者，正是因为他们坚持不懈地探求真理，才使得中医药学经久不衰，流传至今。第一章中谈及的伏羲、神农等虽然只是传说，但是，他们都是优秀的中华祖先代表人物，只是上古时代缺乏文字，关于他们与医药学发明的故事只能通过口传的方式保存下来。伊尹的故事接近真实，而黄帝与岐伯谈论医药学知识被整理为《黄帝内经》，亦是人们对古代医药学者的最好纪念。传说中上古时代的医学家岐伯，黄帝的大臣。曾向神农时代的名医僦贷季学习医学。《内经》中称之为"天师"。因《内经》主要采用黄帝与岐伯君臣问对的方式，所以常称其为岐黄家言，进而把医术称为岐黄之术，甚至以岐黄作为中医的代称。黄帝，五帝之首，有熊代国君少典之子。姓公孙，居轩辕之丘，因以为名。亦称帝鸿氏，或曰归藏氏，或曰帝轩。与岐伯、伯高、少师、少俞、雷公等臣相互问难，讨论医学，因而著成《黄帝内经》（即《内经》）和《黄帝外经》等书。托名黄帝的著作很多，见于《汉书·艺文志》的就有十数种。与医药有关的也不少，现存的有《黄帝内经》等。后世还有《黄帝八十一难经》（即《难经》）、《黄帝内经太素》等，均为后人撰。

第一节　汉代以前名家

实际上,真正有确切记载的名医首推战国时期的扁鹊,扁鹊之前还有名医长桑君,只是文字记载较少,至秦汉时期,相继出现了淳于意、华佗、张仲景和董奉等名医。

一、"医祖"扁鹊

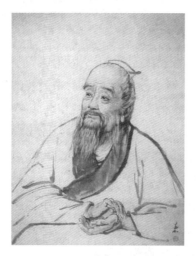

图 8-1　"医祖"扁鹊

扁鹊(见图 8-1)被尊为"医祖"(其生平信息见本书第一章)。

1. 主张医巫分离、破除迷信

中国古代,史前相当长一段时期内,医药学尚未发展成熟,医药学与巫是相伴而行的,这从《山海经》里提到的"巫彭始作医"等内容中可以证实。到先秦时期,随着大量医药学知识的积累,巫术虽然仍有一定市场,但已经成为医药学学科发展的绊脚石。扁鹊对巫术深恶痛绝,认为医术和巫术势不两立,他极力主张医和巫必须分离。

他的这种思想,体现在《史记·扁鹊仓公列传》。他认为,人之所病,病疾多;而医之所病,病道少。故病有六不治:"骄恣不论于理,一不治也;轻身重财,二不治也;衣食不能适,三不治也;阴阳并,脏气不定,四不治也;形羸不能服药,五不治也;信巫不信医,六不治也。"这就是扁鹊著名的"六不治",从中不难看出,扁鹊明确反对巫术,所以人们称其为"医祖",乃实至名归。

2. 医术高超

关于反映扁鹊医术高超的故事比较多,下面两篇文献最具代表性。

1) 扁鹊见蔡桓公

这则故事载于《韩非子·喻老》,原文如下:

扁鹊见蔡桓公，立有间，扁鹊曰："君有疾在腠理，不治将恐深。"桓侯曰："寡人无疾。"扁鹊出，桓侯曰："医之好治不病以为功!"居十日，扁鹊复见，曰："君之病在肌肤，不治将益深。"桓侯不应。扁鹊出，桓侯又不悦。居十日，扁鹊复见，曰："君之病在肠胃，不治将益深。"桓侯又不应。扁鹊出，桓侯又不悦。居十日，扁鹊望桓侯而还走。桓侯故使人问之，扁鹊曰："疾在腠理，汤熨之所及也；在肌肤，针石之所及也；在肠胃，火齐之所及也；在骨髓，司命之所属，无奈何也。今在骨髓，臣是以无请也。"居五日，桓侯体痛，使人索扁鹊，已逃秦矣。桓侯遂死。

故事的大意是，扁鹊来到了蔡国，在蔡桓公前站了一会，说："君王有点小病，就在肌肤之间，若不治疗会加重的。"桓公说："我没有病"。十天后，扁鹊再去见他，说道："大王的病已到了肌肉里，不治会加深的。"桓公仍不信，而且听了不高兴。又过了十天，扁鹊又见到桓公时说，"病已到肠胃，不治会更重"，桓公听了还是不高兴。十天又过去了，扁鹊只躲在远处望了望桓公，就赶快避开了。桓公十分纳闷，就派人去问为什么，扁鹊说："病在肌肤之间时，可用熨药治愈；在肌肉中，可用针灸治疗；在肠胃里时，借助汤药可以治疗；可病到了骨髓，就无法治疗了，现在大王的病已在骨髓，我无能为力了。"五天后，桓侯果然身患重病，忙派人去找扁鹊，而扁鹊已经逃到了秦国。不久，桓公就死了。

2) 扁鹊诊赵简子

这则故事记载在《史记·扁鹊仓公列传》，原文如下：

简子疾，五日不知人，大夫皆惧，于是召扁鹊。扁鹊入视病，出，董安于问扁鹊，扁鹊曰："血脉治也，而何怪! 昔秦穆公尝如此，七日而寤……居二日半，简子寤……"

大意是，一天，晋国的大夫赵简子病了。五日不省人事，大家十分担心，扁鹊看了以后说，他（简子）血脉正常，没什么可担心的，当年秦穆公也是这样，七天就醒了……过了两天半，赵简子果然苏醒了。

3. 反对"起死回生"之说

据《史记·扁鹊仓公列传》载，扁鹊曰："越人非能生死人也，此自当生者,越人能使之起耳。"这是由另一个故事引起的:有一次,扁鹊路过虢国,见到那里的百姓都在进行祈福消灾的仪式,就问是谁病了,宫中术士说,太子死了已有半日了。扁鹊问明了详细情况,认为太子患的只是一种突然昏倒不省人事的"尸厥"症,鼻息微弱,像死去一样,便亲去察看诊治。他让弟子磨研针石,刺百会穴,又用药物治疗,不久,太子竟然坐了起来,和常人无异。继续调补阴阳,两天以后,太子完全恢复了健康。从此,天下人传言扁鹊能"起死回生",但扁鹊却否认这一说法,认为自己并不能救活死人,只是把本来就活着的人治愈了。所以,才有上面那段话。

4. 提出"治未病"思想

《鹖冠子·世贤第十六》记载魏文王和扁鹊有这样一段对话:魏文王问扁鹊,"曰:子昆弟三人其孰最善为医? 扁鹊曰:长兄最善,中兄次之,扁鹊最为下。魏文侯曰:可得闻邪? 扁鹊曰:长兄于病视神,未有形而除之,故名不出于家。中兄治病,其在毫毛,故名不出于闾。若扁鹊者,镵血脉,投毒药,副肌肤,闲而名出闻于诸侯。"

大意是,魏文王问扁鹊:"你们家兄弟三人,都精于医术,谁的医术最好呢?"扁鹊回答:"大哥最好,二哥差些,我是三人中最差的一个。"魏王大惑不解地说:"你能讲讲为什么吗?"扁鹊解释说:"大哥治病,是在病情发作之前,那时候病人自己还不觉得有病,但大哥就下药铲除了病根,使他的医术难以被人认可,所以没有名气,只是在我们家中被推崇备至。二哥治病,是在病初起之时,症状尚不十分明显,病人也没有觉得痛苦,二哥就能药到病除,使乡里人都认为二哥只是治小病很灵。而我治病,都是在病情十分严重之时,病人痛苦万分,病人家属心急如焚。此时,他们看到我在经脉上穿刺,用针放血,或在患处敷以毒药以毒攻毒,或动大手术直指病灶,使重病人病情得到缓解或很快治愈,所以我名闻天下。"

这则故事说明扁鹊反对疾病很严重了再求医问药,而推崇在疾病还没形成之前就采取措施,防止疾病的发生,这是治未病的思想。

5. 游医、游学

扁鹊遍游各地行医,擅长各科,在赵国专攻"带下"(妇科)病,到周国专攻"耳目痹"(五官科)病,入秦国则专门研究"小儿"(儿科)病,博采各国医家所长,集当时医学之大成。正如《史记·扁鹊仓公列传》这样记载:"扁鹊名闻天下。过邯郸,闻贵妇人,即为带下医;过雒阳,闻周人爱老人,即为耳目痹医；来入咸阳，闻秦人爱小儿，即为小儿医：随俗为变。"由此不难看出他的治医观，一是知识面要宽，要精通临床各科，二是要能够根据客观需要，随俗为变。这与他热爱人民群众，急病家之所急的精神分不开。

6. 扁鹊的医学著作

扁鹊的一些著作（如《扁鹊内经》九卷、《外经》十二卷）均已失传，仅在《汉书艺文志·方技略》中提及。唯一保存下来的《难经》一书，是后世汉代人整理的。书中以问答形式，解答有关医学问题，系采摘《内经》精要，设为八十一个问答，解释疑难之著作。这部著作，主要讨论了三方面的问题：一是切脉识病，有关诊断方面的问题；二是脏腑形态，长短始终，有关解剖方面的问题；三是经络穴道，奇经八脉，脏腑荣俞，针法等，有关针灸的问题。虽然《难经》这部医学经典对研究中医学具有很高价值，但文字深奥，语言晦涩，需进一步注释整理。

按照《史记》记载，扁鹊一生到过晋、虢、赵、齐、秦诸国，上至君王，下至百姓，无论贵贱，一概诊治。他治愈了七天昏迷不醒的秦穆公病，也治愈了昏迷五天的赵简子。因而，在诸侯中享有很高的声望。也引发一些人的妒忌，公元前 310 年，被秦太医令李醯派人杀害了。

二、"医圣"张仲景

张仲景（见图 8-2），元明以后被奉为"医圣"（其生平信息见本书第一章）。

1. 临床医学的奠基者

张仲景对中医最大贡献在于将其医疗经验编撰成首部临床医学著作《伤寒杂病论》，该著作是中医药理论体系的奠基作之一，这本书突出的历史地位，主要因为四个原因。

其一，这部书奠定了临床医学基础，将理、法、方、药结合起来，指导人们正确进行医疗实践，而且，至今仍具有广泛应用价值。方剂中所用药材精简、量少、疗效肯定。

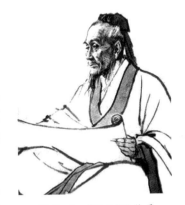

图 8-2　"医圣"张仲景

其二，《伤寒杂病论》划时代的突出意义，正如张仲景在该书自序里写道的："勤求古训，博采众方。"将前人代表性的研究成果进行了认真总结，这样,并不因为之前的著作流失而无法继承,这部书将东汉以前的临床医药学进行了总结和提升。

其三,该著作中有很多发明、发现,如发明了"六经辨证"方法,发明了一百多首经典方剂,发现了伤寒病"七日节律"现象等。

其四,其他著作《黄帝内经》《神农本草经》作者至今不明,而《伤寒杂病论》一书作者十分明确,就是张仲景本人,这部著作不是抄袭别人的内容,而是借鉴前人经验基础上,通过自身大量临床实践,总结出来的成果,具有原创性。

2. 方书之祖,名不虚传

张仲景临证处方,法度严谨,在因证立法,以法统方,随证加减等方面积累了丰富的经验,包含了许多重要的组方原则,因而被后世尊为方剂学的鼻祖,仲景方亦被称为"方书之祖"。在《伤寒论》中载方 113 首,用药品种 87 种,《金匮要略》中载方 262 首,所用药物达 116 种。仲景方经过长期临床实践验证,疗效确切,很多经典方剂如麻黄汤、桂枝汤、四逆汤、芍药甘草汤、小柴胡汤、小承气汤、大承气汤等,至今仍为国内外医家广泛应用,其中不少方剂还照原方制成了成药,许多方剂在日本则可直接制成颗粒剂使用。所以,人们又称张仲景为"方书之祖",实至名归。

3. 志向坚定,成就卓著

东汉末年,动乱频繁,疫病流行,老百姓病死者众多。张仲景的家族也不例外,原有人丁二百余,前后不到十年,2/3 成员死亡,其中,因伤寒而逝世的占 70%。在这种背景下,张仲景立志钻研医学,拯救百姓。张仲景在《伤寒杂病论》序中曾言:"怪当今居世之士,曾不留神医药,精究方术。上以疗君亲之疾,下以救贫贱之厄,中以保身长全,以养其生"。

4. 医德高尚,不负"医圣"之誉

从上述张仲景在《伤寒杂病论》序言不难看出,张仲景学医动机非常单纯。因此,他希望通过学医拯救包括亲友在内的广大病人,不带任何私心杂念,实际上,这也是他之所以能够毫无保留地将所掌握的医学理论与实践知识编撰成书,供后人学习、使用的动力。据传张仲景在长沙任太守期间,就经常在工作之余,免费为劳苦大众看病,深受爱戴。所以,张仲景不仅医术精湛,还是第一个高举"医德"大旗的贤者,因而赢得"医圣"美称。

三、其他名家

1. 淳于意:第一个写医案的医生

淳于意(约前 215—约前 140 年,见图 8-3),复姓淳于,名意,西汉临淄(今山东淄博)人,是我国西汉时期的一位著名医学家,因曾作过齐国太仓长,而被称为太仓公,又名仓公。淳于意从小喜欢医学,先后跟随公孙光和公乘阳庆学医。

淳于意乐于为贫苦人家治病,因经常拒绝为官宦人家出诊,遭人陷害,面临牢狱之灾。他最小的女儿缇萦,跟随囚车到都城长安,愤然上书汉文帝,慷慨陈词,为父申冤,除阐明事情原委真相外,恳求皇帝:为使更多的患者解除疾苦,她愿以身

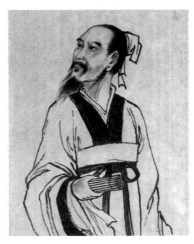

图 8-3　淳于意

赎父,替父一死。这就是著名的"缇萦救父"典故。一方面缇萦笃诚之心,感动了文帝,文帝出面主持公道;另一方面,淳于意本人详细记录治病过程(医案)对其无罪辩护也发挥了重要作用,最终被无罪释放。文帝详细询问了淳于意学医、行医的情况。淳于意认真回答,重点介绍了 25 个医案(即《诊籍》),详记病人的姓名、病状、职业、辨证、治疗及诊于何时,施用何药等,开创了我国医家记载"病历"的纪元。在 25 则医案中,有 10 则死亡案例。说明他重视实践、尊重事实,对治疗结果作了真实而坦率的记录,不因为病人死亡而不记入医案,这种实事求是的科学态度,在当时情况下,是非常可贵的。所以,淳于意是我国医学家记载"医案"的创始人,司马迁在《史记》中作了介绍。

2. 华佗:外科圣手

华佗(约 145—208 年,见图 8-4),名旉,字元化,东汉沛国谯(今安徽亳州)人,精通内、外、妇产、小儿、针灸各科及卫生学、药物学。尤其擅长外科,有"外科圣手""外科鼻祖"之称。华佗一生不求仕途、不畏强暴,拒绝为统治阶级服务,而甘愿在民间行医。他曾先后巡医到山东、江苏、安徽、四川等地。据《三国志》记载,当时魏国丞相曹操患有"头风"病,发病时头部剧烈疼

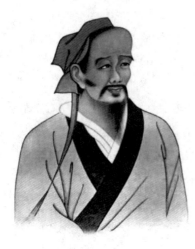

图 8-4 华 佗

痛,每次请华佗针灸治疗,往往是针到病除。曹操想把华佗留在身边当侍医,华佗不甘心为他个人服务,便借口"待在许昌时间长了,思念故乡""求还取方"而告假回家了。后来,曹操派人"累书呼之",华佗借口"妻子有病",拒绝回许昌。曹操派人将其杀害。

华佗对医学的贡献,除了外科手术以外,还有两项重要发明:"麻沸散"和"五禽戏",前者推动外科手术发展,后者则教人锻炼身体,预防疾病。

1) 华佗五禽戏

华佗比较重视运动养生,他提出"动摇则谷气得消,血脉流通,病不得生。譬犹户枢不朽是也。"在这种思想的指导下,他设计了"五禽戏"。这种运动方法是摹仿五种禽兽的动作姿态,用以活动人体筋骨血脉,帮助消化、吸收,达到增强体质、预防和治疗疾病的目的。其中,"虎戏"是摹仿"虎的前肢扑动",借以锻炼前肢(上肢)的运动;"鹿戏"是摹仿"鹿的伸转头颈",借以锻炼头颈部的肌群、椎关节和改善大脑的血循状况的头颈运动;"熊戏"是摹仿熊的卧侧身姿,借以锻炼躯干部分的侧屈运动;"猿戏"是模仿猿的脚尖纵跳,以锻炼下肢的运动;"鸟戏"是摹仿鸟的展翅飞翔,以锻炼上肢关节和胸部肌肉,帮助呼吸的运动。将这些动作连贯起来,就可以使全身骨骼、肌肉、关节得到充分运动与协调,疏通全身气血,促进人体新陈代谢。因该运动方法传说系华佗所发明,故名"华佗五禽戏"。

2) 麻沸散及外科手术

华佗高明的诊疗医术,涉及内、外、妇、产、儿、五官、针灸等科,尤以外科为最负盛名,他以手术治愈了肠痈等病,使病人转危为安。《三国演义》中就写到华佗为关羽刮骨疗伤的故事(详见第十章第一节)。在外科领域最大的贡献在于发明了一种用于全身麻醉的中药麻醉剂"麻沸散",这比欧洲、美洲使用的麻醉法还早一千六百多年。据《后汉书》所载,华佗在全麻下施术的过程是:"若疾发结于内,针药所不能及者,乃令先以酒服麻沸散;既醉无所觉,因刳破腹背,抽割积聚。若在肠胃,则断截湔洗,除去疾秽,既而缝合,敷以神膏,四五日创愈,一月间皆平复。"这与现代医学的外科手术程序非常相近。

"麻沸散"的原配方已经失传,仅从宋人窦材著的《扁鹊心书》的有关配方,可以看出麻沸散中含有曼陀罗花和大麻等药物。另外,据日本华冈青洲经验方记载:"据传华佗'麻沸散',是由曼陀罗花一斤,生草乌、香白芷、当归、川芎各四钱,天南星一钱组成。"

此外,华佗一生治学严谨,处方用药提倡少而精,每方不过几味药。在针灸时,他反对取穴过多,过杂。这与张仲景重视小而精的方剂一致,对现代中医具有重要指导意义。

华佗没有留下什么专著,这是我国医学的一个重大损失。据传华佗临死前,把记录他一生行医经验浓缩成《青囊书》,交给看守他的狱卒,狱卒畏法不受,只好把书烧了。《后汉书》载:"佗临死,出一卷书与狱吏,曰:'此可活人。'吏畏法不敢受,佗不强与,索火烧之。"华祖庵有这样一副对联:"医者剖腹,实别开岐圣门庭,谁知狱吏庸才,致使遗书归一炬;士贵洁身,岂屑侍奸雄左右,独憾史臣曲笔,反将厌事谤千秋。"现存《中藏经》一书,是后人托华佗的名字而写的,并非出自华佗之手。研究华佗的学术思想,只好参考他的学生吴普、李当之、樊阿等人著的《吴普本草》《本草经》等书。

关于华佗的详细情况,都记录在《后汉书·方术列传下》《后汉书·华佗传》《三国志·方技传》《华佗别传》中。

3. 董奉:中医"杏林"缔造者

董奉(220—280 年),字君异,侯官(今福建福州)人,汉代医学家,与华佗、张仲景齐名,被誉为"建安三神医"。关于董奉的史料记载主要在三本书中:《三国志·吴志》卷 49《士燮传》;二为《晋书》卷 72《葛洪传》;三为葛洪《神仙传》。据《三国志》裴松之注解:"葛洪神仙传曰:燮尝病已死三日,仙人董奉以一丸药与服,以水含之,捧其头摇(捎)之,食顷,即开目动手,颜色渐复,半日能起坐,四日复能语,遂复常。"文中的"燮"为七郡总督的绥南中郎将。按当时官吏设置制度,绥南中郎将应有医官服侍。连专职医官都无法治愈士燮的病,遂请董奉施治,可见董奉的医术高超。他使燮起死回生被称为"医仙"。

董奉后来隐居庐山,为人治病不取报酬,愈重病者,使栽杏五株,轻病者一株,如此数年,得十万余株,郁然成林。每年货杏得谷以赈济贫困。世人以"杏林"誉医,用"杏林春暖""春满杏林"表彰医学家之术精德尚者。《中医大辞典》载:"董奉,三国时期吴国医生。字君异。据古书载,他治病不取报酬,只求被治愈者在其门前种杏树,日久杏树成林。后世称颂医家为杏林春暖、誉满杏林,来源于此。"

第二节　晋唐时期名家

一、抱朴子葛洪

葛洪(约283—约363年,见图8-5),字稚川,自号"抱扑子",道号"葛仙翁",晋朝时丹阳句容(今江苏句容)人,后隐居在广东罗浮山中,既炼丹、采药,研读医药养生知识,又著书立说。有人用12个字概括葛洪的一生:"隐居罗浮,优游养导,世号仙翁,方传肘后。"

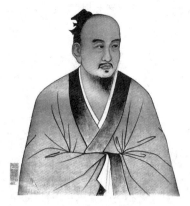

图8-5　葛　洪

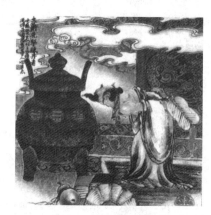

图8-6　古代炼丹场景

1. 精通炼丹术

受当时社会条件及道教思想的影响,葛洪热衷于神仙导引之法,开创炼丹事业(见图8-6)。但不同于以前的炼丹术士,葛洪在炼丹过程中,细心观察,勤于钻研,发现了很多有趣的化学现象。在他的著作中,就曾记载,雌黄(三硫化二砷)和雄黄(五硫化二砷)加热后升华,直接成为结晶的现象;例如,丹砂(硫化汞)加热,可以炼出水银,而水银和硫磺化合,又能变成丹砂,再例如,四氧化三铅可以炼得铅,铅也能炼成四氧化三铅。用此方法,可以制备一些化学原料,获得较纯的化学物质,实际上利用了可逆的化学反应。实际上,葛洪可以说是中国古代化学先驱。

2. 外用药物发明家

正是通过炼丹和医疗实践,葛洪发明了一些外用药物,如密陀僧(氧化铅)、三仙丹(氧化汞)等,密陀僧可以防腐,现代研究也已经证实了其消毒杀菌作用;铜青(碳酸铜)治疗皮肤病,现代研究证实了铜青能抑制细菌的生长繁殖,所以能治皮肤病。此外,葛洪还发现松节油可治疗关节炎,雄黄(见图8-7)、艾叶(见图8-8)可以消毒等。这些疗效和机理现均已被证实,雄黄中所含的砷,有较强的杀菌作用;艾叶中含有挥发性的芳香油,对毒虫有驱赶作用,我国部分地区至今还保留端午节期间在房门上插艾的习惯。

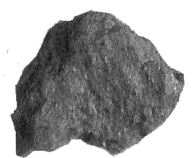

图8-7　雄　黄

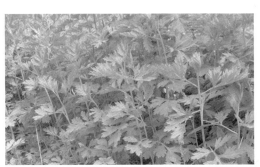

图8-8　艾　草

3. 细心观察,探寻病因

《肘后方》记载了他对多种病症长期观察的结果,例如,对沙虱病有如下记载:"山水间多有沙虱,甚细略不可见。人入水浴,及以水澡浴,此虫在水中着人身,及阴天雨行草中,亦着人,便钻入皮里。其诊法:初得之皮上正赤,如小豆黍米粟粒,以手摩赤上,痛如刺。三日之后,令百节强,疼痛寒热,赤上发疮。此虫渐入至骨,则杀人。"描写的实质上是由一种形似小红蜘蛛的恙虫的幼虫(恙螨)传播的一种急性传染病,流行于东南亚一带、中国的台湾地区和东南沿海各省。到20世纪20年代,国外才逐渐发现了恙虫病的病原是一种比细菌小得多的"立克次氏体",并弄清了携带病原的小红蜘蛛的生活史。而他早在1600年以前,在没有显微镜的情况下,就把发病地区、原因、过程记载较为清楚,说明他治学的严谨。

4. 尊重科学,破除迷信

对于急性传染病,古时候人们管它叫"天刑",认为是天降的灾祸,是鬼神作怪。葛洪在书中这样解释:急病不是鬼神引起的,而是中了外界的疠气。现在已经清楚地认识到,急性传染病是微生物(包括原虫、细菌、立克次氏小体和病毒等)引起的。但在当时情况下,葛洪能够破除迷信,指出急病是外界的物质因素引起的,说明他追求医学真理,反对封建迷信的勇气和毅力。

5. 抗疟功臣

葛洪对"疟疾"有深刻认识,他在《肘后备急方》中,提到了六种疟:即疟疾、老疟、温疟、瘴疟、劳疟、疟兼痢,并且提出治疗方法,其中常用者有常山、豆豉、蒜、皂荚、鳖甲等。特别是他探索出青蒿治疗疟疾的特别方法:"青蒿一握,以水二升渍,绞取汁,尽服之。"我国科学家屠呦呦就是从葛洪的著作中得到灵感,从青蒿中提取出举世震惊的抗疟药物青蒿素,青蒿素目前是临床治疗疟疾不可或缺的药物。

6. 著书立说

葛洪有个好习惯,就是喜欢著书立说。葛洪一生著作宏富,自谓有《内篇》二十卷,《外篇》五十卷,《碑颂诗赋》百卷,《军书檄移章表笺记》三十卷,《神仙传》十卷,《隐逸传》十卷;又抄五经七史百家之言、兵事方技短杂奇要三百一十卷。另有《金匮药方》百卷,《肘后备急方》四卷。《正统道藏》和《万历续道藏》共收其著作十三种。据传,他的著作约有五百三十卷,遗憾的是大多已经散佚。得以流传下来的,主要有《抱朴子》和《肘后备急方》。

《抱朴子》是一部综合性的著作,分内篇二十卷,外篇五十卷。内篇说的是神仙方药,鬼怪变化,养生延年,禳邪却病等事,属于道教书籍。其中的《金丹》《仙药》《黄白》等部分是中国古代炼丹术的名篇;外篇说的是人间得失,世道好坏等事,其中《钧世》《尚博》《辞义》等篇,是著名的文学著作。

《肘后备急方》简称《肘后方》,则是纯粹的医药学著作,收录的方药大部分行之有效,大众药物容易采集,或价钱便宜。而且,整篇著作篇帙不大,可挂在肘后随行(袖珍本),方便使用,创意很好,历来深受老百姓喜爱。

葛洪不仅是优秀的炼丹家,还是著名道士、医药学家、文学家。他的多产,源于他的勤学苦读,在《抱朴子外篇·勖学》中,他曾说道:"孜孜而勤之,夙夜以勉之,命尽日中而不释,饥寒危困而不废,岂以有求于世哉,诚乐之自然也。"

二、"药王"孙思邈

孙思邈(约581—682年,见图8-9),唐代京兆华原(今陕西铜州)人。孙思邈自幼天资聪慧,七岁就学,日诵千余言,弱冠之年已通晓诸子百家,尤善谈老子、庄子,并喜爱研读佛教典籍,曾被人称为"圣童"。孙思邈对祖国医学的研究尤为精深,是一位杰出的医学家。

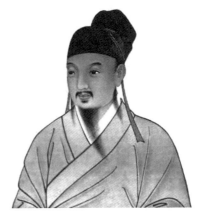

图8-9　孙思邈

1. 立志学医,不慕官爵

在孙思邈青少年时期,"朝野士庶,咸耻医术之名,多教子弟诵短文。构小策,以求出身之道。医治之术,阙而弗论"。民众缺医少药,他自己幼遭风冷之疾,四处求医而不治,为治病而倾尽家产,于是立志做"苍生大医",毅然放弃仕途,而且,一辈子如此,他学医成名之后,朝廷请做医官,被他拒绝。

2. 注重实践,行医民间

孙思邈既是道士,又是医生。他走遍关中的山川,并在贞观年间南下到四川考察风土人情、采集药材、炼制丹药、沿途施诊,游历中他不但丰富了他的医药知识,还开阔了视野,还积累了实践经验。例如,在峨眉山道士处学得服柏叶法,南下途中,治愈江州(今江津区)前湘东王的脚气病,梓州(今三台县)刺史李文博的消渴病;归途中又治愈梁州(今陕西汉中)汉王李元昌的水肿等。唐时,麻风病流行,人人讨厌这种病。孙思邈他治疗过六百多例患者。在治病过程中,他亲自看护病人,亲自配制药物,千方百计解除患者痛苦,成为我国历史上著名的麻风病学专家。晚年时期,因躲避战乱,曾隐居太白山,后隐居终南山。因对药物学贡献,后被尊称为"药王"。

3. 善于学习,长于总结

隋唐时代,中外交通发达,我国文化传到外国去,波斯、印度等国的文化也传入了中国,孙思邈及时吸收了外来医学的长处来丰富自己,并写进了自己的著作之中。将酒用在医疗上,是他汲取民间用酒来消毒和预防疾病的经验。

4. 审慎求精,灵活变通

孙思邈提出要"胆欲大而心欲小,智欲圆而行欲方",其意思是说在临证医疗时,既要敢想敢做,当机立断,又要小心谨慎,周密思考;既要灵活变通,不可墨守成规,又要按照客观规律办事,切忌主观武断。这个思想不仅对历代的临床医学有很大的指导意义,而且在古代哲学史上占有一定的位置。

5. 追求"精诚"的医学最高境界

永徽三年(652年),孙思邈撰成了《备急千金要方》(简称《千金要方》)30卷。他认为:"人命至重,有贵千金,一方济之,德逾于此。"所以,书名中"千金"两字寓意深刻。他在《千金要方·道林养性》中指出,不管医生处于优越条件还是简陋的条件,都应恪守医德,坚定专业思想,不要以贫富易志改性。学有所得,不应当大吹大擂。有了突出的成就,也不要沾沾自喜,自我陶醉。这与儒学"修身养性"相吻合。

孙思邈所处的唐代,中国佛教盛行,他也接触不少佛教经书,据传,他与一位叫道宣的佛教学者结为知交,并从道宣那习得不少佛医知识,他本人的思想同样受到佛教影响,孙思邈在《千金要方·大医精诚》中指出:"凡大医治病,必当安神定志,无欲无求,先发大慈恻隐之心,誓愿普救含灵之苦。"这里表达出的慈悲心肠和普爱之心,希望帮助别人消除痛苦,均带有佛教意志。不仅如此,他进一步提出:"其有患疮痍、下痢、臭秽不可瞻视,人所恶见者,但发惭愧凄怜忧恤之意,不得起一念蒂芥之心。"这些又与儒学思想相一致,所以,孙思邈很好地将医、道、佛、儒思想融会贯通,医术娴熟,医德高尚,有大家风范。

孙思邈认为,好的医生,不仅要注重医德修养(诚),更要谦虚学习,提高医术(精)。这里的"精",是指精深的医学造诣和精湛的医疗技术,他曾指出:"世有愚者,读方三年,便谓天下无病可治;及治病三年,乃知天下无方可用。故学者必须博及医源,精勤不倦,不得道听途说,而言医道已了,深自误哉。"

他以自身行医例子进一步说明这些道理,孙思邈回顾自己初学医时,对治狂犬病无把握,治疗辄不效验。自此锐意学之,一解已来,治者皆愈,方知世无良医,枉死者半,此言非虚。这对当今医务人员,都是箴言。

6. 注重养生,重在养性

关于养生,不仅在《千金要方》中有大量论述,还著有《摄养枕中方》,内容丰富,方法众多。例如,在《千金要方》一书中,养生内容见于八节,"养性序第一;道林养性第二;居处法第三;按摩法第四;调气法第五;黄帝杂忌第七;房中补益第八"。

关于养性,孙思邈有独特的看法,"性既自善,内外百病悉不自生,祸乱灾害亦无由作,此养性之大经也。"

关于如何才能养性? 孙思邈提出"十二少":"少思、少念、少欲、少事、少语、少笑、少愁、少乐、少喜、少怒、少好、少恶。"

孙思邈还提倡饮食养生:"安身之本,必资于食;救疾之速,必凭于药。"并认为用药如用兵,其性刚烈,若发用乖宜,非但不能愈疾,还会损伤正气。如果可以用调节饮食的方法治愈疾病,就不要用药。若食疗不愈,然后再用药。他认为食物既有"悦神爽志,以资气血"之功,又有"排邪而安脏腑"之能,用之得当,疗效甚著。因此,在《千金方》中,特列有"食治"一门,详细介绍了谷、肉、果、菜等食物的疗病作用,并指出"若能用食平疴,释情遣疾者",方能称为"良工"。

7. 反对服五石散

唐时流行着一种极不好的风气,即服石风(五石散,由紫石英、白石英、钟乳石、赤石脂、石硫黄等药研面配制而成,有毒)。孙思邈对此深恶痛绝,他依其丰富的医学知识和广博的见闻,对此据理驳斥。为此他还创设了一些诸如白豉汤、甘草汤、杜仲汤、麦冬汤等方剂,以期为服散人解毒。孙思邈此举,沉重地打击了服石风,刹住了这一流行多年的陋习。

三、其他名家

1. 太医令王叔和

王叔和,名熙,西晋高平(一说山东巨野,一说山西高平)人,魏晋之际的著名医学家。王叔和生于达官贵族家庭,自幼热爱学习,但由于战乱,家道衰败,少年时期,家境贫困,铸就了其勤奋好学,坚韧不拔的毅力。他从小特别喜爱阅读医学典籍,年轻时就学会行医,没有自己的诊所,就背上行囊、药箱,游走四方,上门行医,靠自己的打拼,终于在 32 岁时,被任命为魏国少府的太医令。在太医院里,他接触到许多珍贵医药学典籍,并精心研读,通过临床医疗实践,终于整理出 24 种脉象,系统整理了西晋以前的脉学研究成果,编撰出我国第一部脉学专著《脉经》,全书 10 卷,98 篇,共计 10 余万字,使得脉诊成为中医诊断学重要方法,获得继承和发展。在编撰《脉经》时,王叔和态度严谨,《脉经》中引用了大量文献,在引用文献时,或以标题形式列出,或以文后加注的形式注明文献出处,便于读者根据所引文献的出处,找出原始文献。

王叔和的另一大贡献在于对张仲景的《伤寒杂病论》进行了重新编撰。张仲景去世后不久,其编撰的《伤寒杂病论》就散落在民间,一度销声匿迹。王叔和深知这部医学医著的伟大价值,心中一直牵挂这部书的下落,暗下定决心要找到这部书。于是他平日注意搜集仲景旧论,到各地寻找该书的原本,终于成功地得到了全本的《伤寒杂病论》,并加以整理和修复,使得《伤寒论》部分重见天日,得以传承至今。而杂病的那一部分直到唐朝才有摘抄本被发现,后被整理成《金匮要略》。所以,张仲景的《伤寒杂病论》传承,王叔和功不可没。金代成无己称:"仲景《伤寒论》得显用于世,而不堕于地者,叔和之力也。"宋代林亿曾曰:"仲景之书及今八百余年,不坠于地者,皆其力也。"清代徐大椿亦称:"苟无叔和,焉有此书?"

2. 针灸大家皇甫谧

皇甫谧(215—282 年)字士安,幼名静,晚年自号玄晏先生。西晋安定郡朝那(今甘肃平凉或宁夏固原)人,晋代杰出的针灸学家。

皇甫谧家庭贫穷,早年失学,在叔母教养下,20 岁才发愤求学,边耕地,边读书,终于大器晚成。皇甫谧 40 岁时,因误服五石散得了风痹症,使他更感到医学的可贵,坚定了钻研医学的决心。他吸取《灵枢》《素问》《明堂孔穴针灸治要》等书的精华,参考《难经》,总结了秦汉三国以来针灸学的成就,并结合自己的临床经验,编著成《针灸甲乙经》,这是我国现存最早的针灸学专著。成书于 282 年。全书共 12 卷,合 128 篇,其中 70 篇是论述经穴的。书中除论述有关脏腑、经络等理论外,还记载了全身经穴总数,其中确定穴名349 个,记载穴位 649 个,对穴位的部位,针刺的操作方法,都有详细的论述。这本书在国外也有很大影响,朝鲜、法国,尤其是对日本针灸学的发展,起到了重要作用。

3. "山中宰相"陶弘景

陶弘景(456—536 年)字通明,晚号华阳隐居、华阳真逸、华阳真人。刘宋时丹阳秣陵(今江苏南京句容)人。弘景自幼聪明,博学多才,好学道术,昼夜钻研葛洪《神仙传》一书,遂立志钻研养身术。他读书很多,且善于琴棋、书法和作文章,隐居茅山华阳洞"修身养性",并钻研医药书籍,随后又避世至浙东、浙西等处，仍坚持道家戒律，是个虔诚的道徒。

因为陶弘景对天文、地理、气象、医药，无不知晓，梁武帝即位后，每有吉凶征讨大事，无不向他请教，时人称之为"山中宰相"。永明十年（492 年），陶弘景厌倦于官场斗争，辞职后，在句容县的句曲山隐居，专心致力于医学研究。句曲山又名茅山，有一山洞——第八洞宫，以"华阳之天"命名，陶弘景亦以此为号"华阳隐居"，开始了采药著述和游历生活。

陶弘景治学十分严谨，他在补阙葛洪《肘后方》时，为了避免后人将其所添补的东西，误认为葛氏原著，而把自己所加入的注，以红笔写出来，以示区别。

陶弘景喜爱著书，估计约有 223 篇，其中与医药学有关的包括《本草经集注》7 卷，《肘后百一方》3 卷，《梦书》1 卷，《效验施用药方》5 卷，《服食草木杂药法》1 卷，《断谷秘方》1 卷，《消除三尺要法》1 卷，《服气导引》1 卷，《养性延命录》2 卷，《人间却灾患法》1 卷，《集药诀》1 卷等。《本草经集注》是其代表作，在《神农本草经》收载药物 365 种药物基础上，经过整理，并根据《名医别录》增添了药物 365 种，共计 730 种，分为玉石、草、木、果、菜、有名未用 6 类。书中明确指出药物的产地、采制方法和药物的疗效有密切的关系，并详细记载药用植物的鉴别，还考订了古今药物的度量衡。该书从唐到北宋初年都有流传，直到宋开宝六年（973 年）《开宝本草》出版后，才逐渐消失。但其内容尚散见于《经史证类备急本草》之中，现仅存敦煌石室藏本的序录残本。

大同二年（536 年），陶弘景无病而卒，享年八十五岁。死后被追赠为"中散大夫"，号"贞白先生"。

4. 病因学先驱巢元方

巢元方（550—630 年）隋代医家，曾在隋大业中（605—617 年）任太医博士。

巢元方对医学最大的贡献在于编撰了巢氏《诸病源候总论》（简称《诸病源候论》《巢氏病源》《病源候论》等），该书成书于 610 年，全书 50 卷，共分 67 门 1 720 节。全书专论病源、证候，不载方药，总结了魏晋以来的医疗经验，内容丰富，对于疾病的观察和认识方面的记载较早，较详。

《诸病源候论》将诸病之源与九候之要，进行了细致的论述，对内、外、妇产、小儿、五官等各种疾病的病源和症状，都有详细的叙述。另外，还包括诊断、养生及导引等。他对很多疾病病源的认识有着独特的见解，例如，关于疥虫的发现,巢元方说:"湿疥者,小疮皮薄,搔破后常有汁流出,而且都有虫,人们往往可以用针头挑得,形状好像水里的蜗牛。"这就明确指出了疥疮的病源是疥虫,较之以前认为是"湿邪"为患,更加科学明确。再如关于消化道寄生虫的辨别,他说:"寸白虫长一寸……会一段一段地增生,逐渐长大可以达四、五尺。"实际上指的是绦虫,正如他所说的"长一寸而色白,形状小而扁"。寸白虫的名字由此而来。由于能够从形状上认识寸白虫(绦虫),也就区分开了蛔虫和蛲虫是与寸白虫不同的两种虫。他进一步指出,得这种病是与吃生牛肉或鱼肉有关。又如,他就发现甲状腺肿与饮水有密切关系,认为日常饮用某些地方的泉水,会引起脖子肿大。在《诸病源候论》中,还有教人养成饭后漱口的良好习惯的记载,不但指出了牙病与口腔卫生的关系,还包含有让人们养成良好卫生习惯和预防为主的思想。

5. 分类研究《黄帝内经》第一家杨上善

杨上善(589—681 年),隋唐时期医学家。曾研究、注解《黄帝内经》,取《素问》及《灵枢》之内容,重新编次,著成《黄帝内经太素》30 卷,为分类研究《内经》的第一家。他将《素问》《灵枢》原文全部拆散,按其不同性质分作摄生、阴阳、人合、脏腑、经脉、腧穴、营卫气、身度、诊候、证候、设方、九针、补养、伤寒、寒热、邪论、风论、气论、杂病 19 大类,大类之下分若干小类,有纲有目,使其理论体系更加清晰,更加系统。杨上善从不轻易改动原文,即使经文有误,也仅在注文中说明,以求保留《内经》原貌。

6. 食疗专家孟诜

孟诜(621—713 年),汝州梁县(今河南汝州)人,唐代医药学家。孟诜曾举进士,他青年时喜好方术,拜孙思邈为师。曾出任中书舍人、同州刺史等职,705 年归伊阳(今河南汝阳县)山居,专门从事药物研究。

孟诜在医疗实践中十分重视医方的收集和饮食疗法。他倡导:"若能保身养性者,尝须善言莫离口,良药莫离手。"长于食疗和养生术的研究,著有《食疗本草》3 卷,是我国现存最早的饮食疗法专著,也是唐代的一部总结性食疗本草专著。他收集本草食物 200 余种,并分析食性,论述功用,记述禁忌,鉴别异同。孟诜论述以食治病,例如,绿豆,补益,和五脏,安精神,行十二经脉;大豆,和饭捣涂毒肿,疗男女阴肿,以棉裹纳之,杀诸药毒;橘,止泄痢,食之下食,开胃膈痰等。他多次提到南北异地的人,对食物的适应性不同。

7. 古典方书作家王焘

王焘(670—755 年),唐时郿县(今陕西眉县)人。王焘是唐代宰相王珪的孙子,幼年身体瘦弱,经常有病,渐至成年,对医学产生了兴趣。后因其母有病,为治母疾,遂发奋攻读医学。他遍访名医为师,逐步掌握了大量医学知识,且造诣很深,他根据自己广博的医药学知识和大量资料,写成名著《外台秘要》。

王焘曾任徐州司马、邺郡太守,在台阁 20 年,使其得以在弘文馆读到大量古医籍(得古方书数千百卷),天宝年间(742—756 年),出守大宁。在此期间,产生了编写医书的动机。因其出守在外,故将其所著之书,以"外台"命名。他当时的写作目的是"非敢传之都邑,且欲施于后贤"。王焘在著作中,收录保留了唐以前大量今已散佚的著作,使之得以部分地流传下来,有人统计,《外台秘要》引用唐以前的医籍达 60 多部。《外台秘要》全书共 40 卷。其中,1—20 卷记的内科病,21—22 卷记的五官病,23—24 卷记的瘿瘤和痈疽,25—27 卷记的二阴病,28—30 卷记的中恶、金疮、恶疾、大风等,31—32 卷记的丸散等成方,33—34 卷记的妇人病,35—36 卷记的小儿病,37—38 卷记的乳石,39 卷记的明堂灸法,40 卷记的虫兽伤及畜疾。医方部分选《千金要方》最多,其余所选各书,均注明书名卷第,全书编载方 6 000 余首。

8. 启玄子王冰

王冰(约 710—805 年),号启玄子,唐宝应中(762—763 年)任太仆令,故后人亦称王太仆。

因为王冰自幼崇尚道文化,笃好养生,希望长生不老,与天地万物同归,其清淡寡欲的思想亦符合道文化"内在养生、外在避世"的特色。自号启玄子也与此有关。

王冰一生中最突出的贡献就是注释《黄帝内经》。《黄帝内经》问世后,经过几百年的流传,各种抄本中,谬误众多,王冰在《重广补注黄帝内经素问》序里指出:"而世本纰缪,篇目重叠,前后不伦,文义悬隔,施行不易,披会亦难,岁月既淹,袭以成弊。"王冰偶然从先师张公处得到《素问》秘本,又与齐梁间全元起《内经训解》本相参校,刻苦钻研,结合自己的学术思想和经验,采用合篇、别目、移章、增补等方法,对《素问》进行了重新编次,又通过补夺、正误、删衍、润色等具体方法,进行了全面校勘、训诂、注释和发挥,历时12 年,于 762 年编辑成《次注素问》,共计 24 卷,81 篇,使原来残缺不全、脱简讹误重复甚多的医学经典得以定本而广为流传,成为后世医家研究该书的蓝本。其中,经他补入的《五运行大论》、《六微旨大论》、《六元正纪大论》、《至真要大论》等篇章,比较客观地反映了运气学说。

在论述水液的输布代谢时,他谈到了肺、脾二脏的重要作用,其注释尤其强调肺、脾、肾三脏在水液代谢方面的功能。他所提出的"冲为血海,任主胞胎,二者相资,故能有子"理论,为历代医家所遵奉。

他在对《素问》各篇进行了调整、归类、校勘的时候,将自己补充的内容,用红色字体标注,以让后人能够区分,哪些是原著内容,哪些是他根据自己实践、研究,补充的内容,为后世医书注释树立了榜样。他在序文里写道:"凡所加字,皆朱书其文,使古今必分,字不杂糅。"王冰对祖国医学理论的某些问题,常有独到见解,王冰在"治病求本,本于阴阳"的原则指导下,临证强调应明辨阴阳水火。对于真阴虚损者,主张"壮水之主,以制阳光";对于阳气不足者,主张"益火之源,以消阴翳"。认为"寒之不寒,责其无水",就是说用寒药治疗热证无效,就要考虑是否属于阴虚水亏所致的虚热;"热之不热,责其无火",就是说用热药治疗寒证无效,就要考虑是否属于阳虚火衰的虚寒。

所以,王冰的医学见解,对后世中医的发展影响深远。实际上,王冰深受道文化影响,注定其注释《黄帝内经》时,融入了道文化的思想。

9. 伤骨科奠基人蔺道人

蔺道人(790—850年),唐代长安(今陕西西安)人,姓蔺,名无从可考,因出家为僧,故称道人,唐代骨科学家。蔺道人精于骨伤理论和医疗技术。他一面修道,一面为贫病者、骨折患者诊病治伤。公元9世纪中,唐统治者为解决经济困难,下令佛道僧尼还俗从事农桑生产,蔺道人离开长安,到江西宜春县钟村,过着隐居的生活。因治愈邻人的骨伤闻名遐迩,求者日众。于是,蔺道人即将自己的医疗技术和整骨书籍毫无保留地传授给邻人,另避幽处,安度晚年。因此,人们将蔺道人的传书《理伤续断方》,改名为《仙授理伤续断秘方》。

他第一次倡导和规定了骨折脱臼等损伤的治疗标准化流程:即清洁伤口、检查诊断、牵引整复、复位敷药、夹板固定、复查换药、服药、再洗等,介绍了正骨手法的14个步骤、方法和方药,并论述了处理损伤、关节脱臼以及伤科常用的止血、手术复位、牵引、扩创填塞、缝合等具体操作技术。明确提出处理复杂骨折的三个原则:"粉碎性骨折,体表没有穿破,或虽然穿破皮肉,但手法整复可以成功者,就应用手法复位;粉碎性骨折,手法不能整复者,就必须采用外科手术以利刃切除骨尖,使两断端恢复解剖位置,他强调用快刀割,捺入骨;骨折严重,复位或切除骨尖均不能正确复位者,就应进行外科手术切开整复。"

蔺道人对伤科疾患的处理既重于手法整复,又重视内服等方面的方药,书中载 40 余方,有洗、贴、掺、揩,以及内服诸方,奠定了骨科辨证、立法、处方和用药的基础。蔺道人是一位杰出的整骨学家,他的学术思想和医疗技术成就对后世骨科发展影响深远,可谓是我国骨伤科学较早的奠基人。

10. 妇科专家昝殷

昝殷(797—859 年),唐代蜀地成都(今四川成都)人,著名妇产科学家。其撰写的《经效产宝》是我国尚能看到的第一部妇产科专书,为妇产科学的发展作出了一定贡献。昝殷于产科主张妊娠期以养胎保胎为要,治疗上重视调理气血、补益脾肾,并重点讨论了难产中的横产、倒产、胎衣不下等。他对妊娠、难产、产后诸病证治进行了论述。例如,论妊娠反应,"夫阻病之候,心中愦愦,头旋眼眩,四肢沉重,懈怠,恶闻食气,好吃酸咸果实""多卧少起,三月四月多呕逆,肢节不得自举者",详尽而且扼要。并提出,用人参、厚朴、白术、茯苓之类健脾利水,橘皮、生姜、竹茹等化痰止呕,用于妊娠恶阻的治疗。

昝殷于食疗亦颇有研究,著有《食医心鉴》一书,论述中风、脚气、消渴、淋病等内科病及部分妇、儿科病的食治诸方。他十分重视脾胃的生理功能,认为脾失健运,则"万病辐凑"。其记述的食疗方法也很多,有羹、粥、馄饨、饼、茶、酒等,大多取材容易,符合简、便、廉、验之原则。

第三节　宋(金)元时期名家

一、儿科圣手钱乙

钱乙(1032—1113 年),字仲阳,北宋郓州(今山东郓城)人。对医学各科皆通,尤精儿科,有"儿科之圣"之称。他所著的《小儿药证直诀》等书,记述了很多儿科常见病及传染病。这本书记载的麻疹、百日咳等症,都是最早见于医书者。对小儿病的诊断,生理、病理特点及儿科病的辨证施治,用药特点,都有很多独到见解。

钱乙认为,小儿与成人相比,在生理上有很多不同之处,如他提出小儿"五脏六腑,成而未全,全而未壮""脏腑柔弱,易虚易实,易寒易热"的理论,认为"小儿易为虚实,脾虚不受寒温,服寒则生冷,服温则生热,当识此误也"。因此,在处方用药时,应控制药力,否则,毫厘之失,将会造成千里之谬。

钱乙根据前人脏腑辨证理论,系统地提出了儿科领域的五脏辨证方法,即"以五脏为纲的儿科辨证方法"。他认为五脏属性及功能不同,若被外邪侵袭,发生病变亦不相同,病状也有区别,并详细开列了心、肝、脾、肺、肾虚实的主要症候及治疗原则。

钱乙在儿科学上的另一贡献是,他创造性地将中医"四诊"(望、闻、问、切),应用于儿科临床,婴幼儿说话多不方便,望诊在临床上就显得特别重要。他根据自己的经验,对小儿的全身状况,皮肤,指甲,大、小便,特别是头面各部位的气色变化,作了详细的论述和描绘。对儿科常见的麻疹、痘疹、惊风、疳积等病证,都有可贵的记述,并已初步对小儿麻疹、水痘、天花、猩红热等病的鉴别诊断作了描述。在调制儿科方剂方面,他认为"小儿为稚阴稚阳之体,阴气未盛,阳气柔弱",用药时,应多避免辛香走窜之品,善用柔润方药,如治肾虚失音、囟开不合的地黄丸;治心热咬牙、小便赤的导赤散;治呕吐泄泻的白术散等。钱乙善于根据临证需要化裁古方,他将《金匮要略》中的"肾气丸",化裁制成"六味地黄丸",给后世养阴学派以很大启发,开辟了补阴派的先河。钱乙的六味地黄丸,已被证实对患儿的内分泌,代谢系统和发育不良有效。

《小儿药证直诀》共3卷。上卷论证,中卷述医案,下卷载药方。是继承《颅囟经》的成就,采用《内经》及诸家学说,结合他自己的经验写成的儿科专书。书中,钱乙对小儿生理、病理及辨证施治和制方用药等方面提出新的见解。这是世界上最早的一部较为系统的儿科专著,较之欧洲最早的儿科著作早300年。

二、金元四大家

元末明初著名文学家宋濂（1310—1381 年）在为朱震亨《格致余论》题辞时说"金以善医名凡三家，曰刘守真（刘完素）、曰张子和（张从正）、李明之（李杲），虽其人年之有先后，术之有救补，至于推阴阳五行升降生成之理，皆以《黄帝内经》为宗，而莫之异也。"又说："（朱震亨《格致余论》）有功于生民者甚大，宜与三家所著并传于世。"自此而后，"金元四大家"之称流于世。

1. "寒凉派"代表刘完素

刘完素（约 1110—1200 年），字守真，自号通玄处士。金代河间（今河北河间）人，后人有称他为刘河间。他很重视《内经》理论，特别对五运六气很有研究。一生著书颇多，以《素问玄机原病式》《黄帝素问宣明论方》为代表。

刘完素对热性病和其他杂病的治疗经验丰富。他倡导"六气皆从火化"的学说。在治疗上，主张降心火，益肾水，善用清凉解毒的方药。故后世称他为"寒凉派"的创始人。宋朝一度要求医生处方用药，要使用官颁方剂"局方"，不可随意化裁配方，违背了医学道理，使医者不能辨证施治，对症下药。刘完善对此极为不满，遂标局方之异，作为抗议。

刘完素在医学上的成就，与他的治学态度是分不开的。他的医学知识，来源于《内经》《伤寒论》。因而，他对古代医学著作是很尊重的。但他在临证过程中，并不拘泥于古籍，认为古方不能完全适应当时的疾病，有创立新方的革新精神。在医学上，他不搞门户之见。有不耻下问的精神，自己有病，还请比他威望低的张元素治疗，当张氏治愈他的病后，他勇于肯定他人的医术，并为张氏广为宣传。科学的治学精神和谦逊的为人，受到后人称赞。

刘完素认为五运六气和人体疾病的发生有着密切的关系。"火热论"是他学术思想的核心，当时，热性病流行，而一般医学家多用辛燥之方，往往不能收效。他从中吸取经验教训，结合临床对病理机制的认识，提出了"主火论"的观点，认为火热为导致临床多种证候的重要因素。其立论根据：①根据《内经》病机 19 条，与火热有关的就占其中 15 条。据此，他又推衍了 56 种病证。其他病变（如风、寒、燥、湿等）《内经》中只占 6 条，他推衍为 25 种，而这 25 种中,属风、湿、燥的 15 种,又可归纳于热的项下。这样,在总数 81 种中,除去属于寒的 10 种外,80% 以上的病变都属于火热,或与火热有关,因而他提倡"主火论"。②认为六气之中,火热就占其 2 种,而风湿燥寒诸气,在病理变化过程中,皆能化火生热,而火热也往往是产生风、湿、燥的原因。在治疗火热病方面,也有很多独到之处。例如,他认为表证固然应该汗而解之,但外感初起,多是"怫热郁结"于表,辛热药虽然能发散表邪,但因病本属热,若用热药解表,往往表虽解而热不去,甚至使热邪转甚,不如用寒药解表为妥。因此,主张用辛凉或甘寒解表。若夏热解表,以甘草、滑石、葱、豉等偏寒药解表为妥。若表证兼内热者,当表里双解,他制有防风通圣散、双解散解之。

2."攻下派"代表张从正

张从正(1156—1228 年),字子和,号戴人。金代睢州考城(今河南兰考)人。60 多岁时,曾应召入太医院为太医,但不久就辞归乡里,与他的学生麻知几、常仲明等讨论医学,著有《儒门事亲》一书。

张从正根据"祛邪即所以补正"的观点,多用汗、吐、下"攻病三法"。因此,后人称他为"攻邪派"或"攻下派"。他坚持这一理论,与当时医学界对扶正与攻邪两者的关系看法有分歧分不开的。以张从正为代表的一派,认为祛邪即所以扶正;而另一派则认为扶正即所以祛邪。鉴于此,他认为人生病的原因都是由邪气所致,故治病就是祛邪,"邪去而元气自复也""治病应着重在祛邪,邪去则正安,不可畏攻而养病"。他虽为研究《内经》《难经》《伤寒论》等古典医籍的"经方派",但善于接受新事物,不拘泥于古书,主张"古方不能尽医今病"。

张从正认为疾病自外而入,或由内而生,皆因邪气侵入人体,应迅速扑灭。见病则治病,病去则少服或不服药剂,不要迷信补药,无病即是健康;与其多服补药,不如注意营养,锻炼身体。这些见解至今被视为真理。

在张从正看来,所谓"汗"法,并不限于用药发汗,其中包括了使用针灸、洗熏、熨烙、推拿、体操、气功等法,以达到祛除表邪的目的;"下"法,也不单指泻下,凡是行气、通经、消积、利水等法都应包括在内,以达到祛除里邪目的;"吐"法,也不是单纯的催吐,凡是豁痰、引涎、催泪、喷嚏等上行的治疗手段,都属于此法。关于汗、吐、下三法的论述,最早见于《内经》,张仲景《伤寒论》有关三法的运用已较为具体。如汗法的麻黄汤、大青龙汤;下法的三承气汤,吐法的瓜蒂散等。而张从正根据三法的治病原理,广泛地加以运用,扩大了运用范围,丰富了三法内容。运用的基本原则是,凡是风寒之邪所引起的疾病,在皮肤之间和经络之内,可用汗法;凡是风痰宿食,在胸膈或上脘,可用吐法;凡寒湿痼冷,或热客下焦等在下的疾病,可用下法。他根据《内经》记载"辛甘发散为阳,酸苦涌泄为阴"的理论,提出辛、甘、淡为阳,酸、苦、咸为阴。所谓发散,即为汗法,涌即吐法,泄是下法,三法由此而来。

除了著《儒门事亲》外,张从正还著有《治病百法》2 卷,《十形三疗》3 卷,《杂记九门》1 卷,《撮要图》1 卷,《治法杂论》1 卷,《三法六门》1 卷,《刘河间三消论》1 卷,《扁华生死诀》1 卷。

3."补土派"代表李杲

李杲(1180—1251 年),字明之。金代真定(今河北正定)人。认为:"人以胃气为本。"倡导温补脾胃之法,是"补土派"代表人物。李杲幼年就喜爱医学,曾捐款千金而跟随易州张元素学医,除精通内科外,还擅长外科、五官科和针灸各科。

他在金元各派学术争鸣的过程中,通过临证实践,创制并逐步完善了"补土派"的理论,并著作有《脾胃论》《内外伤辨惑论》和《兰室秘藏》等书,着重阐明了脾胃的生理功能,内伤病的致病、发病机理,鉴别诊断,治疗方药等一系列问题。创立了一系列方剂,如"补中益气汤""调中益气汤""升阳除湿防风汤""当归补血汤"等,至今仍较常用。

李杲的学术思想及成就主要有以下几个方面:①对脾胃基础理论的研究和阐发,认为"气"是决定人体健康与否的关键,而脾胃又是决定元气虚实的关键。确认脾胃是元气之本,元气是健康之本。脾胃伤,则元气衰;元气衰,则疾病生。②认为脾胃与心、肺、肝、肾有密切的关系,四脏的"升降浮沉"等生理活动,是以脾胃为枢纽的。这是因为脾胃为后天之本,是生化之源,水谷赖此而腐熟,并化生新血,营养其他脏器和器官的。若胃气一虚,则五脏必然受累而为病,即出现"阳气下陷,阳火上乘"的病理状态。因此,主张升发脾胃之气的同时,也注意到潜降阴火一面,首先以"益元气"为主,元气旺,自然阳气升而阴火降。据此创制了"甘温除大热"之法。

4."养阴派"代表朱震亨

朱震亨(1281—1358 年),元代婺州义乌(今浙江义乌)人。因他出生的赤岸镇有一条溪流名叫丹溪,所以学者多尊称朱震亨为"丹溪翁"或"丹溪先生"。金元四大家中,朱震亨所出最晚,但最为有名,开方治病,多有服药即愈不必复诊之例,故时人誉之为"朱一贴"。

朱震亨先习儒学,后改医道,在研习《素问》《难经》等经典著作的基础上,访求名医,受业于刘完素的再传弟子罗知悌,融诸家之长。朱震亨以为三家所论,于泻火、攻邪、补中益气诸法之外,尚嫌未备滋阴大法。力倡"阳常有余,阴常不足"之说,申明人体阴气、元精之重要,故被后世称为"滋阴派"的创始人。

朱震亨是典型的儒医范例,他之所以从儒转医,首先是他有儒学的仁爱之心,"吾既穷而在下,泽不能致运。其可远者,非医将安务乎?"其次是为了给自己母亲治病,亦使其有志于医。遂取古代经典医籍细细观之,三年而有所得。又过了两载,竟然自己处方抓药,治愈了老母的旧疾。还因为他的老师许谦本的引导,"吾卧病久,非精于医者不能以起之。子聪明异常人,其肯游艺于医乎?"。

朱震亨晚年整理自己的行医经验与心得,写成许多著作,著有《格致余论》《局方发挥》《金匮钩玄》《本草衍义补遗》等,而《丹溪心法》《丹溪心法附余》均非朱震亨本人所著,系后人将朱氏临床经验整理而成。朱震亨临终前将随他学医的侄儿叫到面前诲之曰:"医学亦难矣,汝谨识之。"说完,端坐而逝。

三、法医学鼻祖宋慈

宋慈(约 1186—约 1249 年),字惠父,南宋建阳(今福建南平)人,中国古代法医学家,中外法医界普遍认为正是宋慈开创了"法医鉴定",因此宋慈被尊为"世界法医学鼻祖"。

1. 全球第一部法医专著

宋慈所著《洗冤集录》是世界上最早的法医专著,在中国元、明、清三朝是刑、法官必读之书,先后被译成法、英、荷等多种文字。《洗冤集录》(见图 8 - 10)共 5 卷,53 条,主要内容包括:宋代关于检尸的法令;检尸的方法和注意事项,尸体现象;各种原因引起的非正常死亡,如各种机械性窒息死、各种钝器损伤、锐器损伤、古代交通事故、高温致死、中毒、病死、猝死与医疗事故等,以及尸体发掘等多方面的内容。书中还系统阐述了法医学的尸体检验方法和各种死亡情况下的检验所得。从该书目录可以看出,对各种不同原因死伤分类比较细,如区分自缢和被打勒死假作自缢,服毒,病死,针灸死,酒食醉饱死等,还载有辟秽方、救死方等,是一部比较系统的法医著作。《洗冤集录》成书两百年之后由中国传入西方,成为西方法医学发展的一块奠基石。

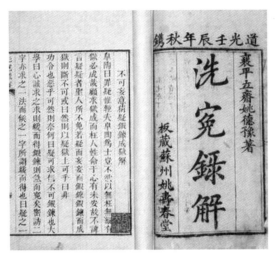

图 8-10　《洗冤集录》书影

2. 宋慈的主要思想

(1) 格物穷理。宋慈受过理学的系统教育和长期熏陶。少年时受业于同邑人、"考亭(朱熹居住地)高第"吴稚,入太学后,又为当时著名理学家、朱熹再传弟子真德秀所赏识,遂师事之。中进士后又多年为官。不过宋慈在法医学理论上和实践中,并没有表现出理学唯心主义倾向,而是大力提倡求实求真精神。

(2) 民命为重。当时州县官府往往把人命关天的刑狱之事委之于没有实际经验的新入选的官员或武人,这些人经验有限;加之其中有的人怕苦畏脏,又不对案情进行实地检验,或虽到案发地点,但"遥望而弗亲,掩鼻而不屑",因而难免判断失误,以至黑白颠倒,是非混淆,冤狱丛生。身为刑狱之官,宋慈对这种现象深恶痛绝,他在听讼理刑过程中,以民命为重,实事求是。

(3) 实事求是。对待尸体的态度,特别是能否暴露和检验尸体的隐秘部分,按照理学"视、听、言、动非礼不为"、"内无妄思,外无妄动"的教条,在检验尸体之时,都要把隐秘部分遮盖起来,以免"妄思"、"妄动"。宋慈出于检验的实际需要,一反当时的伦理观念和具体做法,彻底打破尸体检验的禁区。他告诫当检官员:切不可令人遮蔽隐秘处,所有孔窍,都必须"细验",看其中是否插入针、刀等致命的异物。并特意指出:"凡验妇人,不可羞避",应抬到"光明平稳处"。如果死者是富家使女,还要把尸体抬到大路上进行检验,"令众人见,一避嫌疑"。

3. 纪念宋慈

虽然宋慈贡献巨大,但遗憾的是,其人其事鲜为人知。《宋史》没有给宋慈写下一字半句传记;清乾隆《四库全书》在子部目中仅仅留有六个字:"宋慈始末未详。"清代一位著名历史考据学家钱大昕著《养新录》也仅知《洗冤集录》这部著作,而不知作者宋慈是何郡人氏。现存宋慈故里的后代人,也淡忘了这位不该淡忘的伟大人物。在《建阳县志》宋慈条目下仅寥寥数行文字,留下诸多缺憾。幸好其友刘克庄为宋慈撰写了《宋经略墓志铭》,使得后人对其有比较详细的了解。原文是这样写的:"余(刘克庄)为建阳令,获友其邑中豪杰,而尤所敬爱曰宋公惠父。时江右峒寇张甚,公奉辟书,慷慨就道,余置酒赋词祖饯,期之以辛公幼安、王公宣子之事。公果以才业奋历中外,当事任,立勋绩,名为世卿者垂二十载,声望与辛(弃疾),王二公相颉颃焉。……再调信丰簿,帅郑公性之罗致之幕,多所裨益。秩满,南安境内三峒首祸……臬司叶宰惩前招安,决意剿除,创节制司,准遣阙辟公。"

四、其他名家

1. 针灸铜人发明者王惟一

王惟一(987—1067 年),又名王惟德。宋仁宗(赵祯)时当过尚药御,针灸学造诣深厚,集宋以前针灸学之大成,著有《铜人腧穴针灸图经》一书,奉旨铸造针灸铜人两座。针对当时有关针灸学的古籍脱简错讹甚多,导致临床差错事故频出的情况,王惟一及其同行产生了统一针灸学标准的想法,并多次上书皇帝,请求编绘规范的针灸图谱及铸造标有十二经循行路线及穴位的铜人,以统一针灸诸家之说。获准后,王惟一亲自设计铜人,从塑胚、制模以至铸造的全部过程,他都和工匠们生活、工作在一起,攻克技术难关,终于在公元 1027 年铸成了两座针灸铜人。仁宗下召将一座铜人放在医官院,让医生们学习参考；另一座放在宫里供鉴赏。并让史官把这件事作为一件大事，写入史册："这铜人于天祯五年（1027 年）十月经'御制'完成，以便传到后代。"王惟一又将自己编绘的《铜人腧穴针灸图经》献给仁宗，以作为铜人的注解和姊妹文献。赵祯随即下令，御编图经已经完成，把它刻在石上，以便传到后代。铜人和图经，在当时的医疗教学和医官考试中起了很大的作用，为统一和发展我国针灸学作出了很大贡献。

王惟一所设计的铜人，穴位精确，工艺水平高。他选择了精制的铜，铸成和一般人大小相似的人体，躯壳表面刻有三百五十四个穴孔，孔内装满水银，外封黄蜡，以防水银流出。应试者若针得正确，一进针水银便会流出。若针得不对，就刺不进去。设计非常巧妙。《铜人腧穴针灸图经》全书共 3 卷，1026 年成书。354 个穴位，按十二经脉联系起来，注有穴位名称，绘制成图，为铜人注解。按照图可查到所需用的穴位，按照穴位可查到所治之症候，方便学习和使用。

2. 翰林医官使王怀隐

王怀隐（约 925—997 年），北宋宋州睢阳（今河南商丘）人。原本为京城开封建隆观道士，善医理，太平兴国初奉诏还俗，任命为尚药奉御，升至翰林医官使。

宋太宗即位后，命王怀隐等 4 人将收藏名方千余首，校勘编类，每部以隋代太医令巢元方《诸病源候论》有关论述冠其首，而方药次之，于淳化三年（992 年）成书 100 卷，太宗御制序文，题名为《太平圣惠方》，凡 1 670 门，载方 16 834 首。书中强调医生治疗疾病必须辨明阴阳、虚实、寒热、表里，务使方随证设，药随方施，并论述了病因病机、证候与方剂药物的关系。王怀隐等采用按脏腑和各科病证分类的体例，先论后方，在每门之下先引《诸病源候论》的理论为总论，然后汇集方药，体现了理、法、方、药的辨证论治体系，临床价值高。

王怀隐对五脏用药进行了归类：肝脏用药有蕤仁等 28 种，心脏用药有麦门冬等 23 种，脾脏用药有黄芪等 25 种，肺脏用药有款冬花等 26 种，肾脏用药有肉苁蓉等 21 种，这种归类方法，对后世医家有很大影响。王怀隐等还总结出 95 种病的通用药，并选用了一些前代罕用或不用的药物。

3. 唐慎微

唐慎微（约 1056—约 1093 年）字审元，北宋蜀州晋原（今四川崇州）人，药物学家。出身世医之家，医术精湛，尤其专长经方。

唐慎微谢绝为官的邀请，长期行医于民间，治病不分贵贱贫富，不避风雨寒暑，有求必应，从不求诊金财物报酬，但求效方良药知识，正是在不断积累和研究的基础上，约于1082年编成《经史证类备急本草》32卷，共计60余万字。该书总结北宋以前历代药物学成就，载药约1580种，新增药物达476种。唐慎微选辑书目达200余种，除医药著作外，还辑录了《经史外传》《佛书道藏》等书中有关医药方面的资料。在辑录古代文献时，忠实于原貌，以采录原文为主。唐慎微首创了方药对照的编写方法，"集书传所记单方，附于本条之下，殊为详博"，多被后世本草沿用。全书载古今单方验方3000余首，方论1000余首，为后世保存了丰富的民间方药经验。他治学态度严谨，所引资料均标明出处，为了突出《神农本草经》以示正本清源，凡《本经》原文，均刊印以黑底白文，以示区别。《证类本草》自刊印后，曾多次被增补，作为国家药典而颁行全国，并传至朝鲜、日本。

4. 成无己

成无己（约1063—约1156年），北宋聊摄（今山东茌平）人，伤寒学家。著有《注解伤寒论》10卷、《伤寒明理论》3卷、《伤寒明理药方论》1卷等。他以经注论，以论证经，是注解《伤寒论》的第一家，也是伤寒学派的代表人物。成无己论析《伤寒论》方，在制方分类上颇有建树。他明确提出"十剂"的概念，而且提出了"七方"之名："制方之用，大、小、缓、急、奇、偶、复七方是也。是以制方之体，欲成七方之用者，必本于气味生成，而制方成焉。"《药方论》择伤寒常用方20首，并为之说明。所以，成无己最突出的学术成就是对《伤寒论》的研究，在伤寒学派的形成过程中起到了推动作用。

5. 陈言

陈言（约1131—约1189年），字无择，青田（今浙江丽水）人。陈言博览医籍，搜集众长，将《内经》《金匮》之旨，穷研受病之源，阐发"三因学说"，著成《三因极一病证方论》18卷，简称《三因方》，又称《三因极一病源论粹》，为中医病因学的专著。

该书详尽地阐述了"三因学说"，即内因、外因、不内外因。这三种致病因素，既可单独致病，又能相兼为病，彼此并非完全割裂。例如，陈氏认为三因致病后形成的病理产物，如痰饮、瘀血等，又可作为病因导致不同的病证。

陈言注重病因,其目的是为正确地辨证施治,即"分别三因,归于一治"。他指出:"凡治病,须识因。""不知其因,施治错谬,医之大患,不可不知。""治之之法,当先审其三因,三因既明,则所施无不切中。"

6. 张元素

张元素(约1131—约1234年),字洁古,金时易州(今河北易县)人。8岁试童子业,27岁试经义进士,后因官场不得志,而改学医学。著有《珍珠囊》《脏腑标本药式》《医学启源》《药注难经》等书。张元素一生教了几个很有成就的学生,其中最有名的,是"金元四大家"之一的李杲,和名医王好古。

张元素的学术思想受华氏《中藏经》、王冰《素问释文》、钱乙《小儿药证直诀》、刘完素《素问玄机原病式》影响颇深,并取各家精华,录入《医学启源》,而且作了很多发挥。张元素在医学上的成就,主要在基础医学理论、药物学和方剂学。张元素对药物的气味、归经、补泻等问题颇有阐发,善于把古代药物学知识与临床结合起来,用药虽法度严谨,但又能灵活变通,真正做到了有常有变,得心应手。临证中,常用川芎散肝,细辛补肝,白芍泻肝;芒硝软心,泽泻补心,黄芪、甘草、人参缓心;甘草缓脾,人参补脾,黄连泻脾;白芍敛肺,五味子补肺,桑白皮泻肺;知母坚肾,黄柏补肾,泽泻泻肾,摸索出一套临证用药规律。张元素除在药物的升降浮沉、归经等方面很有研究外,更为重要的是他首创了中药的引经报使学说。例如,太阳小肠、膀胱病的引经药:在上用羌活,在下用黄柏。阳明胃、大肠病的引经药:在上用升麻、白芷,在下用石膏。少阳胆、三焦病的引经药:在上用柴胡,在下用青皮。太阴脾、肺病的引经药:用白芍。少阴心、肾病的引经药:用知母。厥阴肝、心包络病的引经药:在上用青皮、在下用柴胡。这些仍有一定研究价值。

张元素与刘完素两人都是河北省人,相距不远,虽学术观点不同,但私人感情很好。有一次,刘完素患了伤寒病,七、八天病势不减,头痛、呕吐、纳呆,张元素主动要求给刘诊治,但因学术派别不同,再加上元素声望不如刘高,起初刘不太乐意让元素诊治,但张元素态度诚恳,并耐心地解劝和安慰刘,使刘深受感动,最后还是服了张开的处方,疗效很好,很快就治愈了。

第四节 明清以来的名家

一、"濒湖山人"李时珍

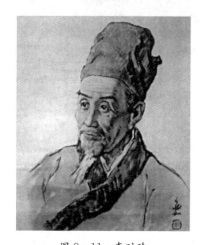

图 8-11 李时珍

李时珍(约 1518—1593 年,见图 8-11),字东璧,自号濒湖山人,明代蕲州(今湖北蕲春)人。李时珍出生于世医家庭,但李父希望他长大后不要从医,而应该走上仕途。但李时珍 14 岁中秀才后,连续三次科考不中,于是他放弃了科举仕途的打算,向父亲表明学医决心:"身如逆流船,心比铁石坚。望父全儿志,至死不怕难。"从此,李时珍一辈子脚踏实地,潜心钻研医药学,终于伟大的医药学家。

1. 修订本草著作的动机

究竟是什么促使李时珍花费毕生精力,编撰《本草纲目》这么大部头的著作?原来,李时珍发现当地几例病人,服药后病症加重,而医生根据病情所开药方无错,百思不得其解。经仔细查证,最终发现是因为药铺抓错药所致,错以虎掌代替漏篮子抓给病人。李时珍知道,虎掌有大毒,随即陪同病人家属找店家理论,店家拿出的依据是《日华子本草》,书上清清楚楚地写着漏篮子又名虎掌,二者为同一药物。李时珍终于意识到,古书可能有误,如果不纠正,还会祸害无数病人。李时珍梳理后发现,古书还有很多可怕的错误,例如,古代本草著作认为水银无毒,很多人信以为真,大量服用丹药(含水银)以求长寿,结果中毒者众多,英年早逝的帝王将相、文人墨客不计其数。从此,李时珍暗下决心,一定要重新修订本草著作,改正以前本草著作中的错误,造福后人。

2. 历尽艰辛不放弃

李时珍想抓住一切可以利用的机会,动员可以动员的一切力量,推进本草修订。例如,明宗室武昌楚王闻知他医术精湛,聘他到王府任"奉祠正",

主管祭祀礼仪和医务。他就请王爷上朝奏请重修本草,王爷不肯,他却不死心。后因治疗不少疑难杂症,被推荐上京任太医院判。太医院是专为宫廷服务的医疗机构,当时被一些庸医弄得乌烟瘴气,李时珍多次建议重修本草,虽据理力争,终以失败告终,任职一年便辞职回乡。

但李时珍坚持不放弃,既然国家不愿意牵头做,那就自己来完成。于是,他脚穿草鞋,身背药篓,带着徒弟和儿子建元,翻山越岭,访医采药,足迹遍及河南、河北、江苏、安徽、江西、湖北等广大地区,以及牛首山、摄山、茅山、太和山等大山名川,走了上万里路,向药农、猎人、渔夫、农民、樵夫、药工、药商等内行人求教,参阅 800 多种书籍,历时 27 年,终于在他 61 岁那年(1578 年)写成《本草纲目》。

在李时珍编撰《本草纲目》过程中,他父亲以及太医院一位和他志趣相投的老太医给了他极大帮助,如老太医得知李时珍的想法时,无偿捐出自己收集的古书。李时珍本人在考察过程中,非常细致、认真。例如,李时珍路过河南境内的一处驿站,见几个车把式正在把一些粉红色的草花放在锅中煎煮。他凑近去看了看,见不过是南方随处可见的旋花,却不知这些车夫煮它有何用? 便向他们开口讨教,一个车把式答道:"我们这些人常年在外,风里来雨里去,盘骨多半都落下了伤痛。喝点旋花汤,能治盘骨病呢。"李时珍用心把这种药草的形状、药性等记了下来,并把它写进书中。再例如,为弄清曼陀罗花的毒性取得可靠验方,李时珍又冒着生命危险,亲口尝试,证实了它的麻醉作用。

最值得称赞的是他坚忍不拔的毅力,能够做到三十年如一日,没有国家一点资助,完成旷世之作。此外,他还著有《濒湖脉学》《奇经八脉考》等书。

3.《本草纲目》主要成就

《本草纲目》全书 52 卷,收录了药物 1 892 种,分为 16 部、60 类,其中有374 种是过去没有记载的新药物。该书对每一种药物的名称、性能、用途和制作方法都做了详细说明。书中还附有 11 096 首药方,1 160 幅药物形态图(见图 8-12)。该书打破了自《神农本草经》以来,沿袭了一千多年的上、中、下三品分类法,把药物分为水、火、土、金石、草、谷、菜、果、木、器服、虫、鳞、介、禽、兽、人共 16 部,部下又分成 60 类(如草部 9 类,木部 6 类,菜、果部各7 类等),再向下分成若干种。不仅提示了植物之间的亲缘关系,而且还统一了许多植物的命名方法。书中还系统地记述了各种药物的知识,包括校正、

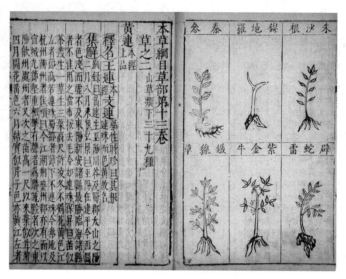

图 8-12 《本草纲目》书影

释名、集解、正误、修治、气味、主治、发明、附录、附方等项,从药物的历史、形态到功能、方剂等,叙述甚详。尤其是"发明"这项,主要是李时珍对药物观察、研究以及实际应用的新发现、新经验,丰富了本草学的知识。

该书曾被译成日、英、法、德等多种文字,享誉世界,被称为中国的百科全书。

4.《本草纲目》刊印、推广

遗憾的是,李时珍生前并没有亲眼看到自己终身为之呕心沥血的这部巨著印行。直到他告别人世时,《本草纲目》还在南京由书商胡承龙等人主持刻版,3 年后才印出书籍。

李时珍在未逝前,写了一个上书表交给其子建元,命他送与皇帝。没多久,建元将父亲遗表及"纲目"献予皇上。天子嘉许,朝廷命礼部誊写,分两京、各省布政刊行,从此"士大夫家有其书"。本草之学从这里才算是集大成了。

李时珍遗书大意是,历经久远年代后,许多的药物有同物不同名的,有同名不同物的,有难以辨识的,有些分类不对的,有些药物有毒却和那些无毒的药形态相似,增加采药困难,这都影响治病的效果。还有些历代发现的新药,以前的书中还未记载,于是增补、订正了许多药物。旧籍记载的 1 500 多种,在《本草纲目》书中,增加 374 种。分为 16 部,共 52 卷。以药物的"正名"为纲,而"附释"为目;再加上以集解、辨疑、正误,详细地将其出产地、药物的气味、主治都记载于书中。著作本书的参考书籍非常多,上自坟典、下至稗记,只要有攸关者,都收掇在书中。虽然称之为医书,实际是将万物及药物的理讲明了。希望皇帝能"特诏儒臣补注,成昭代之典",如此,本书便能成为指导医生们使用得很好的参考典籍。李时珍意志坚定,以医药学发展为己任的决心和毅力,永远值得尊敬。

二、温补学派创始人张景岳

张景岳(1563—1640 年,见图 8 - 13),名介宾,字惠卿,号景岳,因其室名通一斋,故别号通一子,同时,因为他善用熟地,有人又称他为"张熟地"。明末会稽(今浙江绍兴)人,古代中医温补学派的创始人。

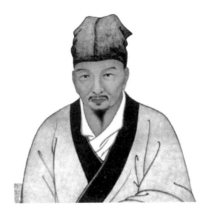

图 8 - 13　张景岳

1. 自幼学医

张景岳从小喜爱读书,广泛接触诸子百家和经典著作,其父张寿峰是定西侯门客,素晓医理。他幼时即从父学医。13岁时,随父到北京,从师京畿名医金英学习。通晓易理、天文、道学、音律、兵法之学,对医学领悟尤多。他壮岁从戎,参军幕府,57 岁时,返回南方,专心从事于临床诊疗,著书立说。

2. 首创温补

明代医学界刘完素的火热论和朱震亨的相火论占统治地位,更有时医偏执一说,滥用寒凉,多致滋腻伤脾苦寒败胃,成为医学界的时弊。张景岳在临床实践中,逐渐摒弃朱氏学说,针对病机虚损者,力主温补。并对朱震亨之"阳有余阴不足"提出质疑,创立"阳非有余,真阴不足"的学说,创制了许多著名的补肾方剂。应该说,张氏学说的产生出于时代纠偏补弊的需要,但也造成后世一些不从实际出发的庸医滥用温补的现象。

3. 晚年著述

张景岳晚年集自己的学术思想,临床各科、方药针灸之大成,辑成《景岳全书》(见图 8 - 14)64 卷。该著作成书于 1640 年,所谓《全书》者,博采前人之精义,考验心得之玄微。《全书·传忠录》辑有张景岳主要医学理论、医评、问诊和诊断、治疗原则等论文 30 余篇,多论述温补学说。《全书·脉神章》录有历代脉学,其中诊脉之法和脉象主病多有结合临症经验的评论。《全书·杂证谟》列诸内科杂症的病因病机、治理方药和部分医评,并附有部分医案,论述系统、精彩。《全书·妇人规》:论述九类妇科疾患,并指出妇科证多有情志病因,尤要注重四诊合参。《全书·小儿则》:更述儿科诸病并治,在总论中提小儿"脏气清灵,随拨随应"的生理特点。《全书·本草正》介绍药物 292 种,每味详解性味功用,多为自己的临症用药体会。《全书·新方八阵》《全书·古方八阵》,以方药列八阵为"补、和、攻、散、寒、热、固、因"。共录新方 186 方,古方 1 533 方,其后的妇人、小儿、痘疹、外科古方收妇科 186 方,儿科 199 方,痘疹 173 方,外科 374 方及砭法、灸法 12 种。

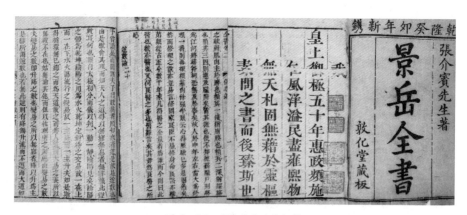

图 8-14 《景岳全书》书影

三、温病学派代表叶天士

叶天士(约 1666—1745 年,见图 8-15),名桂,号香岩,晚年又号上律老人。叶天士少承家学。他的祖父叶时,父亲叶朝采都精于医术。白天,他从师读经书;晚上,他父亲就教他"岐黄学"。十四岁,他不幸失去父亲,开始幼孤且贫的生活,于是,他一面开始行医应诊,一面拜父亲的门生朱某为师,继续学医。

1. **虚心求教**

叶天士深信"三人行必有我师"的古训,只要比自己有本事的,他都希望拜之为师。于是,他的老师有长辈,有同行,有病人,甚至有和尚。当他打听到某人善治某病,就欣然前往,学成后才离去。从 12 岁到 18 岁仅仅六年,他除继家学外,先后求教过的名医就有 17 人。叶天士虚心求教,"师门深广"。有次,叶天士偶遇一位上京应考的举人,叶天士诊其脉,问其症。举人说:"我无其他不适,只是每天都感口渴,时日已久。"叶天士便劝那位举人不要赴考,说他内热太重,得了糖尿病,不出百日,必不可救。举人虽然

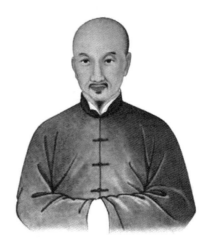

图 8 - 15　叶天士

心里疑惧,但是应试心切,仍然启程北上。走到镇江,他听说有个老僧能治病,就赶去求治。老僧的诊断和叶天士的诊断一模一样。可是,叶天士当时还拿不出办法,而老僧却能把治疗方案具体地告诉举人说:"既有其病,必有治方。从今天起,你每天即以梨为生,口渴吃梨,饿了也吃梨,坚持吃一百天,自然会好。"举人按嘱咐每天吃梨,果然一路平安无事。当他衣锦回家时,在苏州又遇见叶天士,便把经过一五一十地说了。叶天士知道老僧的医术比自己高明,就打扮成穷人模样,到庙里拜和尚为师,并改名叫张小三。他每天起早摸黑,除挑水,砍柴等外,就挤时间精心学医。老僧见他勤奋好学,很喜欢他。每次出诊,必带他一起去。经过 3 年的刻苦学习,叶天士把老僧的医术全部学到手。有一天,老僧对叶天士说:"张小三,你可以回去了,凭你现在的医术,就可赛过江南的叶天士了。"叶天士一听便跪下承认自己便是叶天士,老僧很受感动。

2. 温病学派奠基人

叶天士最擅长治疗时疫和痧痘等证,是中国最早发现猩红热的医家,是温病学的奠基人之一。清代乾隆以后,江南出现了一批以研究温病著称的学者。他们以叶天士为首,总结前人的经验,突破《伤寒论》等临床经典治疗方法治疗温病的缺陷,开创了治疗温病的新途径。叶天士著有《温热论》一书,为我国温病学说的发展,提供了理论和辨证的基础,是温病学派的开山之作。他率先提出"温邪上受,首先犯肺,逆传心包"的论点,概括了温病的发展和传变的途径,为认识外感温病的总纲;还根据温病病变的发展,分

为卫、气、营、血四个阶段,作为辨证施治的纲领;在诊断上则发展了察舌、验齿、辨斑疹、辨白疹等方法。叶天士将"伤寒"与"温病"两大学说从辨证方法上区分开来,这种大胆的创新来自于其对先贤著作的透彻分析和丰富的临床经验,所以说,叶天士称得上是对《伤寒论》理解得最透彻的一位医家。

3. 尊重同行,不以名气论英雄

碰到自己治不好的病,叶天士乐于向同行学习,即便是不出名的医生,他也能够一起探讨。有一次,叶天士的母亲,任凭他多方治疗就是无效,周围有名的医生也束手无策。叶天士很忧虑,便问仆人:"本地还有没有学问深而无名气的医生?"仆人说:"后街有个章医生,平日总是夸耀自己的医术比你高明,但是上门请他看病的人,寥寥无几。"叶天士很吃惊:"敢出言,此人应当会有真才实学的,快去请来!"仆人奉命去请。章医生详细询问病情。仆人说:"太夫人服药无效,病势日危,主人终夜彷徨,口中喋喋不休念着"黄连"二字。"章医生心中有所领悟,便来到叶天士家。诊视叶老太太后,又拿过去的药方子细看,沉吟很久说:"原药和症相合,照理应当奏效。但太夫人病由热邪郁于心胃之间,药中必须加黄连,才能治愈。"叶天士一听,不觉一跃而起,说道:"我早就想用这味药,因为考虑母亲年纪大,恐怕会灭真火,所以不敢用呀。"章医生说:"太夫人两尺脉长而有神,本元坚固。对症下药,用黄连有何不可?"结果,服药一剂,病情就大有好转,再服一剂,病就好了。叶天士很吃惊,专门去章医生家拜谢。以后,叶天士经常对病人说:"章医生的医术比我高明,可以请他看病。"

叶天士临终时,还谆谆告诫他的孩子说:"医可为而不可为。必天资敏悟,读万卷书,而后可借术以济世。不然,鲜有不杀人者,是以药饵为刀刃也。"

叶天士去世后,他的弟子们取其方药治验,分门别类集为一书,取名《临证指南医案》,并于1766年刊印,内容包括内科杂病、妇科与儿科,尤以温病方药最多。

四、其他名家

1. 缪希雍

缪希雍(1546—1627年),字仲淳,号慕台,明代海虞(今江苏常熟)人。

他著有《神农本草经疏》3 卷,《先醒斋医学广笔记》3 卷,亦有《续神农本草经疏》《方药宜忌考》《仲淳医案》《本草单方》等。

缪氏擅长药物炮制,强调汤、散、膏、液、丸作用特点不同。例如,同为丸药,面糊取其迟化直下焦;炼蜜丸取其迟化气循经络;腊丸难化,意在取其起效慢。他还认为药性随产地而变,实际上是强调地道药材。

2. 龚廷贤

龚廷贤(1522—1619 年),字子才,号云林山人,其父龚信,精于医术,曾任明太医院医官。龚廷贤早年业儒,但科举屡试不中,转而随父学医,以“良医济世,功同良相”自励。精通内科、外科、妇科、儿科,尤擅长于儿科。

他临床诊治尊古而不拘泥,深明五脏症结之源,决生死多奇中。有一段时间,他在河南黄河流域行医。时值开封一带疫病流行,街头巷尾都有病人,症状为头疼身痛,憎寒壮热,头面颈项赤肿,咽喉肿痛,神智昏迷,俗名“大头瘟”。时医只知按古法医治,无效。龚廷贤根据病情,独具匠心,以自己的见解,开上二圣救苦丸(牙皂、大黄)药方,治医好很多垂危病人,名噪中原,被尚书荐为太医院吏目。

万历二十一年(1593 年),鲁王妃患膨胀病,腹大如鼓,左肋积块刺痛,坐卧不宁。经太医多方治疗,均不见效,生命垂危。召龚廷贤诊治,经诊脉开方,对症下药,终获痊愈。鲁王大喜,称之为国手,以千金酬谢,龚廷贤不受,乃命刻其所著《禁方》(即《鲁府禁方》)一书,又画其像以礼待之。皇帝特赐双龙“医林状元”匾额一块。

龚廷贤一生著述极丰,先后完成了《济世全书》8 卷、《云林神彀》4 卷、《万病回春》8 卷、《寿世保元》10 卷、《种杏仙方》4 卷、《鲁府禁方》4 卷、《医学入门万病衡要》6 卷、《小儿推拿秘旨》3 卷、《眼方外科神验全书》6 卷、《本草炮制药性赋定衡》13 卷,此外还有《秘授眼科百科全书》《痘疹辨疑全录》等。其中《小儿推拿秘旨》是我国医学史上最早的一部儿科推拿专著。《万病回春》和《寿世保元》两书流传最广。

3. 徐大椿

徐大椿(1693—1771 年,见图 8-16),原名大业,字灵胎,号洄溪,清代江苏吴江(江苏苏州)人。徐大椿自幼习儒,年近 30 时,因家人多病而致力医学,攻研历代名医之书,速成深邃,大器晚成。徐氏一生著述颇丰,主要有《医学源流论》《医贯砭》《兰台轨范》《慎疾刍言》《难经经释》《内经诠释》《六

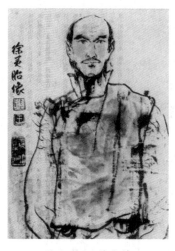

图 8-16　徐大椿

经病解》等,后人将其所著辑为《徐氏医学全书十六种》。徐大椿自拟墓群对联曰:"满山芳草仙人药,一径清风处士坟,"真实反映其追求和风骨。

4. 赵学敏

赵学敏(约 1719—1805 年),字恕轩,号依吉,清代钱塘(浙江杭州)人。其父晚年得二子,长子即赵学敏,次子赵学楷。出于济世利人的目的,赵父让学敏习儒,学楷学医。为了创造一个良好的学习环境,赵父在养素园中收藏了许多医书,又专门开辟一块土地作为栽药圃,让弟兄二人终年吃住在园中,接受儒学和医学教育。赵学敏虽被指定为学儒,但他的兴趣却在医药方面。他博览群书,对天文、历法、术数、方技、医药、卜算之类的书籍多有涉猎。闲暇时,他与弟弟就以默写针灸铜人图作为游戏。长期的过度用目,赵学敏患上了眼疾。但他眼疾刚愈,就凭借自身的体会,写下了一本眼科专著《囊露集》。赵学敏对此书甚为得意,认为可以超过前人所有的眼科书,只可惜这本书最后并没有流传下来。

乾隆三十五年(1770 年),赵学敏初步完成了丛书《利济十二种》。这套书共 100 卷,含 12 种医药书,包括药书、本草、养生、祝由、眼科、炼丹及民间走方医疗法等多方面的内容。丛书子目的名称是:《医林集腋》《养素园传信方》《祝由录验》《囊露集》《本草话》《串雅》《花药小名录》《升降秘要》《摄生闲览》《药性元解》《奇药备考》《本草纲目拾遗》,这 12 种医书最终只有《串雅》和《本草纲目拾遗》流传下来。《串雅》是中国历史上第一部有关民间走方医的专著,揭开了走方医的千古之秘。书中记录了走方医常用的内治、外治、杂治、顶药、串药、禁药、奇药、针法、灸法、贴法、熏法、洗法、吸法、取虫等治病手段,又介绍了有关药物伪品、法制、食品、杂品等情况,揭示了走方医所用的简便治法和药物炮制、作伪的内幕。《本草纲目拾遗》是一部为了弥补明代医学家李时珍《本草纲目》之不足而作的本草学著作,书中不仅纠正了李时珍书中的几十条错误,而且新增药物达 716 种之多,这些资料绝大多数来自于民间。

5. 张锡纯

张锡纯(1860—1933 年,见图 8 - 17),字寿甫,河北盐山人。出身于书香之家,自幼读经书,两次乡试未中后遵父命改学医学,上自《黄帝内经》《伤寒论》,下至历代各家之说,无不披览,同时读了西医的一些著作,为中西汇通派代表人物之一。

受时代思潮的影响,张氏萌发了衷中参西的思想,遂潜心于医学。1900 年前后十余年的读书、应诊过程,使他的学术思想趋于成熟。1928 年定居天津,创办国医函

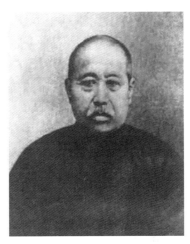

图 8 - 17　张锡纯

授学校。他处世为学以"志诚"为信条,故书屋名"志诚堂"。代表著作《医学衷中参西录》是其一生治学临证经验和心得的总结。

6. 张简斋

张简斋(1880—1950 年),字师勤,祖籍安徽桐城,出生于南京中医世家。民国时期"金陵四大名医"之首。20 世纪 30—40 年代末,曾任中国国医学会理事长、全国中医师公会理事长、南京中医学校校长等职。在医界颇负盛名,有"南张北施(施今墨)"之称。

张简斋精通中医理论,临床尤擅长内科、妇科、儿科和疑难杂症的诊治。用药极为大胆,不墨守成规,敢于创新。

张简斋医德高尚,病人不分贫富,一视同仁。到平民家诊治,不厌其住处脏乱,认真"望闻问切",家境困难者,免收诊费,深受南京百姓称道。他谆谆告诫弟子要"救人于水火,解民于倒悬",还自撰对联:"不谏往者追来者,尽其当然听自然。"2007 年,"张简斋国医医术"被南京市人民政府列入首批南京市非物质文化遗产名录。

五、新中国国医大师

2009 年,由人力资源和社会保障部、卫生部和国家中医药管理局在北京联合举办首届"国医大师"表彰暨座谈会。30 位从事中医临床工作(包括民族医药)的老专家获得了首届"国医大师"荣誉称号(见表 8 - 1)。这是中华人民共和国成立以来,第一次在全国范围内评选国家级中医大师。之后,人

力资源和社会保障部、国家卫生计生委和国家中医药管理局分别于2014年、2017年组织评选出第二、三届"国医大师"各30名(见表8-2、表8-3);人力资源和社会保障部、国家卫生健康委和国家中医药管理局于2022年组织评选出第四届"国医大师"30名(见表8-4)。

表8-1 第一届"国医大师"简介

姓名	性别	民族	出生年月	推荐单位	开始临床时间
何 任	男	汉	1921.1	浙江中医药大学	1941
邓铁涛	男	汉	1916.11	广州中医药大学	1938
程莘农	男	汉	1921.8	中国中医科学院	1939
方和谦	男	汉	1923.12	首都医科大学	1948
贺普仁	男	汉	1926.5	首都医科大学	1948
李辅仁	男	汉	1919.6	卫生部北京医院	1941
路志正	男	汉	1920.12	中国中医科学院	1939
郭子光	男	汉	1932.12	成都中医药大学	1951
唐由之	男	汉	1926.7	中国中医科学院	1946
王绵之	男	汉	1923.10	北京中医药大学	1942
王玉川	男	汉	1923.9	北京中医药大学	1943
颜正华	男	汉	1920.2	北京中医药大学	1940
任继学	男	汉	1926.1	长春中医药大学	1945
徐景藩	男	汉	1928.1	江苏省中医院	1946
李济仁	男	汉	1931.1	皖南医学院	1948
李振华	男	汉	1924.11	河南中医学院	1943
朱良春	男	汉	1917.8	南通市中医院	1939
裘沛然	男	汉	1913.1	上海中医药大学	1934
颜德馨	男	汉	1920.11	同济大学	1939
张镜人	男	汉	1923.6	上海市第一人民医院	1942
张灿玾	男	汉	1928.7	山东中医药大学	1949
张琪	男	汉	1922.12	黑龙江省中医研究院	1942

（续表）

姓名	性别	民族	出生年月	推荐单位	开始临床时间
班秀文	男	壮	1920.1	广西中医学院	1940
周仲瑛	男	汉	1928.6	南京中医药大学	1948
李玉奇	男	汉	1917.8	辽宁中医药大学	1939
张学文	男	汉	1935.10	陕西中医学院	1953
吴咸中	男	满	1925.8	天津医科大学	1951
陆广莘	男	汉	1927.1	中国中医科学院	1948
强巴赤列	男	藏	1929.12	西藏自治区藏医院	1947
苏荣扎布	男	蒙古	1929.12	内蒙古医学院	1949

表8-2 第二届"国医大师"简介

姓名	性别	民族	出生年月	推荐单位	开始临床时间
干祖望	男	汉	1912.9	南京中医药大学	1930
王 琦	男	汉	1943.2	南京中医药大学	1961
巴黑·玉素甫	男	维吾尔	1934.7	新疆维吾尔医院	1956
石仰山	男	汉	1931.3	上海黄浦区中心医院	1950
石学敏	男	汉	1938.6	天津中医药大学	1962
占 堆	男	藏	1946.5	西藏自治区藏医院	1959
阮士怡	男	汉	1917.2	天津中医药大学	1955
孙光荣	男	汉	1941.11	北京中医药大学	1958
刘志明	男	汉	1927.10	中国中医科学院	1940
刘尚义	男	汉	1942.12	贵阳中医学院	1962
刘祖贻	男	汉	1937.7	湖南中医药研究院	1955
刘柏龄	男	汉	1927.6	长春中医药大学	1948
吉格木德	男	蒙古	1939.12	内蒙古医科大学	1956
刘敏如	女	汉	1933.5	成都中医药大学	1956
吕景山	男	汉	1934.11	山西中医学院	1962
张大宁	男	汉	1944.9	天津中医药研究院	1959

(续表)

姓名	性别	民族	出生年月	推荐单位	开始临床时间
李士懋	男	汉	1936.7	河北中医学院	1962
李今庸	男	汉	1925.9	湖北中医药大学	1947
陈可冀	男	汉	1930.10	中国中医科学院	1956
金世原	男	汉	1926.12	北京卫生职业学院	1940
郑 新	男	汉	1925.5	重庆市中医院	1961
尚德俊	男	汉	1932.3	山东中医药大学	1959
洪广祥	男	汉	1938.12	江西中医药大学	1956
段富津	男	汉	1930.12	黑龙江中医药大学	1950
徐经世	男	汉	1933.1	安徽中医药大学	1952
郭诚杰	男	汉	1921.12	陕西中医学院	1949
唐祖宣	男	汉	1943.7	河南省邓州市中医院	1958
夏桂成	男	汉	1931.7	江苏省中医院	1949
晁恩祥	男	汉	1935.7	中日友好医院	1962
禤国维	男	汉	1937.11	广州中医药大学	1963

表8-3 第三届"国医大师"简介

姓名	性别	民族	出生年月	推荐单位	开始临床时间
王世民	男	汉	1935.7	山西中医学院	1962
王烈	男	汉	1930.10	长春中医药大学	1961
韦贵康	男	汉	1938.10	广西中医药大学	1964
卢芳	男	汉	1939.6	哈尔滨市中医医院	1961
包金山	男	蒙古	1939.6	内蒙古民族大学	1963
尼玛	男	藏	1933.12	青海省藏医院	1954
吕仁和	男	汉	1934.9	北京中医药大学	1962
朱南孙	女	汉	1921.1	上海中医药大学	1942
伍炳彩	男	汉	1940.8	江西中医药大学	1966
刘嘉湘	男	汉	1934.6	上海中医药大学	1962

（续表）

姓名	性别	民族	出生年月	推荐单位	开始临床时间
许润三	男	汉	1926.10	中日友好医院	1949
李业甫	男	回	1934.12	安徽省中西医结合医院	1959
李佃贵	男	汉	1950.7	河北省中医院	1965
杨春波	男	汉	1934.1	福建中医药大学	1953
邹燕勤	女	汉	1933.4	江苏省中医院	1962
沈宝藩	男	汉	1935.7	新疆维吾尔自治区中医医院	1961
张志远	男	汉	1920.7	山东中医药大学	1944
张磊	男	汉	1928.10	河南中医药大学	1947
张震	男	汉	1928.11	云南省中医中药研究院	1959
周岱翰	男	汉	1941.5	广州中医药大学	1966
周学文	男	汉	1938.1	辽宁中医药大学	1965
周信有	男	汉	1921.3	甘肃中医药大学	1941
段亚亭	男	汉	1928.3	重庆市中医院	1950
柴嵩岩	女	汉	1929.10	首都医科大学	1948
梅国强	男	汉	1939.3	湖北中医药大学	1964
葛琳仪	女	汉	1933.6	浙江省中医院	1962
雷忠义	男	汉	1934.9	陕西省中医医院	1954
廖品正	女	汉	1938.10	成都中医药大学	1964
熊继柏	男	汉	1942.8	湖南中医药大学	1956
薛伯寿	男	汉	1936.8	中国中医科学院	1963

表 8-4　第四届"国医大师"简介

姓名	性别	民族	出生年月	推荐单位	开始临床时间
丁樱	女	汉	1951.2	河南中医药大学	1977
王永钧	男	汉	1935.1	杭州市中医院	1954
王自立	男	汉	1936.9	甘肃省中医院	1954
王庆国	男	汉	1952.10	北京中医药大学	1969

(续表)

姓名	性别	民族	出生年月	推荐单位	开始临床时间
王晞星	男	汉	1959.3	山西省中医院	1976
王新陆	男	汉	1949.10	山东中医药大学	1976
皮持衡	男	汉	1940.12	江西中医药大学	不详
孙申田	男	汉	1939.3	黑龙江中医药大学	1961
严世芸	男	汉	1940.5	上海中医药大学	1964
李文瑞	男	汉	1927.11	北京医院	1949
杨震	男	汉	1940.6	西安市中医医院	1959
肖承悰	女	汉	1940.11	北京中医药大学	不详
何成瑶	女	汉	1938.4	贵州中医药大学	1974
余瀛鳌	男	汉	1933.3	中国中医科学院	1958
张伯礼	男	汉	1948.2	天津中医药大学	1968
张静生	男	汉	1941.9	辽宁中医药大学	1968
陈民藩	男	汉	1935.12	福建中医药大学	1956
陈彤云	女	回	1921.12	首都医科大学	1950
陈绍宏	男	汉	1942.4	成都中医药大学	1966
林毅	女	汉	1942.3	广州中医药大学	1965
林天东	男	汉	1947.12	海南省中医院	1963
旺堆	男	藏	1948.7	西藏藏医药大学	1958
南征	男	朝鲜	1942.1	长春中医药大学	1965
涂晋文	男	汉	1940.10	湖北中医药大学	不详
施杞	男	汉	1937.8	上海中医药大学	不详
姚希贤	男	汉	1929.6	河北医科大学	1955
翁维良	男	汉	1937.3	中国中医科学院	1962
黄瑾明	男	壮	1937.7	广西中医药大学	1965
韩明向	男	汉	1940.11	安徽中医药大学	1965
潘敏求	男	汉	1941.10	湖南省中医药研究院	1960

　　这些国医大师热爱中医药事业,中医药理论造诣深厚,学术成就卓越,医德高尚,重视人才培养。例如,邓铁涛先生在世时,不仅对中医五脏相关学说有独到见解,更能在中医理论指导下治疗重大疾病或疑难杂症,如冠心病、重症肌无力、红斑狼疮等。特别是2002年抗击SARS过程中,他是中医界的一面旗帜,不仅带领自己的团队用中医药治愈了接收的全部病人,还做到了医护人员零感染。他说:"病毒是常变的,不管什么病毒,进入到我们体内,就可以用伤寒、温病的治疗方药去解决。"充分表明了他对中医药的信心,事实证明他是正确的。邓先生强调中医传承的同时,还注重创新发展,他认为,中医也要与时俱进,西医的检查手段,西医可以用,中医也可以用,用'拿来主义'的办法,补充中医的不足,曾建议中医应将传统四诊发展为"望闻问切查"五诊,强调的就是需要结合实验室检查结果,这是符合现代中医临床实际的诊疗新模式。他常常思考中医、西医之间能否相互解释,比如将冠状动脉粥样硬化性心脏病与胸痹对应起来。西医认为冠状动脉粥样硬化性心脏病的发病机制是胆固醇和胆固醇酯沉积在血管内壁,造成冠状动脉粥样硬化,引起血管狭窄或反应性痉挛,心肌供血供氧不足。这与中医学中恣食肥甘厚味,痰浊内生,闭阻心脉气血,发为胸痹的概念有相通之处。所以,他发现在临床征象方面,中西医可以互相印证,这就为中医的科学解释提供了很好的案例。邓老生前在客厅里悬挂着徐向前元帅写给他的条幅——"心底无私天地宽",这是邓老仁爱之心的真实写照。

　　实际上,每一位国医大师都是厚厚的一本书,值得发掘和珍惜。然而,正如本书第五章所言,中医认为生老病死是自然规律,国医大师多数年事已高,有些已经过世,截至2023年8月,上述120位国医大师中,已经离世的超过30%。因此,如何对中医名医名家进行保护,延续他们的学术思想,造福子孙仍然是重要课题。

　　总之,中国医药学史上名家辈出,有的自幼受到医学熏陶,如宋慈从小受到身为法医的父亲影响,成为影响世界的法医;有的目睹族人被病魔夺去生命而立志学医,就百姓于水火,张仲景就是这样的代表;有的大器晚成,为了治疗自身疾病,孜孜以求,终成一代名医,皇甫谧是典型代表;有的目睹医药界的错误而痛心,如李时珍行医过程发现古代本草著作中错误而导致临床用药错误,医疗事故不断,从而立志修订本草,费尽毕生精力,完成旷世之作《本草纲目》……这些医药大家不仅留给后人丰富的医药遗产,更为我们树立了不畏艰难、尊重科学、勇于探索、志存高远的榜样,这些物质财富和精神财富值得永远珍惜。

思考题

1. 从扁鹊身上,你能学到什么品质?

2. 简述张仲景的医学成就。

3. 淳于意、董奉、华佗各有什么特点?

4. 简述孙思邈的医学成就。

5. 葛洪、陶弘景、王冰三人既是医生,又是道士,请比较三人异同点。

6. 从宋慈身上,我们能学到些什么?

7. 李时珍对医药学的贡献有哪些?

第九章

中医药经典著作赏析

在中医药历史长河中,积累了大量医药学,乃至养生学的经典著作,善于从这些著作中吸取精华,增长智慧,无疑将使人受益终生。本章将选择《黄帝内经》(素问)、《伤寒杂病论》(伤寒论)、《神农本草经》作简要介绍。

第一节　中医理论奠基著作《黄帝内经》

一、黄帝与《黄帝内经》

黄帝,传说中中原各族的共同祖先,姬姓,名轩辕、有熊氏,五帝之首,在位时大力发展养蚕、医学、舟车、文字、音律、历法、算数等。《素问·上古天真论篇第一》对黄帝形象进行了描述:"昔在黄帝,生而神灵,弱而能言,幼而徇齐,长而敦敏,成而登天。"

《汉书·艺文志·方技略》载有医经、经方、神仙和房中四类中医典籍。其中,医经包括《黄帝内经》18卷、《外经》37卷;《扁鹊内经》9卷、《外经》12卷;《白氏内经》38卷、《外经》36卷、《旁篇》25卷。但仅有《黄帝内经》保存下来,成为现存最早的中医经典著作。

《汉书·艺文志·方技略》对"医经"做了如下阐释:"医经者,原人血脉、经络、骨髓、阴阳、表里,以起百病之本、死生之分,而用度箴石汤火所施、调百药剂和之所宜。至剂之得,犹磁石取铁,以物相使,拙者失理、以愈为剧,以生为死。"所以,医经是阐发人体生理、病理、诊断、治疗和预防等医学理论著作,"经"是强调著作的重要性。

《黄帝内经》是以黄帝与大臣岐伯对话的形式讨论医学问题的医学著作,但比较一致的观点是,《黄帝内经》是后人假托黄帝之名而作。例如,《淮南子·修务训》言:"世俗之人多尊古而贱今,故为道者必托之于神农黄帝而后能入说。"司马光说:"谓《素问》为真黄帝之书,则恐未可。黄帝亦治天下,岂终日坐明堂,但与岐伯论医药针灸耶? 此周、汉之间医者依托以取重耳。"朱熹认为:"至于战国之时,方术之士遂笔之以书,以相传授,如列子之所引,与夫《素问》《握奇》之属……"

二、《黄帝内经》中的哲学思想

1. 阴阳思想

《黄帝内经》的81篇经文中,有45篇论及阴阳。其中,上部有《素问·生气通天论》《素问·阴阳应象大论》《素问·调经论》《素问·宝命全形论》《素问·金匮真言论》等篇;下部有《灵枢·阴阳清浊》《灵枢·阴阳系日月》《灵枢·阴阳第二十五人》等篇专门论及阴阳。

1)《素问·阴阳应象大论》中的阴阳思想

> 阴阳者,天地之道也,万物之纲纪,变化之父母,生杀之本始,神明之府也。治病必求于本。故积阳为天,积阴为地。阴静阳躁,阳生阴长,阳杀阴藏。阳化气,阴成形。寒极生热,热极生寒;寒气生浊,热气生清;清气在下,则生飧泄,浊气在上,则生䐜胀。此阴阳反作,病之逆从也。(《素问·阴阳应象大论》第五)

这一段是以黄帝的口气强调阴阳之道的广泛性、重要性,就医学而言,抓住阴阳才能抓住疾病本质。

大意是:黄帝说:阴阳是宇宙间的一般规律,是一切事物的纲纪,万物变化的源头,生长毁灭的根本,有很大道理在乎其中。凡医治疾病,必须求得病情产生变化的根本原因,(而道理也不外乎阴阳二字)。(以自然界变化来比喻),清阳之气聚于上,而成为天,浊阴之气积于下,而成为地。阴是相对静止的,阳是偏于躁动的;阳主生成,阴主成长;阳主肃杀,阴主收藏。阳能化生力量,阴能构成形体。寒到极点会生热,热到极点会生寒;寒气能产生浊阴,热气能产生清阳。清阳之气居下而不升,就会发生泄泻之病。浊阴之气居上而不降,就会发生胀满之病。以上谈到的是阴阳的正常和反常变化,因此,疾病也就有逆证和顺证的不同变化。

　　(黄帝:)"故清阳为天,浊阴为地;地气上为云,天气下为雨;雨出地气,云为天气。故清阳出上窍,浊阴出下窍;清阳发腠理,浊阴走五脏;清阳实四肢,浊阴归六腑。水为阴,火为阳。阳为气,阴为味。味归形,形归气,气归精,精归化;精食气,形食味,化生精,气生形。味伤形,气伤精,精化为气,气伤于味。阴味出下窍,阳气出上窍。味厚者为阴,薄为阴之阳;气厚者为阳,薄为阳之阴。味厚则泄,薄则通;气薄则发泄,厚则发热。壮火之气衰,少火之气壮,壮火食气,气食少火,壮火散气,少火生气。气味辛甘发散为阳,酸苦涌泄为阴。阴胜则阳病,阳胜则阴病。阳胜则热,阴胜则寒。重寒则热,重热则寒。寒伤形,热伤气;气伤痛,形伤肿。故先痛而后肿者,气伤形也;先肿而后痛者,形伤气也。"

　　这一段首先从人们熟悉的自然天地阴阳之气变化入手,谈及人体存在类似的阴阳规律。接着深入介绍人体物质和功能的阴阳属性划分,以及物质和功能的关系,以及物质本身阴阳属性差异产生功能的差异。正常生理状态下,人体阴和阳应该是趋于平衡,若这种关系打破,就形成病理状态了,并谈及阴偏盛、阳偏盛的不同后果,以及"风、热、燥、寒、湿"这些外邪造成的伤害。

　　大意是:所以大自然的清阳之气上升为天,浊阴之气下降为地。地气蒸发上升为云,天气凝聚下降为雨;雨是地气上升之云转变而成的,云是由天气蒸发水气而成的。人体的变化也是这样,清阳之气出于上窍,浊阴之气出于下窍;清阳发泄于腠理,浊阴内注于五脏;清阳充实于四肢,浊阴内走于六腑。

　　水属阴,火属阳。人体的功能属阳,饮食属阴。食物可以滋养形体,而形体的生成又须赖气化的功能,功能是由精所产生的,就是精可以化生功能。而精又是由气化而产生的,所以形体的滋养全靠食物,食物经过生化作用而产生精,再经过气化作用滋养形体。如果饮食不节,反能损伤形体,功能活动太过,亦可以使经气耗伤,精可以产生功能,但功能也可以因为饮食不节而受损伤。

味属于阴,所以趋向下窍,气属于阳,所以趋向上窍。味厚的属纯阴,味薄的属于阴中之阳;气厚的属纯阳,气薄的属于阳中之阴。味厚的有泻下的作用,味薄的有疏通的作用;气薄的能向外发泄,气厚的能助阳生热。阳气太过,能使元气衰弱,阳气正常,能使元气旺盛,因为过度亢奋的阳气,会损害元气,而元气却依赖正常的阳气,所以过度亢盛的阳气,能耗散元气,正常的阳气,能增强元气。凡气味辛甘而有发散功用的,属于阳;气味酸苦而有通泄功用的,属于阴。

人体的阴阳是相对平衡的,如果阴气偏胜,则阳气受损而为病;阳气偏胜,则阴气耗损而为病。阳偏胜则表现为热性病症,阴偏胜则表现为寒性病症。寒到极点,会表现热象。寒能伤形体,热能伤气分;气分受伤,可以产生疼痛,形体受伤,可以发生肿胀。所以先痛而后肿的,是气分先伤而后及于形体;先肿而后痛的,是形体先病后及于气分。

风邪太过,则能发生痉挛动摇;热邪太过,则能发生红肿;燥气太过,则能发生干枯;寒气太过,则能发生浮肿;湿气太过,则能发生濡泻。

(岐伯总结道:)"故曰:天地者,万物之上下也;阴阳者,血气之男女也;左右者,阴阳之道路也;水火者,阴阳之征兆也;阴阳者,万物之能始也。故曰:阴在内,阳之守也;阳在外,阴之使也。"

(黄帝进一步问道:)"法阴阳奈何?"

意思是,阴阳的法则怎样运用于医学上呢?

(岐伯回答道:)"阳胜则身热,腠理闭,喘粗为之俯仰,汗不出而热,齿干以烦冤腹满死,能冬不能夏。阴胜则身寒,汗出,身常清,数栗而寒,寒则厥,厥则腹满死,能夏不能冬。此阴阳更胜之变,病之形能也。"

　　大意是:如阳气太过,则身体发热,腠理紧闭,气粗喘促,呼吸困难,身体亦为之俯仰摆动,无汗发热,唇齿干燥,烦闷,如见腹部胀满,则是死症,这是属于阳性之病,所以冬天尚能支持,夏天就不能耐受了。阴气胜则身发寒而汗多,或身体常觉冷而不时战栗发寒,甚至手足厥逆,如见手足厥逆而腹部胀满的,是死症,这是属于阴胜的病,所以夏天尚能支持,冬天就不能耐受了。这就是阴阳互相胜负变化所表现的病态。

　　(黄帝进而问道:)"调此二者奈何?"

　　意思是,"调摄阴阳的办法是怎样的呢?"

　　(岐伯回答道:)"能知七损八益,则二者可调,不知用此,则早衰之节也。年四十而阴气自半也,起居衰矣;年五十,体重,耳目不聪明矣;年六十,阴萎,气大衰,九窍不利,下虚上实,涕泣俱出矣。故曰:知之则强,不知则老,故同出而名异耳。智者察同,愚者察异。愚者不足,智者有余;有余则耳目聪明,身体轻强,老者复壮,壮者益治。是以圣人为无为之事,乐恬淡之能,从欲快志于虚无之守,故寿命无穷,与天地终,此圣人之治身也。"

　　大意是:如果懂得七损八益的养生之道,则人身的阴阳就可以调摄,如不懂这些道理,就会发生早衰现象。一般的人,年到四十,阴气已经自然的衰减一半了,其起居动作,亦渐渐衰退;到了五十岁,感觉身体沉重,耳目也不够聪明了;到了六十岁,阴气萎弱,肾气大衰,九窍不能通利,出现下虚上实的现象,会常常流着眼泪鼻涕。所以说:知道调摄的人身体就强健,不知道调摄的人身体就容易衰老;本来是同样的身体,结果却出现了强弱不同的两种情况。懂得养生之道的人,能够注意共有的健康本能;不懂得养生之道的人,只知道强弱的不同。不善于调摄的人,常感不足,而重视调摄的人,就常能有余;有余则耳目聪明,身体轻强,即使已经年老,亦可以身体强壮,当然本来强壮的就更好了。所以圣人不做勉强的事情,不胡思乱想,乐观豁达,常使心旷神怡,保持着宁静的生活,所以能够寿命无穷,尽享天年。这是圣人保养身体的方法。

2)《素问·阴阳离合论》的阴阳思想

> (黄帝在"阴阳离合论篇第六"开篇便问曰:)"余闻天为阳,地为阴,日为阳,月为阴,大小月三百六十日成一岁,人亦应之。今三阴三阳,不应阴阳,其故何也?"(《素问·阴阳离合论》第六)

大意是:我(黄帝)听说天属阳,地属阴,日属阳,月属阴,大月和小月合起来三百六十天而成为一年,人体也与此相应。如今听说人体的三阴三阳,和天地阴阳之数不相符合,这是什么道理?

> (岐伯回应说:)"阴阳者,数之可十,推之可百;数之可千,推之可万;万之大不可胜数,然其要一也。天覆地载,万物方生,未出地者,命曰阴处,名曰阴中之阴;则出地者,命曰阴中之阳。阳予之正,阴为之主。故生因春,长因夏,收因秋,藏因冬。失常则天地四塞。阴阳之变,其在人者,亦数之可数。"

这时,岐伯看出了黄帝仅从数字中看到不同事物阴阳所存在的表面差异,于是就告诉黄帝,各种事物变化万千,但阴阳规律是不变的,比如说,春夏秋冬四季所呈现出来的"生、长、收、藏"现象是不同的,但是,这些现象变化后面是阴阳在不同时期变化趋势不同所引起的,春夏阳气上升,推动事物由萌发到成长;从秋至冬,阴气渐盛,事物逐渐进入收、藏的阶段。如果自然界这种阴阳转换规律发生改变,则事物呈现出的上述现象就会发生改变。进一步指出,人亦如此,可通过阴阳变化分析人体各种现象。

岐伯这段话大意是:自然界的阴阳,极其广泛,在具体运用时,经过进一步推演,则可以由十到百,由百到千,由千到万,再演绎下去,甚至是数不尽的,然而其总的原则仍不外乎对立统一的阴阳道理。天地之间,万物初生,未长出地面的时候,叫作居于阴处,称之为阴中之阴;若已长出地面的,就叫作阴中之阳。有阳气,万物才能生长,有阴气,万物才能成形。所以万物的发生,因于春气的温暖,万物的成长,因于夏气的炎热,万物的收成,因于秋气的清凉,万物的闭藏,因于冬气的寒冷。如果四时阴阳失序,气候无常,天地间的生长收藏的变化就要失去正常。这种阴阳变化的道理,对人来说,也是有一定的规律，并且可以推测而知的。

3)《素问·金匮真言论》中的阴阳思想

（岐伯说：）"阴中有阴，阳中有阳。平旦至日中，天之阳，阳中之阳也；日中至黄昏，天之阳，阳中之阴也；合夜至鸡鸣，天之阴，阴中之阴也；鸡鸣至平旦，天之阴，阴中之阳也。故人亦应之，夫言人之阴阳，则外为阳，内为阴；言人身之阴阳，则背为阳，腹为阴；言人身之脏腑中阴阳，则脏者为阴，腑者为阳，肝、心、脾、肺、肾五脏皆为阴，胆、胃、大肠、小肠、膀胱、三焦六腑皆为阳。故背为阳，阳中之阳，心也；背为阳，阳中之阴，肺也；腹为阴，阴中之阴，肾也；腹为阴，阴中之阳，肝也；腹为阴，阴中之至阴，脾也。此皆阴阳表里，内外雌雄，相输应也。故以应天之阴阳也。"（《素问·金匮真言论》第四）

在这段经文里，岐伯从自然界阴阳的无限可分规律开始，谈及人体的阴阳可分性，并通过人体不同部位对比，逐级划分阴阳。这段古文相对而言，比较容易理解，大意是：阴阳之中，还各有阴阳。白昼属阳，平旦到中午，为阳中之阳。中午到黄昏，则属阳中之阴。黑夜属阴，合夜到鸡鸣，为阴中之阴。鸡鸣到平旦，则属阴中之阳。黑夜属阴，合夜到鸡鸣，为阴中之阴。鸡鸣到平旦，则属阴中之阳。人的情况也与此相应。就人体阴阳而论，外部属阳，内部属阴。就身体的部位来分阴阳，则背为阳，腹为阴。从脏腑的阴阳划分来说，则脏属阴，腑属阳，肝、心、脾、肺、肾五脏都属阴。胆、胃、大肠、小肠、膀胱三焦六腑都属阳。了解阴阳之中复有阴阳的道理是什么呢？这是要分析四时疾病的在阴在阳，以作为治疗的依据，如冬病在阴，夏病在阳，春病在阴，秋病在阳，都要根据疾病的部位来施用针刺和砭石的疗法。此外，背为阳，阳中之阳为心，阳中之阴为肺。腹为阴，阴中之阴为肾，阴中之阳为肝，阴中的至阴为脾。以上这些都是人体阴阳表里、内外雌雄相互联系又相互对应的例证，所以人与自然界的阴阳是相应的。

2. 五行思想

1)《素问·阴阳应象大论》中的五行思想

天有四时五行，以生长收藏，以生寒暑燥湿风。人有五脏化五气，

以生喜怒悲忧恐。故喜怒伤气,寒暑伤形;暴怒伤阴,暴喜伤阳。厥气
上行,满脉去形。喜怒不节,寒暑过度,生乃不固。故重阴必阳,重阳必
阴。故曰:冬伤于寒,春必温病;春伤于风,夏生飧泄;夏伤于暑,秋必痎
疟;秋伤于湿,冬生咳嗽。(《素问·阴阳应象大论》第五)

这是黄帝对天地四时五行做的简单叙述,大意是:大自然的变化,有春、
夏、秋、冬四时的交替,有木、火、土、金、水五行的变化,因此,产生了寒、暑、
燥、湿、风的气候,它影响了自然界的万物,形成了生、长、化、收藏的规律。
人有肝、心、脾、肺、肾五脏,五脏之气化生五志,产生了喜、怒、悲、忧、恐五种
不同的情志活动。喜怒等情志变化,可以伤气,寒暑外侵,可以伤形。突然
大怒,会损伤阴气,突然大喜,会损伤阳气。气逆上行,充满经脉,则神气浮
越,离去形体了。所以喜怒不加以节制,寒暑不善于调适,生命就不能牢固。
阴极可以转化为阳,阳极可以转化为阴。所以冬季受了寒气的伤害,春天就
容易发生温病;春天受了风气的伤害夏季就容易发生飧泄;夏季受了暑气的
伤害,秋天就容易发生疟疾;秋季受了湿气的伤害,冬天就容易发生咳嗽。
岐伯相应黄帝的陈述,比较系统地从天地季节、人体两个层面叙述了五
行分类及生成关系。经文包括如下五段文字:

(岐伯对曰:)"东方生风,风生木,木生酸,酸生肝,肝生筋,筋生心,
肝主目。其在天为玄,在人为道,在地为化。化生五味,道生智,玄生
神。神在天为风,在地为木,在体为筋,在藏为肝,在色为苍,在音为角,
在声为呼,在变动为握,在窍为目,在味为酸,在志为怒。怒伤肝,悲胜
怒;风伤筋。燥胜风;酸伤筋,辛胜酸。"

本段经文大意是:东方应春,阳生而日暖风和,草木生发,木气能生酸
味,酸味能滋养肝气,肝气又能滋养于筋,筋膜柔和则又能生养于心,肝气关
联于目。它在自然界是深远微妙而无穷的,在人能够知道自然界变化的道
理,在地为生化万物。大地有生化,所以能产生一切生物;人能知道自然界
变化的道理,就能产生一切智慧;宇宙间的深远微妙,是变化莫测的。变化
在天空中为风气,在地面上为木气,在人体为筋,在五脏为肝,在五色为苍,
在五音为角,在五声为呼,在病变的表现为握,在七窍为目,在五味为酸,在

情志的变动为怒。怒气能伤肝,悲能够抑制怒;风气能伤筋,燥能够抑制风;过食酸味能伤筋,辛味能抑制酸味。

　　　　南方生热,热生火,火生苦,苦生心,心生血,血生脾,心主舌。其在天为热,在地为火,在体为脉,在脏为心,在色为赤,在音为徵,在声为笑,在变动为忧,在窍为舌,在味为苦,在志为喜。喜伤心,恐胜喜;热伤气,寒胜热,苦伤气,咸胜苦。

　　本段经文大意是:南方应夏,阳气盛而生热,热甚则生火,火气能产生苦味,苦味能滋长心气,心气能化生血气,血气充足,则又能生脾,心气关联于舌。它的变化在天为热气,在地为火气,在人体为血脉,在五脏为心,在五色为赤,在五音为徵,在五声为笑,在病变的表现为忧,在窍为舌,在五味为苦,在情志的变动为喜。喜能伤心,以恐惧抑制喜;热能伤气,以寒气抑制热;苦能伤气,咸味能抑制苦味。

　　　　中央生湿,湿生土,土生甘,甘生脾,脾生肉,肉生肺,脾主口。其在天为湿,在地为土,在体为肉,在藏为脾,在色为黄,在音为宫,在声为歌,在变动为哕,在窍为口,在味为甘,在志为思。思伤脾,怒胜思;湿伤肉,风胜湿;甘伤肉,酸胜甘。

　　本段经文大意是:中央应长夏,长夏生湿,湿与土气相应,土气能产生甘味,甘味能滋养脾气,脾气能滋养肌肉,肌肉丰满,则又能养肺,脾气关联于口。它的变化在天为湿气,在地为土气,在人体为肌肉,在五脏为脾,在五色为黄,在五音为宫,在五声为歌,在病变的表现为哕,在窍为口,在五味为甘,在情志的变动为思。思虑伤脾,以怒气抑制思虑;湿气能伤肌肉,以风气抑制湿气,甘味能伤肌肉,酸味能抑制甘味。

　　　　西方生燥,燥生金,金生辛,辛生肺,肺生皮毛,皮毛生肾,肺主鼻。其在天为燥,在地为金,在体为皮毛,在脏为肺,在色为白,在音为商,在声为哭,在变动为咳,在窍为鼻,在味为辛,在志为忧。忧伤肺,喜胜忧;热伤皮毛,寒胜热;辛伤皮毛,苦胜辛。

本段经文大意是:西方应秋,秋天天气急而生燥,燥与金气相应,金能产生辛味,辛味能滋养肺气,肺气能滋养皮毛,皮毛润泽则又能养肾,肺气关联于鼻。它的变化在天为燥气,在地为金气,在人体为皮毛,在五脏为肺,在五色为白,在五音为商,在五声为哭,在病变的表现为咳,在窍为鼻,在五味为辛,在情志的变动为忧。忧能伤肺,以喜抑制忧;热能伤皮毛,寒能抑制热;辛味能伤皮毛,苦味能抑制辛味。

> 北方生寒,寒生水,水生咸,咸生肾,肾生骨髓,髓生肝,肾主耳。其在天为寒,在地为水,在体为骨,在脏为肾,在色为黑,在音为羽,在声为呻,在变动为栗,在窍为耳,在味为咸,在志为恐。恐伤肾,思胜恐;寒伤血,燥胜寒;咸伤血,甘胜咸。

本段经文大意是:北方应冬,冬天生寒,寒气与水气相应,水气能产生咸味,咸味能滋养肾气,肾气能滋长骨髓,骨髓充实,则又能养肝,肾气关联于耳。它的变化在天为寒气,在地为水气,在人体为骨髓,在五脏为肾,在五色为黑,在五音为羽,在五声为呻,在病变的表现为战栗,在窍为耳,在五味为咸,在情志的变动为恐。恐能伤肾,思能够抑制恐;寒能伤血,燥(湿)能够抑制寒;咸能伤血,甘味能抑制咸味。

以上五段经文实际上就是第二章表2-1事物、现象间五行属性归类的思想基础。

2)《素问·金匮真言论》中的五行思想

> (黄帝问:)"天有八风,经有五风,何谓?"(《素问·金匮真言论》第四)

自然界有八风,人的经脉病变又有五风的说法,这是怎么回事呢?

> (岐伯首先回答道:)"八风发邪,以为经风,触五藏,邪气发病。所谓得四时之胜者:春胜长夏,长夏胜冬,冬胜夏,夏胜秋,秋胜春,所谓四时之胜也。"

自然界的八风是外部的致病邪气,他侵犯经脉,产生经脉的风病,风邪还会继续循经脉而侵害五脏,使五脏发生病变。一年的四个季节,有相克的关系,如春胜长夏,长夏胜冬,冬胜夏,夏胜秋,冬胜春,某个季节出现了克制它的季节气候,这就是所谓四时相胜。这里实际上用到五行相克原理解释不同季节之间的相克关系。

　　(岐伯进一步阐释各季节发病特点:)"东风生于春,病在肝,俞在颈项;南风生于夏,病在心,俞在胸胁;西风生于秋,病在肺,俞在肩背;北风生于冬,病在肾,俞在腰股;中央为土,病在脾,俞在脊。故春气者,病在头;夏气者,病在藏;秋气者,病在肩背;冬气者,病在四支。故春善病鼻衄,仲夏善病胸胁,长夏善病洞泄寒中,秋善病风疟,冬善病痹厥。故冬不按跷,春不鼻衄,春不病颈项,仲夏不病胸胁,长夏不病洞泄寒中,秋不病风疟,冬不病痹厥,飧泄而汗出也。夫精者,身之本也。故藏于精者,春不病温。夏暑汗不出者,秋成风疟。此平人脉法也。"

　　东风生于春季,病多发生在肝,肝的经气输注于颈项。南风生于夏季,病多发生于心,心的经气输注于胸胁。西风生于秋季,病多发生在肺,肺的经气输注于肩背。北风生于冬季,病多发生在肾,肾的经气输注于腰股。长夏季节和中央的方位属于土,病多发生在脾,脾的经气输注于脊。所以春季邪气伤人,多病在头部;夏季邪气伤人,多病在心;秋季邪气伤人,多病在肩背;冬季邪气伤人,多病在四肢。春天多发生鼻衄,夏天多发生在胸胁方面的疾患,长夏季多发生洞泄等里寒证,秋天多发生风疟,冬天多发生痹厥。若冬天不进行按跷等扰动阳气的活动,来年春天就不会发生鼻衄和颈项部位的疾病,夏天就不会发生胸胁的疾患,长夏季节就不会发生洞泄一类的里寒病,秋天就不会发生风疟病,冬天也不会发生痹厥、飧泄、汗出过多等病症。精,是人体的根本,所以阴精内藏而不妄泄,春天就不会得温热病。夏暑阳盛,如果不能排汗散热,到秋天就会酿成风疟病。这是诊察普通人四时发病的一般规律。

　　(黄帝又问:)"五藏应四时,各有收受乎?"

五脏除与四时相应外,它们各自还有相类的事物可以归纳起来吗?

(岐伯遂将四时以外的五方、五色、五味、星象、五音、五谷、五臭、五畜、数字等进行了比较系统地归纳,并回答曰:)"东方青色,入通于肝,开窍于目,藏精于肝,其病发惊骇;其味酸,其类草木,其畜鸡,其谷麦,其应四时,上为岁星,是以春气在头也,其音角,其数八,是以知病之在筋也,其臭臊。南方赤色,入通于心,开窍于耳,藏精于心,故病在五脏;其味苦,其类火,其畜羊,其谷黍,其应四时,上为荧惑星,是以知病之在脉也,其音徵,其数七,其臭焦。

中央黄色,入通于脾,开窍于口,藏精于脾,故病在舌本;其味甘,其类土,其畜牛,其谷稷,其应四时,上为镇星,是以知病在肉也,其音宫,其数五,其臭香。西方白色,入通于肺,开窍于鼻,藏精于肺,故病在背;其味辛,其类金,其畜马,其谷稻,其应四时,上为太白星,是以知病之在皮毛也,其音商,其数九,其臭腥。北方黑色,入通于肾,开窍于二阴,藏精于肾,故病在溪;其味咸,其类水,其畜彘,其谷豆,其应四时,上为辰星,是以知病之在骨也,其音羽,其数六,其臭腐。"

上述经文大意是:东方青色,与肝相通,肝开窍于目,精气内藏于肝,发病常表现为惊骇,在五味为酸,与草木同类,在五畜为鸡,在五谷为麦,与四时中的夏季相应,在天体为岁星,春天阳气上升,所以其气在头,在五音为角,其成数为八,因肝主筋所以它的疾病多发生在筋。此外,在嗅味为臊。南方赤色,与心相通,心开窍于耳,精气内藏与心,在五味为苦,与火同类,在五畜为羊,在五谷为黍,与四时中的夏季相应,在天体为荧惑星,他的疾病多发生在脉和五脏,在五音为徵,其成数为七。此外,在嗅味为焦。中央黄色,与脾相通,脾开窍于口,精气内藏于脾,在五味为甘,与土同类,在五畜为牛,在五谷为稷,与四时中的长夏相应,在天体为镇星,他的疾病多发生在舌根和肌肉,在五音为宫,其生数为五。此外,在嗅味为香。西方白色,与肺相通,肺开窍于鼻,精气内藏于肺,在五味为辛,与金同类,在五畜为马,在五谷为稻,与四时中的秋季相应,在天体为太白星,他的疾病多发生在背部和皮毛,在五音为商,其成数为九。此外,在嗅味为腥。北方黑色,与肾相同,肾开窍于前后二阴,精气内藏于肾,在五味为咸,与水同类,在五畜为彘,在五谷为豆,与四时中的冬季相应,在天体为辰星,他的疾病多发生在溪和骨,在五音为羽,其成数为六。此外,其嗅味为腐。

三、《黄帝内经》中的整体思想

《黄帝内经》整体思想主要表现在将"天人相应"的理念贯穿其中,强调"人与自然、人与社会、人自身的统一"。

例如,"阴阳离合论"第六有"阴阳雩重,积传为一周,气里形表,而为相成也",意即:阴阳之气,运行不息,递相传注于全身,气运于里,形立于表,这就是阴阳离合、表里相成的缘故。

又如,"阴阳应象大论"第五提道:"故天之邪气,感则害人五脏;水谷之寒热,感则害于六腑;地之湿气,感则害皮肉筋脉。故善用针者,从阴引阳,从阳引阴;以右治左,以左治右;以我知彼,以表知里;以观过与不及之理,见微得过,用之不殆。"其意为:所以自然界中的邪气,侵袭了人体就能伤害五脏;饮食之或寒或热,就会损害人的六腑;地之湿气,感受了就能损害皮肉筋脉。所以善于运针法的,病在阳,从阴以诱导之,病在阴,从阳以诱导之;取右边以治疗左边的病,取左边以治疗右边的病,以自己的正常状态来比较病人的异常状态,以在表的症状,了解里面的病变;并且判断太过或不及,就能在疾病初起的时候,便知道病邪之所在,此时进行治疗,不致使病情发展到危险的地步了。

再如,在"六节藏象论"第九中,黄帝先问:"余闻天以六六之节,以成一岁;人以九九制会,计人亦有三百六十五节,以为天地,久矣。不知其所谓也?"意即:我听说天体的运行是以六个甲子构成一年,人则以九九极数的变化来配合天道的准度,而人又有三百六十五穴,与天地相应,这些说法,已听到很久了,但不知是什么道理?

岐伯答曰:"昭乎哉问也! 请遂言之。夫六六之节、九九制会者,所以正天之度,气之数也。天度者,所以制日月之行也;气数者,所以纪化生之用也。天为阳,地为阴,日为阳,月为阴,行有分纪,周有道理,日行一度,月行十三度而有奇焉。故大小月三百六十五日而成岁,积气余而盈闰矣。立端于始,表正于中,推余于终,而天度毕矣。"意思是:你提的问题很高明啊! 请让我就此问题谈谈看法。六六之节和九九制会,是用来确定天度和气数的。天度,是计算日月运行的。气数,是标志万物化生之用的。天属阳,地属阴,日属阳,月属阴。它们的运行有一定的部位和秩序,其环周也有一定的道路。每一昼夜,日行一度,月行十三度有余,所以大月、小月和起来三百六十五天成为一年,由于月份的不足,节气有盈余,于是产生了闰月。确定了岁首冬至并以此为开始,用圭表的日影以推正中气的时间,随着日月的运行而推算节气的盈余,直到岁尾,整个天度的变化就可以完全计算出来了。

黄帝继续问道:"愿闻气数何以合之?"意即:(我)想知道气数是怎样与天度配合的?岐伯就详细做了回应,这时就提出了人与天地相应的思想,原文如下:"天以六六为节,地以九九制会;天有十日,日六竟而周甲,甲六覆而终岁,三百六十日法也。夫自古通天者,生之本,本于阴阳,其气九州九窍,皆通乎天气,故其生五,其气三,三而成天,三而成地,三而成人,三而三之,合则为九,九分为九野,九野为九脏,故形脏四,神脏五,合为九脏以应之也。"其大意是:天以六六为节制,地以九九之数,配合天道的准度,天有十干,代表十日,十干循环六次而成一个周甲,周甲重复六次而一年终了,这是三百六十日的计算方法。自古以来,都以通于天气而为生命的根本,而这个根本不外天之阴阳。地的九州,人的九窍,都与天气相通,天衍生五行,而阴阳又依盛衰消长而各分为三。三气合而成天,三气合而成地,三气合而成人,三三而合成九气,在地分为九野,在人体分为九脏,形脏四,神脏五,合成九脏,以应天气。

在"生气通天论"第三中,黄帝开篇就有一段天人关系的论述,原文如下:"夫自古通天者,生之本,本于阴阳。天地之间,六合之内,其气九州、九窍、五脏、十二节,皆通乎天气。其生五,其气三。数犯此者,则邪气伤人,此寿命之本也。苍天之气,清净则志意治,顺之则阳气固,虽有贼邪,弗能害也。此因时之序。故圣人抟精神,服天气而通神明,失之则内闭九窍,外壅肌肉,卫气散解,此谓自伤,气之削也。阳气者若天与日,失其所,则折寿而不彰故天运当以日光明,是故阳因而上,卫外者也。"

这段经文大意是:自古以来,都以通于天气为生命的根本,而这个根本不外天之阴阳。天地之间,六合之内,大如九州之域,小如人的九窍、五脏、十二节,都与天气相通。天气衍生五行,阴阳之气又依盛衰消长而各分为三。如果经常违背阴阳五行的变化规律,那么邪气就会伤害人体。因此,适应这个规律是寿命得以延续的根本。苍天之气清净,人的精神就相应地调畅平和,顺应天气的变化,就会阳气固密,虽有贼风邪气,也不能加害于人,这是适应时序阴阳变化的结果。所以圣人能够专心致志,顺应天气,而通达阴阳变化之理。如果违逆了适应天气的原则，就会内使九窍不通，外使肌肉壅塞，卫气涣散不固，这是由于人们不能适应自然变化所致，称为自伤，阳气会因此而受到削弱。人身的阳气，如天上的太阳一样重要，假若阳气失去了正常的位次而不能发挥其重要作用，人就会减损寿命或夭折，生命功能亦暗弱不足。所以天体的正常运行，是因太阳的光明普照而显现出来，而人的阳气也应在上在外，并起到保护身体，抵御外邪的作用。

四、《黄帝内经》中的"中和"思想

"中和"观贯穿于《黄帝内经》的生理、病理、情志、治疗、养生等各个方面："阴平阳秘"是人体生理的最佳状态；"阴阳失和"是致病根源；"七情太过"是阴阳失和的表现；"协调阴阳"是治疗原则；"调和阴阳"是养生之道。

阴阳"中和"观就是突出人体自身的整体和谐性，强调人与天地这个系统的整体和谐。

例如，"生气通天论"第三提到"凡阴阳之要，阳密乃固，两者不和，若春无秋，若冬无夏，因而和之，是谓圣度。故阳强不能密，阴气乃绝；阴平阳秘，精神乃治；阴阳离决，精气乃绝。"大意是：大凡阴阳的关键，以阳气的致密最为重要。阳气致密，阴气就能固守于内。阴阳二者不协调，就像一年之中，只有春天而没有秋天，只有冬天而没有夏天一样。因此，阴阳的协调配合，相互为用，是维持正常生理状态的最高标准。所以阳气亢盛，不能固密，阴气就会竭绝。阴气和平，阳气固密，人的精神才会正常。如果阴阳分离决绝，人的精气就会随之而竭绝。强调健康的生命应是"阴平阳秘"的状态。

"经脉别论"第二十一则提出了生病的原因在于没能保持好"中和"状态，是因为超过一定限度而引起的。原文是这样："故饮食饱甚，汗出于胃；惊而夺精，汗出于心；持重远行，汗出于肾；疾走恐惧，汗出于肝；摇体劳苦，汗出于脾。故春秋冬夏，四时阴阳，生病起于过用，此为常也。"大意是：在饮食过饱的时候，则食气蒸发而汗出于胃。惊则神气浮越，则心气受伤而汗出于心。负重而远行的时候，则骨劳气越，肾气受伤而汗出于肾。疾走而恐惧的时候，由于疾走伤筋，恐惧伤魂，则肝气受伤而汗出于肝。劳力过度的时候，由于脾主肌肉四肢，则脾气受伤而汗出于脾。春、夏、秋、冬四季阴阳的变化都有其常度，人在这些变化中所发生疾病，就是因为对身体的劳用过度所致，这是通常的道理。

"至真要大论"第七十四给出了治疗的目标:"谨察阴阳所在而调之,以平为期,正者正治,反者反治",意即疾病治疗,应该小心观察阴阳失衡状况,根据具体情况,采取正治或反治的方法,最终目标是使失去平衡的阴阳归于平衡状态。

五、《黄帝内经》中的治未病思想

"四气调神大论"第二中提到的"从阴阳则生,逆之则死,从之则治,逆之则乱。反顺为逆,是谓内格。是故圣人不治已病治未病,不治已乱治未乱,此之谓也。夫病已成而后药之,乱已成而后治之,譬犹渴而穿井,斗而铸兵,不亦晚乎?"

这是我国医学著作中首次提出治未病思想。文中采用"渴而穿井,斗而铸兵"的反面教材强调不能等到有病了才去治疗的理念。经文大意是:顺从阴阳的消长,就能生存,违逆了就会死亡。顺从了它,就会正常,违逆了它,就会乖乱。相反,如背道而行,就会使机体与自然环境相格拒。所以圣人不等病已经发生再去治疗,而是治疗在疾病发生之前,如同不等到乱事已经发生再去治疗,而是治疗在它发生之前。如果疾病已发生,然后再去治疗,乱子已经形成,然后再去治理,那就如同口渴才掘井,战乱发生了再去制造兵器,那不是太晚了吗?

六、《黄帝内经》中的求是精神

在"上古天真论"第一中,黄帝提出疑惑:"人年老而无子者,材力尽邪,将天数然也。"意思是:人年纪老的时候,不能生育子女,是由于精力衰竭了呢,还是受自然规律的限定呢?

岐伯以观察到的男女生育能力与年龄关系进行回答:"女子七岁肾气盛,齿更发长。二七而天癸至,任脉通,太冲脉盛,月事以时下,故有子。三七肾气平均,故真牙生而长极。四七筋骨坚,发长极,身体盛壮。五七阳明脉衰,面始焦,发始堕。六七三阳脉衰于上,面皆焦,发始白。七七任脉虚,太冲脉衰少,天癸竭,地道不通,故形坏而无子也。丈夫八岁肾气实,发长齿更。二八肾气盛,天癸至,精气溢泻,阴阳和,故能有子。三八肾气平均,筋骨劲强,故真牙生而长极。四八筋骨隆盛,肌肉满壮。五八肾气衰,发堕齿槁。六八阳气衰竭于上,面焦,发鬓斑白。七八肝气衰,筋不能动。天癸竭,精少,肾脏衰,形体皆极。八八则齿发去。肾者主水,受五脏六腑之精而藏之,故五脏盛,乃能泻。今五脏皆衰,筋骨解堕,天癸尽矣,故发鬓白,身体重,行步不正,而无子耳。"这就是中医著名的"男八女七"理论。

但黄帝也善于细心观察,又提出新的疑惑:"有其年已老而有子者,何也?"意思是"有的人年纪已老,仍能生育,是什么道理呢?"岐伯的回答是这样的:"此其天寿过度,气脉常通,而肾气有余也。此虽有子,男不过尽八八,女不过尽七七,而天地之精气皆竭矣。"大意是:这是他天赋的精力超过常人,气血经脉保持畅通,肾气有余的缘故。这种人虽有生育能力,但男子一般不超过六十四岁,女子一般不超过四十九岁,精气变枯竭了。还是在强调"男八女七"是一般规律,但也有例外。

第二节　中医临床奠基著作《伤寒杂病论》

东汉末年,医家张仲景博览群书,广采众方,凝聚毕生心血,写成《伤寒杂病论》(成书于200—210年间)。张仲景去世,《伤寒杂病论》开始民间传播的历程。晋朝太医令王叔和偶然见到这本书,已是断简残章。王全力搜集《伤寒杂病论》各种抄本,最终找全关于伤寒的部分,并加以整理,命名为《伤寒论》。著论22篇,记述了397条治法,载方113首,总计5万余字。宋仁宗(1022—1063在位)时,翰林学士王洙于翰林院书库里发现了一本"蠹简",被虫蛀了的竹简,书名《金匮玉函要略方论》。此时,林亿、孙奇等人奉朝廷之命校订《伤寒论》,与《金匮玉函要略方论》对照后,方知亦为仲景所著,遂将其更名为《金匮要略》刊行于世,共计25篇,载方252首。《伤寒论》(见图9-1)和《金匮要略》在宋代都得到了校订和发行。除重复的药方外,两本书共载药方269个,使用药物214味,基本概括了临床各科的常用方剂。

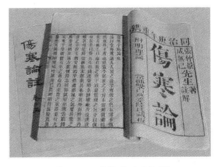

图9-1　《伤寒论》书影

一、内经思想的继承发展

"伤寒例第三"提到"春气温和,夏气暑热,秋气清凉,冬气冰列,此则四时正气之序也。冬时严寒,万类深藏,君子固密,则不伤于寒,触冒之者,乃名伤寒耳。其伤于四时之气,皆能为病,以伤寒为毒者,以其最成杀厉之气也。……春夏多热病者,皆由冬时触寒所致……",正是《素问·阴阳应象大论》第五"冬伤于寒,春必温病……"思想的继承和延续。

1. 中和思想

与《黄帝内经》追求动态平衡的"中和"思想一脉相承,《伤寒杂病论》在临床实践中发现"六经功能的太过不及,皆能令人病",因此提出"阴阳和必自愈",即"六经失和则病"的观点,该观点实际上包含"与自然之和、脏腑之和、症状之和、脉象之和"等丰富内容,进一步发展了内经中的中和思想。

例如张仲景认为,太阳病治疗如经云:"其在表者,汗之可也。"但是,立法、处方、服法,均特别维护太阳之和,强调汗之不可太过,戒之温服,啜热粥。不可尽剂,不可过汗淋漓,同时告之,不及者可再吸热粥取微汗。

具体内容见"辩太阳病脉证并治上第五"所载:

"太阳病,发热,汗出,恶风,脉缓者,名为中风。

……

太阳中风,阳浮而阴弱。阳浮者,热自发,阴弱者,汗自出。啬啬恶寒,渐渐恶风,翕翕发热,鼻鸣干呕者,桂枝汤主之。

方一

桂枝三两(去皮)、芍药三两、甘草二两(炙)、生姜三两(切)、大枣十二枚(擘)。

右五味,咬咀三味,以水七升,微火煮取三升,去滓,适寒温,服一升。服已须臾,啜热稀粥一升余,以助药力。温覆令一时许,遍身漐漐微似有汗者益佳,不可令如水流离,病必不除。若一服汗出病差,停后服,不必尽剂。若不汗,更服依前法。又不汗,后服小促其间,半日许令三服尽。若病重者,一日一夜服,周时观之。服一剂尽,病证犹在者,更作服。若汗不出,乃服至二三剂……"

张仲景秉持天人合一的观点,认为人必须与自然之气相和。顺应自然,人与自然之和的含义是指将人的生命活动置于自然界之中考察,因为两者是互相开放,融为一体的。体现于他对自然界之六气对人的制约的相关叙述。例如:"太阳病欲解时从巳至未上,阳明病欲解时从申至戌上。少阳病欲解时从寅至辰上。太阴痛欲解时从亥至丑上。少阴病欲解时从子至寅上。厥阴病欲解时从丑至卯上。"从这六条欲解条文可以看出,《伤寒论》六经各病与自然时象之气关系密切。

张仲景在该书中说道:"大下之后,复发汗小便不利者亡津液故也。勿治之,得小便利,必自愈。少阴病恶寒而倦。时自烦,欲击衣被者,可治。少阴病,恶寒身倦而利,手足逆冷者,不治。少阴病,吐利躁烦四逆者,死。"这里指的是症状之和,不和则病情危险。

张仲景指出:"四季各经脏腑,皆有平脉。"六经各有典型病脉如太阳病脉浮,阳明脉洪大。少阳之弦、太阴之迟缓、少阴之微细等,还列有每病转愈和加重恶化的脉象。提出"发汗多若再重发汗者,亡其阳。谵语脉短者死,脉自和者不死"的判断,实际上是他"脉象之和"的观点。

2. 对立统一

1) 寒热并用

《金匮要略》腹满寒疝宿食病脉证治第十载有大黄附子汤方:

大黄三两、附子三枚(炮)、细辛二两

用于治疗寒实内结"胁下偏痛,发热,其脉紧弦"。方中大黄是寒性药物,附子是热性药物,细辛亦是温热药,该方中苦寒与温热药同用,可相互制约。

2) 补泻兼施

补乃扶正气之不足,泻乃祛邪气之有余。补药、泄药合用多用于正虚邪实的病证。虚实错杂之时,纯补虚则闭门留寇,单攻邪则正气愈伤,补泄兼施,攻邪不伤正,补虚不留邪。麻黄附子细辛汤和麻黄附子甘草汤为治疗少阴里虚兼太阳表实证而立。少阴里虚当温补,太阳表实当发汗,少阴与太阳两感,应温经与发汗同施,方中麻黄解表以散邪,附子温经以助阳,二药相伍,扶正祛邪,细辛既助麻黄解表,又助附子温经散寒。

3)升降相因

升浮和沉降之性的药物合用的方法多用于治疗脏腑之性气机升降失常所导致的各种疾病。气机的升降出入运动是对立统一的矛盾运动。升降相因,出入有序,则人体健康;反之即病,甚则死亡。

例如,治疗胃虚痰阻、噫气不除证的旋覆代赭汤,用旋覆花、代赭石、半夏、生姜理气化痰以降浊,复用人参、炙甘草、大枣健脾养胃以升清,诸药合用,降中有升,升中有降,升降相因,阴阳并调,使清升浊降,气机调畅,诸症悉除。

4)润燥相济

润即滋润,具有滋润作用的药物,多能生津润燥,滋阴养血,如生地黄、芍药、麦门冬、阿胶等,但其性阴柔,质多黏腻,易阻气机,损伤阳气,腻膈碍胃,滑肠致泄。

燥即燥湿,具有燥湿作用的药物,多能健脾燥湿,如半夏、苍术、茯苓等,但性多辛热燥烈或淡渗利湿,易耗气伤阴助热。

猪苓汤为治疗阴虚水热互结,小便不利而设,方中猪苓、茯苓、泽泻、滑石清热利水,与阿胶滋阴养血润燥并用,使水邪去而阴不伤,滋阴血而不恋湿。二者合用,补偏救弊,使湿祛而不伤阴,滋阴而不助湿,刚柔相济,并行不悖。

处方组成:猪苓去皮、茯苓、泽泻、阿胶、滑石(碎),各一两

用法:上五味,以水四升,先煮四味,取二升,去滓,内阿胶烊消,温服七合,日三服。

《伤寒论》:若脉浮发热,渴欲饮水,小便不利者,猪苓汤主之。

5)散收相伍

散即发散、宣散一般味多辛香,具有宣肺解表、行气解郁等功能。收即收敛、收涩,具有收涩固脱等功能。前者易伤正,后者易留邪,二者相伍运用,则可取长补短,使散不伤正,收不滞邪,多用于虚实夹杂的病证。

例如,桂枝汤,方中桂枝辛温,驱风解表为君药;芍药苦酸,和营敛阴为臣药;二者一散一收,发表中寓敛汗之意,和营中济调卫之功。另有生姜助桂枝以散表邪,大枣助白芍以和营阴,共为佐药。炙甘草调和诸药为使。诸药相合,使微微欲似汗出,表邪得解,营卫调和。

再如,四逆散功能疏肝解郁,为治疗肝气郁结,气机不利,阳郁于里不能

布达四肢致厥。"结者散之",故用柴胡、枳实疏肝行气解郁,发越郁阳;"散者收之",故用芍药敛阴和营以调肝脾,甘草缓急和中。

故用柴胡以解之,枳实以泻之,芍药以收之,甘草以和之也。四药合用则肝气条达,郁阳得,肢厥自愈。

二、辨证思维

"辨太阳病脉证并治上"第五:"病人身太热,反欲得衣者,热在皮肤,寒在骨髓也。身大寒,反不欲近衣者,寒在皮肤,热在骨髓也。"描述了两种假象,第一种是"真寒假热",辨证要点是"病人身太热,反欲得衣者";第二种是"真热假寒",辨证的要点是"身大寒反不欲近衣",如果把握不正确,仅从体表寒热判断,就容易出错。

《伤寒论》辨太阳病脉证并治"太阳中风头痛":太阳中风,邪袭肌表,太阳经气运行受阻,故头痛。因太阳经脉行于头后及头顶,故头痛部位多在后头及头顶。并指出"太阳病,头痛发热,汗出恶风,桂枝汤主之"。

辨证"太阳伤寒头痛":太阳伤寒,风寒外束,邪犯太阳经脉,经气运行不畅,故头痛。头痛部位亦多在后头及头顶。指出"太阳病,头痛,发热,身疼,腰痛,骨节疼痛,恶风,无汗而喘者,麻黄汤主之"。

《伤寒论》辨少阳病脉证"邪入少阳头痛":邪入少阳,循经上扰头痛,少阳经气不利,故头痛。因少阳经行于头侧部,故头痛部位多在头之两侧。并治曰:"伤寒,脉弦细,头痛发热者,属少阳。少阳不可发汗,发汗则谵语……""伤寒五六日,中风,往来寒热,胸胁苦满,嘿嘿不欲食,心烦喜呕,或胸中烦而不呕……小柴胡汤主之"。

尽管症状都是头痛,《伤寒论》却根据头痛部位等辨别疾病发生的经络,并进行不同方剂治疗,体现了典型的辨证思维。

三、注重"标本"分析

"辨太阳病脉证并治上"第五指出:"标,末也;本,源也",进一步指出:病因病机为本,症状为标;里病为本,表病为标;缓者为本,急者为标;扶正为本,祛邪为标。

第三节　中药学开山之作《神农本草经》

《神农本草经》被公认为奠定中医理论基础的四部经典著作之一,是中药学的开山之作,在中医药历史上的地位不言而喻。

一、《神农本草经》的前世今生

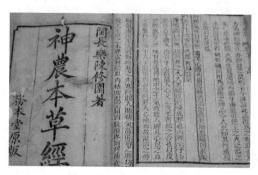

图9-2　《神农本草经》书影

《神农本草经》又名《神农本草》,简称《本草经》《本经》,我国现存最早的药学专著(见图9-2),时人尊古之风托名"神农"而作。原书早佚,现行本为后世从历代本草书中集辑的。该书最早著录于《隋书·经籍志》,载"神农本草,四卷,雷公集注"。《旧唐书·经籍志》《唐书·艺文志》均录"神农本草,三卷",宋《通志·艺文略》录"神农本草,八卷,陶隐居集注",明《国史经籍志》录"神农本草经,三卷",《清史稿·艺文志》录"神农本草经,三卷"。历代有多种传本和注本,现存最早的辑本为明卢复辑《神农本经》(1616年),流传较广的是清孙星衍、孙冯翼辑《神农本草经》(1799年),以及清顾观光辑《神农本草经》(1844年)、日本森立之辑《神农本草经》(1854年)。在《神农本草经》序中明载:"汉书引本草方术而艺文志阙载,贾公彦引中经簿,有子仪本草经一卷,不言出于神农。至隋经籍志,始载神农本草经三卷,与今分上中下三品者相合,当属汉以来旧本。隋志又载雷公本草集注四卷,蔡邕本草七卷,今俱不传。自别录以后,累有损益升降,随时条记,或传合本文,不相别白,据陆元朗经典释文所引,则经文与名医所附益者,合并为一,其来旧矣。孙君伯渊偕其从子因大观本草黑白字书,厘正神农本经三卷,又据太平御览引经云,生山谷生川泽者,定为本文,其有预章,朱崖,常山,奉高,郡县名者,定为后人羼入。"

二、《神农本草经》全书架构

书凡 3 卷，载药 365 种，其中植物药 252 种，动物药 67 种，矿物药 46 种。根据药物的功效和使用目的不同，分为上、中、下三品，立为 3 卷分开论述。

卷 1 为"上经"，论"上药一百二十种，为君，主养命以应天。无毒，多服、久服不伤人。欲轻身益气，不老延年者，本上经。"意即第一卷所载药物被认为是无毒的，这里"毒性"实际上是狭义的毒性概念，因此，可以服用较大剂量，亦可以长期服用。使用这些药物的目的是补益身体，延年益寿。上经包括玉石类药物，如丹砂、云母、钟乳石、朴硝、滑石、紫石英等；草本植物药物，如菖蒲、人参、天门冬、甘草、菟丝子、牛膝等；木本植物药物，如牡桂、松脂、槐实、枸杞、茯苓、酸枣、五加皮、辛夷、杜仲、桑上寄生等 73 种；源于兽的药物，如龙骨、麝香、牛黄、阿胶等；源于虫鱼药物，如石蜜、蜂子、蜂蜡、牡蛎、龟甲等；以果入药者，如大枣、葡萄等；以菜入药者，如冬葵子、芡实、瓜蒂等。此外，还有人的附属物"发髲"，丹雄鸡的脂肪、肠子等不同部位。

卷 2 为"中经"，论"中药一百二十种，为臣，主养性以应人。无毒、有毒，斟酌其宜。欲遏病，补虚羸者，本中经"。意即第二卷所载药物既有无毒的，也有有毒的，所以，使用剂量、是否长期使用等应该多斟酌，使用这类药物的目的是控制和治疗疾病。中经包括玉石类药物，如雄黄、雌黄、水银、石膏、阳起石等；草本植物药物，如干姜、葛根、当归、苦参、麻黄、百合、知母、贝母、白芷、紫草、海藻、款冬花等 48 种；木本植物药物，如竹叶、吴茱萸、山茱萸、厚朴、合欢等；兽源的药物，如鹿茸、淫羊藿、犀牛角等；源于虫鱼的药物，如鳖甲、乌贼骨、白僵蚕、蟅虫等；以米谷入药者，如大豆黄卷、赤小豆等。此外，还有水苏、燕屎等。

卷 3 为"下经"，论"下药一百二十五种，为佐使，主治病以应地，多毒，不可久服。欲除寒热邪气、破积聚、愈疾者，本下经"。意即第三卷所载药物多有毒，所以，不宜久服，使用这类药物的目的是治疗疾病，处方中常作为佐使药。下经中包括玉石类药物，如石灰、铅丹、锡粉、代赭石等；草本植物入药的有附子、乌头、天雄、半夏、大黄、桔梗、钩吻、甘遂、大戟、芫花等 49 种；木本植物来源的药物有巴豆、皂荚、雷丸等 18 种；虫鱼类亦有 18 种，如蛇蜕、蜈蚣、水蛭、蝼蛄等。

三、《神农本草经》药物举例

上、中、下经中部分药物内容摘录如下。

1. 丹砂(见图 7-7,《上经》玉石类)

　　味甘、微寒。主身体五藏百病,养精神,安魂魄,益气,明目,杀精魅邪恶鬼。久服通神明不老。能化为汞,生山谷。

　　《吴普本草》曰:丹沙,神农甘、黄帝苦,有毒。扁鹊苦,李氏大寒,或生武陵,采无时,能化未成水银,畏磁石,恶咸水(《太平御览》)。

　　《名医》曰:作末,名真朱,光色如云母,可折者良,生符陵山谷,采无时。

　　案,《说文》云:丹,巴越之赤石也,象采丹井,象丹形,古文作日,亦作彤、沙、水散石也。汞,丹沙所化为水银也。《管子》"地数篇"云:山上有丹沙者,其下有金,《淮南子》地形训云:赤天七百岁生赤丹,赤丹七百岁生赤汞。高诱云:赤丹,丹沙也。《山海经》云:丹粟,粟、沙,音之缓急也,沙,旧作砂,非汞,即汞省文。《列仙传》云:赤斧能作水汞,炼丹,与消石服之,按金石之药。古人云久服轻身延年者谓当避谷,绝人道,或服数十年乃效耳。今人和肉食服之,遂多相反,转以成疾,不可疑古书之虚证。

2. 人参(见图 7-6,《上经》草本类)

　　味甘、微寒。主补五藏,安精神,定魂魄,止惊悸,除邪气,明目,开心益智。久服轻身延年。一名人衔,一名鬼盖。生山谷。

　　《吴普》曰:人参一名土精,一名神草,一名黄参,一名血参,一名久微,一名玉精,神农甘小寒,桐君雷公苦,岐伯黄帝甘无毒,扁鹊有毒,生邯郸,三月生叶,小兑,枝黑,茎有毛,三月九月采根,根有头足手,面目如人(《御览》)。

　　《名医》曰:一名神草,一名人微,一名土精,一名血参,如人形者有神,生上党及辽东,二月、四月、八月上旬采根,竹刀刮,暴干,无令见风。

　　案,《说文》云:参,人参,药草,出上党;《广雅》云:地精,人参也;《范子计然》云：人参出上党，状类人者善。刘敬叔《异苑》云：人参一名土精，生上党者佳，人形皆具，能作儿啼。

3. 甘草(见图 9 - 3,《上经》草本类)

味甘平。主五脏六腑寒热邪气，坚筋骨，长肌肉，倍力，金创，尰，解毒。久服轻身延年(《御览》引云：一名美草，一名密甘，《大观本》，作黑字)，生川谷。

《名医》曰：一名密甘，一名美草，一名密草，一名蕗(当作蘦)草，生河西积沙山，及上郡，二月八日除日，采根暴干，十日成。

案,《说文》云：苷，甘草也，蘦，大苦也，苦，大苦苓也;《广雅》云：美草，甘草也,《毛诗》云：隰有苓,《传》云：苓，大苦;《尔雅》云：蘦，大苦;郭璞云：今甘草，蔓延生，叶似荷，青黄，茎赤黄，有节，节有枝相当，或云蘦，似地黄，此作甘，省字蘦，苓通。

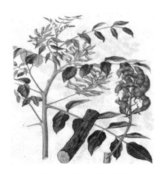

图 9-3 甘 草

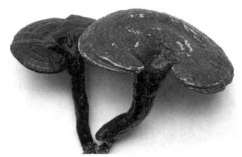

图 9-4 灵 芝

4. 灵芝(见图 9 - 4,《上经》草本类)

赤芝,味苦平。主胸中结，益心气，补中，增慧智，不忘。久食轻身不老,延季神仙。一名丹芝。

黑芝,味咸平。主癃，利水道，益肾气，通九窍，聪察。久食轻身不老,延季神仙。一名元芝。

青芝,味酸平。主明目，补肝气，安精魂，仁恕。久食轻身不老延季神仙。一名龙芝。

白芝,味辛平。主咳逆上气,益肺气,通利口鼻,强志意,勇悍,安魄。久食轻身不老,延季神仙。一名玉芝。

黄芝,味甘平。主心腹五邪,益脾气,安神,忠信和乐。久食轻身不老,延季神仙。一名金芝。

紫芝,味甘温。主耳聋,利关节,保神,益精气,坚筋骨,好颜色。久服轻身不老,延季。一名木芝。生山谷(旧作六种,今并)。

《吴普》曰:紫芝一名木芝。

《名医》曰:赤芝生霍山,黑芝生恒山,青芝生太山,白芝生华山,黄芝生嵩山,紫芝生高夏地上,色紫,形如桑(《御览》),六芝皆无毒,六月、八月采。

案,《说文》云:芝,神草也;《尔雅》云:茵芝;郭璞云:芝一岁三华,瑞草;礼内则云:芝栭;卢植注云:芝,木芝也;《楚词》云:采三秀于山间;王逸云:三秀谓芝草;《后汉书·华陀传》:有漆叶青面;注引陀传曰:青面者,一名地节,一名黄芝,主理五脏,益精气,本字书无面字,相传音女廉反;《列仙传》云:吕尚服泽芝;《抱朴子·仙药篇》云:赤者如珊瑚,白者如截肪,黑者如泽漆,青者如翠羽,黄者如紫金,而皆光明洞彻如坚冰也。

5. 枸杞(见图 9 - 5,《上经》木本类)

味苦寒。主五内邪气,热中消渴,周痹。久食坚筋骨,轻身不老(《御览》作耐老)。一名杞根,一名地骨,一名枸忌,一名地辅。生平泽。

《吴普》曰:枸杞,一名枸芑,一名羊乳。(《御览》)

《名医》曰:一名羊乳,一名却暑,一名仙人杖,一名西王母杖,生常山,及诸邱陵阪岸,冬采根,春夏采叶,秋采茎实,阴干。

案,《说文》云:檵,枸杞也。杞,枸杞也;《广雅》云:地筋,枸杞也;《尔雅》云:杞,枸;郭璞云:今枸杞也;《毛诗》云:集于苞杞;《传》云:杞,枸檵也;陆玑云:苦杞秋熟,正赤,服之轻身益气;《列仙传》云:陆通食橐卢木实;《抱朴子·仙药篇》云:象柴,一名托卢,是也。或名仙人杖,或云西王母杖,或名天门精,或名却老,或名地骨,或名枸杞也。

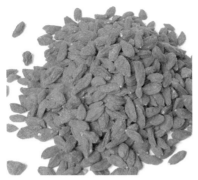

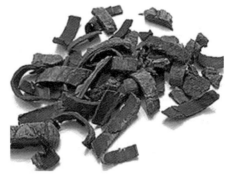

图9-5 枸杞子　　　　　　　图9-6 杜仲饮片

6. 杜仲(见图9-6,《上经》木本类)

味辛平。主腰脊痛,补中益精气,坚筋骨,强志,除阴下痒湿,小便余沥。久服轻身耐老。一名思仙。生山谷。

《吴普》曰:杜仲,一名木棉,一名思仲(《御览》)。

《名医》曰:一名思仲,一名木棉,生上虞及上党汉中,二月、五月、六月、九月采皮。

案,《广雅》云:杜仲,曼榆也。《博物志》云:杜仲,皮中有丝,折之则见。

7. 麝香(见图9-7,《上经》畜类)

味辛温。主辟恶气,杀鬼精物,温疟,蛊毒,痫痓,去三虫。久服除邪,不梦寤厌寐。生川谷。

《名医》曰:生中台及益州雍州山中,春风取之,生者益良。

案《说文》云:麝如小麋,脐有香,黑色獐也(《御览》引多三字)。《尔雅》云:麝父麕足。郭璞云:脚似麕有香。

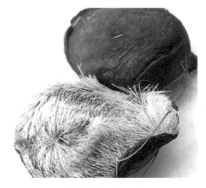

图9-7 麝 香

8. 牛黄(《上经》畜类)

味苦平。主惊痫,寒热,热盛狂痉,除邪逐鬼。生平泽。

《吴普》曰:牛黄 味苦无毒。牛出入呻(《御览》作鸣吼)者有之,夜有光(《御览》作夜视有光),走(《御览》有牛字),角中,牛死入胆中,如鸡子黄。(《汉后书》延笃传注)

《名医》曰:生晋地,于牛得之,即阴干,百日,使时躁,无令见日月光。

9. 石流黄(见图9-8,《中经》玉石类)

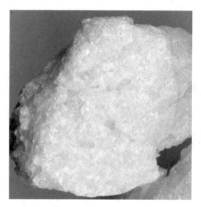

图9-8 硫 黄

("流"旧作"硫",《御览》引作流,是)

味酸温。主妇人阴蚀,疽痔恶血,坚筋骨,除头秃,能化金银铜铁奇物(《御览》引云:石流青、白色,主益肝气明目,石流赤,生羌道山谷)。生山谷。

《吴普》曰:硫黄一名石留黄,神农黄帝雷公咸有毒,医和扁鹊苦无毒,或生易阳,或河西,或五色,黄是潘水石液也(潘,即矾,古字),烧令有紫焰者,八月、九月采,治妇人血结(《御览》云:治妇人绝阴,道合金银铜铁)。

《名医》曰:生东海牧羊山,及太山河西山,矾石液也。

案,《范子计然》云:石流黄出汉中,又云刘冯饵石流黄而更少。刘逵注《吴都赋》云:流黄,土精也。

10. 麻黄(见图7-21,《中经》草本类)

味苦温。主中风、伤寒、头痛、温疟,发表,出汗,去邪热气,止咳逆上气,除寒热,破症坚积聚。一名龙沙。

《吴普》曰:麻黄一名卑相,一名卑监,神农雷公苦无毒,扁鹊酸无毒,李氏平,或生河东,四月,立秋采(《御览》)。

《名医》曰:一名卑相,一名卑监,生晋地及河东,立秋采茎,阴干令青。

案,《广雅》云:龙沙,麻黄也。麻黄茎,狗骨也。

《范子计然》云:麻黄出汉中三辅。

11. 贝母(见图9-9,《中经》草本类)

味辛平。主伤寒烦热,淋沥邪气,疝瘕,喉痹,乳难,金创,风痉。一名空草。

《名医》曰:一名药实,一名苦花,一名苦菜,一名商(茵字)草,一名勤母,生晋地,十月采根暴干。

案,《说文》云:茵,贝母也。

《广雅》云:贝父,药实也。《尔雅》云:茵,贝母。郭璞云:根如小贝,圆而白华,叶似韭。

《毛诗》云:言采其虻。

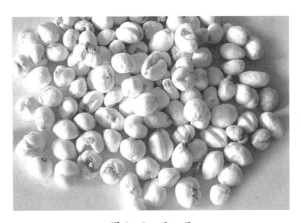

图9-9 贝 母

《传》云:虻,贝母也。陆玑云:其叶如括楼而细小,其子在根下如芋子,正白,四方连累相着有分解也。

12. 竹叶(《中经》木本类)

味苦平。主咳逆上气,溢,筋急,恶疡,杀小虫。根,作汤益气止渴,补虚下气。汁,主风痉。实,通神明,轻身益气。

《名医》曰:生益州。

案,《说文》云:竹,冬生草也,象形,下聚者,箁,箬也。

13. 山茱萸(见图9-10,《中经》木本类)

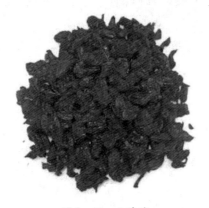

图9-10　山茱萸

味酸平。主心下邪气,寒热,温中,逐寒湿痹,去三虫。久服轻身。一名蜀枣。生山谷。

《吴普》曰,山茱萸,一名魁实,一名鼠矢,一名鸡足,神农黄帝雷公扁鹊酸无毒,岐伯辛,一经酸,或生冤句琅邪,或东海承县,叶如梅,有刺毛,二月华如杏,四月实如酸枣,赤,五月采实(《御览》)。

《名医》曰,一名鸡足,一名魁实,生汉中及琅邪冤句,东海承县,九月、十月采实,阴干。

14. 犀角(《中经》兽类)

味苦寒。主百毒蛊注邪鬼、障气,杀钩吻鸩羽蛇毒(除邪),不迷惑厌寐。久服轻身。生山谷。

《名医》曰:生永昌及益州。

案,《说文》云:犀南徼外牛,一角在鼻,一角在顶,似豕。《尔雅》云:犀似豕。

郭璞云:形似水牛,猪头大腹,痹脚,脚有三蹄,黑色,三角,一在顶上,一在鼻上,一在额上,鼻上者,即食角也,小而不椭,好食棘,亦有一角者。

《山海经》云：琴鼓之山多白犀。郭璞云：此与辟寒，蠲忿，辟尘，辟暑，诸犀，皆异种也。《范子计然》云：犀角出南郡，上价八千，中三千，下一千。

15. 铅丹(《下经》玉石类)

味辛微寒。主吐逆胃反，惊痫癫疾，除热下气，炼化还成九元。久服通神明(《御览》引作吐下，云久服成仙)。生平泽。

《名医》曰：一名铅华，生蜀郡。

案，《说文》云：铅，青金也。陶弘景云：即今熬铅所作黄丹也。

16. 附子(见图 9-11，《下经》草本类)

味辛温。主风寒咳逆邪气，温中，金创，破症坚积聚，血瘕，寒温，踒(《御览》作痿)。躄拘挛，膝痛，不能行步(《御览》引云：为百药之长，《大观本》，作黑字)。生山谷。

《吴普》曰：附子一名茛，神农辛，岐伯雷公甘有毒，李氏苦有毒，大温，或生广汉，八月采，皮黑肥白(《御览》)。

《名医》曰：生犍为及广汉，冬月采为附子，春采为乌头(《御览》)。

案，《范子计然》云：附子出蜀武都中，白色者善。

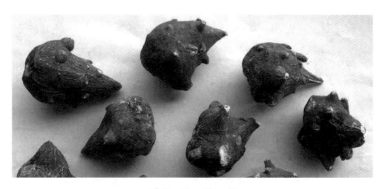

图 9-11　附　子

17. 芫华(《下经》草本类)

味辛温。主咳逆上气,喉鸣喘,咽肿,短气,蛊毒,鬼疟,疝瘕,痈肿,杀虫鱼。一名去水。生川谷(旧在木部,非)。

《吴普》曰:芫华一名去水,一名败华,一名儿草根,一名黄大戟,神农黄帝有毒,扁鹊岐伯苦,李氏大寒,二月生,叶青,加厚则黑,华有紫赤白者,三月实落尽,叶乃生,三月五月采华,芫花根,一名赤芫根,神农雷公苦有毒,生邯郸,九月、八月采,阴干,久服令人泄,可用毒鱼(《御览》亦见图经节文)。

《名医》曰:一名毒鱼,一名杜芫,其根名蜀桑,可用毒鱼,生淮源,三月三日采花,阴干。

案,《说文》云:芫,鱼毒也,《尔雅》云:杬,鱼毒。郭璞云:杬,大木,子似栗,生南方,皮厚,汁赤,中藏卵果。《范子计然》云:芫华出三辅,《史记·仓公传》,临菑女子病蛲瘕,饮以芫花一撮,出蛲可数升,病已。颜师古注急就篇云:郭景纯说,误耳,其生南方用藏卵果,自别一杬木,乃左思所云:绵杬杶栌者耳,非毒鱼之杬。

18. 皂荚(见图9-12,《下经》木本类)

味辛咸温。主风痹,死肌,邪气,风头,泪出,利九窍,杀精物。生川谷。

《名医》曰:生雍州,及鲁邹县,如猪牙者良,九月、十月采,阴干。

案,《说文》云:荚草实。《范子计然》云:皂荚出三辅,上价一枚一钱。广志曰:鸡栖子,皂荚也(《御览》),皂即草省文。

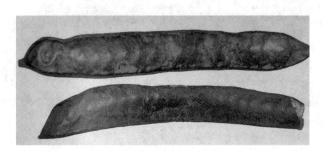

图9-12 皂 荚

19. 水蛭(《下经》虫鱼类)

味咸平。主逐恶血淤血,月闭(《御览》作水闭)。破血瘕积聚,无子,利水道。生池泽。

《名医》曰:一名蚑,一名至掌,生雷泽,五月、六月采,暴干。

案《说文》云:蛭,蚑也,蛭,蛭蛭,至掌也。《尔雅》云:蛭蚑。郭璞云:今江东呼水中蛭虫入人肉者为蚑,又蛭蛭、至掌。郭璞云未详,据《名医》,即蛭也。

四、《神农本草经》的成就与不足

该书系统地总结了我国秦汉以前的药学知识和用药经验,为中药学和方剂学的发展奠定了基础,至今仍是研究中药和方剂的最重要的经典文献之一。首先,在药学方面,所论 365 种药物的疗效,多数真实可靠,至今仍是临床常用药;创立了药有"四气""五味"的理论,和药分上、中、下"三品"的分类方法,并介绍了部分化学知识。其次,在方剂学方法,指出药可单用亦可组方配用,创立了药物之间"七情合和"理论和组方配伍的"君臣佐使"原则,总结了丸、散、汤、酒、膏等基本剂型。再次,在用药方面,提出了辨证用药的思想,所论药物适应病症达 170 多种,对用药剂量,时间等都有具体规定。

由于该书出版年代比较早,对有些中药的认识还不够清楚,也出现了一些错误。例如,对茯苓、灵芝的认识就是如此,当初只知道是在树木上生长出来的,所以归于草木类药材,实际上是微生物利用树木营养繁殖而形成的子实体,本身不是植物,而是微生物。特别是一些《上经》收录的玉石类药物认识,也有一些错误。例如,丹砂的"主身体五藏百病,养精神,安魂魄"的功效描述就比较夸张;"杀精魅邪恶鬼"与现代科学语言不符;"久服通神明不老"是当时社会普遍滥用金石药物的写照,收录在药学著作里,严重误导人们。而书中所载丹砂"能化为汞"说明古代无机化学具备了一定水平。

《神农本草经》标志着中国药学的诞生,因为收录药材有限,或存在一些错误。后世对它进行注释、补充,形成了众多的本草文献。较早的有汉魏之际的补注本《名医别录》、梁陶弘景的《本草经集注》,后有明缪希雍撰《神农本草经疏》、清代张志聪撰《本草崇原》、徐大椿撰《神农本草经百种录》、邹澍撰《本经疏证》，今有尚志钧著《神农本草经校点》等。

思考题

1.《黄帝内经》中岐伯说的下面这段话表达什么思想？"天地者，万物之上下也；阴阳者，血气之男女也；左右者，阴阳之道路也；水火者，阴阳之征兆也；阴阳者，万物之能始也。故曰：阴在内，阳之守也；阳在外，阴之使也。"

2. 举例说明日常生活中应该如何把握《黄帝内经》思想。

3. 试述《伤寒杂病论》中有哪些主要成就。

4. 简述《伤寒杂病论》中张仲景的用药特点。

5. 简述《神农本草经》的价值与不足。

第十章
中医药文学作品赏析

      文学作品实际上是一种文化表现形式和传播方式,医药学作为一门学问,也需要通过文学作品表现出来,如《医学三字经》,就是以三言的文学手法阐述医学基本知识,让初学者容易记忆。但是,多数文学作品通常是经过艺术化处理了的,所反映出的医药知识不一定完全真实,如《红楼梦》记载很多医药知识和病案,不能直接应用于临床,然而,其所传播的中医药学知识不那么刻板,人们乐于传播,易于接受,对中医文化的传播不失为有效的途径。

      而一些中医药学名家本身喜爱文学,涉猎甚广。如晋代的皇甫谧,他本身不是学医出身,二十几岁时,他还是一个游手好闲的人,在庶母的影响下,开始学文,并出版了很多著作,比如说《帝王世纪》《年历》《列女》等,直到他30后才开始研究医学,成为针灸专家。他在《针灸甲乙经》写下这样一段话"受先人之体,有八尺之躯,而不知医事,此所谓游魂耳,若不精于医道,虽有忠孝之心,仁慈之性,君父危困,赤于涂地,无以济之",对后世儒医影响深远。再如陶弘景,他从小就爱学习,四五岁时就爱读书,"以荻为笔",荻,即芦苇,用芦苇在草灰上写字,后来也成为一位优秀的书法家,九岁开始读《礼记》《尚书》《周易》《春秋》等书,他后来成了大学问家,精通药物、冶炼、天文、地理、生物、数学等。

      宋朝以后,"医儒相通"盛行,很多文学成就很高的人,也具备了相当高的医学知识,比如说唐代的文学家柳宗元,由于唐朝末年,社会混乱,为了帮助加强中央集权,参与永贞革新,得罪权贵被贬至永州。之后不久病倒,而且还很严重,双腿无力,行动不便,在寻医求药的过程中,受到老药农的指点,知道一种叫作"灵毗"(淫羊藿,又名仙灵脾)的草药有效,于是他开始亲自栽种,采摘加工,按时服用,结果治愈了他的顽疾。这次亲身经历引发了他对医药的兴趣,官场不顺的柳宗元终成良医。文学大家苏轼在中医养生方面也有很多建树,曾著有《苏学士方》,后人将其与沈括的《良方》合编为《苏沈良方》。

第一节　文学作品里的中医药

一、典籍里的中医药

中医药相关的知识内容,不仅存在于上万种中医药古籍中,而且广泛存在于经、史、子、集各部类古籍中,如《山海经》《诗经》《楚辞》等,记载药物学知识;《尚书》《礼记》《左传》等,记载医学知识。

1. 经书中的中医药知识

《诗经》收录公元前 11 世纪—前 6 世纪古代诗歌 305 首,也是目前最早记载药物的文献,记载药物 100 余种,其中,苍耳、车前草、桑椹、合欢、益母草、艾、芍药、栝楼、枸杞等中药至今仍然是常用药。但《诗经》并没有阐明关于这些药物详细用法,说明当时人们已经能识别这些植物,而且这些植物与人们的生活密切相关,但其医药学知识还在缓慢积累中,尚未成熟。

《山海经》是先秦古籍,也是一部奇书,人们印象较深的恐怕是其中的神话故事"夸父逐日、女娲补天、精卫填海、大禹治水"等。有关医药学的记载,晚于殷墟甲骨文,早于《黄帝内经》和《五十二病方》。在中医学的发展史上,《山海经》所载存的医药学信息,应该说有着特定的历史文化特征和不可忽视的史料价值。

《山海经》约成书于春秋战国时期,是先秦文献中一部集大成的百科全书。它记述的内容十分丰富,不仅记载了当时天文、历法、地理、气象、动物、植物、矿物、地质水利、考古、人类学、海洋学和科技史,还记载了医学史料、药物知识,对认识先秦时期我国传统医药有很高价值。

据吕子方统计,《山海经》载录的药物数目,动物药 76 种(其中兽类 19 种,鸟类 27 种,鱼龟类 30 种),植物药 54 种(其中木本 24 种,草本 30 种)矿物药及其他 7 种,共计 137 种。亦有文献认为《山海经》载药 123 种,其中,植物药 53 种,动物药 62 种,矿物药 8 种。总体上说,《山海经》确实收录了一百余种药物,涵盖动物、植物和矿物。该书是目前发现最早明确记录药物疗效的著作,例如,《西山经》记载中药杜衡,"食之已(抑制)瘿"。该书还记载了具有预防保健的作用的药物,例如,《西山经》记载的水族鮨,"食之无肿疾"。《山海经》还记载有具有滋补强壮作用的药物,如《西山经》所载的穰木,"食之多力"。此外,《山海经》中还说有些药物具有美容的作用,如《中山经》所载的荀草,"服之美人色"。《山海经》所载的药物,多数是一药治一病,少数兼治两种疾病,说明当时积累的药物学知识还十分有限;《山海经》记载有食、服、饮、佩、席、养、涂、刺、去垢等药物用法,反映当时比较原始的用药风貌。

《山海经》记载了 50 余种疾病的症状,有的被后世中医典籍所采纳。如疠、痈、疸、瘕、痔、癣、瘘、蛊、疟、瘿等,已成为中医学的专用术语。汉代许慎的《说文解字》中释"瘿"为"颈瘤也"。即我们今天所说的甲状腺肿大。释"疫":"发皆疾也",指种类传染病。释"疠":"恶疾也",专指麻风病,这些都反映了传统文化与中医的渊源关系。

《山海经》还中记载了许多"巫",晋代的郭璞认为巫"皆神医也"。在上古时期,巫与医是集于一身的。《山海经·海内西经》载:"开明东,有巫彭、巫抵、巫阳、巫履、巫凡、巫相……皆操不死之药距之"。唐代诗人李贺《浩歌》中写道:"彭祖巫咸几回死"。巫咸指的是商朝名巫咸彭。《山海经·大荒西经》上说,咸彭往来灵山采百药,以祛疾疗灾。说明巫医混杂,正是早期医药启蒙阶段的多元的历史特点。《黄帝内经》诞生,标志着巫医两者的分离,中医药学已具备了独立分科的条件。

针灸应该是在砭石疗法的基础上发展而来的。《山海经·东山经》说:"高氏之山……其下多箴石。"所谓箴石,不仅是原始的外科医疗工具,也是我国针灸术的萌芽。从石砭、骨针、竹针到青铜及铁针,针灸工具的进化只是标志着生产力发展的水平。《大荒北经》还记载了气功疗法。说:"继天民,任姓。无骨子,食气,鱼。"文中所说的食气,指的就是气功导引。与后世的"辟谷"当有渊源。

2. 史书中的中医药

二十六史共为 182 位名医立传，并记载了历代的医事和药事制度，以及当时与医药有关的人物和事迹。如《史记·扁鹊仓公列传》《三国志·华佗传》等。

1)《史记·扁鹊仓公列传》

该书记载了两位名医的传奇故事，一位是战国时期的扁鹊，另一位是西汉初年的淳于意。通过两千多年前享有盛誉的名医业绩介绍，能使人了解到祖国传统医学在那时已有相当高的水平。这些医学家们不仅善于综合运用望、闻、问、切的诊断方法；也能使用汤剂、针灸、药酒、药熨、按摩、甚至食疗等各种治疗手段；他们医治的疾病也很广泛，诸如现代医学的内、外、妇、儿、五官等科均有涉及。

作者笔下的扁鹊、淳于意，都是既有某些传奇色彩而又深深植根生活实际的艺术形象。传奇色彩使人物个性更生动鲜明；植根生活使他们的言谈举止真切，增强了形象的真实性。这种使传奇和写实把握得恰到好处，以及浪漫主义和现实主义的艺术方法的结合，也就使传记中的艺术形象神而不诬，奇而不诞，夸张而不失实。

（1）扁鹊故事。第七章"中医药学名家概览"中，曾经介绍过该书记载的扁鹊医学思想和治病案例，其中就有"扁鹊见蔡桓公"的故事，源自《韩非子·喻老》这部书。《史记·扁鹊仓公列传》给出的是另一个版本，原文如下：

> 扁鹊过齐，齐桓侯客之。入朝见，曰："君有疾在腠理，不治将深。"桓侯曰："寡人无疾。"扁鹊出，桓侯谓左右曰："医之好利也，欲以不疾者为功。"后五日，扁鹊复见，曰："君有疾在血脉，不治恐深。"桓侯曰："寡人无疾。"扁鹊出，桓侯不悦。后五日，扁鹊复见，曰："君有疾在肠胃间，不治将深。"桓侯不应。扁鹊出，桓侯不悦。后五日，扁鹊复见，望见桓侯而退走。桓侯使人问其故。扁鹊曰："疾之居腠理也，汤熨之所及也；在血脉，针石之所及也；其在肠胃，酒醪之所及也；其在骨髓，虽司命无奈之何。今在骨髓，臣是以无请也。"后五日，桓侯体病，使人召扁鹊，扁鹊已逃去。桓侯遂死。

两个版本主要差别在于：①究竟扁鹊是间隔"五日"还是"十日"去给大王看病；②扁鹊是给齐桓公还是蔡桓公看病。据考证，历史上有两个齐桓公，一个是春秋时期的姜小白，为春秋五霸之首；另一个是战国时期的田午，因为当时的齐国国都在上蔡，所以，又被称为蔡桓公。而扁鹊为战国时期的名医，所以，扁鹊应该是给齐国蔡桓公田午看病。至于五日、十日应该是指过一段时间以后，而非很准确的天数。也有观点认为该故事纯属虚构，是为了说明扁鹊望诊技术精湛而已。

扁鹊治好虢国太子"尸蹶"证后，虢国医生惊讶得说不出话，连忙禀报国君，虢君感激不尽，扁鹊详细描述了"尸蹶"证的病机及治疗，原文如下：

> ……中庶子闻扁鹊言，目眩然而不瞚，舌挢然而不下，乃以扁鹊言入报虢君。虢君闻之大惊，出见扁鹊于中阙，曰："窃闻高义之日久矣，然未尝得拜谒于前也。先生过小国，幸而举之，偏国寡臣幸甚。有先生则活，无先生则弃捐填沟壑，长终而不得反。"言未卒，因嘘唏服臆，魂精泄横，流涕长潸，忽忽承睫，悲不能自止，容貌变更。扁鹊曰："若太子病，所谓'尸厥'者也。夫以阳入阴中，动胃缠缘，中经维络，别下于三焦、膀胱，是以阳脉下遂，阴脉上争，会气闭而不通，阴上而阳内行，下内鼓而不起，上外绝而不为使，上有绝阳之络，下有破阴之纽，破阴绝阳，色废脉乱，故形静如死状。太子未死也。夫以阳入阴支兰藏者生，以阴入阳支兰藏者死。凡此数事，皆五藏蹶中之时暴作也。良工取之，拙者疑殆。"

大意如下：中庶子听完扁鹊的话，两眼呆滞瞪着不能眨，舌头翘着说不出话来，于是进去把扁鹊的话告诉虢君。虢君听后十分惊讶，来到宫廷的中门接见扁鹊，说："我私下久闻你品德高尚，却不不曾拜会。这次先生路经我们小国，是我们的荣幸。有先生在我儿能活，没有他就只能抛尸野外而填塞沟壑，永远死去而不能复活。"话没说完，他就悲伤抽噎气郁胸中，精神散乱恍惚，眼泪不止，悲哀不能自制，容貌神情变化。扁鹊说："太子得的病，就是人们所说的'尸蹶'。那是因为阳气陷入阴脉，脉气缠绕冲了胃，经脉受损被阻塞，下注于下焦、膀胱，因此阳脉下坠，阴气上升，阴阳两气会聚，互相堵塞，不能通畅。阴气又逆而上行，阳气只好向内运行，阳气徒然在下在内鼓动却不能上升,在上在外被阻绝不能被阴气遣使,在上有隔绝了阳气的脉络,在下有破坏了阴气的筋脉,这样阴气破坏、阳气隔绝,使人的面色衰败血脉混乱,所以人会身体安静得像死去的样子。太子实际没有死。阳入袭阴而阻绝脏气的能治愈,阴入袭阳而阻绝脏气的必死。这些情况,都会在五脏厥逆时突然发作。优秀的医生能治愈这种病,拙劣的医生会因困惑使病人处于危险之中。

(2)淳于意故事。关于淳于意的生平,该书这样记载:

> 太仓公者,齐太仓长,临菑人也,姓淳于氏,名意。少而喜医方术。高后八年,更受师同郡元里公乘阳庆。庆年七十余,无子,使意尽去其故方,更悉以禁方予之,传黄帝、扁鹊之脉书,五色诊病,知人生死,决嫌疑,定可治,及药论,甚精。受之三年,为人治病,决死生多验。然左右行游诸侯,不以家为家,或不为人治病,病家多怨之者。

大意是:太仓这个人,是齐国都城管理粮仓的长官,他是临淄人,姓淳于名意。年轻却喜好医术。汉高后八年(前180年),他转而向同郡元里的公乘阳庆拜师学习医术。这时阳庆已70多岁,没有子嗣,就让淳于意把从前学的医方全部抛开,然后把自己掌握的秘方全给了他,并传授给他《黄帝内经》及扁鹊的脉书,观察面部不同颜色来诊病的方法,使他预先知道病人的生死,决断疑难病症,判断能否治疗,以及药剂的理论,都十分精辟。学了三年之后,为人治病,预断死生,多能应验。然而他却到处交游诸侯,不拿家当家,有时不肯为别人治病,因此许多病家怨恨他。这段文字的最后几句将淳于意的个性描写得淋漓尽致。

关于"缇萦救父"的故事,上文也有介绍,《史记》是这样记载的:

> 文帝四年中,人上书言意,以刑罪当传西之长安。意有五女,随而泣。意怒,骂曰:"生子不生男,缓急无可使者!"于是少女缇萦伤父之言,乃随父西。上书曰:"妾父为吏,齐中称其廉平,今坐法当刑,妾切痛死者不可复生,而刑者不可复续,虽欲改过自新,其道莫由,终不可得。妾愿入身为官婢,以赎父刑罪,使得改行自新也。"书闻,上悲其意,此岁中亦除肉刑法。

《史记》还记载了淳于意的医案，例如，齐国的中尉潘满如患小腹疼的病，淳于意诊断后说："这是腹中的气体遗留，积聚成了'瘕症'。"并对齐国名叫饶的太仆、名叫由的内史说："中尉如不能停止房事，就会30天内死去。"结果是过了20多天，中尉就尿血死去。淳于意分析中尉的病是因酗酒后行房而得。因为病人脉象深沉小弱，几种情形合在一起，是脾有病的脉气。而且右手寸口脉脉来紧而小，显现了瘕病的脉象。两气互相制约影响，所以30天内会死。太阴、少阴、厥阴三阴脉一齐出现，符合30天内死的规律；三阴脉不一齐出现，决断生死的时间会更短；交会的阴脉和代脉交替出现，死期还短。原文如下：

> 齐中尉潘满如病少腹痛，臣意诊其脉，曰："遗积瘕也。"臣意即谓齐太仆臣饶、内史臣繇曰："中尉不复自止于内，则三十日死。"后二十余日，溲血死。病得之酒且内。所以知潘满如病者，臣意切其脉深小弱，其卒然合合也，是脾气也。右脉口气至紧小，见瘕气也。以次相乘，故三十日死。三阴俱抟者，如法；不俱抟者，决在急期；一抟一代者，近也。故其三阴抟，溲血如前止。

在回答汉文帝"你的老师阳庆是怎么看中并喜爱你的？把全部秘方医术传授给你的？"这一问题时，淳于意这样说："我本来不知老师阳庆的医术精妙。我后来之所以知道，是因为我年轻时喜欢研究各家的医术医方，我曾用他的医方尝试，大多有效，而且精妙。我听说菑川唐里的公孙光擅长使用古代流传的医方，就去拜见他。后来得以拜见并侍奉他，从他那里学到调理阴阳的医方以及口授的医理，我全部接受记录下来。我想要学到他全部的精妙的医术，公孙光说："我的秘方医术都传授给你了，我对你不会有所吝惜，我现在老了，不必再侍奉我了。这些都是我年轻时所学到的精妙医方，全都教给你，不要随便教别人。"我说："我能侍奉学习在您的面前，得到全部秘方，这非常幸运。我就是死了也不敢随便传给别人。"过了些日子，公孙光有空闲，我就在他面前深入分析论说医方，他认为我对历代医方的论说是高明的，并高兴地说："你一定会成为国医。我所擅长的医术都生疏了，我的同胞兄弟住在临菑，精于医术，我不如他，他的医方非常奇妙，不是一般人所能了解的。我中年时，曾想得到他的医方，我的朋友杨中倩不同意，说：'你不是那种能学习医术的人。'等会儿我和你一起前往拜见他,他就知道你喜爱医术了。他也老了,但家中富有。"当时还没去,正好阳庆的儿子阳殷来给齐王献马,是通过我的老师公孙光进献给齐王,因为这个缘故我和阳殷熟悉了。公孙光又把我托付给阳殷说:"淳于意喜好医术,你一定要好好礼待他,他是道德高尚的儒士。"写信把我推荐给阳庆,因此也就认识了阳庆。我侍奉阳庆很恭敬谨慎,所以他也喜欢我。"原文如下:

> "臣意不闻师庆为方善也。意所以知庆者,意少时好诸方事,臣意试其方,皆多验,精良。臣意闻菑川唐里公孙光善为古传方,臣意即往谒之。得见事之,受方化阴阳及传语法,臣意悉受书之。臣意欲尽受他精方,公孙光曰:'吾方尽矣,不为爱公所。吾身已衰,无所复事之。是吾年少所受妙方也,悉与公,毋以教人。'臣意曰:'得见事侍公前,悉得禁方,幸甚。意死不敢妄传人。'居有闲,公孙光闲处,臣意深论方,见言百世为之精也。师光喜曰:'公必为国工。吾有所善者皆疏,同产处临菑,善为方,吾不若,其方甚奇,非世之所闻也。吾年中时,尝欲受其方,杨中倩不肯,曰:'若非其人也'。胥与公往见之,当知公喜方也。其人亦老矣,其家给富。'时者未往,会庆子男殷来献马,因师光奏马王所,意以故得与殷善。光又属意于殷曰:'意好数,公必谨遇之,其人圣儒。'即为书以意属阳庆,以故知庆。臣意事庆谨,以故爱意也。"

淳于意谦虚谨慎,善于学习,采各家之长。

2)《三国志·华佗传》

该书首先记叙了华佗的生平及行医特点,原文如下:

> 华佗,字元化,沛国谯人也,一名旉。游学徐土,兼通数经。沛相陈珪举孝廉,太尉黄琬辟,皆不就。晓养性之术,时人以为年且百岁而貌有壮容。又精方药,其疗疾,合汤不过数种,心解分剂,不复称量,煮熟便饮,语其节度,舍去辄愈。若当灸,不过一两处,每处不过七八壮,病亦应除。若当针,亦不过一两处,下针言:"当引某许,若至,语吾。"病者言"已到",应便拔针,病亦行差。若病结积在内,当须刳割者,便饮其麻沸散,须臾便如醉死无所知,因破取。病若在肠中,便断肠湔洗,缝腹膏

摩,四五日差,不痛,人亦不自寤一月之间,即平复矣。

这段文字首先介绍华佗概况:华佗字元化,是沛国谯县人。外出到徐州求学,同时通晓很多儒家经典。沛国相陈珪推荐他孝廉,太尉黄琬征召他,他都不去就任。华佗懂得养生的方法,当时的人认为他年龄将近一百岁,可外表还像壮年的容貌。接着介绍华佗行医特点:给人治病,配制汤药不过用几味药,心里明了药剂的分量,不用再称重量,药煮熟就让病人饮服,告诉病人服药的注意事项,病人离开后,病就痊愈了。如果需要灸疗,也不过一两个穴位,病痛就应手消除。如果需要针疗,也不过扎一两个穴位,下针时对病人说:“针感应当延伸到某处,如果到了,告诉我。”当病人说“已经到了”,应声便起针,病痛很快就痊愈了。如果病患集结郁积在体内,应须剖开身体割除的,就饮服他的“麻沸散”,一会儿病人便像醉死一样,没有什么知觉,于是开刀后取出结积物。病患如果在肠中,就切断肠子进行清洗,再缝合腹部刀口,抹上药膏,四五天后,病好了,不再疼痛,一个月之内,就痊愈复原了。不难看出,华佗行医对症下药、对症下针,简单明了,从不拖泥带水,而且,药到病除。

书中记载了一个用“激怒”的情志疗法治病案例,原文如下:

> 有一郡守病,佗以为其人盛怒则差,乃多受其货不加治,无何弃去,留书骂之。郡守果大怒,令人追捉杀佗。郡守子知之,属使勿逐,守嗔恚既甚,吐黑血数升而愈。

还有华佗治疗广陵太守腹中寄生虫的故事,也反映出华佗医术精湛。

> 广陵太守陈登得病,胸中烦懑,面赤不食。佗脉之曰:“府君胃中有虫数升,欲成内疽,食腥物所为也。”即作汤二升,先服一升,斯须尽服之。食顷,吐出三升许虫,赤头皆动,半身是生鱼脍也,所苦便愈。佗曰:“此病后三期当发,遇良医乃可济救。”依期果发动,时佗不在,如言而死。

更让华佗出名的是为曹操治疗头风病,书中这样记载:“太祖闻而召佗,佗常在左右。太祖苦头风,每发,心乱目眩,佗针鬲,随手而差。"说的是曹操有头风病,每次发作,就心情烦乱,眼睛眩晕。当听说到华佗治病疗效神奇的故事后,差人召唤华佗前来替自己诊治,并伴随左右。华佗只要针刺鬲这个部位(膈俞穴),病随手就好了。

曹操希望华佗在身边伺候他,随时为他治病,但华佗却不情愿,书中详细记载了华佗故意请假回家,逾期不到曹府报到,终被曹操杀害的经过。

> 佗之绝技,凡此类也。然本作士人,以医见业,意常自悔。后太祖亲理,得病笃重,使佗专视。佗曰:"此近难济,恒事攻治,可延岁月。"佗久远家思归,因曰:"当得家书,方欲暂还耳。"到家,辞以妻病,数乞期不反。太祖累书呼,又敕郡县发遣。佗恃能厌食事,犹不上道。太祖大怒,使人往检。若妻信病,赐小豆四十斛,宽假限日;若其虚诈,便收送之。于是传付许狱,考验首服。荀彧请曰:"佗术实工,人命所县,宜含宥之。"太祖曰:"不忧,天下当无此鼠辈耶?"遂考竟佗。

这段古文大意如下:华佗的卓绝医技,例子很多。不过华佗本来是读书人,用行医作为自己的职业,心里常常感到后悔(封建社会医生被视为"贱业")。后来曹操亲自处理国事,生病很沉重,让华佗专为他看病。华佗说:"这病短时间难以治好,只有经常进行治疗,才能延长寿命。"华佗长期远离家乡,想回去,于是说:"刚收到家信,正要短期回家一趟呢。"到家后,用妻子有病做托辞,多次请假不回来。曹操反复召唤,华佗还是不上路。曹操非常生气,派人前往查看情况。如果华佗妻子确实有病,就赐给四十斛小豆,放宽假期时间;如果他虚假欺骗,就逮捕押送回来。华佗被交给许昌监狱,核实证据,他本人服罪。荀彧向曹操求情说:"华佗的医术确实高明,与人的生命密切相关,应该包涵宽容他。"曹操说:"不用担忧,天下就没有这种无能鼠辈吗?"华佗在狱中被拷问致死。

华佗临死前,曾将其医疗经验写成文字,交付看管他的狱卒,希望能够传承下去,治病救人,可惜狱卒怕事,华佗要来火把将其付之一炬,终成遗憾。书中原文这样写的:

> 佗临死,出一卷书与狱吏,曰:"此可以活人。"吏畏法不受,佗亦不

强，索火烧之。

曹操在处死华佗后，曾一度怀疑华佗不根治其头风病是有所图谋，因而为自己的杀人行动沾沾自喜，但后来曹操爱子病危无人能治时，方才后悔当初不该杀了华佗。原文如下：

> 佗死后，太祖头风未除。太祖曰："佗能愈此。小人养吾病，欲以自重，然吾不杀此子，亦终当不为我断此根原耳。"及后爱子曹冲病困，太祖叹曰："吾悔杀华佗，令此儿强死也。"

华佗众多弟子中，有个叫吴普的，得到华佗真传，后来亦成为一方名医。特别是传承和发展了华佗发明的五禽戏。

> 广陵吴普、彭城樊阿皆从佗学。普依准佗治，多所全济。佗语普曰："人体欲得劳动，但不当使极尔。动摇则谷气得消，血脉流通，病不得生，譬犹户枢不朽是也。是以古之仙者为导引之事，熊颈鸱顾，引挽腰体，动诸关节，以求难老。吾有一术，名五禽之戏：一曰虎，二曰鹿，三曰熊，四曰猿，五曰鸟。亦以除疾，并利蹄足，以当导引。体中不快，起作一禽之戏，沾濡汗出，因上著粉，身体轻便，腹中欲食。"普施行之，年九十余，耳目聪明，齿牙完坚。

范晔的《后汉书》也有华佗的传记，所记与《三国志》的大致相同，只在一些案例上所论不同。

其他著作，如《尚书》《老子》《庄子》《论语》等大多涉及阴阳五行或养生理论，载有丰富的中医药学相关知识，散见本书其他章节，此处不再详细论述。

二、小说、戏曲中的中医药

中国小说中的四大名著《红楼梦》《西游记》《水浒传》和《三国演义》都或多或少涉及一些医药知识。

1.《三国演义》涉及中医药

《三国演义》涉及医药知识和事件多与当时名医华佗有关，如第七十五

回"关云长刮骨疗毒·吕子明白衣渡江",讲的是华佗为关云长刮骨疗毒的故事。原文如下:

却说曹仁见关公落马,即引兵冲出城来;被关平一阵杀回,救关公归寨,拔出臂箭。原来箭头有药,毒已入骨,右臂青肿,不能运动。关平慌与众将商议曰:"父亲若损此臂,安能出敌? 不如暂回荆州调理。"于是与众将入帐见关公。公问曰:"汝等来有何事?"众对曰:"某等因见君侯右臂损伤,恐临敌致怒,冲突不便。众议可暂班师回荆州调理。"公怒曰:"吾取樊城,只在目前;取了樊城,即当长驱大进,径到许都,剿灭操贼,以安汉室。岂可因小疮而误大事? 汝等敢慢吾军心耶!"平等默然而退。众将见公不肯退兵,疮又不痊,只得四方访问名医。忽一日,有人从江东驾小舟而来,直至寨前。小校引见关平。平视其人:方巾阔服,臂挽青囊;自言姓名,乃沛国谯郡人,姓华,名佗,字元化。因闻关将军乃天下英雄,今中毒箭,特来医治。平曰:"莫非昔日医东吴周泰者乎?"佗曰:"然。"平大喜,即与众将同引华佗入帐见关公。时关公本是臂疼,恐慢军心,无可消遣,正与马良弈棋;闻有医者至,即召入。礼毕,赐坐。茶罢,佗请臂视之。公袒下衣袍,伸臂令佗看视。佗曰:"此乃弩箭所伤,其中有乌头之药,直透入骨;若不早治,此臂无用矣。"公曰:"用何物治之?"佗曰:"某自有治法,但恐君侯惧耳。"公笑曰:"吾视死如归,有何惧哉?"佗曰:"当于静处立一标柱,上钉大环,请君侯将臂穿于环中,以绳系之,然后以被蒙其首。吾用尖刀割开皮肉,直至于骨,刮去骨上箭毒,用药敷之,以线缝其口,方可无事。但恐君侯惧耳。"公笑曰:"如此,容易! 何用柱环?"令设酒席相待。公饮数杯酒毕,一面仍与马良弈棋,伸臂令佗割之。佗取尖刀在手,令一小校捧一大盆于臂下接血。佗曰:"某便下手,君侯勿惊。"公曰:"任汝医治,吾岂比世间俗子,惧痛者耶!"佗乃下刀,割开皮肉,直至于骨,骨上已青;佗用刀刮骨,悉悉有声。帐上帐下见者,皆掩面失色。公饮酒食肉,谈笑弈棋,全无痛苦之色。须臾,血流盈盆。佗刮尽其毒,敷上药,以线缝之。公大笑而起,谓众将曰:"此臂伸舒如故,并无痛矣。先生真神医也!"佗曰:"某为医一生,未尝见此。君侯真天神也!"后人有诗曰:"治病须分内外科,世间妙艺苦无多。神威罕及惟关将,圣手能医说华佗。"

关公箭疮既愈,设席款谢华佗。佗曰:"君侯箭疮虽治,然须爱护。切勿怒气伤触。过百日后,平复如旧矣。"关公以金百两酬之。佗曰:"某闻君侯高义,特来医治,岂望报乎!"坚辞不受,留药一帖,以敷疮口,辞别而去。

上文既反映出关公大将风度,更烘托出华佗医术高明,特别是外科手术。通过华佗闻关羽箭伤而主动前往诊治,又不受治疗费用,反映出关羽是受人尊敬的大将军。

《三国演义》第七十八回则"治风疾神医身死·传遗命奸雄数尽",写的是华佗给曹操治头风病,反遭杀害,其《青囊经》被付之一炬,这与《三国志·华佗传》的记载基本一致。

《三国演义》中还记有华佗治愈了很多怪病,则不可全信。此外,作者还试图将中医知识运用到国家和军事治理中,例如,孔明论刘备暂居弱势,必得休养生息,蓄势待发时比喻说:"人染沉疴(重病),当先用糜粥以饮之,和药以服之,待其脏腑调和,形体渐安,然后以肉食补之,以猛药治之,则病根尽去,人得气生也。若不待气脉和缓,便投以猛药厚味,欲求安保,诚为难矣。"诸葛亮是借医理喻军事理论。

又如赤壁大战前夕,周瑜欲用"火攻"破曹阵。然而,时值寒冬腊月,西北风不止,东南风难得,周瑜积郁成疾,患吐血证。请名医调治,却"心中呕逆,药不能下",服清热凉血止血之剂亦"全然无效"。鲁子敬乃请诸葛亮为周瑜治病。孔明入帐问安、视疾,周瑜曰:"人有旦夕祸福",诸葛亮以"天有不测风云"对之,一语道破周瑜吐血的病因是苦于无东风,因精神抑郁,肝气郁结化火,肝火犯胃,灼伤胃络,迫血妄行而致病。诸葛亮认为,治本之法"须先理其气",再投凉药止血,"气若顺,自然痊可"。孔明针对病因,书十六字方:"欲破曹公,宜用火攻,万事俱备,只欠东风。"并答应"祭东风"助周瑜破曹,使周郎病体霍然而安。这种故事听起来就有些传奇色彩,不可全信。

2.《水浒传》涉及医药

看过《水浒传》者大都对"蒙汗药"记忆犹新,第二十七回"'母夜叉'孟州道卖人肉　武都头十字坡遇张青"中写道武松因杀死西门庆被押往孟州府,途经孙二娘开的店,和押解人员一起喝酒吃肉,差点被蒙汗药毒害,做成人

肉包子。原著有这样一段:

> 武松又道:"大娘子,你家这酒好生淡薄。别有甚好的,请我们吃几碗。"那妇人道:"有些十分香美的好酒,只是浑些。"武松道:"最好!越浑越好吃!"那妇人心里暗喜,便去里面托出一旋浑色酒来。武松看了道:"这个正是好生酒,只宜热吃最好。"那妇人道:"还是这位客官省得。我烫来你尝看。"妇人自忖道:"这个贼配军正是该死!倒要热吃,这药却是发作得快。那厮当是我手里行货!"烫得热了,把将过来,筛做三碗,便道:"客官,试尝这酒。"两个公人哪里忍得饥渴,只顾拿起来吃了。武松便道:"大娘子,我从来吃不得寡酒。你再切些肉来,与我过口。"张得那妇人转身入去,却把这酒泼在僻暗处,口中虚把舌头来咂道:"好酒!还是这酒冲得人动!"那妇人那会去切肉,只虚转一遭便出来,拍手叫道:"倒也!倒也!"那两个公人,只见天旋地转,强禁了口,望后扑地便倒。武松也把眼来虚闭紧了,扑地仰倒在凳边。那妇人笑道:"着了!由你奸似鬼,吃了老娘的洗脚水。"便叫:"小二、小三,快出来。"只见里面跳出两个蠢汉来,先把两个公人扛了进去。这妇人后来,桌上提了武松的包裹并公人的缠袋,捏一捏看,约莫里面是些金银。那妇人欢喜道:"今日得这三头行货,倒有好两日馒头卖。又得这若干东西。"把包裹缠袋提了入去,却出来看。这两个汉子扛抬武松,那里扛得动,直挺挺在地下,却似有千百斤重的。那妇人看了,见这两个蠢汉拖扯不动,喝在一边,说道:"你这鸟男女,只会吃饭吃酒,全没些用!直要老娘亲自动手!这个乌大汉却也会戏弄老娘。这等肥胖,好做黄牛肉卖。那两个瘦蛮子,只好做水牛肉卖。扛进去先开剥这厮。"

此外,如第十六、三十六、三十九、四十三回多次写到蒙汗药。

蒙汗药究竟是什么样药物?《水浒传》自始至终未写明蒙汗药是什么配方,如何制作,这也正是人们好奇的地方。后来的小说提到蒙汗药,也是云里雾里,充满神秘色彩。有医药学者推测,可能与乌头类草药(见图 10 - 1)有关。但该药中毒症状与《水浒传》所描述差异太大,乌头处除了有让人产生麻木感外,会导致心跳加速,呼吸障碍。《水浒传》中所描述的中毒症状到是与曼陀罗花(洋金花)比较一致,一定剂量下深度麻醉,但不会立即毙命。

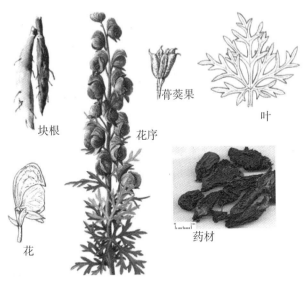

图 10-1　乌头类药用植物及药材

3.《西游记》涉及医药

《西游记》第二十八回,作者吴承恩用药名写了一首诗,描写孙悟空眼见众猴儿被猎杀,情急中打死猎户的情景。

　　　　石打乌头粉碎,沙飞海马俱伤。人参官桂岭前忙,血染朱沙地上。
　　　　附子难归故里,槟榔怎得还乡? 尸骸轻粉卧山场,红娘子家中盼望。

既将孙悟空施展法术,狂风肆虐,飞沙走石的场景呈现眼前,又将九味中药嵌入其中:乌头、海马、人参、官桂、朱砂(音同"沙")、附子、槟榔、轻粉、红娘虫。

《西游记》第三十六回,有一首镶嵌体的药名诗,书中写到,唐僧师徒出长安已四五个年头,离西天仍渺渺无期,忽又进一深山,描写如下:

　　　　唐僧心中凄惨,口中念叨:"悟空啊! 自从益智登山盟,王不留行送出城。路上相逢三棱子,途中催趱马兜铃。寻坡转洞求荆芥,迈岭登山拜茯苓。防己一身如竹沥,茴香何日拜朝廷。"

诗中嵌入九味中药:"益智、王不留行、三棱子、马兜铃、荆芥、茯苓、防己、竹沥、茴香"。其中,"益智"暗指唐僧往西天取经矢志不渝的决心;"王不留行"是指出发是唐太宗携百官送别的场景;"三棱子"是指取经路上收的三个徒弟;"茴香"谐音回乡,指唐僧期盼早日取到真经,回归故里的心情。

此外,还有第六十八、六十九回,途经朱紫国,悬丝诊脉为朱紫国国王治病的故事,虽不可信,但关于脉象的描述,到显示出作者的脉象知识。文中是这样描述的:"陛下左手寸脉强而紧,右手寸脉浮而滑,关脉迟而结。"

4.《红楼梦》涉及医药

四大名著涉及医药学内容最多的莫过于《红楼梦》,有人统计发现,《红楼梦》涉及医学描述达291处,记录了13个完整的医案,写了1 145种病症,用了45种方剂,占全书总字数的1/18。

例如,第十回"张太医论病细穷源"中,出现了一张十分完整的药方,益气养荣补脾和肝汤:

人参二钱	白术二钱^{土炒}	云苓三钱
熟地四钱	归身二钱^{酒洗}	白芍二钱^炒
川芎钱半	黄芪三钱	香附米二钱^制
醋柴胡八分	怀山药二钱^炒	真阿胶二钱^{蛤粉炒}
延胡索钱半^{酒炒}	炙甘草八分	
引用建莲子七粒	去心红枣二枚	

再如《红楼梦》第七回,写到宝钗患有顽疾,据宝钗自己说,她的病在发作时,"只不过喘嗽些"。宋淇研究认为,这种病其实就是"哮喘"(Asthma),症状是气喘,继之咳嗽,而医学称为"花粉热"(Hay Fever)和"哮喘",有时还会出现打喷嚏、鼻塞、皮肤红肿、某一种白血球过多等现象。书中写了一个和尚开的奇特药方:

春天开的白牡丹花蕊十二两,夏天开的白荷花蕊十二两,秋天开的白芙蓉花蕊十二两,冬天开的白梅花蕊十二两。将这四样花蕊,于次年春分日晒干,和在末药一处,一齐研好。又要雨水这日的雨水十二钱,白露这日的露水十二钱,霜降这日的霜十二钱,小雪这日的雪十二钱。把这四样水调匀,和了药,再加蜂蜜十二钱,白糖十二钱,做成龙眼大的丸子,盛在旧磁罐内,埋在花根底下。若发了病时,拿出来吃一丸,用十二分黄柏煎汤送下。

并说明药方用了地上的四季花蕊,和药时采用天上四季的雨、露、霜、雪之水,蕴含有阴阳相交、天地精华周全之意,体现的是中医天人感应、阴阳合一的观念,这是典型的胡乱拼凑。实际上从制作工艺角度看,这种药丸是做不出来的。

再举一例,《红楼梦》第八十四回谈到贾宝玉到天齐庙里去烧香还愿,问庙中卖膏药的王道士:"可有贴女人的妒病方子没有?"王道士说:"贴妒的膏药倒没经过,有一种汤药或者可医。"这叫作"'疗妒汤':用极好的秋梨一个,二钱冰糖,一钱陈皮,水三碗,梨熟为度,每日清早吃这么一个梨,吃来吃去就好了。"该方润肺理气倒是可以,其他疗效则未可知。

此外,《红楼梦》还谈到了很多养生方法,如饮食、节食、饮茶、捶背等,以及对一些精神情志疾病分析,还是有一定道理,例如,描写林黛玉的情志变化与病情反复。还有秦可卿,"虽则见了人有说有笑的,她可心细,不论听见什么话,都要忖量个三日五夜才算,'用心太过'而得病"。再如,贾瑞死于单相思引起的遗精,赵姨娘精神受刺激导致精神分裂症而暴死等,也都是情志致病的例子。

此外,书中还描写了不少药膳或营养食谱,如牛奶茯苓霜、板栗烧野鸡、冰糖燕窝粥、胭脂鹅脯、鸡皮虾丸汤。

5. 武侠小说涉及医药

金庸系列武侠小说经常涉及医药学知识,武侠小说作家梁羽生也认为:"古代凡习武之人,多少懂点中医的道理。"少林寺就藏有验方秘籍,以骨伤、点穴、针灸、推拿为主,形成了著名的少林伤科学派。

金庸小说塑造出了四大名医:"妙术神针马丹阳、独擅灸法胡青牛、诊脉圣手平一指、亦毒亦药程灵素",升华传播了中医药,尽管有夸张之处,还是引发人们对祖国医药学的关注。

《仙剑奇侠传三》人物名字则均来自中药,有徐长卿、紫萱(紫菀)、重楼、景天、唐雪见(雪见草)、龙葵六位。

武侠小说为了故事情节的需要,常常着力于对中医药的描写,主要表现在如下方面：

（1）武术气功与中医药关联方面，如太极拳、两仪刀、四象掌与阴阳学说、形意拳与五行学说、八卦掌与八卦学说、全真派内功与精气神学说、六脉神剑与经络学说等。

（2）掌握一定的医学理论对练好武功极有帮助，如为练习点穴功夫，首先要熟悉经络腧穴的定位，以求准确。

（3）江湖中人常年在外奔波者众多，可凭医药之术以求自保，如遇鸟兽虫蛇造成的伤害等。

（4）利用中药药性，制备一些稀奇古怪的毒药，配合自身的武功，无往而不胜，借以巩固自己的江湖地位。

这些秘方、功夫、毒药，夸大功效，引人入胜。当然，有不少都是杜撰出来的，不可完全信，但从另一个角度，对于文字作品而言，增加了不少趣味。

6. 蒲松龄的《草木传》

蒲松龄的《聊斋志异》可谓家喻户晓，他还深谙医理，曾写下中国戏曲史上唯一的一部演绎中药知识的剧本《草木传》。该书将各具药效的草木，幻化为人，纷纷讲述自己的药性、功效，及生平传奇。时而独白，时而对话，风趣地介绍了近600味中药的药性、治病方剂及涉及的中医理论知识。例如，以甘草国老，女儿菊花的经历为线索，讲述了海藻、甘遂、大戟、芫花四大贼寇兴风作浪，异邦潘木鳖乘机叛乱，新科武状元金石斛奉诏出战，平定祸乱。再例如介绍治疗肺热咳喘的名方"清肺汤"，处方中包括天冬、麦冬、知母、贝母、黄芩、桑白皮、橘红、甘草等药材。蒲松龄用"剧中人物"道白的方式这样介绍：

那一日在天门冬前，麦冬门后，摇了兜铃，忽然闪出两个妇人，一个叫知母，头戴一枝旋覆花，搽着一脸天花粉；一个叫贝母，头戴一朵款冬花，搽着一脸元明粉，款动着金莲来求咳嗽奇方。黄芪抬头一看，哪知头面所有各般枳棋，俱是止咳奇药，放下兜铃合成一方，便把他热咳痰喘，一并治去。

总之，小说、戏曲由于其本身的要求，记载的医药学内容不一定真实，但对中医药传播起到一定作用，医药学本身也渗透日常生活中，丰富文学作品内容。

第二节　中医药学对古典文学的贡献

除了小说、戏剧涉及中医药知识外,中医药对中国古典文学贡献比较多的还在于楹联、典故、诗词、谚语、谜语等。

一、中医药楹联

历史上出现不少以中医药知识,特别是中药名为素材,撰写的楹联,十分有趣,既传播了中医药文化,又让中医药学习者,不再觉得枯燥乏味。例如,在四川内江仁和堂老铺门曾悬挂着一副隶书木刻金字楹联:

上联:熟地迎白头,益母红娘一见喜
下联:怀山送牵牛,国老使君千年健

该副楹联中,上联用熟地黄、白头翁、益母草、红娘虫、一见喜五味药做联,一语双关;下联也以五种中药名作联,怀山药、牵牛子、国老、使君子、千年健,工整绝妙。下联的"国老"是什么呢? 实际上是甘草的美称,因为甘草的功效为调和诸药,无论该药的药性如何的烈,加入甘草之后,都能使他的药性适合药用,虽然其调和诸药的机理还不清楚,据不完全统计,70%中药处方中都加入了甘草,所以,中医习惯将"甘草"称为"国老"。

再举一例(上联)海龙海马通四海,(下联)红花红藤映山红中,海龙、海马是海洋药物,红花、红藤则是植物药。作者当初可能希望以"映山红"对"通四海",实际上映山红是"杜鹃"的花卉名称,杜鹃本身也是中药,长江流域分布较多;红花有国产的藏红花,还有从阿拉伯进口的西红花,是临床常用活血化瘀药,尤其用于治疗妇科血瘀证。

类似的妙对很多,再举几例:

万里晴光闲采药
春风夜月静烧丹

神州到处有亲人,不论生地熟地

春风来时尽着花,但闻藿香木香

琥珀青黛将军府

玉珠重楼国老家

最后一副楹联中既用到谐音,又用到俗名,与琥珀对应的"玉珠",与中药"玉竹"谐音;"国老"、"将军"这一对均用的是俗称,将军是中药"大黄"的俗称,大黄是泻下药,其泻下功能十分强大,如同将军一样干练。

"降香木香香附满店,黄药白药山药齐全"的上联3味药名均有一个"香"字,下联三味名称均带一个"药"字,既对仗,合起来又成为"香药",堪称绝对。

而"携老,青葙子背(贝)母过连桥(翘);扶幼,白头翁扶(附)子到常山"中有三处用到谐音:背母谐音:中药贝母;连桥谐音:中药连翘;扶子谐音:中药附子。

有几副楹联不含中药名,但对弘扬医德很有意义,如浙江胡庆余堂就有这么一副楹联:"向阳门第春常在,积善人家庆有余",反映出老字号药店积极向上,行善积德的本色;而北京同仁堂的楹联:"炮制虽繁必不敢省人工,品味虽贵必不敢减物力",则反映出百年老店追求药物品质的精神。

清代浙江宁波有位著名的老中医名叫范文甫,他写过两副奇特的春联。一副贴在自家的大门上:"但愿人常健,何妨我独贫。"他怀着一颗医生所特有的"赤心",衷心祝愿人常健,哪怕自己诊所无人光顾而"独贫"。另一副对联贴在自己书斋的门上:"何必我千秋不老,但求人百病不生。"

良医此心皆同,清末湖南湘乡有位兼开中药铺的名老中医自题一副春联:"只要世上人莫病,何愁架上药生尘。"江西吉水也有一位开中药铺的中医写过一副内容相似的对联:"但祈世间人无病,何愁架上药生尘。"

清代以文风鼎盛而闻名天下的安徽桐城,至今还流传不少医家的这类春联,如"春夏秋冬,辛劳采得山中药;东南西北,勤恳为医世上人。"

关于中医药楹联创作和使用,还有很多有趣的故事。

话说六朝古都南京,自古繁华,附近寺庙林立,至清代时,很多寺庙年久失修,有一个寺庙的主持在清理一个被雨水冲塌的房屋时,找到一个旧鼓,他轻轻一敲，旧鼓应声而破，于是老和尚脱口而出："鼓架鼓架，陈皮不能敲半下（夏）"，说完后他发现"下"字谐音"夏"，这是半幅含有两味中药的楹联，但苦苦思索不得下联，临终前吩咐下一届主持一定要找人对出下联。清代文学家袁枚（1716—1798 年），曾任江陵知县，有一天袁枚访寺，新主持就求他做出下联，他苦思一整天，没有对出来。正在他一筹莫展的时候，县府中来人请袁枚速回处理急事，袁枚看来人手里提的灯笼，便灵光一现，随口说出下联："灯笼灯笼，纸壳原来只防风"，也用了谐音字，"纸"字谐音"枳"，便成了妙绝对。

相传，宋朝有一家药店主人，欲为其独生女选配一位才华出众的夫婿，决定以中药名作上联，哪位青年男士对上，就以女相许。先出上联为："一阵乳香知母至"。公布数日，前来求婚者望联兴叹，束手无策。一天，忽然来了一位英俊后生，当即对出"半窗故纸防风来"的下联，店主额首微笑。于是，店主又出了一句上联"玉叶金花一条根"，那后生稍作思索，旋即对出下联："冬虫夏草九重皮"。店主甚喜，遂成全了女儿的姻缘。

还有一些骂人的故事，比如 1916 年袁世凯复辟失败后，有人做联"起病六君子，送命二陈汤"，这里面"六君子""二陈汤"都是指人，是一语双关的用法！

二、中医药典故

本书第一章曾介绍过"神农尝百草"的传说，随着文字的发明，关于中医药的典故就逐渐通过文字传承下来。这里将从中医雅称和佳话、成语故事、药名典故、方名典故等做简要介绍。

1. 中医雅称和佳话

1）岐黄之术

《黄帝内经》是以黄帝和大臣岐伯两人以对谈的方式讨论医药学的文字记录，书中是以黄帝针对生命健康、医药学问题等进行提问，岐伯则一一作答，涉及天文、地理、气候等诸多领域知识，探讨自然环境、衣食住行对人的健康影响。尽管现代医药学家都相信不会真的是黄帝和岐伯两人的对话，但对这种编书形式都非常认可。而《黄帝内经》是现存的最早讨论医学理论的著作，为中医药学发展奠定理论基础，地位举足轻重。所以后人就以"岐黄之术"指代中医。

2) 悬壶济世

《后汉书·费长房传》载:市中有一老翁卖药,悬一壶于市头。用他的药给人治病,每每药到病除,十分灵验,引起人们的注意。经悄悄地观察,人们发现这个神奇的老人每到落市关门后,就会跳到装药的葫芦中去。于是,人们就把"悬壶"作为行医的一种代称。渐渐地,很多医生以葫芦为招牌。人们将开业行医者称为"悬壶济世"之人。

3) 杏林春暖

三国时的董奉,医术高明,医德高尚,曾与张仲景、华佗三人一起被人称为"建安三神医"。董奉每次为人治病时,不受谢不受礼,但要求治愈者在他房前栽杏树做纪念。重症愈者种五颗,轻症愈者种一棵。多年后,杏树成林,红杏累累。而杏仁是常用中药,"祛痰止咳、平喘"等功效,董奉开处方用杏仁时,嘱咐病家不要钱,只需用一斗谷子换一斗杏。换来的谷子堆满仓库。到灾年时,开仓赈济灾民。人们感谢他时,送上"誉满杏林"、"杏林春暖"的匾额,久之,就成了医术高明、医德高尚的雅称。

4) 手到病除

《碧桃花》中有位太医,在替人诊病时说:"你放心,小人三代行医,医书脉诀,无不通晓,包你手到病除。另一说法是,《水浒传》第六十五回写道:百药不能得治,后请得建康府安道全,手到病除。实际上也不排除人们看着医生切脉诊断水平,伸手摸脉才能最终把握病情本质。不管从何而来,"手到病除"已经是病人对医生的最高褒奖。

2. 成语故事

1) 病入膏肓

春秋左丘明《左传·成公十年》:公疾病,求医于秦。秦伯使医缓为之。未至,公梦疾为二竖子,曰:"彼,良医也,惧伤我,焉逃之?"其一曰:"居肓之上,膏之下,若我何?"医至,曰:"疾不可为也,在肓之上,膏之下,攻之不可,达之不及,药不至焉,不可为也。"翻译成白话文大意如下:晋景公病重,到秦国请医生。秦桓公派医缓给晋景公诊病。医缓还没有到达,晋景公又梦见疾病变成两个小儿童,一个说:"那人是名医,会伤害我们,往哪里逃呢?"另一个说:"我们在膈之上,心之下,膏肓之处,艾灸、针刺和药力均难抵达,他怎能奈何我们呢?"医缓诊断后,为难地对景公说:"病在膈之上,心之下,已入膏肓,不能采用攻伐的方法,药物也无济于事,没治了。"果然,晋景公不久身亡。现在,"病入膏肓"常常比喻事情已经发展至很严重的地步,已经没有办法改变严峻的状况。

2)望梅止渴

《三国演义》第二十一回叙述,曹操和刘备同去后园小亭对饮,曹操说:"适见枝头梅子青青,忽感去年征张绣时,道上缺水,将士皆渴,吾心生一计,以鞭虚指曰:'前有梅林,军士闻之,口皆生唾,由是不渴。今见此梅,不可不赏。"说罢,二人对饮,论天下英雄。实际上这里曹操是运用了医学上的条件反射原理,刺激将士们口中生津,短时克服了口渴。

3)杯弓蛇影

秦朝陈留县(今河南开封)有叫何解元的去朋友赵修武家中做客,酒过三巡,忽然发现杯底有条小蛇,当日离席并没什么不适。回家后常认为自己吞了小蛇,天天觉得心中疼痛,认为是小蛇在腹中长大,在不断咬自己的脏腑。转年又赴赵武家宴,这次特别小心,刚拿起杯,又见小蛇遂放下酒杯仔细查看,原来,赵家房梁上悬挂了只弓箭,倒映在酒杯中,如同小蛇一般,胸中疑团顿失,心痛遂好。故事的另一个版本是说晋朝时乐广和他朋友喝酒的故事。该成语比喻把虚幻误做真实的恐惧心理。

3. 不为良相便为良医

宋代吴曾《能改斋漫录》卷十三"文正公愿为良医"载:宋代名儒范仲淹有次到祠堂求签,问以后能否当宰相,签语说不可以;于是又求一签,祈祷说:"既然不能当宰相,愿意当良医",结果还是不行。于是长叹说:不能为百姓谋利造福,不是大丈夫一生该做的事。众人不解其意:当不了宰相,也不至于去做医生吧? 医生只是个技艺人员,哪能跟官员比? 在范仲淹看来,良相医国,良医医民,道理相通。实际上显示出儒学大家的"为人民服务"胸怀。

4. "国老"甘草

中药甘草在《神农本草经》就列为药之上品,南朝医学家陶弘景将甘草尊为"国老",并言:"此草最为众药之王,经方少有不用者。""国老",即帝师之称。李时珍在《本草纲目》中写道:"诸药中甘草为君,治七十二种乳石毒,解一千二百草木毒,调和众药有功,故有'国老'之号。"后人遂常以"国老"代称甘草。

5. "将军"大黄(见图7-22)

中药大黄始载于《神农本草经》,因其色黄,故名。历代本草均有收载:《千金方》称大黄为锦文大黄;《吴普本草》称大黄为黄良、火参、肤如,功效为

"泻下攻积,清热泻火,解毒止血,活血化瘀,清利湿热",药性峻猛,有荡涤胃肠,推陈致新之功,好比能够平定祸乱、安内攘外的虎将,所以被古代医家誉为"将军"之药,李当之《药录》称其为将军,而《中药材手册》则称之为川军。宋代范成大曾作诗一首咏大黄《大黄花》:"大芋高荷半亩阴,玉英危缀碧瑶簪;谁知一叶莲花面,中有将军剑戟心。"该诗描述了大黄粗壮的根状茎,植株高挑似荷,叶子宽阔像扇子,长着莲花般的颜面,却像将军一样,能够平定疾病的祸乱,赞其有斩关夺门之功力!

第三节　中医药学的文学价值

很多医学著作本身具有较高文学价值,如《医学三字经》、《濒湖脉学》、《汤头歌诀》和《雷公药性赋》等著作。这些作品都采用了三言、四言、七言等中国传统的诗歌体和赋体,让枯燥的医学知识,学习起来朗朗上口,易记难忘。

一、中医药学中的诗赋文化

1.《医学三字经》

中医入门四部书中,清代医学家陈修园所著《医学三字经》采用三言诗歌体,以《内经》、张仲景之书为根本,言简意赅,通俗而不离经旨,读来朗朗上口,适合初学者入门学习。全书共有四卷,收录23类病证,35类药方,线择部分经文介绍如下。

第一卷第一篇介绍医学源流。经文如下:

医之始,本岐黄,灵枢作,素问详,难经出,更洋洋,越汉季,有南阳,六经辨,圣道彰,伤寒着,金匮藏,垂方法,立津梁,李唐后,有千金,外台继,重医林,后作者,渐浸淫,红紫色,郑卫音,迨东垣,重脾胃,温燥行,升清气,虽未醇,亦足贵,若河间,专主火,遵之经,断自我,一二方,奇而妥,丹溪出,罕与俦,阴宜补,阳勿浮,杂病法,四字求,若子和,主攻破,病中良,勿太过,四大家,声名噪,必读书,错名号,明以后,须酌量,详而备,王肯堂,薛氏按,说骑墙,士材说,守其常,景岳出,著新方,石顽续,温补乡,献可论,合二张,诊脉法,濒湖昂,数子者,各一长,揆诸古,亦荒唐,长沙室,尚彷徨,惟韵伯,能宪章,徐尤著,本喻昌,大作者,推钱唐,取法上,得慈航。

通过阅读、背诵,从《黄帝内经》问世开始,对医药起源和发展,进行归纳总结,一目了然。

第二篇说中风,认为"中风"实际上是痰阻经络引起的,后面还涉及各种中风以及如何急救等。中风第二原文如下:

人百病,首中风,骤然得,八方通,闭与脱,大不同,开邪闭,续命雄,固气脱,参附功,顾其名,思其义,若舍风,非其治,火气痰,三子备,不为中,名为类,合而言,小家伎,瘖喎邪,昏仆地,急救先,柔润次,填窍方,宗金匮。

另外,第一、二卷中还包括咳嗽、疟疾、痢疾、水肿、气喘等22种疾病主要症状及治疗方法、药物,总共24篇,这样分类之后当医生在遇到病患时,就能很快地结合症状分辨出属于哪种病症,并给出相应治法。第三、四卷主要介绍常用方药,附录则是介绍医学理论如"阴阳、脏腑、心说、肝说、经络"和诊断方法"四诊、望色、闻声、切脉",是初学者的法宝。

原文以三字形式撰写,文字高度精炼,因此,阅读时需要懂得一些基本知识,才能真正理解。例如虚痨第三:

虚痨病,从何起,七情伤,上损是,归脾汤,二阳旨,下损由,房帏迩,伤元阳,亏肾水,肾水亏,六味拟,元阳伤,八味使,各医书,伎止此,甘药调,回生理,建中汤,金匮轨,薯蓣丸,风气弭,䗪虫丸,干血已,二神方,能起死。

经文中提到的归脾汤、六味(地黄丸)、八味(地黄汤)、(大、小)建中汤、薯蓣丸、䗪虫丸、二神方皆为常用方剂,需要了解这些方剂组方、适应症等才能真正理解其中的奥秘。

类似地,疟疾第五:

疟为病,属少阳,寒与热,若回翔,日一发,亦无伤,三日作,势猖狂,治之法,小柴方,热偏盛,加清凉,寒偏重,加桂姜,邪气盛,去参良,常山入,力倍强,大虚者,独参汤,单寒牡,理中匡,单热瘅,白虎详,法外法,辨微茫,消阴翳,制阳光,太仆注,慎勿忘。

阐明了疟疾寒热往来的症状,治疗基本方位小柴胡,若发热症状偏盛,加些清热凉血药物;若寒偏盛,则加肉桂、生姜等热性药物。之后列举的独参汤、理中(汤)、白虎(汤)均为知名方剂。

泄泻第十四:

湿气胜,五泻成,胃苓散,厥功宏,湿而冷,萸附行,湿而热,连芩程,湿挟积,曲查迎,虚兼湿,参附苓,脾肾泻,近天明,四神服,勿纷更,恒法外,内经精,肠脏说,得其情,泻心类,特丁宁。

经文中"连芩程"是指湿热相兼时,需要加(黄)连、(黄)芩两味清热药;湿邪重,怕冷时,则应加入(吴茱)萸、附(子)以达到温里的效果。

妇人经产杂病第二十三:

妇人病,四物良,月信准,体自康,渐早至,药宜凉,渐迟至,重桂姜,错杂至,气血伤,归脾法,主二阳,兼郁结,逍遥长,种子者,即此详,经闭塞,禁地黄,孕三月,六君尝,安胎法,寒热商,难产者,保生方,开交骨,归芎乡,血大下,补血汤,脚小指,艾火炀,胎衣阻,失笑匡,产后病,生化将,合诸说,俱平常,资顾问,亦勿忘,精而密,长沙室,妊娠篇,丸散七,桂枝汤,列第一,附半姜,功超轶,内十方,皆法律,产后篇,有神术,小柴胡,首特笔,竹叶汤,风痉疾,阳旦汤,功与匹,腹痛条,须详悉,羊肉汤,疗痛谧,痛满烦,求枳实,著脐痛,下瘀吉,痛而烦,里热窒,攻凉施,毋固必,杂病门,还熟读,二十方,效俱速,随证详,难悉录,唯温经,带下服,甘麦汤,脏躁服,药到咽,效可卜。

经文中"妇人病,四物良"是指妇科疾病,四物汤是首选方。"渐早至,药宜凉,渐迟至,重桂姜"是指月经一直提前来的话,宜于使用凉性药物治疗;若月经一直逾期才来,方药中应该重用温热的肉桂和生姜。

2.《汤头歌诀》

《汤头歌诀》原由清代汪昂撰写,问世于 1694 年,选常用方剂 300 余首,以七言诗赋加以归纳和概括,并附简要注释,便于初学者学习记忆。该书编写的基本背景作者在序言中做了介绍:

> 今人不辨证候,不用汤头,率意任情,治无成法,是犹制器而废准绳,行阵而弃行列,欲以已病却疾,不亦难乎? 盖古人制方,佐、使、君、臣,配合恰当,从治正治,意义深良,如金科玉律,以为后人楷则。惟在善用者,神而明之,变而通之,如淮阴背水之阵,诸将疑其不合兵法,而不知其正在兵法之中也。旧本有《汤头歌诀》辞多鄙率,义弗该明,难称善本。不揣愚瞀,重为编辑,并以所主病证,括入歌中,间及古人用药制方之意⋯⋯"

该书将每个汤剂的名称、用药、适应证、随证加减等都写入歌中,内容简明扼要,音韵工整,以麻黄汤、桂枝汤、大承气汤、白虎汤为例简要介绍如下。

1) 麻黄汤

麻黄汤中用桂枝　杏仁甘草四般施
发热恶寒头项痛　伤寒服此汗淋漓

歌诀解读:前两句将麻黄汤中使用的药物"麻黄、桂枝、杏仁、甘草"展示出来,第三句是指适应症,包括"发烧、怕冷、头痛",第四句明确指出该方的临床适应证,即"伤寒太阳表证无汗",伤寒病人用药后应该出现的反应,汗一出,病症就会逐渐消失,非常清晰。

2) 桂枝汤

桂枝汤治太阳风　芍药甘草姜枣同
桂麻相合名各半　太阳如疟此为功

　　第一句首先明确桂枝汤用于治太阳病,但最后一句点名了桂枝汤能"解肌、和营卫",临床适应证为"太阳中风有汗",虽然与麻黄汤都治寒伤太阳,但两者适应症不同,桂枝汤适于有汗者。第二句介绍了桂枝汤方药组成,包括桂枝、芍药、生姜、炙甘草、大枣。

　　3) 大承气汤

　　　　大承气汤用芒硝　　枳实大黄厚朴饶
　　　　救阴泻热功偏擅　　急下阳明有数条

　　歌诀解读:前两句点明了大承气汤中使用的药物包括"大黄、枳实、厚朴、芒硝"四味,第三句是指功效特点"长于泻火热"。

　　4) 白虎汤

　　　　白虎汤用石膏煨　　知母甘草粳米陪
　　　　亦有加入人参者　　躁烦热渴舌生胎

　　歌诀解读:前两句将白虎汤中使用的药物"麻黄、桂枝、杏仁、甘草"展示出来,第三句是指常见的加减是加入人参,第四句是点出了适应症为"热入气分的大热、口渴、烦躁",将方剂用药特点用四句话展现出来。

　　医家通过这种押韵词句能够快速记住各个方剂的基本方组成,临证加减,从容应对临床上各种问题。

　　3.《雷公药性赋》

　　《雷公药性赋》一部流传于民间且具有较大影响的中医典籍,据传是托名李杲所著,有考证认为,该书成书应在明代或以后,是当时的民间医生或文人,为使文字艰涩而深奥的中医著作更加浅显易懂,而编写的一种普及性中医读物。该书将248种常用中药按药性分寒、热、温、平四类,用韵语编写成赋体,言简意赅,朗朗上口,颇受历代读者喜爱,传沿至今。

　　以第一章寒性药为例,开篇就说"诸药识性,此类最寒。"交代了本章所载药物均为寒性药物。接下去的叙述全文如下:

　　　　犀角解乎心热;羚羊清乎肺肝。泽泻利水通淋而补阴不足;海藻散瘿破气而治疝何难。闻之菊花能明目清头风；射干疗咽闭而消痈毒；薏苡理脚气而除风湿；藕节消瘀血而止吐衄。瓜蒌子下气润肺喘兮，又且宽中，车前子止泻利小便兮，尤能明目。是以黄蘖疮用，兜铃嗽医。地骨皮有退热除蒸之效，薄荷叶宜消风清肿之施。宽中下气，枳壳缓而枳实速也；疗肌解表，干葛先而柴胡次之。百部治肺热，咳嗽可止；栀子凉心肾，鼻衄最宜。玄参治结热毒痈，清利咽膈；升麻消风热肿毒，发散疮痍。尝闻腻粉抑肺而敛肛门；金箔镇心而安魂魄。茵陈主黄疸而利水；瞿麦治热淋之有血。朴硝通大肠，破血而止痰癖；石膏坠头痛，解肌而消烦渴。前胡除内外之痰实；滑石利六腑之涩结。天门冬止嗽，补血冷而润肝心；麦门冬清心，解烦渴而除肺热。又闻治虚烦、除哕呕，须用竹茹；通秘结、导瘀血，必资大黄。宣黄连治冷热之痢，又厚肠胃而止泻；淫羊藿疗风寒之痹，且补阴虚而助阳。茅根止血与吐衄；石韦通淋于小肠。熟地黄补血且疗虚损；生地黄宣血更医眼疮。赤芍药破血而疗腹痛，烦热亦解；白芍药补虚而生新血，温热尤良。若乃消肿满逐水于牵牛；除热毒杀虫于贯众。金铃子治疝气而补精血；萱草根治五淋而消乳肿。侧柏叶治血山崩漏之疾；香附子理气血妇人之用。地肤子利膀胱，可洗皮肤之风；山豆根解热毒，能止咽喉之痛。白藓皮去风治筋弱，而疗足顽痹；旋覆花明目治头风，而消痰嗽壅。又况荆芥穗清头目便血，疏风散疮之用；瓜蒌根疗黄疸毒痈，消渴解痰之忧。地榆疗崩漏，止血止痢；昆布破疝气，散瘿散瘤。疗伤寒、解虚烦，淡竹叶之功倍；除结气、破瘀血，牡丹皮之用同。知母止嗽而骨蒸退；牡蛎涩精而虚汗收。贝母清痰止咳嗽而利心肺；桔梗下气利胸膈而治咽喉。若夫黄芩治诸热，兼主五淋；槐花治肠风，亦医痔痢。常山理痰结而治温疟；葶苈泻肺喘而通水气。此六十六种药性之寒者……

第一句就把犀牛角、羚羊角的清热特点分得清楚明白，前者主清心火，后者能清肺、肝火热。"闻之菊花能明目清头风"将菊花清热特点表述清晰，"薏苡理脚气而除风湿"则展示了薏苡仁不仅可以治疗"脚气病"，即维生素 B 缺乏引起的脚肿，又能利水渗湿，用于风湿邪入侵的治疗。

4.《濒湖脉学》

《濒湖脉学》是我国明代著名中医药学家李时珍所撰写的一部医学著

作。它是作者研究脉学的心得。他根据各家论脉的精华,列举了 27 种脉象"浮脉、沉脉、迟脉、数脉、滑脉、涩脉、虚脉、实脉、长脉、短脉、洪脉、微脉、紧脉、缓脉、芤脉、弦脉、革脉、牢脉、濡脉、弱脉、散脉、细脉、伏脉、动脉、促脉、结脉、代脉。"先以简明的字句,再以适当的比喻来叙述各种不同的脉象,以帮助读者理解。举例如下:

1) 浮脉

浮脉惟从肉上行,如循榆荚似毛轻;
三秋得令知无恙,久病逢之却可惊。
浮如木在水中浮,浮大中空乃是芤,
拍拍而浮是洪脉,来时虽盛去悠悠。
浮脉轻平似捻葱,虚来迟大豁然空,
浮而柔细方为濡,散似杨花无定踪。
浮脉为阳表病居,迟风数热紧寒拘;
浮而有力多风热,无力而浮是血虚。
寸浮头痛眩生风,或有风痰聚在胸,
关上土衰兼木旺,尺中溲便不流通。

前两行是体状诗,第三至六行为相类诗,第七至十行为主病诗,总共十句话,基本押韵,将各种情况下浮脉特征及对应病证做了系统总结。

2) 沉脉

水行润下脉来沉,筋骨之间软滑匀,
女子寸兮男子尺,四时如此号为平。
沉帮筋骨自调匀,伏则推筋着骨寻;
沉细如绵真弱脉,弦长实大是牢形。
沉潜水蓄阴经病,数热迟寒滑有痰,
无力而沉虚与气,沉而有力积并寒,
寸沉痰郁水停胸,关主中寒痛不通,
尺部浊遗并泄痢,肾虚腰及下元疴。

诗体结构与"浮脉"基本一致,只是相类诗只有两句而非四句。描述的特征刚好与浮脉相反。浮脉多由于风热或血虚生风所致,而沉脉多由于受寒邪侵袭或水湿内停所致气血不通。

5. 配伍禁忌歌诀

中医将临床出现的药物配伍禁忌总结为"十八反"和"十九畏",要求医药从业人员必须熟记在心。

十八反歌诀

本草明言十八反,半蒌贝蔹芨攻乌。

藻戟遂芫俱战草,诸参辛芍叛藜芦。

两句简单歌诀后面所含内容展开就是:半夏、瓜蒌(包括瓜蒌皮,瓜蒌子,天花粉)、贝母(包括浙贝母,川贝母)、白蔹、白及反乌头(包括川乌、草乌、附子、天雄、侧子);海藻、大戟、甘遂、芫花反甘草;诸参(包括人参、党参、太子参、玄参、沙参、苦参)、细辛、白芍、赤芍均反藜芦。

十九畏歌诀

硫黄原是火中精,朴硝一见便相争。

水银莫与砒霜见,狼毒最怕密陀僧。

巴豆性烈最为上,偏与牵牛不顺情。

丁香莫与郁金见,牙硝难合京三棱。

川乌草乌不顺犀,人参最怕五灵脂。

官桂善能调冷气,若逢石脂便相欺。

大凡修合看顺逆,炮爁炙煿莫相依。

十九畏总结的药物相畏关系是:硫黄畏朴硝、芒硝、皮硝、玄明粉;水银畏砒霜、信石、红砒、白砒;狼毒畏密陀僧;巴豆、巴豆霜畏牵牛子(黑丑、白丑);公丁香、母丁香畏郁金(黑郁金、黄郁金);牙硝、玄明粉畏三棱;川乌、草乌、附子、天雄、畏犀牛角、广角;人参畏五灵脂;肉桂、官桂、桂枝畏赤石脂。

凡有以上配伍禁忌的中药,一般不得同时使用,以确保用药安全。

二、诗赋中的中医药知识

诗赋中中医药知识多数在对中药的性状、功效等的描述,也有涉及养生、疾病症状、民俗医药等。

1. 咏药诗赋

1) 咏牵牛

明代吴宽的《牵牛》有诗云:

> 本草载药品,草部见牵牛。
> 薰风篱落间,蔓生甚绸缪。
> 谁琢紫玉簪,叶密花仍稠。
> 日高即揪敛,岂是朝菌俦。
> 阴气得独盛,下剂斯见收。
> 便须作花庵,谁与迂叟谋。

牵牛是旋花科牵牛属的植物,种子入药(见图 10-2),花本身十分漂亮,是藤本植物,正如诗中描述的,该植物常常沿着篱笆而生长,也是一种景观植物。

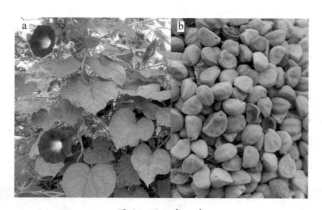

图 10-2 牵牛

2) 咏红豆

唐代王维的《相思》用红豆寄托相思之情。

红豆生南国，春来发几枝。

劝君多采撷，此物最相思。

实际上，红豆不仅美艳，还是一种中药，而且有毒。唐代《新修本草》对红豆有记载："性味辛苦平，有大毒，用于治疗疥癣和痈疮等外科病。"

3）其他咏药诗赋

清代王端履《重论文斋笔录》云："淡竹环篱境绝尘，藏书百部未全贫。生平五味都尝遍，且嚼干姜伴细辛。"诗圣杜甫是中国古代伟大的现实主义诗人，也留下了咏决明、丁香、栀子的诗句："雨中百草秋烂死，阶下决明颜色鲜""细叶带浮毛，疏花披素艳""红取风霜实，青看雨露柯"。

2. 描写疾病症状的诗赋

杜甫仕途不顺，劳苦奔波，常年百病缠身，于是他写了 38 首叙述自身疾病的诗，比如描述疟疾的发病特点。

杜甫在《病后过王琦饮赠歌》中描绘了疟疾的发病特点及久病气血虚少：

疟疠三秋孰可忍，寒热百日相交战。

头白眼暗坐有胝，肉黄皮皱命如线。

3. 同时描写疾病和药物的诗赋

南宋辛弃疾在《定风波·用药名招婺源马荀仲游雨岩马善医》中，通过"山、水、草、石、风、雨"，既描写了自己的病患，又抒发了诗人内心的愤懑。巧妙地将中药药名（谐音）嵌入诗句：商陆（山路）、木香、禹余粮（雨余凉）、石膏、无黄（吾已）、防风、常山、栀子（知子）、紫草（子草）、海藻（海早）、甘松、竹等。原文如下：

山路风来草木香，雨余凉意到胡床。泉石膏肓吾已甚，多病，提防风月费篇章。

孤负寻常山简醉，独自。故应知子草玄忙。湖海早知身汗漫，谁伴？只甘松竹共凄凉。

4. 民俗医药诗赋

如宋代王安石的《元日》：

> 爆竹声中一岁除,春风送暖入屠苏。
> 千门万户曈曈日,总把新桃换旧符。

该诗不仅描写了春节喜庆的气氛,还透露出当时人们用中药预防疾病的做法,即饮屠苏酒。当时流传:正月每人饮一杯屠苏,一年中就不会染瘟疫。屠苏酒实际上是一种药酒,当时防病手段不多的情况下,或许是一种不错的选择。

5. 养生诗文

如唐代孙思邈在《孙真人枕上记》推荐了简易养生方法。

> 清晨一碗粥,晚饭莫教足。撞动景阳钟,叩齿三十六。
> 大寒与大热,切莫贪色欲。醉饱莫行房,五脏皆翻覆。
> 艾火漫烧身,争如独自宿。坐卧莫当风,频于暖处浴。
> 食饱行百步,常以手摩腹。莫食无鳞鱼,诸般禽兽肉。
> 自死禽与兽,食之多命促。土木为形象,求之有恩富。

该诗文从饮食、性生活、洗浴、锻炼等角度提出了养生需要遵循的基本准则,全文五字体结构,押韵容易记忆。

6. 中药家书

辛弃疾用 20 多味中药,写成《满庭芳·静夜思》致久别妻子:

> 云母屏开,珍珠帘闭,防风吹散沉香。离情抑郁,金缕织硫黄,柏影桂枝交映,从容起,弄水银塘。连翘首,惊过半夏,凉透薄荷裳。
> 一钩藤上月,寻常山夜,梦宿沙场。早已轻粉黛,独活空房。欲续断弦未得,乌头白,最苦参商。当归也!茱萸熟,地老菊花荒。

真是情意切切。相传,辛妻亦用十多味中药名回书一封:

　　槟榔一去,已历半夏,岂不当归也。谁使君子,寄奴缠绕他枝,令故园芍药花无主矣。妻叩视天南星,下视忍冬藤,盼来了白芨书,茹不尽黄连苦。豆蔻不消心中恨,丁香空结雨中愁。人生三七过,看风吹西河柳,盼将军益母。

　　同样是真情流露,感人至深。

　　一方面,中医药为古典文学创作提供了丰富的素材,拓宽了古典文学题材的视野。文学作品的素材很多都是来源于中医药。中医药的范围比较宽,渗透到生活的各个领域,包括文学作品。

　　另一个方面,文学作品灵活多样的表现形式使得中医药枯燥的理论更加通俗易懂。比如说医学三字经,这是中国特有的,如果翻译成英语或者其他文字的时候,外国人就很难看明白,但是用中国文字的形式表达出来就朗朗上口了,就很容易记忆。中国历史上,有很多人没有上过大学,但是他们医学学得很好,师徒传承,日积月累,大量的医药学知识熟记在心,为什么呢? 因为这些医学口诀是很容易记忆的,三言、五言、七言,而且很押韵,所以他们都是出口成章,每当遇到一个病人的时候,根据背诵的医药诗文,诊断、开方,十分方便。

　　所以说,在古代文学与医药学的结合很有意义。

思考题

1. 如何理解《山海经》既记载中药,也记载巫的现象?
2. 如何看待扁鹊在中医药学史上的地位和作用?
3. 如何看待华佗被曹操所杀?
4. 如何看待《红楼梦》中的中医药案例?
5. "杏林春暖"典故的启示有哪些?

第十一章

全球传统医学视野下的中医药

中医药是目前保存比较完整的传统医药体系，具有中国传统文化特色，除此之外，是否存在其他传统医药体系，与中医药有何异同？如何从全球传统医药角度理解中医药问题，如药物毒性问题、中医药守正与创新问题等？需要跳出中医药知识体系本身，来理解中医药及其特色思想。

第一节　国外传统医药学概览

一、两河流域传统医药学

两河流域是指底格里斯河（Tigris）和幼发拉底河（Euphrates）之间的美索不达米亚平原（Mesopotamia），北接亚美尼亚高原，南临波斯湾，东与伊朗西部山脉为界，西与叙利亚草原和阿拉伯沙漠接壤，位于现在的伊拉克境内。

古时候，两河沿岸因河水泛滥而积淀成适于农耕的肥沃土壤，在这里诞生人类早期文明之一的"两河流域文明"，又称"美索不达米亚文明（Mesopotamia culture）"或"两河文明"。先后经历过不同民族的统治，因而在这片土地上先后出现多种不同的文明，主要由苏美尔、阿卡德、巴比伦、亚述等文明组成。该文明的北部古称亚述，南部为巴比伦尼亚。而巴比伦尼亚北部叫阿卡德,南部为苏美尔。

苏美尔是两河文明中最古老的文明,约公元前 4000 年始,苏美尔人定居美索不达米亚,公元前 3200 年,楔形文字在两河流域形成,公元前 3000 年,苏美尔人制定了世界上最早的天文历法,根据月亮的盈亏制定了太阴历,太阴历:一个月 29 或 30 天,12 个月为 1 年(6 个月为 29 天,6 个月为 30 天),每年 354 天,并发明闰月,这与中国古人发明的阴历非常相似。他们还发明了第一个七天周期制,一星期七天,由天上星辰各种神的名字命名:星期天(太阳神)、星期一(月神)、星期二(火星神)、星期三(水星神)、星期四(木星神)、星期五(金星神)、星期六(土星神)。在苏美尔的尼普尔还建立了世界上最早的学校。

公元前 2500 年左右,阿卡德人进入两河流域,建立了君主制的集权国家,宣告苏美尔城邦时代结束,开启苏美尔-阿卡德(Sumer-Akkad)时代。公元前 2300 年,出现了世界最早的地图。公元前 2170 至公元前 2006 年,乌尔的苏美尔人创立了世界上第一部成文法典《乌尔纳姆法典》。

公元前 2000 年,闪米特语系的阿摩托利人建都古巴伦城,巴比伦文化兴起。公元前 1792,汉莫拉比在美索不达米亚南部创立了巴比伦帝国。古巴比伦文化中最璀璨的莫过于《汉谟拉比法典》的诞生,这是一部世界上最古老、最完整的法典,确立了当时两河流域文明中巴比伦文化地位。巴比伦人将一天分成以 2 小时为单位的 12 时制,每小时又分为 60 分,每分又分成 60 秒,创立了巴比伦时间。公元前 1800 年,开凿"汉穆拉比—万民之富"运河。公元前 1700 年,人类历史上最早的农业历书《农人农历》在古巴比伦问世。

约公元前 1600 年,古巴比伦灭亡,进入亚述文化时期。这一时期,建成了世界史上第一个图书馆(藏有 24 000 多块泥版图书),由亚述巴尼拔王建造在雄伟的尼尼拔王宫内;还诞生了古老的词典——《西拉巴力里亚》,不仅有苏美尔文字符号表以及对符号的发音、含义的解释,还包括了文法的说明。

公元前 612 年,西徐亚人、米太人推翻亚述萨拉克皇帝的统治,迎来新巴比伦时期。尼布甲尼撒二纪重新建造的巴比伦城,建成被誉为"世界七大奇迹"的空中花园。之后,经历过波斯帝国、马其顿帝国、罗马帝国、倭马王朝、十字军教国、蒙古帝国、奥斯曼土耳其帝国、大英帝国等统治。

通过以上对两河流域文明发展脉络的梳理,大致可以看出,两河流域早期文明,特别是苏美尔时期、古巴比伦时期,处于世界领先地位。传统医药也主要在这两个阶段比较辉煌。

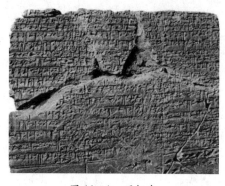

图 11-1 泥板书

19世纪中叶考古发掘出的20 000余块泥板书中(见图11-1),就有800余块涉及医药内容,不仅记载了丰富的药物,如藕、橄榄、月桂、桃金娘、鸡尾兰、大蒜等植物,动物脏器,铜、铁等矿物药;还收录了丸剂、散剂、灌肠剂等药物剂型,说明那时传统制药工艺已经成型。并记载了溶解、煮沸、滤过等制药方法。在用药方法上也进行了分类,如空腹、饭后服药方法。

但这一时期对医药的认识,还是经验医药与巫术的混杂体,例如,常见使用多种秽物治病,包括腐臭的面粉、尸灰、河床上的泡沫、蛇肉、烂肉、尿、粪等。

这些泥板书是由苏美尔文字写成,证明其古老传统医药的地位。《汉谟拉比法典》总共282条法律,其中医师法规占40条,说明3 800年前,古巴比伦的医药管理处于世界领先地位。

至于如此早熟的医药体系为何没有在后来得到继承和发展,而是逐渐消亡了,学界有不同的看法,笔者比较赞成"断代文明是主要因素的观点"。这块土地在历史上经历过太多的战火洗礼,一个新的民族入侵,伴随着对先前民族文化的毁灭,这的确是人类历史的悲剧,也是世界传统医药的不幸。

二、埃及传统医药

古埃及文明是指在尼罗河第一瀑布至三角洲地区(见图11-2),公元前5000年的塔萨文化到公元641年阿拉伯人征服埃及这段时间发生的文明。有学者特指公元前4245年埃及南、北王国的首次联合,到公元前30年托勒密王朝覆灭,埃及并入罗马帝国,即通常所说的三千多年的法老王朝时期。

古埃及文明让人震撼的莫过于金字塔(见图11-3)、木乃伊,金字塔被列为"世界七大奇迹"之一,展示出古埃及人民的智慧和艺术,但也留下很多未解之谜。比如说,金字塔是如何设计并建成的? 法老木乃伊也充满着神秘色彩。除此之外,古埃及医药同样具有诸多谜题待解,例如木乃伊的防腐

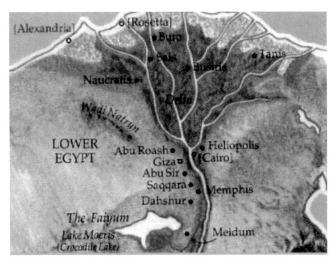

图 11-2　古埃及文明发祥地

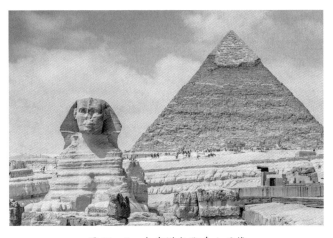

图 11-3　金字塔与狮身人面像

用到一些独特的防腐处理方法和天然药物,将古埃及医药学用途发挥到极致。而且,木乃伊制作技术不断更新,多数专家认为防腐方法在公元前十世纪左右发展至巅峰。

除了木乃伊制作这种尖端医药技术外,古埃及的传统医药内容很丰富,集中记录在纸草书中。纸草书是用植物根皮记录文字的一种形式,目前发现的纸草书包括:《埃伯斯纸草卷》《斯密斯纸草卷》《拉洪纸草卷》《柏林纸草卷》《伦敦纸草卷》和《赫斯特纸草卷》。纸草书记录的医学知识涉及眼病、胃病、心血管疾病、囊肿和疔疮的治疗与研究。

1862 年,西方学者埃德温·史密斯得到了两卷保存完好的纸草书,其中最长的一卷几年后被埃及学家埃伯斯收购,自此,这卷纸草文书被称为《埃伯斯纸草卷》。据考证,《埃伯斯纸草卷》约写于新王国第十八王朝初年,即公元前 16 世纪,距今 3 600 多年。该卷从头到尾记述的都是医学和巫术,正文有 110 个栏目,后人把它分成 877 章,做了编码。《埃伯斯纸草卷》摘录的书籍不下 40 种,包括著名的《医学总论》。摘录的重点是治疗各种疾病的药方,包括药名、服药的剂量和服用的方法。有几章涉及胃病、心血管疾病,以及囊肿、疮疡的外科医疗。

《史密斯纸草卷》也是以摘录为主,大部分内容摘自《医学总论》,专门讲述创伤和骨折的外科医治,共有 48 个章节,每节论述一个身体部位或器官的疾病及其治疗方法。

1889 年,在下埃及法尤姆地区的拉洪又发现了一卷医学纸草文献,被称为《拉洪纸草卷》,大约成书于第十二和第十三王朝交替之时,即公元前 19 世纪—公元前 18 世纪。《拉洪纸草卷》的内容也主要摘自《医学总论》,摘录的全是妇科方面的内容,但已残缺不全。

三、希腊和罗马传统医药学

希腊文明诞生于巴尔干半岛和爱琴海域,首先在克里特岛发展、成长,以岛屿北部的克诺索斯为中心,4 000 多年前形成成熟的文明,逐渐使希腊称为地中海文明中心。古希腊在公元前 2000 年左右形成奴隶制国家,跟中国差不多是同步进入奴隶制社会的。

古希腊文明,有很多为人们所熟知,如维纳斯雕像(古希腊爱与美的女神),宏大的神殿建筑,盲诗人荷马及其所著的《荷马史诗》。古希腊还是奥林匹克运动会的发祥地,现代数学、物理学的先驱亦诞生于此,欧几里得、阿基米德等科学先驱的光芒照亮历史长河,更有苏格拉底、柏拉图、亚里士多德提供先进的哲学思想。

相对于古希腊的科学技术、人文艺术,古希腊的医药学要黯然得多,但古希腊医药学有几个显著特征:首先,由于对外扩张及后来受到外族入侵,古希腊经历了战争洗礼,军队战伤医药学获得发展,军医受人尊敬,《荷马史诗》等著作赞美、描写了很多战伤及疗法,如拔箭头、用树根粉止血、裹绷带压迫止血等;其次,希腊充满神话,医药学另一个典型的特征是与神学相伴,几乎每一个神主宰人类某一种疾病,并且认为诸神的医生是阿波罗(Aporo)之子阿斯克勒庇俄斯(Asclepius),其形象后被塑造为:一手拿药、一手持杖,杖上缠蛇,这是现代医学标志"蛇杖"(亦称阿斯克勒庇俄斯杖,Rod of Asclepius)的来源。第三个特征是"神庙医学"盛行,治疗手段多样,如矿泉水浴、用药,还包括心理暗示等。

公元前 8 世纪至公元前 4 世纪,古希腊文明进入全盛时期,哲学、自然科学和医药学相互影响,阿那克西曼德(Anaximander,公元前 565 年)认为,世界由水、火、土、气四元素构成,并分裂为对立的二元——干与湿,热与冷,这点颇似中国当时已经流行的阴、阳思想。毕达哥拉斯(Pythogoras,公元前 570—489 年)学派进一步认为,四元素分别与"干、热、冷、湿"配合成身体四种体液,这些体液完善平衡与否决定人体是否健康,形成所谓"四液体学说"。

公元前 6 世纪,古希腊出现不少名医,形成不同派别。例如,克尼达斯派,受美索不达米亚和埃及文化以及毕达哥拉斯哲学影响,把身体与天象、动、植物生活比较,有点类似中医药里的"取相类比法",但没能发明出类似"五行"的模型;西西里派,受恩培多克勒(Empeddocles,公元前 483—公元前 423)哲学影响,认为心是血管中心,血之源和灵魂之所在,从而主张"灵气"是生命的基础,他们还注意解剖动物,注重饮食治疗;希波克拉底学派(又称:科斯学派),注重研究解剖学和生理学,认为机体与外界环境的平衡就是正常生理,发展体液病理说,认为人体中的血、痰、黄胆、黑胆配合正常,人就健康;反之,就不健康。进一步将四液体与自然界四元素"土、气、火、水",以及四特质"干、冷、热、湿"相配合,肯定人受自然界影响。

在古希腊医药学史,乃至现代医药学史上,希波克拉底(Hippocrates,公元前 460—370 年)是个标杆人物,被称为"医学之父",比中国的医祖扁鹊早出生约 50 年,基本上是同时代人。希波克拉底对医药学的贡献主要在以下方面:主张将医学与哲学分开;将医药学从庙堂、祭司手中解放;注重饮食疗法。希波克拉底的医学经验、医德思想、"四液体学说"对西方影响很大。

公元前 4 世纪末,希腊奴隶制社会由繁荣走向衰退瓦解,其医药学转移到亚历山大利亚城,并与其他地方,如埃及、波斯等地的医药学进行交流。公元前 300 年,设立有医学校,首先开展解剖学、生理学研究,但继承"灵气"说。公元前 1 世纪,亚历山大利亚衰落,医学中心转移到罗马帝国。公元

1—2 世纪,涌现了许多医药学家,比较著名的有 2 位。

底奥斯考里德(迪奥斯考莱兹,Dioscorides,40—90 年),为药物学家、军医,被誉为古代西方药物学先驱。公元 77 年编著《药物学》(*Materia Medica*),记载 900 余种药物,包括香料、膏剂、油剂;动物;植物;酒类、矿物药。有 100 余种至今仍在使用,如姜、乌头、芦荟、鸦片、莨菪(根、种子)等,该著作成书年代与中国的《黄帝内经》相近。

盖仑(Galen,公元 200 年左右),基本上与中国的医圣张仲景是同时代人。盖伦的主要贡献在于:所著解剖著作影响西方医学一千多年;药学著作收录 540 植物、180 动物和 100 矿物,例如:记录了胡椒治疗间日疟,洋芫荽治疗肾病等;擅长调制药品,如散剂、酊剂、溶液剂、醋蜜剂等不同剂型药物的调制,至今,西方药房中的酊剂、浸膏、流浸膏等仍称为"盖伦制剂"。

古希腊、古罗马医药学和同时期中国医药学相似点在于,都强调人体物质平衡,人体健康与自然界气候变化有关,注重自然疗法,出现了医德高尚的领军人才。不一样的地方在于,西方已经从器官、组织水平研究医学,注重病理解剖学研究,这些实际上成为东西方传统医药发展的分水岭。

四、印度传统医药学

印度河流域是古代人类文明发源地之一,印度河的梵文名称为"信度"(Sindhu),有人认为印度一词可能来源于此,希腊人把他们在亚历山大时代遇到的地方称为 India,波斯人及印度人自己用的名称是 Hind,与 Hindu(印度)、Hinduism(印度教)和 Hindustan(印度斯坦,斯坦意为"国家")及印度河下游的 Sind 或 Sindh(信德省)同词根。

印度河文明大约在公元前 3000 年萌芽。主要农作物为小麦、甘蔗,水稻则是从东南亚传入。

就医药领域而言,除创造了"瑜伽"(Yoga)(见图 11-4)健身术外,实际上,印度传统医药还包括尤纳尼医学(Unani)、西达医学(Siddha),而这些医学源于西方,所以,印度、巴基斯坦目前是多种传统医药学并行的局面。也有人将印度传统医药分为六类:顺势疗法(Homeopathy);异物疗法(Allopathy);生命化学疗法;尤纳尼;自然医学(Naturopathy);阿育吠陀(Āyurveda,意为:长生之术)。其中,阿育吠陀医药体系比较完善,是印度传统医药中重要代表。

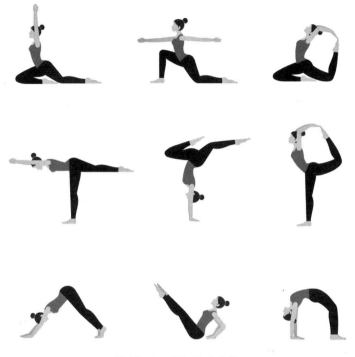

图 11-4 瑜伽练习姿势

《阇罗迦集》、《妙闻集》和《八支心要集》等三部传统医学著作是阿育吠陀最经典的核心著作,其中《阇罗迦集》是阿育吠陀中内科学的权威论著,《妙闻集》则是外科典籍。《八支心要集》则综合了上两部著作内容。

印度传统医学一般分为八科:一般外科学;特殊外科学;体疗法(内科);鬼神学;小儿科;毒物学;不老长生学;强精法。外科中眼科最具特色,其中,金针拨障最负盛名,后经西藏传入中国。

印度传统医药学还提倡保健法,如点眼药、鼻黏膜刺激剂(取嚏)、涂油、含漱、磨齿(杨枝)、刮舌、沐浴、洗脚、理发、剪指甲、穿鞋、打伞等。

印度传统医药主要理论学说包括:身体的发生;"风、胆、痰"三要素说;体组织、排泄物、力;不可抑制的生理要求;医疗的"四柱";疾病的性质;"脉"与"穴";味的理论。对生命的认识,和中医强调的"精气神"统一体有些类似,印度传统医学认为,生命是"身体、感觉功能、精神、我的结合之物"。但对生理、病理的认识方法上,则完全不同于中国传统医学,印度传统医学采取的是"风胆痰"说理,通过"体组织、排泄物、力"认识健康与疾病。

所谓"三要素"说是指体风素(vata)、胆汁素(pitta)、黏液素(kapha)要平衡,如果出现紊乱就不健康;"体组织"则是指"乳糜、血、肉、脂肪、骨、骨髓、精液";排泄物有"粪、尿、汗、经水、胚、乳",力则包括"活力素"(ojas)和"势力素"(tejas)。

所谓医疗的"四柱"是强调医者、药物、护理和患者的四方面对疗效的影响,这些与中医药有相似之处。

印度医学将动脉、输管、经络整合成脉管系统,尽管也有穴位,但和中国的经络穴位理论不同。

阿育吠陀医学中的药学书籍较多,约有70余种,其中收载约8 000个处方。印度对2 000种印度产的药用植物进行了研究,成功开发了降压的萝芙木、治疗糖尿病的苦瓜、保肝及退黄疸的胡黄连等。

印度传统药物分类比较特别,如动物分类采取"四生说",首见《唱赞奥义书》,具体有:胎生:人、畜、兽等(上眼皮向下);卵生:鸟、蛇、爬虫(下眼皮向上);湿生:寄生虫、昆虫、蚁等(无眼皮);萌芽生:贯土而生,萤、蛙等(有眼皮不动)。而耆那教学者乌玛斯伐蒂(Umasvati)依感觉器官数目对动物分类:有两种感觉(触、味):蛔虫、水蛭、蚯蚓、贝类等;有三种感觉(触、味、嗅):蚁类、跳蚤等;有四种感觉(触、味、嗅、视):蜜蜂、蚊、蝇等;有五种感觉(触、味、嗅、视、听):鱼、蛇、鸟、四足兽和人。《阇罗迦集》采取另一种"动物药"分类方式:Prasaha,以强力、暴力捕食;Bhusaya,地穴中居住;Anupa,沼地居住;Jaleja,水居;Jalecara,栖于水边;Jangala,居于干燥的陆地;Viskara,以嘴爪到处觅食;Pratuda,啄木求食。

植物药物则根据花的有无,以树、草、蔓三类加以区分,比较接近近代植物分类法,准确性比较好。中国传统药物也有多种分类方式,但根据功能分类的方法,更容易让人掌握其应用,更有利于传播。

印度传统医药中许多植物是有毒的,因而印度传统医学中也发展了一些减毒或去毒的炮制技术,例如曼陀罗种子在冷水中浸泡3小时,再在酸橙汁中浸泡1.5小时,最后放在牛尿中浸泡30小时,然后除去种皮后,便可入药使用。

蛭吸疗法(见图11-5)是印度传统医学特色治疗方法,《阇罗迦集》:"附属性外科器具中,以蛭(为最优)"。实际上是用水蛭从人体深处吸出血液的治疗方式,本质上与"负压"之法相近,在印度,蛭、角、葫芦均可用于此法,其理论还是基于三种病理因素的消除,对应的工具分别:"风"—牦牛角具热、甘、湿性,适用被"风"侵害的血液;"胆"——水蛭栖冷水中,有甘性,适用被"胆"侵害的血液;"痰"—葫芦具辛、甘、苦性,适用被粘液素侵害的血液。若三种病理因素共存,则三物并用。这种方法类似中国的拔罐疗法,但具体方法和说理方式还是有所不同。

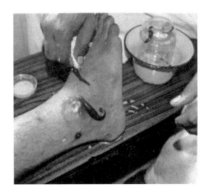

图 11-5 蛭吸疗法

五、玛雅传统医药学

玛雅文明是拉丁美洲古代印第安文明,是分布于现今墨西哥东南部、危地马拉、洪都拉斯、萨尔瓦多和伯利兹 5 个国家的丛林文明,以印第安玛雅人而得名,约形成于公元前 1500 年。公元前 600 年至公元前 400 期间,玛雅族金字塔宫殿建成,标志其文明达到成熟阶段。公元 250 年至公元 650 年间,共建造 40 余个城市总人口约 200 万,独立于中央(纳贡),家族化管理。所以,玛雅并不拥有一个统一的强大帝国,全盛期的玛雅地区分布有数以百计的城邦,然而各邦在语言、文字、宗教信仰及习俗传统上却属于同一个文化圈。

玛雅文明属于石器文明,但其建筑、数学、天文历法均具有较高水平,还发明了象形文字。玛雅的历法非常复杂,有以 260 日为周期的卓金历、6 个月为周期的太阴历、29 日及 30 日为周期的太阴月历、365 日为周期的太阳历等不同周期的不同历法。现代天文观测一年是 365.242 2 天,而玛雅人已测出一年是 365.242 0 天,非常精准。

公元 900 至 980 年间,玛雅居民神秘失踪,金字塔城变废墟,这一事件入选"世界十大历史之谜"。阿兹特克帝国传承了部分玛雅文化,但西班牙殖民者入侵时(1519 年),捣毁神像,焚毁藏书 80 万余册,目前仅留存下来 4 本古抄本书籍,玛雅文明又一次遭到重创。

面对外部入侵,玛雅部落酋长、萨满道士将医疗活动转入地下,"口授"传承,得以保存,并吸收西班牙人医学。一位阿兹特克族年轻的萨满道士抄写于 1552 年的玛雅土著疗法,该书用鲜明的彩色绘图,记载了各种中南美洲地区本草及用途,图文并茂,极其珍贵,成为研究玛雅医药的重要著作,该手抄本原用阿兹特克文撰写,后经西班牙传教士巴地拿斯(Juan Badianus)将其翻译成拉丁文,称为《巴地拿斯的手抄本》(Badianus manuscript)。

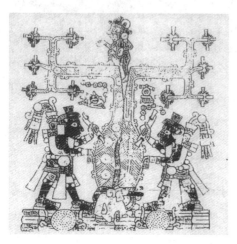

图 11-6　玛雅文化中央宇宙树

玛雅文化认为人体犹如一棵宇宙树(见图 11-6),玛雅的七个光旋环就像树的根干枝叶粗细纹路通达身体每一个部位,玛雅光旋环走向是,从会阴部经人体中央,逆时针上旋至百会穴,或由人体百会穴经人体中央顺时针下旋至会阴部。而第八光环在百会穴直上二英尺,象征中央宇宙树如同太阳的生命之光,照耀大地,滋养人体,这是玛雅文化对生命的基本认识。

玛雅医药将病因分为:自然因素、情绪因素和超自然因素。其中,超自然因素是玛雅医药的独有看法。玛雅医药特别重视风邪致病因素,认为风邪可能由于自然因素(四方风、山林之风、食物)、情绪因素(惊、怒、嫉妒)、超自然因素(触犯神灵、违背誓言、违背社会规范、诅咒人)引起,且风有寒、热、燥、湿之分,这点与中医药体系颇为类似。但玛雅族相信风有"灵"的属性,"灵"有"邪灵"与"善灵"之分,邪风吹到人体不同部位都可引起疾病。玛雅人认为情绪也分寒、热,比如说,怒为热性情绪,惊恐为寒性情绪。这里的寒、热其实与中医里的阴、阳比较类似。

玛雅医药的病机、病理分析往往以巫术为主。玛雅医药也有四诊,分别为:脉诊、手诊、听诊和触诊。

玛雅萨满道士善于用咒语、拜神仪式、信心与爱的祷告力量、光石疗法、护身符、点香、圣水、托梦、光旋疗法等治疗情志异常病。治疗方法中最具特色的是祷告,其次是草药、药浴、拔罐和针刺法。不少人认为针刺疗法是中医独特治疗方法,其实不然,玛雅人也掌握了针刺治疗方法。只不过针灸技术、理论研究和临床应用范围都远不如中医针灸系统化。

玛雅人对疾病治疗方法包括药物疗法和非药物疗法,药物疗法主要是药浴、食疗及帐幕火石汗法；非药物疗法比较多，包括：祷告—烧香—祭拜、仪式与祭典、光石疗法、护身符、咒语巫术、神灵向导、梦幻、心理辅导、幽默及笑疗、推拿按摩、拔罐、皮刺、针刺放血、光旋环治疗法等方法。

与中医药类似，玛雅人将食物、药物分为寒、热，对应治疗夏天、冬天疾病。常用玛雅草药约 250 种，如芸香、金盏花、野菊花、夏枯草、车前草、芦荟等。有的还与中药功效相同，如八角、茴香、胡荽子、马兜铃、芦荟、含羞草、冬瓜、仙人掌、鬼箭羽、列当等。他们认为，大地是医药的母亲，医药就在我们生活的四周：四周的空气、树木芬芳的花草、江、河、海、日光是养生、疾病治疗的源泉。

六、中世纪阿拉伯医药学

自公元 7 世纪，穆罕默德（约 570—632 年）创伊斯兰教开始，阿拉伯人初步建立起一个西起西班牙比利牛斯山脉，东至大唐西部边境与印度信德地区的横跨亚、非、欧的阿拉伯帝国（见图 11-7）。阿拉伯人及其他民族在科学文化上持宽容与兼收并蓄的态度，大大推动了当时科学的进步和发展。

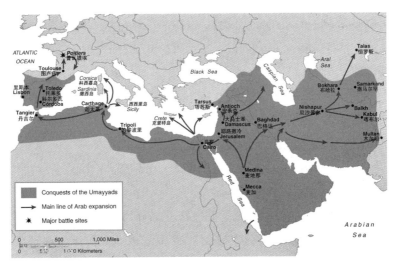

图 11-7　公元 750 年阿拉伯帝国（倭马亚王朝）版图

数学领域，他们将印度人发明的十进制推向世界，被称为阿拉伯数字；并拓展了代数、几何学和三角学（三角函数）研究。在化学领域，将古埃及、中国炼金术融合，建立阿拉伯炼金术，并创立实验方法，发明提纯、制备技术,开创了近代化学研究体系。此外,在物理、天文学家、生物学、地理学等学科都做了大量探索,取得丰硕成果。

在医药领域,出现了一些杰出人物,举例如下。

(1) 穆斯林医学之父——拉齐(al'Razi,欧洲人称其为 Rhazes,865—924年),既是杰出的化学家、哲学家,也是著名的医学家,曾先后担任雷伊(位于伊朗德黑兰附近)和巴格达医院院长,被誉为"阿拉伯的盖伦""穆斯林医学之父"。

(2) 医圣——伊本·西那(阿维森纳,980—1037年),他的医学成就主要体现于其撰写的一部极其著名的百万字医学百科全书——《医典》,在这部著作的开篇中,他这样说:"医学是这样一门科学,它告诉人们关于机体的健康状况,从而使人们在拥有健康的时候珍惜健康,并且帮助人们在失去健康的时候恢复健康。"这种理念和中医的观点是一致的。

(3) 外科学之父——扎哈拉维(Abul Qasim al'Zahrawi,欧洲人称之为Abuicasis 或 Albucasis,阿尔布卡西斯,936—1013年),出生在穆斯林治理下的西班牙,其祖先来源于阿拉伯半岛的安萨尔部落。

其他著名医药学家包括,组织学的先驱伊——本·拉希德[ibn Rushd,拉丁名阿威罗伊(Averroes),1126—1198年],眼科医生——侯奈因·伊本·易司哈格(Hunayn ibn Ishaq,809—873年,欧洲人称之为 Joannitius),血液循环理论专家——纳菲(或称伊本·纳菲斯,ibn al'Nafis,1213—1288年)等。其中,伊本·贝塔尔(ibn al'Baitar,1197—1248年)是中世纪最伟大的药用植物学家。

阿拉伯医药学成就还体现在一些医药学著作的编撰,影响巨大的有,

(1) 拉齐的《曼苏尔医书》和《医学集成》,分别于 1187 年与 1279 年被翻译成拉丁文,取代盖伦的医学著作。

(2) 伊本·西那的《医典》,全书包括五部分,分别讲述医学总论、药物学、人体疾病各论及全身性疾病等内容,12 世纪被译成拉丁文起直至 17 世纪的数百年间,始终被欧洲的医学院校用作医学教科书,对西方医学的影响最深,是现代医学奠基石之一。著名医学教育家奥斯勒(William Osler,1849—1919 年)博士对《医典》的评价是"被当作医学圣经的时间比其他任何著作都要长"。

(3) 扎哈拉维的《医学手册》,集其数十年医学知识与经验的著作,包括

30 篇的内容,涵盖大量临床问题,附有历史上最早的外科器械插图与文字说明,而且数量相当丰富(200 幅左右),12 世纪被翻译成拉丁文,成为欧洲医学家编撰外科学的重要参考书。

(4) 伊本·贝塔尔的《药物学集成》与《医方汇编》,其中药物是根据它们的治疗作用进行编排的,而且除了阿拉伯语名称之外,还加上了希腊语和拉丁语名称,从而促进了医药学知识在欧洲的传播。

阿拉伯医药发展过程中,阿拉伯人善于博采众长,以开放的心态吸收各地科学文化知识。8—10 世纪以巴格达为中心的"翻译运动"中,大量古希腊、印度、迦勒底(巴比伦)、埃及和波斯的医学典籍被翻译为阿拉伯文,为医学研究创造了良好条件,据说仅用 50 年就翻译几乎所有古希腊医药书籍。例如,医学巨著《医典》,就总结了当时传入的希腊、罗马、印度、中国及阿拉伯人自己医药知识,实际上集欧、亚、非医药之大成,阿拉伯人还引进中国造纸术,替代之前的纸草和羊皮,进一步推动阿拉伯文化传播发展。自身也不断在医药实践中创新发明。比如说,拉齐是外科串线法、丝线止血和内科精神治疗法的发明者,首创外科缝合的肠线及用酒精"消毒",是世界上早期准确描述并鉴别天花与麻疹者之一,还观察到玫瑰花过敏现象。而伊本·纳菲斯通过悉心观察,推翻了盖伦的循环学说。在药物学方面,也做出了有益的尝试与大量的创新。比如说,他们善于使用复方制剂,主药、佐药与替代药巧妙搭配,例如,将樟脑、氯化氨与番泻叶等作为药物加以使用;阿拉伯医药的处方里,还出现了来自中国、东南亚、喜马拉雅山脉,以及非洲的药物;而糖浆、软膏、搽剂、油剂、乳剂或脂等剂型,以及丸药的金、银箔外衣则是他们首创,甚至今天西方医学界使用的"Syrup"(糖浆)、"Soda"(苏打)等词汇,都是从阿拉伯语音译的。阿拉伯医药重大发明之一是医院的建立,公元 9 世纪在阿拔斯王朝的巴格达建立第一所正规医院,欧洲则是在 13 世纪于巴黎首次建立医院。公元 931 年,阿拉伯帝国还规定城市或医院的医生必须通过考试才可以开业行医,公元 10 世纪初期建立起流动医院,为村庄提供医疗服务。

阿拉伯医药繁盛时期,中国的唐——宋时期医药学处于快速发展期,两个医药体系经历过交流互鉴,中国的医药被收录入阿拉伯医药著作,不少阿拉伯医药也传入中国,例如晚唐、五代时经营香药的波斯后裔文学家、药物学家李珣(字德润,生于蜀中)所撰《海药本草》,收药 124 种药物(以阿拉伯药物居多)。制药技术方面,伊本·西那创用的以金、银箔丸衣保质、防腐的技术,在宋代广泛运用。元初,阿拉伯、中亚及波斯等地的医生及药物大量进入中国,希腊血统的阿拉伯天文学家、医学家爱薛(1227年—1308年)为元朝服务,爱薛于至元七年(1270年)成立京师医药院(其提举为正三品,级别仅次于太医院)。明朝《回回药方》的内容多来自元代阿拉伯医书,是阿拉伯医药方剂的汇编。

第二节　我国民族医药学概览

一、我国的民族医药

中国自古就是个多民族国家,如今有56个民族,除了汉族外,全国有很多少数民族聚居地,如内蒙古、新疆、西藏、云南、广西、吉林、贵州等。一方面,这些少数民族有自己独特的文化,另一方面,这些地方天然药物资源丰富。所以,在中华大地上,除了中医药外,还有很多传统医药,几乎每个民族都有自己的习惯用药,部分少数民族还有自身的医药理论体系,我们统称为民族医药。目前发展比较成熟的有四大民族医药,分别是藏族医药、维吾尔族医药、蒙古族医药和傣族医药(简称:藏医药、蒙医药、维吾尔医药和傣医药)。

中国的民族医药,有其特定的历史、文化背景。藏族居住在青藏高原及四川西部、云南北部等高海拔地区,并与古印度接壤。远古时期,藏族先民在游牧和狩猎生产中,不断摸索、总结出饮开水治疗消化不良,用热酥油止血,酒糟热敷止痛等许多自然疗法。藏民在很早就懂得"有毒就有药"的道理,掌握了用动、植物,和矿物质治疗病痛的方法。《四部医典》是诞生于公元8世纪藏医学的奠基之作。该书将古印度医学的三因学说、五源学说,中医的五行学说、脉诊理论等内容移植到藏医学,并在实践中逐渐形成藏医药学体系。

《四部医典》(见图11-8书影)涉及人体生理解剖、胚胎发育、病因病理、治疗原则、临床各科、药物方剂、诊疗器械、滋补养生、防病保健及医德医风等,历经后世不断注释、修订、补充和完善。19 世纪初,藏药学经典著作《晶珠本草》问世(见图 11-9),标志藏药的研究应用到达较高水平。

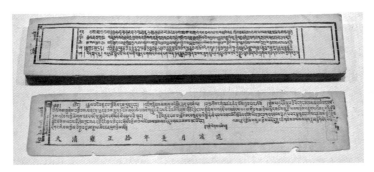

图 11-8　《四部医典》(局部)

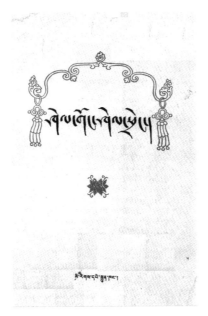

图 11-9　《晶珠本草》(藏文,1986)

　　藏医基础理论包括三因素学说、五源学说、五行及生理、病理、诊断、治疗原则和方法等,其中三因素学说是藏医理论的核心,以"隆、赤巴、培根"三种物质的属性来解释人体生理活动、病因病机和治疗机制,这些既是构成人体的物质基础,又是生命活动的能量。生理活动下,三者保持平衡;若三者出现偏盛、偏衰,平衡被打破,疾病发生,此时称三者为"三邪"。疾病治疗的实质就是调整这三种物质,使之回归平衡。

蒙古民族过着游牧生活,在与干旱、寒冷、潮湿、风雪等自然斗争中,不断积累了许多适合当时环境、生产方式、生活习惯,以及地理气候特点的医疗知识和方法。

蒙古族人民由于主要食用牛、羊、马等动物的肉和乳食品,所以对这些动物产品的医疗作用有很多的了解,而且饮食治疗在蒙医药学中地位重要。因其居住地寒冷潮湿,故使用灸疗法也是北方蒙古族早期常用的治疗方法,又因其民族常年驰聘在广阔的草原上,经常发生战伤、摔伤、骨折,故正骨、正脑、烧灼疗法也是早期蒙医的重要内容之一。

古代蒙古各部统一之后,蒙医吸收了藏医、汉医和古代印度医学的基础理论和医疗经验,编撰了大量的蒙医药学著作,创造了本地区独特的配制法和用药法。其医学理论包括六基症理论(赫依、希拉、巴达干、血液、希拉乌素、黏虫),把疾病的本质归纳为寒、热两种,发病本身的内因是三根七素,致病因素指外界因素,即外缘。诊断方法以"问、望、切"三种诊断方法为主。蒙医治疗强调"治未病""求本""扶正祛邪""调理三素"和"因人、因时、因地制宜"等原则,与中医学颇为相似。

古代维吾尔族祖先的医药学基本理论,早已在公元前4世纪前形成,认为整个自然界乃至宇宙是由火、气、水、土四要素的矛盾和组合构成,而人的生命是由自然界中四要素的组合才得以形成,而且生命健康又受到自然界这些因素影响。

公元前400多年,哈孜巴义编著《药书》,收录茴香、番泻叶、食盐等312种草药、动物药及矿物药性味、功能、主治。公元8世纪,唐天宝年间,古代维吾尔族名医比吉·赞巴·希拉汗应聘入西藏,担任王室侍医,曾将自己所著《医学宝鉴》《伤寒解义》《尸体图览》《甘露宝鉴》等10余种医书译成藏文献给藏王,后者将其集中收藏,统一命名为《王室养生保健全书》。

维吾尔族著名科学家、哲学家、文学家、医学家法拉比(870—950)有关医学的著作有十几部,包括《论自然界》《论人体学》《论神经学》《器官的功能》《论自然物的热性、寒性,湿性、干性》等。他以四大物质(四要素)学说论证了自然界和人体生理、病理的变化关系,这不但对推动回鹘医学发展起了重要作用,还对阿拉伯、中亚医学产生了巨大影响。

维吾尔医药经过2500多年漫长而艰难的积累,吸收东西方医药学的精华,终于形成了比较完整的、独有特色的理论体系,包括四大物质学说、气质学说、体液学说、力学说、健康学说、疾病学说等。

四大物质学说包括火、气、水、土;气质学说包括 8 种正常气质(热、湿、寒、干、干热、温热、温寒、干寒)和 8 种异常气质;体液学说包括正常体液(4种)和异常体液(4 种);力学说包括生命力、精神力(12 种)和自然力(7 种);健康学说包括健康必须 11 种因素;疾病学说包括气质失调疾病(体液型及非体液型各 8 种)、形状改变型疾病、结构损伤型疾病及病级、病期、病危等;诊断学说包括七诊(即除了望、闻、问、切诊外还有尿诊、便诊和痰诊);治疗学说包括护疗、食疗、药疗、手疗 4 大疗法;药物学说包括草药、动物药、矿物药及药物性味(将药性分为干、热、湿、寒及干热,湿热,湿寒、干寒,并将药物性味分 1、2、3、4 级)、矫正药、代用药等;制剂学说包括剂型,剂型分为膏状制剂(糖膏、蜜膏,苦膏、解毒膏、粗膏、仁膏、情舒膏、花膏、含膏、软膏、敷膏)12种,硬状制剂(片剂、小丸、肛门栓剂、耳鼻栓剂、阴道栓)5 种,散状制剂(内服散、牙粉、眼粉、吹粉、口腔粉、冲剂)6 种,液状制剂(糖浆、蒸露、果浆、煎汤、浸泡液、黏液、鼻闻液、洗脚液、油剂、灌肠液、滴液、酸液、注射液、口服液等)20 多种。

傣族人民生活在云南西南部地区,当地气候温暖湿润,植被物种丰富,独特的历史地理下,逐渐形成傣族传统医药。

二、民族医药文化范例——傣医药文化

1. 傣族的文化背景

傣族的文化背景多元,具有原始宗教与南传上座部佛教、贝叶文化、东南亚文化、中原文化及中医药文化等多种文化特征。其中,贝叶文化是傣族传统文化的一种象征性提法,之所以称为"贝叶文化",是因为它保存于用贝叶制作而成的贝叶经本里而得名。贝叶经(见图 11-10)是"贝叶文化"中最古老、最核心的部分,是"贝叶文化"的主要载体,是傣族文化的根。贝叶经内容浩繁,作为载体,同时传播了宗教、傣医药,还有历史哲学、政治经济、文学艺术、法律法规等,可谓百科全书。

由于地理位置靠近东南亚,中国傣族、泰国泰族、老挝老族、缅甸掸族同根同源同教,相互影响。所以,傣医药核心理论脱胎于南传佛教和古印度医学,傣医学与东南亚传统医学尊崇同一医祖"龚麻腊别"。

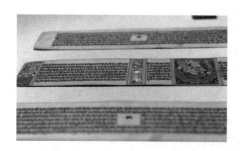

图 11-10 《贝叶经》(局部,11 世纪,西藏博物馆藏)

中原文化与中医对傣医药的影响,主要通过官方、通商、移民戍边三渠道交流,也使名贵药材鹿茸、人参出现在傣医经书。中医和傣医四诊方法类似。

傣医药学具有 2 500 多年的悠久历史,大致经历了原始时期、神药两解时期、兴旺时期和发展升华时期。

(1) 傣医药原始时期。亦称傣医药萌芽时期,即傣族先民采集狩猎原始时期,特点是食药不分离,药物往往也是食物,食物也往往用来治病,此时无方、无剂、无量、无炮制,只有煮食、烧吃、外搽、外包等简单方法。

(2) 傣医药神药两解时期。原始宗教时期,巫医同源,傣族地区瘴疠之气流行时期,陆续出现单方、小方、大方。

(3) 傣医药兴旺时期。原始社会向封建社会发展时期,傣医药黄金时期,佛教传入与文字创造,傣医药四塔五蕴、解药、风病等理论形成,《档哈雅龙》等大量经书出现,为傣医药成熟年代。

(4) 傣医药发展升华时期。中华人民共和国成立后时期,医籍文献整理、民族医药研究所与傣医医院成立、教材编写、标准制定、新药开发、中专专科本科院校建设。

2. 傣族医药理论学特色

与中医药相似,傣医理论也强调辨证论治、未病先治,这来源于“整体观念、天人合一”思想。病因理论都包括内因和外因;诊法理论都注重“望、闻、问、切(摸)”四诊合参;辨证理论均包括“寒热辨证”和“脏腑辨证”。两者均提倡“热病用寒药”“寒病用热药”“虚者补之”“实者泻之”的治疗原则,和“内服、外治”的治疗方法。

与中医不同,傣医望诊更强调“天人合一”,不同面色肤色对应不同血性味(酸苦咸淡)、不同胆汁味道(苦酸甜);摸诊方面,中医独诊寸口,傣医则更广,取寸口的同时,还诊头额(太阳穴)、耳前(中医耳门)、足背(中医冲阳脉)、足跟(中医太溪脉)。

傣医药最大特色在于,一是以四塔五蕴理论为核心,如四塔病证分类为主要分类方式,四塔药物分类等;二是同时有三盘学说(类似中医三焦学说)、雅解学说(解药理论)、人体解说等。傣医药之所以能够入选中国四大民族医药,主要是因为有独特的理论体系。

1)四塔五蕴理论

傣语叫作"塔都档细""夯塔档哈",是傣族成文的医学理论。

(1)"四塔"(见图11-11),指瓦约塔(风)、爹卓塔(火)、阿波塔(水)、巴他维塔(土)。傣医认为,风、火、水、土这四种特殊物质既是世间万物的构成要素,也是构成人体生命的物质生机。风使万物生长;火使万物成熟;水滋润万物;土保障万物能生存。人体内的风、火、水、土各具不同生理功能,风主管人体"呼吸、消化、排泄、哭、笑、跑、跳"等行动;火是机体热源,先天受于父母,后天谷物补之;水能滋润机体之津,人体12种体液皆属水;土是万物生长之本,有消化饮食,化生血液、滋养躯体之功用。

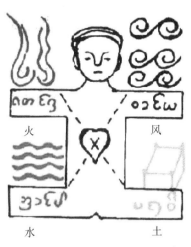

图11-11　傣医人体"四塔"分布

"四塔"相生相克,平衡则健康,失去平康便生病。在这一理论指导下,傣医形成了四类药方:用于医治因风致病的药方,叫"瓦约塔雅塔";用于治疗因火致病的药方,叫"爹卓塔雅塔",用于医治水致开门见山的药方,叫"阿波塔雅塔";用于医治因土致病的药方,叫"巴他维塔雅塔"。

(2)"五蕴",傣语分别称为鲁巴夯塔(色蕴)、维雅纳夯塔(识蕴)、维达纳夯塔(受蕴)、先雅纳夯蕴(想蕴)、山哈纳夯塔(行蕴)。"五蕴"包括人体的各种器官、感觉、知觉、思维、表情等。傣医依"五蕴"分析人体生理、病理,探索治病强体方法。

"四塔五蕴"相互配合,形成了傣族医学、药学的理论基础。

2)三盘学说

"三盘"学说是已故傣族名医波温囡根据行医30余年的临床工作经验创立的学说。

三盘学说认为人体共分上、中、下"三盘"。"上盘"包括心、肺、上肢、头;

"中盘"包括肝、胆、脾、胃、胰腺、部分肠腔;"下盘"则包括肾、膀胱、脐以下肠腔、子宫、下肢等。在生理上"三盘"是互相联系的,"三盘"为"风""水"之通道,所以,以通为常。因此,傣医提倡治病先疏通"三盘",通利水道,使毒邪从"三盘"而解,故有"三盘一通,百病皆治"之说。人体之所以生病,是外因或内因导致人体"三盘"功能失调,以致所属脏器损伤。"三盘"的病理变化并不是孤立的,而是互相影响的,若某"盘"受某种因素的影响发生病变,均会导致其他"盘"的功能失调,而出现气血、"水"道受阻而发病。

3) 雅解学说

傣医认为"解"理论包括两方面的内容,一是解除精神因素所致的疾病;二是因人的五个排毒通道受病,使人体内微量毒素无法排除而致病的解毒理论。"雅解"学说的核心内容包括:

(1)"未病先解"指在疾病尚未发生之前,通过采取解药的预防和治疗措施,调节人体生理功能,解除人体的各种毒素,保持体内"四塔""五蕴"功能的平衡和协调,以防止疾病的发生。

(2)"先解后治"包括两个方面的内容,一是人体发病后先服用雅解(解药),以解除导致人体发病的各种因素;二是患病日久或久治不愈者,应先服用雅解(解药)以解除失治、误治或用药不当所造成的毒副作用,然后对症下药,才能起到良好的治疗效果。例如,银屑病治疗,通过3个月解药,3个月治疗药,再加上3个月断根药,往往能获得比较好的疗效。

百样解为兰科植物竹叶兰的干燥全草,是傣医药"解"药中最重要的品种之一,也是傣药成药"雅解片"的主要原料,具有调平"四塔"、清火解毒,利水退黄的作用,主要用于治疗食物、药物及各种中毒引起的恶心呕吐、腹痛腹泻、头昏目眩、产后气血两虚所致的头昏头痛,周身酸软无力,形体消瘦等。百样解为国家珍稀、濒危兰科物种之一,目前在开展百样解人工保育技术研究。

根据"四塔"理论,傣医方剂也按"四塔"分类,分为调"四塔"总方、调风塔方、调火塔方、调水塔方、调土塔方、解药方、其他方。例如,五淋化石胶囊为医院制剂,用于治疗泌尿系感染、泌尿系结石等,处方分主药、辅助药、调和药。处方药物包括:倒心盾翅藤、野芦谷根、灰灰叶树心、圆锥南蛇藤、肾茶、甘草,六味药。其中,倒心盾翅藤为主药,野芦谷根、灰灰叶树心、圆锥南蛇藤、肾茶为辅助药,甘草为调和药。

3. 傣医药医疗机构

傣族医药医疗机构主要是西双版纳州傣医医院,已经在国家中医药管理局及地方政府的支持下新建,现在应该是世界上唯一的傣医医院,如泰国皇家清莱大学学生傣医临床实习就要来西双版纳州傣医医院临床。

西双版纳州民族医药研究所前身是 1977 年成立的州民族医药调研办公室,专门从事傣医古籍、名老傣医临床单、验、秘方、传统验方的收集、民族医药调查工作。1979 年正式成立西双版纳州民族医药研究所,1988 年 4 月在研究所基础上又成立了西双版纳州傣医医院,集科研、临床、教学于一体的有机整体,领导及主要技术人员,既是科研骨干,又是临床医生。设有傣药科研所、傣药制剂室(云南省傣药中试建设项目)、傣医骨伤科(云南省特色专科建设项目)、傣医传统治疗中心(国家中医药管理局重点特色项目)等科室。

4. 傣医药食疗

傣族医药像其他传统医药一样也有"药食同源"或食疗。傣族饮食文化中渗透着傣医药理念、食疗保健、药食同源,未病先解,重在调理。吃酸,开胃消食,消暑解热;吃辣,增进食欲,预防感冒;吃生,保证营养;吃甜,增加热量,解除疲劳;嚼槟榔染黑的牙齿不患虫牙,"少齿疾发生",槟榔花果防瘴治病、药食两用,辟秽除瘴,消积、杀虫、下气行水,槟榔含槟榔次碱和鞣酸碱,兴奋中枢神经,促进新陈代谢和溶解脂肪,助消化作用,但食用过多也会引起口腔溃疡等相关疾病,应予注意。

生食帕利(旋花茄),全株药用,性寒味苦,清热解毒、利湿健胃、利尿止咳治哮喘。凉拌鱼腥草,清热解毒、排痛消肿疗疮;

香茅草烤鱼,既是一道特色菜肴,也是健康食品。香茅草是亚热带的一种茅草香料,药用除风止痛,续筋接骨,健胃消食,醒脑催情,主治感冒头晕头痛,腹胀痛不思饮食,跌打损伤骨折。傣族人最爱用香茅草做调味料,烤制罗非鱼、鲫鱼味道鲜嫩奇香。

此外,由于特殊地理环境和生产、生活习惯以及疾病谱差异,对药物使用出现一些不同于中医药的特色。

临床用药部位差异,例如蔓荆子,中医用果实,而傣医用果实、根、叶;玉米,中医用玉米须,傣医用玉米芯。

药物功效认识差异:例如苏木,中医为活血止痛、祛瘀通经;而傣医除认识到上述功效外,还认识到当茶饮可抗衰防老、养颜美容和强身健体;旱莲草,中医养阴益胃、凉血止血,傣医则认为具有"解痉止痛"功效。

第三节　从世界传统医药视野看中医药

通过上述对国内外其他传统医药的概述,不难发现,不同的民族医药诞生、发展及消亡存在明显的时空和民族文化特性,因而具有各自特点,下面尝试从世界传统医药视野看中医药历史和现实,帮助大家多维度认识中医中药。

一、中医药与其他传统医药诞生和发展的时空差异

源于 19 世纪的考古学发现让人类学家想弄清楚现代文明是如何诞生的? 不同地域的现代人是否有共同祖先? 他们的文化差异又是如何产生的……现代科技为这些历史谜案提供了新手段,例如,通过线粒体 DNA 研究证明地球上不同文明的现代人有共同的祖先,均源于非洲大陆。从发现的化石来看,大约 750 万年前,人与猿分开,约 150 万年前,出现了直立人,已经会使用火。直立人从非洲东部向欧亚迁徙(爪哇人、北京人可能是其后代)。约 50—20 万年前,留在非洲的直立人进化为智人,大约 20 万年前也走出非洲,其部分后代被称作尼安德特人,在欧洲、中东留下痕迹。约 10 万年前,现代智人出现,一支为欧洲、中东一带的尼安德特人,另一支从非洲散布到中东和亚洲,后来也往欧洲扩散,消灭了尼安德特人。科学家推测,目前地球上生活的人均为现代智人的后代。然而,随着冰河期到来,智人被迫迁徙到大洋洲、美洲,但随着间冰期气温升高,海平面上升,美洲、大洋洲大陆与欧亚大陆被海水隔断,阻止了这些地方人们与欧亚非大陆智人间的交流。现代智人最早成熟在非洲、中东及欧洲,进而是东亚、南亚,然后才是东南亚、澳洲和美洲,这是文明出现的时空次序。因此,能够解释早期传统医药发生在埃及、两河流域到地中海一带,紧接着是亚洲的中国和古印度,而北美洲、大洋洲基本未形成传统医药学体系,南美洲玛雅文明尚有一些传统医药。

二、中医药理论体系的早熟特征

从历史的长河看，全球各地传统医药几乎同时发生，前后相差不过两三千年。然而，从现代文明史看，各地传统医药发生、发展十分不平衡。尽管推测古埃及传统医药起源可能更早，由于目前所遗存的纸草书记录晚于两河流域的泥板书，因此，只能从这些遗存洞察两地的传统医药发展水平，姑且把两地传统医药作为第一批成熟的医药。古希腊、古罗马医药紧随其后，属于第二批成熟的传统医药。第三批就是中医药和古印度医药，实际上还包括我国民族医药藏医药。随后是中世纪时期阿拉伯医药，准确地说，不是一种新的传统医药体系，而是集成了欧亚北非各地传统医药知识。而北美洲、大洋洲基本没有形成传统医药体系，南美洲虽然保存下部分玛雅医药，由于还停留在用活人祭祀的原始文化，其医药学亦较为原始。

从现有的纸草书、泥板书所能破译的古埃及、古代两河流域传统医药看，两者虽然都记载着大量的药物学知识，有些传统药物后来被开发为现代药物，如从吗啡开发出强效镇痛药吗啡、镇咳药可待因等，但两者都缺乏完整的传统医药理论体系及文化支撑，而且，限于各自地理条件，能够获得的药物资源非常有限，因而尸灰、河床上泡沫等污物也拿来入药，古埃及纸草书中还夹杂咒语等宗教文化知识，这些因素限制了其发展。古希腊、古罗马在一定程度上继承了古埃及、两河流域医药，并渗透了古希腊神学、哲学思想，以及地中海岛屿地产药物资源。虽然古希腊医药受到自然哲学影响，出现了类似中国"阴阳"二元论思想，如"干、热、冷、湿"的对立元素和四液体学说，但终究还是未形成类似中国传统医药学中的"阴阳五行"理论体系，更没有形成完整的脏腑经络、药性理论等完整的医学理论体系，使得四液体学说的应用停留在病例总结阶段，不能上升到更高的理论水平。古希腊医药还经历过神学思想的渗透与剔除，以及对哲学思想的摒弃，使得后期的古希腊医药学朝着纯自然科学方向发展，忽视了病人的社会属性。古印度医药虽然具有一定的独立性，特别是阿育吠陀，亦有人认为其为"世界医学之母"，并将其历史向前推至公元前 5 000 年左右，那样就早于现在所知的所有传统医药。但是，虽然阿育吠陀也大量使用药用动物、植物、矿物等天然来源的传统药物，而且重视"瑜伽"等自然健身运动，增强生命活力和抗病能力，这些与中医药有异曲同工效果。然而，并没有像中医药那样建立起一套理论体系,将人体与自然界,特别是药物之间进行充分关联,实现人体健康、疾病、治疗的学说与自然界、药物制作加工及发挥作用的原理整合成一个体系。

不同于其他传统医药,中医药是以中华文明为载体,汉民族主体文化滋润下发展起来的独特医药体系(见图 11 - 12)。虽然中医药成型于汉代,实际上,也是经历了长达几千年的积累、理论化和实践总结,特别是春秋战国时期思想大解放,形成百家学说,才助推了中医药学理论快速完成体系构建。首先,建立了人体构成的 4 类基本物质"精气血津液学说",为其他中医药学理论提供了说理工具;进一步构建了以脏腑经络为核心的人体结构学说,根据阴阳五行理论指导,建立起体质学说,用以分析个体健康状态;再融入天人合一、中和中庸、克己修身文化,提出养生治未病理论,指导人们健康养护,降低疾病风险。其次,中医基于精气血津液学说、脏腑经络学说,针对疾病及治疗成功构建了诊法辨证学说、病因病机学说、治法治则及药性理论、药物炮制加工理论等,用以指导疾病治疗。至此,无论是健康人,还是病人,中医药均能提供健康服务,特别是"养生治未病学说"永远不会过时,因为,健康是人类生存之本。所以,不同于其他传统医药,中医药理论体系具

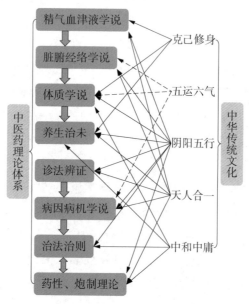

图 11 - 12　中医药理论体系与中华传统文化密切联系

有早熟的特征，这是其至今仍然具有顽强生命力的原因之一。

中医药理论体系对于中医药学的"守正创新"具有重要指导意义，如果废除这些理论，单纯从现代生物学、现代医学或现代营养学角度，通过实验结果指导中药的应用，甚至作为膳食补充剂使用，容易造成片面认知中药及其功效，甚至出现滥用中药，造成国际性中毒事件。为了厘清这些问题不是中医药学本身，而是西方对中医药的片面理解和应用，本章第四节专门以"中药毒性真相辨析"为题进行阐述，为正确理解中医中药提供案例。

三、独特的哲学思想是中医药学永不过时的强大支撑

虽然古希腊以哲学思想而闻名，而且古希腊医药也曾受到哲学思想的影响，因而提出过二元论思想，但是，随着希波克拉底等在医药学中剔除神学思想的同时，把哲学思想也从中移除，让医学朝着单纯的自然科学方向发展，古希腊、古罗马传统医药学失去了哲学支撑。这种影响后来也波及南亚地区，这些医学通过阿拉伯传播到印度生存下来，即今日的尤纳尼医学、悉达医学。因此，南亚地区传统医药不是单纯的古印度医药学的传承，而且不像中医药那样至今还广泛应用于日常保健和疾病治疗。

图 11-12 简要梳理了中医药理论体系与中华传统文化四大支柱"天人合一、阴阳五行、中和中庸、克己修身"及五运六气之间的内在联系网络，不难发现中华传统文化，特别是其中富含的哲学思想，为中医药学在正确的轨道上发展提供了思想指导。

例如，二元论思想很早就存在于西方哲学中，例如笛卡尔二元论认为人是由两种实在构成的：物质和精神。物质部分拥有物理性质，可以被感官感知。但是精神部分却没有物理性质，无色无味，不占据空间，无法感官感知。根据笛卡尔的思想，人们有理由认为当人的物质部分湮灭后，精神部分依旧存在。然而，中国在南北朝时期就已经明确了"精神依赖物质而生，随着物质湮灭而消亡"的事实，得益于中国古代哲学思想的辨析。另外，西方也承认这个世界上存在性质相反的事物或现象，然而，西方人强调的是"零和"思想，但老子的哲学认为，阴阳互根，也就是说，两者性质相反的事物或现象不仅可以共存，还可以互根互用。

中医药学中独特的哲学思想在更高维度看待事物、现象，因此，对中医药学的影响在于看待人体健康、疾病、治疗、康复等医药学问题时，同样可以

站在更高维度,因此,给中医药学提供强大支撑。

四、文化传承是中医药生命力的保障

中医药是以中华文明为载体,汉民族主体文化滋润下发展起来的独特医药体系,因此中华传统文化是其赖以生存土壤。自中医药理论体系奠基以来,虽然经历了朝代更迭,时而统一,时而分裂,甚至在元朝、清朝时期,少数民族取得政权,对汉族进行严厉打压。然而,当这些少数民族入主中原后,其文化都与汉族文化融入,反映出汉民族主体文化的顽强生命力和巨大包容性。同时,少数民族文化、医药的融入,进一步丰富了中华传统文化和中医药学。正因为在中华大地上,文明并未因为战争而中断,中医药学得到了良好的传承和不断吸收不同民族的医药学知识,乃至海外医药学,中医药学才能比较完整的保存至今,并依然发挥重要的医疗保健作用。

反观其他传统医药发源地,在遭到外来文化的入侵后,均出现了文明的中断现象。公元前214年至公元前148年间,通过多次马其顿战争,罗马控制了整个希腊,埃及成为其觊觎的目标。公元前30年,埃及沦为罗马帝国的行省。公元前30年,埃及沦为罗马帝国的行省。当今的埃及早已远离了古代埃及文化,其医药学知识也仅见于纸草书。两河流域更是如此,由于地处冲积平原,先后经历不同民族统治和不同文化的兴衰,古代医药仅见于泥板书。南美洲的玛雅文明虽然其金字塔等遗址让今天的人类所惊叹,但其文明的神秘消失至今仍然是个谜。而医药学知识则在西班牙人入侵时被付之一炬,仅留下残卷断片。

第四节　中药毒性真相辨析

随着20世纪70年代中医药走出国门,受到西方国家关注,中药制品也漂洋过海,出现在很多国家。因为管理制度和文化差异,中药一直以来并未在西方国家作为治疗疾病的药物使用,只能以食品形式销售、使用,因而造成包括毒性认知在内的混淆,出现毒性或不良反应时,甚至造成恐慌,因此,有必要从中药毒性真相角度做些分析,帮助正确认识中医药。

一、从"马兜铃酸中毒事件"谈起

1."兜铃酸中毒事件"简介

20 世纪 90 年代初，比利时的一个减肥中心，有个含中药的减肥配方"苗条丸"，使用者较多。据报道，1990—1992 年间，共计 1 741 例肥胖患者服用了同一家诊所开出的"苗条丸"，该配方含西药芬氟拉明、安非拉酮、乙酰唑胺，同时含有天然药物及提取物波希鼠李皮、颠茄浸膏、防己、厚朴，患者使用该制剂长达 3 个月至 3 年之久，后来发现 100 多人出现了肾损伤，其中，70 人需要做肾移植或血液透析治疗，还有些出现不能解释的肾间质纤维化病例亦被怀疑与服用该制剂有关。因为从该制剂中检测出马兜铃酸，并且确定来自配方中药材防己，当时，很多国际知名医学杂志直接使用"中药肾毒性"（Chinese-herb nephropathy）一词，加剧了人们对中药制剂的恐惧。

随后，英国发现两例因治疗湿疹而服用含马兜铃酸中药引发问题的患者，遂于 1999 年 7 月 29 日宣布禁止销售、使用这类草药，由此引发全球性的对含马兜铃酸中药的极大关注。

虽然美国并没有类似病例报告，2000 年 6 月 9 日，FDA 仍然命令停止进口、制造、销售已知含有和怀疑含有马兜铃酸的原料和成品，涉及马兜铃属、细辛属等 9 个属 70 余种药用植物。同年 11 月 2 日，WHO 发出类似警告。2003 年底，台湾地区卫生主管部门中医委员会正式宣布禁用含马兜铃酸的马兜铃、关木通、天仙藤、青木香和广防己五种药材及制剂。2004 年 6 月 1 日起，香港停止进口及销售马兜铃科马兜铃属的各种中药材共 34 种、暂时停用马兜铃科细辛属的各种中药材共 10 种。

2004 年 8 月 5 日，中国药品监督管理部门发布《关于加强广防己等 6 种药材及其制剂监督管理的通知》，取消广防己（马兜铃科植物广防己 *Aristolochia fangchi* 的干燥根）、青木香（马兜铃科植物马兜铃 *Aristolochia debilis* 的干燥根）药用标准，并对含广防己、青木香的中药制剂实施更严格管理。

2. 兜铃酸中毒引发的思考

从这场由服用"苗条丸"诱发肾毒性引发的全球性对中药毒性的关注及一些国家和地区的处理措施看，中医药走向全球过程中，如何保障用药安全,的确非常重要。就本次事件本身而言,有很多问题值得反思。

1) 中药的使用离不开中医理论指导

(1)"苗条丸"并非中药制剂。引发肾损伤的"苗条丸"主要成分有芬氟拉明、安菲拉酮、波希鼠李皮、颠茄浸膏、乙酰唑胺、防己、厚朴等,是中西合璧的处方,根本就不是按照中医"理法方药"原则组成的制剂,不符合中药传统使用方法。

(2)"苗条丸"中药剂量严重超过传统用药标准。《中国药典》明确规定关木通和广防己日用量分别为 3—6 g 和 4.5—9 g,减肥配方用量超过《中国药典》规定的 50 倍,是典型滥用中药,制造者和美容机构难辞其咎。

(3) 传统用药条件下,马兜铃酸摄入量有限。按《中国药典》广防己和关木通的日用量,如果马兜铃酸的含量低于 0.1%,全部被吸收也只有 3—9 mg,即 0.05—0.15 mg/kg,与所有报道马兜铃酸肾毒性实验剂量 3—5 mg/kg 相差甚远。

2) 学术界应该客观公正对待中药安全性问题

(1)"苗条丸"中肾毒性成分不仅仅来自中药。来源于中药的马兜铃酸的确有肾损伤毒性,但芬氟拉明、安菲拉酮也能引起肾脏损害,为何人们只看到前者,而忽视后者?

(2)"中药肾毒性"说法存在偏见。不可否认马兜铃酸有肾损伤毒性,而且"苗条丸"检测出了马兜铃酸,但不能就此认为含马兜铃酸的中药都有毒害而一律禁止使用,更不能将此中毒事件与所有中药挂钩,使用"中药肾毒性"而引发人们对中药的恐惧。"马兜铃酸肾毒性"(Aristolochic acid induced nephropathy)与"中药肾毒性"完全是两个概念。

3) 根本原因在于对中医药的错误管理

中医药使用的是不同于现代医药学的语言,两者间存在巨大鸿沟,西方学者以西医思想理解中医遇到困难,就将中医药看作自然疗法,甚至将中药当作膳食补充剂或食品管理,因此出现超过中国药品标准的滥用现象。

类似问题也发生在日本,日本历史上有过使用中药的经验,特别是对经典验方疗效比较了解。因此,在接受西方医药的同时,对传统中医药采取的是"废医存药"方针,并加大对中药经典方剂研究。

当发现小柴胡汤的确对慢性肝炎、肝硬化、胆结石和胆囊炎都有效,日本的厚生省就批准了小柴胡汤治疗这些肝病,但开药方的是西医,没有中医诊断过程,使用疗程和剂量也未加严格控制,批准后的两年时间里,造成了88名服用小柴胡汤的患者间质性肺炎,10例死亡的严重事件,有一个患者一直服用小柴胡汤,总共服用了7.5公斤的小柴胡汤制剂,这在中医看来是不可思议的,实际上是单纯以现代医学实验指导中药使用酿出的恶果,这也提醒大家,中医中药的发展需要遵循自身规律。

3.“马兜铃酸中毒事件”对中医药界的警示

1)严格中药材管理

必要时需要借助现代科研手段分析、总结。例如,“苗条丸”根据中药“龙胆泻肝丸”改进而来,自古该中药方剂中用的是木通而非关木通,由于名字相近及药材资源问题,后来轻率地改成关木通,增大了风险,其实这是两种完全不同的药材。木通是木通科植物木通(*Akebia quinata*)、三叶木通(*Akebia Trifoliata*)或白木通(*Akebia trioliata*)的干燥藤茎;关木通则是马兜铃科植物东北马兜铃(*Aristolochia manshuriensis*)的干燥藤茎。两种药材除了性状不同(见图11-13),功效也不完全相同,木通具有利尿通淋,清心除烦,通经下乳的功效;关木通具有清心火,利小便,通经下乳的功效。

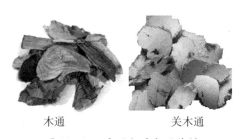

木通   关木通

图11-13 木通与关木通药材

2)需要重视传统中药的毒性研究

由于历史原因,中药毒性的现代科学研究比较少,毒性、不良反应数据不够多。需要运用现代毒理安全性及化学成分结构分析等知识、手段,预测并研究中药、中药提取物等的安全性,为中药安全应用保驾护航。

总之,对中药的毒性有一个客观、比较全面的了解,“是药三分毒”,关键是你怎样去避免毒性和利用毒性。

二、以毒攻毒的认识误区

第二章"药性理论"介绍了广义毒性的概念,"毒性"属药物性质的一种,是指药物的偏性,也就是说,"平"性以外的药物都有"毒"(即温热寒凉)。但大众眼里的毒性中药,通常指药效猛烈或易产生不良反应,甚至对人(生物)有"毒害"作用的物质。

"以毒攻毒"本指用含有毒性的药物治疗毒疮等疾病,治疗对象是痈肿疮毒等感染疾病,所用药物亦多有毒烈性质。有人考证,该成语出自明代陶宗仪《辍耕录》卷二十九:"骨咄犀,蛇角也,其性至毒,而能解毒,盖以毒攻毒也。"

"以毒攻毒"中的第二个"毒",中医指"毒疮",用"拔毒生肌"药物治疗,其中就常见到一些剧毒中药,如"红粉""黄丹""轻粉"等,故第一个"毒"主要指能够去除毒疮的药物。

红粉是由水银、硝石、白矾或由水银或硝酸炼制而成的红色氧化汞(HgO),具有拔毒,除脓,去腐,生肌之功效,常用于痈疽疔疮,梅毒下疳,一切恶疮,肉暗紫黑,腐肉不去,窦道瘘管,脓水淋漓,久不收口。

红粉不仅能抗感染,还能帮助除掉腐肉,促进新的肉芽生长,在没有抗生素古代,对感染性疾病治疗不失为有效药物,因为毒性,如今已经少用。

黄丹是用铅、硫磺、硝石等合炼而成的,化学成分为四氧化三铅(Pb_3O_4),处方用名为"铅丹、黄丹、广丹、东丹",别名"铅丹,陶丹,铅黄,黄丹,红丹,丹粉,国丹,朱粉,松丹,东丹,铅黄,朱丹,章丹,桃丹粉"等。外用:拔毒生肌,杀虫止痒;内服:坠痰镇惊,攻毒截疟。李时珍:"能解热、拔毒、长肉、去瘀,故治恶疮肿毒及入膏药,是外科必用的药物。"临床用于疮疡多脓者,主要外用于散剂及膏药中,与植物油化合,为制膏药的基础剂,有较好的解毒收敛作用。如经验方红油膏,即用本品配合九一丹(熟石膏九钱、升丹一钱),调入油膏内,有防腐生肌作用,可治溃疡不敛。此外,内服小量可坠痰截疟,又可用于虫积腹痛,但因本品有毒,故临床上极少应用。

轻粉为氯化亚汞(Hg_2Cl_2),外用:杀虫,攻毒,敛疮,用于疥疮,顽癣,臁疮,梅毒,疮疡,湿疹治疗;内服:祛痰消积,逐水通便,用于痰涎积滞,水肿臌胀,二便不利治疗。外用适量,研末掺敷患处;内服每次 0.1—0.2 g,一日

1—2次,多人丸剂或装胶囊服,服后漱口。

特别注意:**本品有毒,不可过量;内服慎用;孕妇禁服**

上述毒性药物中毒常出现重金属中毒症状,可用二巯基丙磺酸钠等解救。

还有大量毒性中药,其毒性成分不是重金属,而是有机物,如"蒙汗药""剑毒""中药致幻剂"等。有些日常使用的中药,亦具有比较强毒性。

当今有夸大"以毒攻毒"作用的嫌疑,典型例子是,抗肿瘤的中药治疗,部分医生采取类似西药细胞毒治疗的思维,处方中使用大量毒性中药,用于去除"瘤毒",总体上看,效果并不理想,还容易造成对病人的伤害。如民间常说的"五毒"中药:全蝎、蜈蚣、守宫(壁虎)、蛇、蟾蜍,也有使用斑蝥、乌头、土鳖虫等。随着西医细胞毒疗法的逐渐降温,越来越多的人开始反思中药抗肿瘤是否应该从"祛邪"为主,转向"扶正"为主,甚至带瘤生存。此外,还出现过一些庸医滥用"以毒攻毒"疗法,比如多年前有个名叫胡万林的江湖郎中,实际上是自学了点中医知识,在服刑期间尝试过为狱友治好过一些小毛病,根本不具备行医资格。出狱后,自号"神医",专治疑难危重病人,无论哪种病,都采用泻下作用峻烈的芒硝治疗,结果致死多人,他本人也再次锒铛入狱。

所以要正确理解"以毒攻毒"的适应范围,千万不能从字面意思牵强附会地理解和应用。

三、毒性中药的合理使用

实际上,从狭义毒性理解,大多数中药毒性是源于不正确使用造成的,规范毒性中药的使用,才能使疗效最大化,毒性最小化。

典型例子是上海交通大学瑞金医院使用剧毒成分三氧化二砷(俗称砒霜,$As2O_3$)治疗白血病,并成功创建全反式维甲酸(ATRA)与三氧化二砷(砷剂)协同靶向治疗急性早幼粒细胞白血病(APL)的"上海方案",以及他们发表在《美国科学院院校》(PNAS)上的研究成果,用科学方法揭示了中医专家黄世林研制的中药"复方黄黛片"治疗白血病的机制,该药物同样含剧毒的砷元素。

这些案例说明,只要使用得当,剧毒成分是可以发挥治病救人的作用。对这种毒性成分及毒效机制已经比较清楚的,合理控制用药剂量,可使毒副作用最小化。

实际上,中医药史上,还有很多手段可以实现减毒增效。

1. 炮制解毒

多数中药是需要经过炮制后使用,特别是毒性中药。例如,朱砂是一种治疗"癫狂、惊悸、心烦、失眠"的矿物药,主要药效成分为硫化汞(HgS),该药用于一些成药中,如安宫牛黄丸、朱砂安神丸、苏合香、急救丹等。

朱砂中毒症状如下:轻度可见恶心呕吐,食欲不振;慢性症状可见记忆减退,头晕头痛;急性症状可见血压下降,心率紊乱。有研究发现,去除矿石中可溶性汞盐及游离汞,毒性下降而不影响药效。因而通过水飞法炮制可以降低其毒性,《中国药典》对含朱砂药物的使用量进行了严格限制,以保证用药安全。

另一个例子是乌头(含附子)药材的使用,该类药材主要含的毒性成分是双酯乌头碱型二萜生物碱。成人口服 0.2 mg 纯品乌头碱,即产生中毒症状:出汗、流涎、恶心、呕吐、心动过缓、心律不齐等,2—4 mg 足以致人死亡。中医内服剂使用乌头,一般需要先行炮制,或先煎、久煎的方法,以减轻乃至消除毒性。研究证实,通过煎煮可使双酯型乌头碱水解成毒性低的单酯型乌头碱,最终水解成醇胺,毒性大大降低(见图 11-14)。

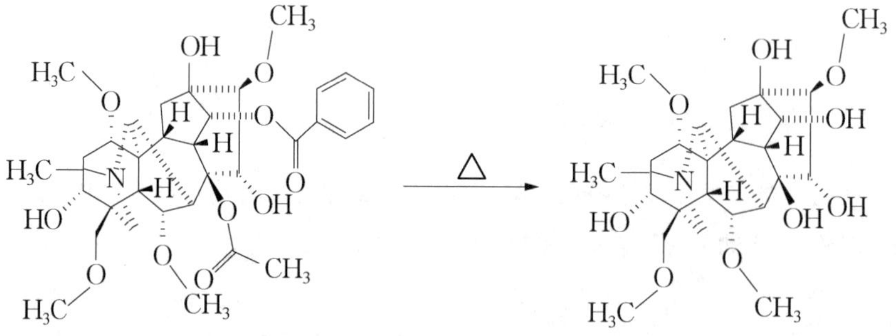

图 11-14 乌头类药材炮制减毒原理

中药炮制减毒方法还有很多,除了水飞、煎煮外,还包括去除毒性部位(净制)、加辅料制等手段。

2. 复方配伍解毒

根据中医"相畏""相杀"配伍理论,可以通过中药间配伍,使某些中药毒性降低,例如,生半夏、生天南星畏半夏,因而可以通过半夏生姜减轻或消除半夏、南星的毒性。中医认为，甘草解百毒，因而，常常在复方中加入甘草，达到减毒的目的，大约70％中药方剂都有甘草身影。

近几年，中药、肝毒性研究比较深入，例如，研究发现，中药所含吡咯里西啶类生物碱(PAs)为复合型肝毒性物质，是通过氧化应激和胆汁淤积造成肝损伤的，而另一种中药成分龙胆苦苷可以通过拮抗PAs，提高肝组织谷胱甘肽含量来抑制脂质过氧化损伤。

3. 对毒性中药管理逐步加强

(1)《中国药典》2010年版收录有毒中药，并进行了分级。①有大毒：川乌、草乌、马钱子、天仙子、巴豆、红粉、斑蝥、闹羊花；②有毒：山豆根、半夏、白附子、白果、全蝎、苍耳子、香加皮、蕲蛇、仙茅、轻粉；③有小毒：川楝子、水蛭、北豆根、苦杏仁、刺蒺藜、蛇床子、艾叶。

(2)中国政府于1988年《医疗用毒性药品管理办法》，并于1990年发布关于《医疗用毒性药品管理办法》的补充规定，最终确定28种毒性中药品种实施严格管控，具体药名见第二章第五节。

4. 普及有毒中药知识，科学认识中药毒性

(1)了解毒性成分及毒效机制。以乌头、附子为例，急性中毒时，呼吸兴奋，流涎，运动麻痹呕吐样开口运动，通常称为乌头碱症状。其主要毒性成分是以乌头碱为代表的双酯型二萜生物碱。而苦杏仁、白果等生用，主要毒性是呼吸麻痹，原因在于含氰苷类成分，能够释放氢氰酸，该物质少量便可致人死亡。因此，这类药物一般要经沸水处理或炒制，破坏其中的酶，阻止毒性物质氢氰酸的产生。

(2)正确分析中药中毒原因。实际上，中药毒性是否发生，往往不能仅凭是否含有毒性成分来断定，还与很多因素有关，需要实事求是地分析。包括：①中药本身因素。品种混乱，如广豆根、山豆根混淆使用，或木通类与防己类混淆；使用剂量过大时产生毒性，如人参；剂型改变引发毒性，如中药注射剂风险大；未炮制或炮制不当造成中毒，如乌头、半夏等；配伍不当或用法不当，如细辛；药物不纯或受到污染，如蜜蜂在雷公藤、闹羊花、钩吻、曼佗罗、博落回及毛茛科植物花蕊采蜜得到的蜂蜜，或受霉菌污染的蜂蜜等。②病人机体因素。个体差异可能引发中毒，如儿童是稚阳之体，不宜用鹿茸等大补之药；老人血管弹性欠佳，不宜用麻黄等升压之药。疾病的影响，如黄连、黄柏等引起具有免疫缺陷的新生婴儿发生溶血性黄疸，有致死报道。

因此,只有正确分析中毒愿因,才能在临床中合理用药,避免或减少中毒事件的发生。反过来说,发现临床中毒现象,需要从产生中毒的原因入手,进行调查分析,不能草率得出"中药毒性"的结论。

思考题

1. 从世界传统医药学的角度,如何理解中医药学的发展现状?
2. 与其他地区传统医药比较,中医药有哪些异同点?
3. 如何防范出现"马兜铃酸肾毒性"类似中毒事件再次发生?
4. 试比较希腊、印度传统医药与中医药的区别与联系。
5. 简述傣医药文化特征及其与中医药的联系。
6. 简述中医药学的文化特色。

参考文献

图书

吉文辉. 中医学文化基础[M]. 北京:科学出版社,2005.

朱明. 中西比较医药学概论[M]. 北京:高等教育出版社,2006.

王新华. 中医学基础[M]. 上海:上海科学技术出版社,2001.

段富津. 方剂学[M]. 上海:上海科学技术出版社,1999.

雷载权. 中药学[M]. 上海:上海科学技术出版社,1999.

何裕民. 中医学导论[M]. 北京:中国协和医科大学出版社,2004.

李梅. 中医药学基础[M]. 北京:中国医药科技出版社,2009.

郝丽莉等. 中医药学概论(案例版)[M]. 北京:科学出版社,2016.

周信有. 内经精义[M]. 北京:中国中医药出版社. 2012.

姚春鹏. 黄帝内经:气观念下的天人医学[M]. 北京:中华书局,2008.

王新陆. 中医文化论丛[M]. 济南:齐鲁书社,2005.

李云昌等. 中医文化面面观[M]. 北京:军事医学科学出版社,2007.

杨力. 周易与中医学[M]. 北京:中国科学技术出版社,2008.

毛嘉陵. 第三只眼看中医[M]. 北京:北京科学技术出版社,2007.

张仲景等. 中医四大名著[M]. 北京:新世界出版社,2009.

金东辰,孙朝宗. 医林典故. 天津:百花文艺出版社,2009.

王焕华. 中药趣话[M]. 天津:百花文艺出版社,2008.

原所贤,暴连英. 文苑杏林话中医[M]. 北京:科学技术文献出版社,2007.

郑金生. 药林外史[M]. 桂林:广西师范大学出版社,2007.

李良松,郭洪涛. 出入命门:中医文化探津[M]. 北京:中国人民大学出版社,2007.

曲黎敏. 中医与传统文化[M]. 北京:人民卫生出版社,2009.

李时珍著,王庆国主校. 本草纲目(金陵版)新校注(上、下册)[M]. 北京:中国中医药出版社,2013.

王德群等. 神农本草经图考[M]. 北京:北京科学技术出版社,2017.

范晔. 后汉书[M]. 北京:中华书局,2017.

左丘明,吕不韦,刘向. 左传 吕氏春秋 战国策(图文精释版)[M]. 上海:上海文化出版社,2016.

论文与网络文献

孙敏. 先秦哲学中阴阳学说对《内经》理论的影响[J]. 甘肃中医,2007,20(1).

黄艳红. 针刺麻醉向美国传播的若干史实的考证[J]. 中国科技史杂志,2009,30(2).

邹忠梅,杨峻山. 新中国成立60年中药研究成就回顾与展望[J]. 中国药学杂志,2009,44(19).

王永哲. 从天到人:《黄帝内经》认识人体的起始角度[J]. 河南中医,2006,26(5).

刘虹. 论《黄帝内经》的医学哲学思想[J]. 医学与哲学,2005,26(3).

王新陆,田思胜. 儒家"致中和"思想与中医稳态理论[J]. 中国中医基础医学杂志,1999,5(9).

林培明. 内经的天人合一观. 辽宁中医药大学学报[J],2007,9(1).

王风雷. 道文化对房事养生延龄的若干认识[J]. 湖南中医杂志,1997,13(5).

谢世平.《伤寒杂病论》的辩证思维[J]. 医学与哲学,1997.18(8).

李玉梅,李佳庚.《伤寒杂病论》头痛辨治探要[J]. 湖北中医杂志,2009,31(4).

张纪梅,许树村,常存库. 佛教:一种特殊方式的心理治疗[J]. 医学与哲学,2002,23(7).

吴俊琦,吴俊涛. 中医养生与运动养生的哲学关系思考[J]. 辽宁中医药大学学报,2008,10(4).

唐尔菊. 浅谈"治未病"与疾病的预防控制[J]. 现代中西医结合杂志,2009,18(27).

王蓓.《红楼梦》与中医药文化[J]. 山西高等学校社会科学学报,2006,18(10).

刘同英. 浅析文学作品中的中医药知识[J]. 甘肃中医学院学报,2002,19(1).

胡世林,许有玲. 从马兜铃酸问题看中药国际化[J]. 世界科学技术—中药现代化,2001,3(2).

庄乾竹,梁峻. 民族医药与民俗医药之辨析[J]. 中国中医基础医学杂志,2009,15(11).

周红黎. 傣族历史文化与傣医药的历史渊源[J]. 中国民族医药杂志,2009(10).

刀会仙,林艳芳. 论傣医药文化与贝叶文化的关系[J]. 中国民族医药杂志,2007(6).

宏惠田. 部分中药名称溯源[J]. 天津药学,2000,12(2).

鄢良,孔丹妹,陈姝婷,王尚勇,吕燕. 亚太地区传统医药概述[J]. 亚太传统医药,2005(8).

王洪斌,王园. 基于PSI节律的学习性脑力劳动工效学实验研究[J]. 辽宁工程技术大学学报(社会科学版),2008,10(3).

于博雅.《山海经》中医药学知识的内容与传播[J]. 中医文献研究杂志,2017,(6)1.

张璐,郑泽蒙,吴运星. 药用植物人参中的活性物质人参皂苷的生物医学功能研究[J]. 分子植物育种,2022,20(6).

舒杰. 铁皮石斛的应用价值及林下仿野生栽培技术[J]. 现代农业科技,2021(24).

陈科宇,吉红玉,顾成娟. 鹿茸的临床应用及其用量探究[J]. 长春中医药大学学报,2022,38(3).

杨虎虎,刘世林,南征. 从君臣佐使看麻黄在方剂中的应用[J]. 天津中医药,2023,40(8).

李咸慰,宋沁洁,杨新荣,等. 板蓝根多糖抗病毒作用及其机制研究进展[J]. 中草药,2022,53(19).

于巾越,孟静岩. 浅析大黄"将军"之用[J].天津中医药大学学报,2013,32(2).

张信刚. 文明的地图:回顾与前瞻(上)[J].书城,2014(6).

新华社. 第四次全国中药资源普查发现 163 个新物种[N]. https://baijiahao.baidu.com/s?id=1758352540249187654&wfr=spider&for=pc.

国家统计局,国务院第七次全国人口普查领导小组办公室(2021). 第七次全国人口普查公报[R]. https://www.gov.cn/guoqing/2021-05/13/content_5606149.htm.

Celia Hatton. Nobel Prize winner Tu Youyou helped by ancient Chinese remedy [EB/OL]. http://www.bbc.com/news/blogs-china-blog-34451386.

任富玉,马强,刘治等. 三氧化二砷在白血病治疗中的研究进展[J].包头医学院学报,2023,36(6).

张雪丹. 中药名中的"文化味"[J].中医健康养生,2020,6(11).

龚子仪,姚春鹏,申迎冬.《黄帝内经》中生命观的构建:以阴阳四时五行为基础[J].西部学刊,2023(18).

杨冰,祝丹丹,于欣茗等. 新世纪 20 年:守正创新背景下创新炮制技术探索与实践[J].中草药,2024,55(2).

杨立国,乌日拉嘎,萨其拉吐等. 中药肾毒性成分及毒性机制研究进展[J].中草药,2023,54(23).

陈莉莉,潘蜜蜜,庞艳."中西医并重"视角下中医"治未病"与健康管理的融合研究[J].中医药管理杂志,2023,31(23).

后 记

完成本书书稿之时，我在慕课平台教学中又有了新的内容，如中药药名文化、中药扶正文化、中药祛邪治病文化及中医特色思维探析等。这些内容在本书中还来不及写入，只待以后再版时考虑。

此外，面向 U21 大学联盟的英文版课程线上学习正在进行中，线下翻转课堂及体验教学在 2016 年 7 月展开，将迎来 65 名来自 17 所全球知名大学的学生，包括瑞典隆德大学、荷兰阿姆斯特丹大学、澳大利亚昆士兰大学、美国马里兰大学、加拿大英属哥伦比亚大学（UBC）、新加坡国立大学、英国诺丁汉大学等。应该说，中医药文化、中华传统文化在经历一段时间低谷后，正在逐步吸引西方名校学生的关注。

因此，也希望进一步提升自己素养的同时，能在不远的将来奉献更加优质的教学参考书，甚至是英文版的，使更多的读者能了解中医药文化。

欢迎更多的中医药爱好者、中华传统文化认同者加入我们的队伍。

修订版后记

中医药文化内容十分丰富，虽然本次修订版增加了新的内容，但是，仍然有很多内容来不及写入，如《温病条辨》《本草纲目》等经典著作赏析，感兴趣的读者可以自己阅读相关经典著作。本书中提到的国家组织编纂的《中华医藏》将陆续问世，为我们阅读经典、赏析经典医药著作提供了很好的素材。

本次修订恰逢 ChatGPT 风靡全球，人工智能（AI）技术快速发展，古老的中医药如何拥抱 AI 技术将是一个有趣的课题。本次修订后，同时提供纸质版教材和电子版资源，以适应数字化教学发展的需求。更加丰富的资源，有利于开课学校教师教、学生学。上海交通大学 2022 级硕士研究生彭文瑞为本教材制作了丰富多彩的 PPT，她在制作 PPT 过程中，就尝试利用了 ChatGPT，这是中医药文化教学、传播拥抱新技术的新探索。本书定稿之际，"中医药与中华传统文化"课程开始通过智慧树网使用 AI 大语言模型辅助回答学生提问，是非常有意义的尝试。

《中医药与中华传统文化》既可作为通识教育教学用书，也可作为中医药学入门课程，除了面向国内高校学生，亦作为"中医药文化"类选修课的教材。笔者在日常教学中已经积累了比较丰富的教学案例，未来将把这些案例整理出版，作为本教材的配套教学参考书，为教师、学生提供丰富多样学习资源。